Untersuchung und Bestimmung der Lipoide im Blut

Bearbeitet von

H. Betzing · D. H. Blankenhorn · E. Böhle · P. Böhm · H. Braun-
steiner · D. Eberhagen · M. Eggstein · B. Frosch · K. Kirsch ·
G. Kremer · G. Richarz · S. Sailer · F. Sandhofer · J. Tiews · H. Wagener ·
H. Wiegandt · G. Wolfram · N. Zöllner

Herausgegeben von
Nepomuk Zöllner und Dietrich Eberhagen

Mit 70 Abbildungen

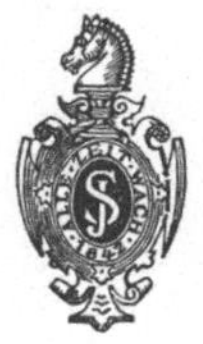

Springer-Verlag Berlin Heidelberg GmbH

© by Springer-Verlag Berlin Heidelberg 1965

Softcover reprint of the hardcover 1st edition 1965

Library of Congress Catalog Card Number 65-20608

ISBN 978-3-642-88576-1   ISBN 978-3-642-88575-4 (eBook)
DOI 10.1007/978-3-642-88575-4

Titel-Nr. 1245

Vorwort der Herausgeber

Die Kenntnis der Lipoide, ihrer Struktur und ihres Stoffwechsels, hat in den letzten Jahren immer rascher zugenommen. Durch die geduldige Grundlagenarbeit der Pioniere des Gebietes, ebenso aber durch die Fortschritte in der allgemeinen Methodik der analytischen und der physiologischen Chemie wurden Zugänge über Zugänge zu Gebieten erschlossen, deren Durchforschung ebenso spannend wie ergebnisreich sein wird; das Abklingen der Hausse in der Arteriosklerosefrage gibt den Blick auf viele für den Kliniker interessante Probleme frei.

Zweck der vorgelegten Sammlung ist es, aus der weitverstreuten Literatur gängige Methoden der Lipoidchemie zusammenzustellen. Um nicht ins Uferlose zu geraten, wurde die Auswahl auf Lipoide beschränkt, die im Blut vorkommen oder vorkommen könnten; selbstverständlich gelten die Arbeitsanleitungen, gegebenenfalls nach entsprechenden Modifikationen, auch für andere Körperflüssigkeiten und für Gewebematerial. Neben der stofflichen Begrenzung galten praktische Bewährung und breite Anwendbarkeit der Methode für Autoren wie Herausgeber als wichtige Voraussetzungen der Aufnahme. Ein Anspruch auf Vollständigkeit wird nicht erhoben, vor allem auch nicht bezüglich der sehr umfangreichen Literatur. Wir glauben aber dennoch, daß die Sammlung — im Sinne ihrer Zielsetzung — lückenlos ist. Kritik wie Anregungen nehmen wir gern an.

Zur Einführung werden im ersten Teil des Buches die Chemie und die wichtigsten Eigenschaften der Lipoide kurz abgehandelt. Der zweite Teil enthält die Darstellung allgemeiner Methoden, und zwar sowohl zur präparativen als auch zur analytischen Untersuchung. Im dritten Teil sind dann die speziellen Verfahren beschrieben, die als Routinemethoden im klinisch-chemischen Laboratorium durchgeführt werden. Die Auswahl der Verfahren richtete sich neben ihrer oben erwähnten Bedeutung in erster Linie nach den persönlichen Erfahrungen der Autoren. Dabei wurden natürlich eigene Arbeitsmethoden bevorzugt. Gelegentlich sind die Methoden gegenüber den Originalvorschriften etwas abgeändert, ohne daß dies besonders vermerkt wurde. Bei der Zusammenstellung der Literatur wurde auf spezielle methodische Informationen und Übersichten besonderer Wert gelegt.

Die Autoren der einzelnen Abschnitte werden in Fußnoten genannt. Die von ihnen verfaßten Beiträge reichen jeweils, bis eine neue Autorennennung erfolgt. Entsprechendes gilt für die Autorenangaben im Inhaltsverzeichnis. Im Interesse einer übersichtlichen Gliederung war dieses etwas unorthodoxe Vorgehen nötig.

Einige ihrer stärksten Impulse erhielt die Erforschung der Lipoide durch die Arbeiten unserer Lehrer SIEGFRIED J. THANNHAUSER und ERNST KLENK. Es ist uns eine Ehre, ihnen auch an dieser Stelle für Anleitung und Vorbild zu danken.

München, März 1965

NEPOMUK ZÖLLNER und DIETRICH EBERHAGEN

Inhaltsverzeichnis

Mitarbeiter

H. Betzing, Dr. rer. nat., Diplom-Chemiker, Fa. Nattermann & Cie, Köln-Braunsfeld.

D. H. Blankenhorn, M. D., Associate Professor of Medicine, University of Southern California, School of Medicine, Los Angeles, California/USA.

E. Böhle, Dr. med., Privat-Dozent an der I. Medizinischen Universitätsklinik, Frankfurt/M.

P. Böhm, Dr. med., Privat-Dozent an der Universität Bonn, Chefarzt der I. Inneren Abteilung der Krankenanstalt des 3. Ordens, München 19.

H. Braunsteiner, Dr. med., o. Professor an der Universität Innsbruck, Direktor der Medizinischen Universitätsklinik Innsbruck.

D. Eberhagen, Dr. med., wissenschaftlicher Assistent an der Medizinischen Poliklinik der Universität München.

M. Eggstein, Dr. med., Privat-Dozent an der Universität Tübingen, Oberarzt der Medizinischen Universitätsklinik Tübingen.

B. Frosch, Dr. med., wissenschaftlicher Assistent an der Medizinischen Universitätsklinik Heidelberg.

Katharina Kirsch, Medizinische Poliklinik der Universität München.

G. Kremer, Dr. rer. nat., Diplom-Chemiker, Fa. Packard Instrument, Frankfurt/M.

G. Richarz, Dr. med., Konstanz-Allmannsdorf, Werthmannweg 5.

S. Sailer, Dr. med., wissenschaftlicher Assistent an der Medizinischen Universitätsklinik Innsbruck.

F. Sandhofer, Dr. med., wissenschaftlicher Assistent an der Medizinischen Universitätsklinik Innsbruck.

J. Tiews, Dr. agr., Dr. med. vet., ao. Professor an der Tierärztlichen Fakultät der Universität München.

H. Wagener, Dr. med., wissenschaftlicher Assistent an der Medizinischen Universitätsklinik Heidelberg.

H. Wiegandt, Dr. rer. nat., Diplom-Chemiker, wissenschaftlicher Assistent am Physiologisch-chemischen Institut der Philipps-Universität Marburg (Lahn).

G. Wolfram, Dr. med., wissenschaftlicher Assistent an der Medizinischen Poliklinik der Universität München.

N. Zöllner, Dr. med., apl. Professor an der Universität München, Oberarzt der Medizinischen Poliklinik der Universität München.

I. Chemische Einführung[1]

1. Allgemeine Nomenklaturfragen*

Im Blutserum lassen sich als einfach aufgebaute und enzymatisch oder chemisch nicht hydrolysierbare Lipoide[2] die gesättigten und ungesättigten Fettsäuren, das Cholesterin und die verschiedenen Lipochrome nachweisen; die zusammengesetzten Fettstoffe werden am zweckmäßigsten nach der Art der in ihnen enthaltenen Alkoholkomponente in Glyceride, Glycerinphosphatide, Cholesterinester und Sphingolipoide zusammengefaßt. Außerdem sind die Gallensäuren den Lipoiden nahe verwandt. Auch die Steroide gehören hierher; sie werden im Rahmen dieses Buches nicht abgehandelt, da erst kürzlich eine entsprechende Monographie von OERTEL (1962) erschienen ist.

Die Kommission für Klinische Chemie in der Gesellschaft für Physiologische Chemie (1962) hat Vorschläge zur Vereinheitlichung der Nomenklatur gemacht, die beachtet werden sollten. Danach wird eine Vermehrung oder Verminderung einer dieser Verbindungen im Blutserum nur durch die Präfixe Hyper- bzw. Hypo- ausgedrückt. Wenn die Veränderung allein das Neutralfett (Glyceride) betrifft, benutzt man zur Kennzeichnung den Stamm -lip-; meint man die Gesamtlip(o)ide, verwendet man den Stamm -lip(o)id-. Ganz allgemein wird zur Angabe einer Veränderung in den Blutwerten eine Bezeichnung empfohlen, die sich möglichst genau an die analytische Nachweismethode anlehnt, z. B.

Substanz, bzw. gewählte Bestimmungsmethode:	Bezeichnung ihrer Vermehrung im Plasma:
Cholesterin	Hypercholesterinämie
Lipoidphosphor	Hyperphosphatidämie
Neutralfette	Hyperlipämie
Freie Fettsäuren	Hyperlipacidämie
Gesamtlip(o)ide	Hyperlip(o)idämie

---

* Von D. EBERHAGEN

[1] Eine empfehlenswerte Darstellung der Chemie der Plasmalipoide gibt DEBUCH (1961).

[2] Als Lipoide werden hier und im folgenden die Fette und fettähnlichen Stoffe bezeichnet.

Trübung durch Neutralfette   Lipämie
Verschwinden der lipämischen   Lipämieklärung
   Trübung

Abgelehnt werden Bezeichnungen wie „Hyperglyceridämie"
für eine Vermehrung der Neutralfette (auch die Glycerinphosphatide [Phosphoglyceride] würden unter diese Gruppe fallen) oder
„nicht veresterte Fettsäuren" für die durch Titration erfaßbaren
freien Fettsäuren (die Fettsäuren der Sphingolipoide sind säureamidartig, also ebenfalls nicht als Ester gebunden, werden aber
nicht mitgemeint). Auch auf den Begriff „Phospholipoide" soll
zugunsten der Bezeichnung „Phosphatide" verzichtet werden.

2. Fettsäuren

Die System- und Trivialnamen sowie einige Stoffwerte der
unverzweigten Fettsäuren sind der Tab. 1 zu entnehmen; eingehendere Angaben finden sich bei EBERHAGEN u. DEBUCH
(1964). Zur Kennzeichnung der verzweigtkettigen Fettsäuren
zählt man die Stelle der Verzweigung vom Carboxylende her;
die Säure des folgenden Beispiels

$$\overset{\overset{\beta}{3}}{-}\text{CH}_2\overset{\overset{\alpha}{2}}{-}\underset{\underset{\text{CH}_3}{|}}{\text{CH}}\overset{1}{-}\text{COOH}$$

wird dementsprechend als α-Methyl-monocarbonsäure oder 2-Me-
thyl-monocarbonsäure bezeichnet. Bei endständiger Verzweigung
werden die Präfixe

$$\underset{\underset{\text{CH}_3}{|}}{\text{CH}_3-\text{CH}}-\text{CH}_2- \qquad \text{CH}_3-\text{CH}_2-\underset{\underset{\text{CH}_3}{|}}{\text{CH}}- \qquad \text{CH}_3-\overset{\overset{\text{CH}_3}{|}}{\underset{\underset{\text{CH}_3}{|}}{\text{C}}}-$$

    iso-   anteiso-   neo-

den Substanznamen vorangestellt, die nach der Gesamtzahl der
C-Atome gewählt werden. Vor allem für tabellarische Zwecke hat
sich folgende Kurzbezeichnung eingeführt: Eine gesättigte Fettsäure ohne Kettenverzweigung, z. B. die 18 C-Atome enthaltende
Octadecan- oder Stearinsäure $\text{CH}_3-(\text{CH}_2)_{16}-\text{COOH}$ wird durch
das Symbol 18:0 gekennzeichnet, die iso-Stearinsäure $(\text{CH}_3)_2\text{CH}-$
$(\text{CH}_2)_{14}-\text{COOH}$ durch iso18:0.

Die ungesättigten Fettsäuren, deren biologisch bedeutsamste
Vertreter mit analytisch wichtigen Stoffwerten in der Tab. 2 aufgeführt sind, lassen sich nach verschiedenen Gesichtspunkten

ordnen; neben der Länge der Kohlenstoffkette interessiert die Zahl, Lage und sterische Konfiguration der Doppelbindungen. Am Beispiel der Linolsäure soll die systematische Bezeichnung erläutert werden, die sich auch aus Tab. 2 ergibt. Entsprechend der Formel CH_3—$(CH_2)_4$—$CH = CH$—CH_2—$CH = CH$—$(CH_2)_7$——$COOH$ ist sie eine allcis- (sterische Konfiguration der Doppelbindungen) $\Delta^{9,\,12}$ (Lage der Doppelbindungen, dabei wird das carboxylgruppennahe C-Atom von der Carboxylgruppe her gezählt angegeben) Octadeca- (Zahl der C-Atome) dien- (Zahl der Doppelbindungen) säure. Auch die Bezeichnungen Octadeca-cis-9,12-diensäure und Octadeca-cis-dien-(9,12)-säure sind in der Literatur gebräuchlich. In der Kurzbezeichnung würde man diesen Tatbestand als cis18:$2^{9,12}$ zusammenfassen. Da die meisten natürlich vorkommenden ungesättigten Fettsäuren allcis-Konfiguration der Doppelbindungen besitzen, gibt man üblicherweise nur bei trans-Doppelbindungen die sterische Anordnung derselben an. In allen bisher untersuchten Polyenfettsäuren aus den Geweben und Körperflüssigkeiten der höheren Tiere folgen die Doppelbindungen im Divinylmethanrhythmus —$CH = CH$—CH_2—$CH = CH$— (KLENK 1961) mit einer mittelständigen, durch die benachbarten Doppelbindungen aktivierten Methylengruppe.

Eine weitere Klassifizierung ergibt sich aus dem Stoffwechselschicksal der ungesättigten Fettsäuren. Der tierische Organismus vermag neben einer Kettenverlängerung oder -verkürzung um jeweils 2 C-Einheiten am Carboxylende weitere Doppelbindungen in Richtung auf die Carboxylgruppe, nicht dagegen aber auf das Methylende hin einzuführen. Je nach der Lage der vom Methylende aus gesehen ersten Doppelbindung leiten sich die ungesättigten Fettsäuren dementsprechend von der Ölsäure, der Linolsäure oder der Linolensäure ab. Säuren vom Ölsäuretyp kommen normalerweise aber nur mit wenigen Vertretern und in geringen Konzentrationen vor. Außerdem kann der Organismus durch eine Δ^9-Dehydrogenase aus den gesättigten Fettsäuren einfach ungesättigte und ihre um jeweils 2 C-Atome ein- oder mehrmal verlängerten oder verkürzten Abkömmlinge bilden. Tab. 3 gibt die bisher isolierten und in ihrer Struktur untersuchten ungesättigten Fettsäuren in ihrer Beziehung zu den Vorläufern wieder. Dabei sind die klinisch bedeutsamen hervorgehoben.

Unter den substituierten langkettigen Fettsäuren sind hinsichtlich ihres Vorkommens in den Blutfettstoffen nur die Cerebronsäure (2-Hydroxy-tetrakosansäure) und die Oxynervonsäure (2-Hydroxy-Δ^{15}-tetrakosensäure) als Bausteine der Cerebroside in den Erythrocyten von Interesse.

Tabelle 1. *Stoffwerte der aliphatischen n-Monocarbonsäuren*

Kurz-be-zeich-nung	Systematischer Name	Trivialname	Säure				Methylester			
					Kp				Kp	
			M G	F	760 mm Hg	2 mm Hg	M G	F	760 mm Hg	2 mm Hg
1:0	Methansäure	Ameisensäure	46,03	8,6	100,8		60,05	—99,0	31,9	—67,2
2:0	Äthansäure	Essigsäure	60,05	16,5	118,1		74,08	—98,1	57,3	—48,9
3:0	Propansäure	Propionsäure	74,08	—22,0	140,9		88,10	—87,5	80,0	—32,5
4:0	Butansäure	Buttersäure	88,10	—7,9	163,3	34,7	102,13	—84,8	104,1	—15,0
5:0	Pentansäure	Valeriansäure	102,13	—34,5	185,3	54,0	116,16	—91,0	127,8	0,9
6:0	Hexansäure	Capronsäure	116,16	—3,9	205,8	71,9	130,18	—71,0	151,1	17,0
7:0	Heptansäure	Önanthsäure	130,18	—7,5	223,0	85,3	144,21	—55,8	170,9	32,2
8:0	Octansäure	Caprylsäure	144,21	16,3	239,7	97,9	158,23	—34	193,0	48,0
9:0	Nonansäure	Pelargonsäure	158,23	12,3	255,6	109,6	172,26		208,5	62,3
10:0	Decansäure	Caprinsäure	172,26	31,3	270,0	121,1	186,29	—18	223,9	77,0
11:0	Undecansäure		186,29	29,3	284,0	131,1	200,31			89,9
12:0	Dodecansäure	Laurinsäure	200,31	44,5	298,9	141,8	214,34	5		103,7
13:0	Tridecansäure		214,34	51		151,5	228,36			116,2
14:0	Tetradecansäure	Myristinsäure	228,36	58		161,1	242,39	18,5		127,0
15:0	Pentadecansäure		242,39	52,1		169,7	256,42	18,5		138,9
16:0	Hexadecansäure	Palmitinsäure	256,42	62,7		179,0	270,45	29,5		148,9

17:0	Heptadecansäure	Margarinsäure	270,45	62,0		187,6	284,47	29,7		150,2
18:0	Octadecansäure	Stearinsäure	284,47	70,1		195,9	298,49	38		171,4
19:0	Nonadecansäure		298,49	69,4		205,3	312,52	39,3		
20:0	Eikosansäure	Arachinsäure	312,52	76,3		213,3	326,55	54,5		
21:0	Heneikosansäure		326,55	75,1		220	340,57	47,6		
22:0	Dokosansäure	Behensäure	340,57	80,7		228	354,60	54,5		
23:0	Trikosansäure		354,60	79,6		236	368,62	56		
24:0	Tetrakosansäure	Lignocerinsäure	368,62	84,2		243	382,65	58,4		
25:0	Pentakosansäure		382,65	83,2		250	396,68	60,0		
26:0	Hexakosansäure	Cerotinsäure	396,68	88,0		257	410,70	63,5		
27:0	Heptakosansäure		410,70	87,5		264	424,73			
28:0	Octakosansäure	Montansäure	424,73	91,0		271	438,75	67,5		
29:0	Nonakosansäure		438,75	90,7		277	452,78	68,8		
30:0	Triakontansäure	Melissinsäure	452,78	93,6		282	466,81	71,7		

Tabelle 2. *Stoffwerte einiger ungesättigter Fettsäuren*

Kurz-be-zeich-nung	Systematischer Name	Trivialname	Säure			Methylester		
			MG	JZ	H$_2$-Verbrauch	MG	JZ	H$_2$-Verbrauch
16:1	Hexadecamonoen-säure	Palmitoleinsäure (cis Δ^9)	254,40	99,7	88,1	268,42	94,5	83,5
16:2	-diensäure		252,39	201,1	177,5	266,41	190,6	168,2
16:3	-triensäure	Hiragonsäure (cis $\Delta^{6,\,9,\,12}$)	250,37	304,0	268,4	264,39	287,9	254,2
16:4	-tetraensäure		248,36	408,5	360,7	262,38	387,2	341,5
18:1	Octadecamonoen-säure	Ölsäure (cis Δ^9)*	282,45	89,8	79,3	296,47	85,6	75,6
18:2	-diensäure	Linolsäure (cis $\Delta^{9,\,12}$)	280,44	181,1	159,8	294,46	172,4	152,1
18:3	-triensäure	Linolensäure (cis $\Delta^{9,\,12,\,15}$)**	278,42	273,3	241,4	292,44	260,3	229,8
18:4	-tetraensäure	Moroctsäure (cis $\Delta^{6,\,9,\,12,\,15}$)***	276,41	367,3	324,2	290,43	305,0	308,5
20:1	Eikosamonoen-säure	Gadoleinsäure (cis Δ^9)	310,50	81,7	72,1	324,53	78,2	69,0
20:2	-diensäure		308,49	164,5	145,2	322,52	157,4	138,9
20:3	-triensäure		306,47	248,2	219,3	320,50	237,3	209,7
20:4	-tetraensäure	Arachidonsäure (cis $\Delta^{5,\,8,\,11,\,14}$)	304,46	333,5	294,3	318,49	318,9	281,3
20:5	-pentaensäure	Timnodonsäure (cis $\Delta^{5,\,8,\,11,\,14,\,17}$)	302,44	419,3	370,4	316,47	401,0	353,9
22:1	Dokosamonoen-säure	Cetoleinsäure (cis Δ^{11})****	338,55	74,9	66,2	352,58	72,0	63,5
22:2	-diensäure		336,54	150,9	133,1	350,57	144,9	127,8
22:3	-triensäure		334,52	227,4	200,9	348,55	218,3	192,8
22:4	-tetraensäure		332,51	305,4	269,5	346,54	293,2	258,6
22:5	-pentaensäure		330,49	384,0	338,9	344,52	368,4	325,1
22:6	-hexaensäure	Clupanodonsäure (cis $\Delta^{4,\,7,\,10,\,13,\,16,\,19}$)	328,47	463,5	409,1	342,50	444,5	392,4

3. Eigentliche Fette oder Glyceride

Bei den Glyceriden lassen sich je nach der Zahl der am Glycerin esterartig gebundenen Fettsäuren Mono-, Di- und Triglyceride unterscheiden. Die Triglyceride können einsäurig (alle drei Alkoholgruppen des Glycerins sind mit Fettsäuren gleicher Struktur verestert), zweisäurig (jeweils zwei identische Fettsäuren sitzen am gleichen Molekül) oder gemischtsäurig (alle drei Fettsäurekomponenten sind verschieden) sein. Die natürlich vorkommenden Triglyceride sind meist gemischtsäurig. Die Benennung der Verbindungen wird gewöhnlich nach folgenden Regeln vorgenommen. Bei den einsäurigen Triglyceriden stellt man dem Wortstamm der veresterten Fettsäuren das Präfix Tri- voran (z. B. Tripalmitin), bei den zweisäurigen Triglyceriden folgt der Bezeichnung des in der Einzahl vorhandenen Säurerestes mit vorangestellter Positionsangabe (in griechischen Buchstaben oder besser zur Vermeidung von Zweideutigkeiten in arabischen Zahlen) wieder der Wortstamm der doppelt vorhandenen Säure mit dem Präfix Di- (z. B. 2-Oleyldipalmitin). Bei den gemischtsäurigen Triglyceriden, deren Benennung sich zwanglos aus dem Gesagten ergibt, tritt notwendigerweise ein asymmetrisches C-Atom im Glycerinrest auf, bei den zweisäurigen sind optisch aktive Verbindungen möglich.

$$
\begin{array}{ll}
1\ CH_2{-}O{-}CO{-}R_1 & CH_2{-}O{-}CO{-}R_1 \\
\quad | & \quad | \\
2\ CH{-}O{-}CO{-}R_2 \qquad R_2{-}CO{-}O{-}CH \\
\quad | & \quad | \\
3\ CH_2{-}O{-}CO{-}R_3 & CH_2{-}O{-}CO{-}R_3 \\
\text{D-Glycerylverbindung} & \text{L-Glycerylverbindung}
\end{array}
$$

Die Monoglyceride bezeichnet man durch Vorsetzen der Stellungsangabe und des Präfix Mono- vor den Wortstamm der ver-

---

Erläuterung zu nebenstehender Tabelle 2.

Von fast jeder ungesättigten Fettsäure kommen Isomere vor, die sich hinsichtlich Lage und Konfiguration der Doppelbindungen unterscheiden (s. Tab. 3). Bei den Trivialnamen sind die am häufigsten aufzufindenden Vertreter aufgeführt; im einzelnen gibt es noch folgende mit Namen belegte Isomere: * Petroselinsäure (= Taroleinsäure) (Δ^6), Elaidinsäure (trans Δ^9) und Vaccensäure (trans Δ^{11}), ** α-Eläostearinsäure (cis $\Delta^{9,11,13}$), *** Parinarsäure ($\Delta^{9,11,13,15}$) und **** Erucasäure (cis Δ^{13}) sowie Brassidinsäure (trans Δ^{13}). Auch für diese Säuren gelten die oben aufgeführten Stoffwerte. Die Palmitoleinsäure wird gelegentlich auch als Zoomarin- oder als Physetölsäure bezeichnet, die Moroctsäure als Stearidonsäure. Eine eingehendere Charakterisierung der ungesättigten Fettsäuren findet sich bei EBERHAGEN u. DEBUCH (1964).

Kurz-be-zeich-nung	Palmitolein-säuretyp	Ölsäuretyp	Linolsäuretyp	Linolensäuretyp	Sonstige	Sonstige
12:1	Δ5	Δ3			Δ9	
14:1		Δ5			Δ9	Δ10
16:1	Δ9	Δ7			Δ3	
16:2	Δ6, 9		Δ7, 10		Δ9, 12	Δ6, Δ8
16:3	— — —	— — —	Δ4, 7, 10	Δ7, 10, 13	Δ9, 12, 15	Δ6, 9, 12
16:4	— — —	— — —	— — —	Δ4, 7, 10, 13		Δ6, 9, 12, 15
18:1	Δ11	Δ9				Δ6
18:2		Δ6, 9	Δ9, 12			
18:3	— — —	— — —	Δ6, 9, 12	Δ9, 12, 15		
18:4	— — —	— — —	— — —	Δ6, 9, 12, 15		
20:1		Δ11			Δ9	
20:2		Δ8, 11	Δ11, 14			
20:3	Δ7, 10, 13	Δ5, 8, 11	Δ8, 11, 14			
20:4	Δ4, 7, 10, 13		Δ5, 8, 11, 14	Δ8, 11, 14, 17		
20:5	— — —	— — —	— — —	Δ5, 8, 11, 14, 17		
22:1	Δ15	Δ13			Δ11	
22:2		Δ10,13			Δ11, 14	
22:3		Δ7, 10, 13			Δ8, 11, 14	
22:4		Δ4, 7, 10, 13	Δ7, 10, 13, 16			
22:5	— — —	— — —	Δ4, 7, 10, 13, 16	Δ7, 10, 13, 16, 19		
22:6	— — —	— — —	— — —	Δ4, 7, 10, 13, 16, 19		
24:1	Δ17	Δ15				
24:4			Δ9, 12, 15, 18			

Anmerkung zu Tab. 3: Die Lage der Doppelbindungen ist vom Carboxylende her gezählt. Die im tierischen Organismus überhaupt oder bevorzugt nachzuweisenden Isomere sind durch Fettdruck hervorgehoben.

esterten Fettsäure (z. B. 1-Monopalmitin), die Diglyceride bei Vorhandensein nur einer Fettsäureart entsprechend durch Voranstellen des Präfix Di- (z. B. 1,3-Dipalmitin). Treten in den Diglyceriden zwei verschiedene Fettsäuren auf, so läßt man neben den Positionsangaben der Bezeichnung des einen Säurerestes den Wortstamm der anderen Säure folgen (z. B. 2-Oleyl-3-palmitin).

Eine wichtige Hilfe zur Strukturermittlung der Glyceride ist die enzymatische Hydrolyse mit Hilfe der Pankreaslipase, die spezifisch in Stellung 1 bzw. 3 angreift (Übersicht s. DESNUELLE u. SAVARY 1963). Bei allen Versuchen zur Strukturermittlung ist aber zu berücksichtigen, daß sowohl Mono- als auch Diglyceride bereits unter milden Reaktionsbedingungen die Tendenz zum Übergang der Acylreste von einer Hydroxylgruppe des Glycerins auf eine freie andere zeigen.

Zur Frage der Verteilung der Fettsäuren in den Glyceriden (VAN DER WAL 1955) hat man verschiedene Möglichkeiten in Betracht gezogen, nämlich gleichmäßige Verteilung in den Glyceriden nach der Häufigkeit des Vorkommens (HILDITCH), zufällige Verteilung (LONGENECKER) und Verteilung nur teilweise nach dem Zufall oder besser eingeschränkte Zufallsverteilung (DORSCHUK u. DAUBERT bzw. KARTHA). Obwohl es in gewissen tierischen Fetten anscheinend zu einer Positionsbevorzugung bestimmter Säuren kommt, ist dieses keinesfalls ein allgemeines Prinzip.

Die Triglyceride können in wässerige Systeme nur mit Hilfe von Lösungsvermittlern eingebaut werden; die Diglyceride und weit ausgeprägter die Monoglyceride hingegen bilden durch das Vorhandensein freier Hydroxylgruppen mit Wasser stabile Emulsionen.

4. Glyceryläther

Zu den Neutralfetten zählen auch die vor allem in Meerestieren, in kleinen Mengen aber auch in den landbewohnenden Säugetieren vorkommenden Glyceryläther. Hier ist in α'-Stellung eines α, β-Diglycerids ein langkettiger, einwertiger Alkohol ätherartig gebunden. Nach Abspaltung der beiden Fettsäuren hat man aus ihnen bisher folgende zweiwertige Alkohole isoliert:

Chimylalkohol (Palmitylglyceryläther)

$$CH_3 - (CH_2)_{15} - O - CH_2 - CH(OH) - CH_2OH$$

Batylalkohol (Stearylglyceryläther)

$$CH_3 - (CH_2)_{17} - O - CH_2 - CH(OH) - CH_2OH$$

Selachylalkohol (Oleylglyceryläther)

$$CH_3 — (CH_2)_7 — CH = CH — (CH_2)_8 — O — CH_2 — CH(OH) —$$
$$— CH_2OH$$

Neben den Alkylglyceryläthern finden sich ebenfalls in kleinen Mengen die entsprechenden Alkenylglyceryläther, die in Analogie zu den Plasmalogenen eine der Ätherbindung benachbarte Doppelbindung in der Kohlenstoffkette besitzen.

5. Glycerinphosphatide

Diese Verbindungen leiten sich alle von der Glycerin-3-phosphorsäure (α-Glycerylphosphorsäure) ab; von den beiden Stereoisomeren konnten im biologischen Material nur die L-Formen nachgewiesen werden. Hauptvertreter dieser Gruppe sind in der Reihenfolge ihrer Häufigkeit die Lecithine, die Kephaline, die Acetal- und schließlich die Inositphosphatide. Die Lecithine lassen sich chemisch als Diacyl-L-α-glycerylphosphorylcholin (in der angelsächsischen Literatur phosphatidyl choline) bezeichnen, die Kephaline als Diacyl-L-α-glycerylphosphorylcolamin (Colaminkephalin, phosphatidyl ethanolamine) bzw. -serin (Serinkephalin, phosphatidyl serine). Neuerdings haben sich Anhaltspunkte für das Vorkommen weiterer Kephaline ergeben, bei denen die Phosphatgruppe mit N-Methylcolamin oder N, N-Dimethylcolamin verestert ist. Das Vorkommen von Threoninkephalin wird diskutiert. Bei den Lecithinen und Kephalinen ist meistens am C-Atom 1 des Glycerins (α'-ständig) eine gesättigte oder nur einfach ungesättigte Fettsäure, in β-Stellung eine einfach bis mehrfach ungesättigte Fettsäure verestert.

Die Acetalphosphatide oder Plasmalogene (plasmalogens) bestehen aus den α'-Alkenyl-β-acyl-L-α-glycerylphosphorylderivaten des Colamins, Cholins und Serins. Bei ihnen ist in α'-Stellung am Glycerin ein langkettiger gesättigter oder einfach ungesättigter Aldehyd (Plasmal) enolätherartig $R_1 — CH = CH — O — CH_2 — R_2$ gebunden, während an der β-ständigen OH-Gruppe eine meist ungesättigte Fettsäure verestert ist. Neuerdings sind auch die den Glyceryläthern analogen Verbindungen beschrieben worden, die also in α'-Stellung des Glycerins mit einem Alkohol veräthert sind und sich von den Plasmalogenen formal dadurch ableiten, daß die dem Bindungssauerstoff folgende $C = C$-Doppelbindung hydriert ist.

Die Inositphosphatide werden nach ihrem P-Gehalt in die Mono-, Di- und Triphosphoinositide unterschieden. Hier ist die Phosphorsäure neben einem Diglycerid mit dem zyklischen, sechswertigen Alkohol Inosit verestert, der in der optisch inaktiven Mesoform als Myoinosit auftritt. In Stellung 4 bzw. 4 und 5 des Inosits können weitere Phosphatgruppen gebunden sein. Das Vorkommen weiterer Inositphosphatide wird diskutiert.

Erwähnung finden muß noch der natürlich vorkommende acylierte Polyester der Glycerinphosphorsäure, das Cardiolipin, dessen Molekülgröße noch nicht ganz eindeutig festliegt und dessen Fettsäuren hauptsächlich mehrfach ungesättigter Natur sind (PANGBORN 1941; MacFARLANE 1958).

Die Acylesterbindungen der Glycerinphosphatide werden schon unter milden alkalischen Bedingungen aufgespalten. Die Enolätherbindungen der Acetalphosphatide sind hingegen alkalistabil; sie werden aber leicht in Eisessig oder Trichloressigsäure gespalten. Die Esterbindungen der Phosphorsäure verhalten sich je nach Bindungspartner uneinheitlich.

Enzymatisch lassen sich die verschiedenen Bindungen durch die Phospholipasen A, B, C und D hydrolisieren. Die Phospholipase A (Lecithinase A) (aus verschiedenen Schlangengiften gewonnen) spaltet in wassergesättigter ätherischer Lösung bei den Lecithinen und Kephalinen spezifisch die β-ständigen Fettsäuren ab (TATTRIE 1959; HANAHAN u. Mitarb. 1960). Plasmalogene werden von manchen Schlangengiften nicht angegriffen. Das verbleibende Restmolekül (Lysolecithine, Lysokephaline) kann durch eine Phospholipase B (in tierischen Giften und Organen sowie gewissen Pilzen) weiter deacyliert werden, so daß nach Abspaltung aller Fettsäuren der Cholin-, Colamin- oder Serinester der Glycerinphosphorsäure übrig bleibt (DAWSON 1956). Die Phospholipase C (aus Clostridium perfringens) spaltet vom Lecithin und Sphingomyelin die Cholinphosphorsäure (MacFARLANE 1948), die Phospholipase D (reichlich in grünen Blättern) aus den Lecithinen und Kephalinen nur die N-haltigen Bausteine ab (HANAHAN u. CHAIKOFF 1948). Je nach dem Gehalt der Gewebe an den einzelnen Fermenten lassen sich auch die verschiedenen, in der Tab. 4 aufgeführten Spaltprodukte der Phosphatide nachweisen. Stoffwerte und Eigenschaften einiger Phosphatide sind in der Tab. 5 zusammengestellt.

Tabelle 4. *Allgemeines Bauschema der natürlich vorkom menden fettartigen Glycerinverbindungen*

$$CH_2\text{—}O\text{—}R_1$$
$$R_2\text{—}O\text{—}CH$$
$$CH_2\text{—}O\text{—}R_3$$

Die chemischen Strukturen von R_1, R_2 und R_3 ergeben sich aus den Spalten der Tabelle. Darin bedeutet n die Zahl der C-Atome ohne Carboxylgruppe, a 0—6 Doppelbindungen und b 0—1 Doppelbindungen in den Alkylresten.

Verbindungstyp	R_1	R_2	R_3
I. Glyceride			
α-Monoglycerid	$—CO—C_nH_{2(n-a)+1}$	$—H$	$—H$
β-Monoglycerid	$—H$	$—CO—C_nH_{2(n-a)+1}$	$—H$
α, β-Diglycerid	$—CO—C_nH_{2(n-a)+1}$	$—CO—C_nH_{2(n-a)+1}$	$—H$
α, α'-Diglycerid	$—CO—C_nH_{2(n-a)+1}$	$—H$	$—CO—C_nH_{2(n-a)+1}$
Triglycerid	$—CO—C_nH_{2(n-a)+1}$	$—CO—C_nH_{2(n-a)+1}$	$—CO—C_nH_{2(n-a)+1}$
II. Glyceryläther			
α-Alkylglyceryläther	$—C_nH_{2(n-b)+1}$	$—H$	$—H$
α-Alkenylglyceryläther	$—CH = CH—C_nH_{2(n-b)+1}$	$—H$	$—H$
α-Alkyl-β-monoglycerid	$—C_nH_{2(n-b)+1}$	$—CO—C_nH_{2(n-a)+1}$	$—H$
α-Alkyl-α'-monoglycerid	$—C_nH_{2(n-b)+1}$	$—H$	$—CO—C_nH_{2(n-a)+1}$
α-Alkyl-α', β-Diglycerid	$—C_nH_{2(n-b)+1}$	$—CO—C_nH_{2(n-a)+1}$	$—CO—C_nH_{2(n-a)+1}$
α-Alkenyl-α', β-diglycerid	$—CH = CH—C_nH_{2(n-b)+1}$	$—CO—C_nH_{2(n-a)+1}$	$—CO—C_nH_{2(n-a)+1}$
III. Phosphatidsäuren			
L-α-Glycerinphosphorsäure	$—H$	$—H$	$—PO_3H_2$
L-α, α'-Monoglycerid-phosphorsäure	$—CO—C_nH_{2(n-a)+1}$	$—H$	$—PO_3H_2$
L-α, β-Monoglycerid-phosphorsäure	$—H$	$—CO—C_nH_{2(n-a)+1}$	$—PO_3H_2$
Diglyceridphosphorsäure	$—CO—C_nH_{2(n-a)+1}$	$—CO—C_nH_{2(n-a)+1}$	$—PO_3H_2$
Cardiolipin (Polyglycerid-phosphorsäure)	$—CO—C_nH_{2(n-a)+1}$	$—CO—C_nH_{2(n-a)+1}$	siehe Struktur unten
IV. Glycerinesterphosphatide			
L-α-Lecithin	$—CO—C_nH_{2(n-b)+1}$	$—CO—C_nH_{2(n-a)+1}$	$—PO(O^{\ominus})—O—CH_2—CH_2—N^{\oplus}(CH_3)_3$
L-α-Lysolecithin	$—CO—C_nH_{2(n-b)+1}$	$—H$	$—PO(O^{\ominus})—O—CH_2—CH_2—N^{\oplus}(CH_3)_3$

Cardiolipin, R_3:

$$—PO(O^{\ominus})—O—CH_2—CH(OH)—CH_2—O—PO(O^{\ominus})—O—CH_2—CH(—O—R_2)—CH_2—O—R_2$$

L-α-Lysocolaminkephalin	—CO—$C_nH_{2(n-b)+1}$	—H	—PO(O$\ominus$)—O—CH_2—CH_2—N$\oplus$$H_3$
N-Methyl-L-α-colaminke-phalin	—CO—$C_nH_{2(n-b)+1}$	—CO—$C_nH_{2(n-a)+1}$	—PO(O$\ominus$)—O—CH_2—CH_2—NH(CH_3)
N, N-Dimethyl-L-α-col-aminkephalin	—CO—$C_nH_{2(n-b)+1}$	—CO—$C_nH_{2(n-a)+1}$	—PO(O$\ominus$)—O—CH_2—CH_2—N(CH_3)$_2$
L-α-Serinkephalin	—CO—$C_nH_{2(n-b)+1}$	—CO—$C_nH_{2(n-a)+1}$	—PO(O$\ominus$)—O—CH_2—CH(N$\oplus$$H_3$)—COO$\ominus$
L-α-Lysoserinkephalin	—CO—$C_nH_{2(n-b)+1}$	—H	—PO(O$\ominus$)—O—CH_2—CH(N$\oplus$$H_3$)—COO$\ominus$
V. Acetalphosphatide			
Cholinplasmalogen	—CH = CH—$C_nH_{2(n-b)+1}$	—CO—$C_nH_{2(n-a)+1}$	—PO(O$\ominus$)—O—CH_2—CH_2—N$\oplus$(CH_3)$_3$
Lysocholinplasmalogen	—CH = CH—$C_nH_{2(n-b)+1}$	—H	—PO(O$\ominus$)—O—CH_2—CH_2—N$\oplus$(CH_3)$_3$
Colaminplasmalogen	—CH = CH—$C_nH_{2(n-b)+1}$	—CO—$C_nH_{2(n-a)+1}$	—PO(O$\ominus$)—O—CH_2—CH_2—N$\oplus$$H_3$
Lysocolaminplasmalogen	—CH = CH—$C_nH_{2(n-b)+1}$	—H	—PO(O$\ominus$)—O—CH_2—CH_2—N$\oplus$$H_3$
Serinplasmalogen	—CH = CH—$C_nH_{2(n-b)+1}$	—CO—$C_nH_{2(n-a)+1}$	—PO(O$\ominus$)—O—CH_2—CH(N$\oplus$$H_3$)—COO$\ominus$
Lysoserinplasmalogen	—CH = CH—$C_nH_{2(n-b)+1}$	—H	—PO(O$\ominus$)—O—CH_2—CH(N$\oplus$$H_3$)—COO$\ominus$
VI. Inositphosphatide Monophosphoinositid	—CO—$C_nH_{2(n-b)+1}$	—CO—$C_nH_{2(n-a)+1}$	—PO(O$\ominus$)—O— (Inosit-Ring: OH; CH—CH (6,5); HC 1, HO, 4 CH; (2,3) CH—CH; OH OH; —OH)
Diphosphoinositid	—CO—$C_nH_{2(n-b)+1}$	—CO—$C_nH_{2(n-a)+1}$	—PO(O$\ominus$)—O— (Inosit-Ring: OH; CH—CH; HC, HO, CH—O—PO_3H_2; CH—CH; OH OH)
Triphosphoinositid	—CO—$C_nH_{2(n-b)+1}$	—CO—$C_nH_{2(n-a)+1}$	—PO(O$\ominus$)—O— (Inosit-Ring: OH; CH—CH; HC, H_2O_3PO, CH—O—PO_3H_2; CH—CH; OH OH)

Tabelle 5. *Stoffwerte*

	MG	Elementarzusammen-setzung				JZ	F
		C	H	N	P		
Lecithine	750[1]—870[2]						
Dimyristyl-	695,9	62,12	10,72	2,01	4,45		237,0—237,5
Dipalmityl-	752,1	63,87	10,99	1,86	4,12		234,0—235,0
Distearyl-	808,2	65,39	11,23	1,73	3,83		230,5—231,5
Diarachyl-	864,3	66,70	11,43	1,62	3,58		
Dipalmitoleyl-	748,1	64,22	10,51	1,87	4,14	67,9	
Dioleyl-	804,1	65,71	10,78	1,74	3,85	63,1	
Lysolecithine							
Monopalmityl-	513,7	56,11	10,20	2,73	6,03		195—196
Monopalmitoleyl-	511,6	56,34	9,85	2,74	6,06	49,6	
Monooleyl-	539,7	57,86	10,08	2,60	5,74	47,0	
Colaminkephaline	690[1]—810[2]						
Dimyristyl-	635,9	62,33	10,46	2,20	4,87		195—196
Dipalmityl-	692,0	64,21	10,78	2,02	4,48		186—187
Distearyl	748,1	65,82	11,05	1,87	4,14		180—182
Diarachyl-	804,2	67,20	11,28	1,74	3,85		
Dioleyl-	744,1	66,18	10,57	1,88	4,16	68,2	
Serinkephaline							
Distearyl-	792,1	63,68	10,43	1,77	3,91		159—161
Acetalphosphatide							
Inositphosphatide							
Phosphatidsäuren							
Dimyristyl-	592,8	62,81	10,38		5,23		61,5—62,5
Dipalmityl-	648,9	64,78	10,73		4,78		70—71
Distearyl-	705,0	66,44	11,01		4,42		75,5—76,5
Dioleyl-	701,0	66,82	10,50		4,42	72,4	

Anmerkungen zu den Tabellen 5, 7 und 9

Es bedeuten in der Überschrift zur Spalte der spezifischen Drehung: c die Konzentration, LM das verwendete Lösungsmittel und t die Meßtemperatur, zur Spalte des Löslichkeitsverhaltens: ll leicht löslich, l löslich, wl-swl wenig bis sehr wenig löslich und nl nicht löslich. Die Lösungsmittel werden mit folgenden Buchstaben angegeben: A Aceton, B Benzol, C Chloroform, D Diäthyläther, E Äthanol 100 %ig, F Petroläther, G Wasser, H Aceton 90 %ig, I Äthanol 95 %ig, K Äthanol 99 %ig, L Ameisensäure, M Methanol, N 1,4-Dioxan, O Tetrachlorkohlenstoff, P Pyridin, Q Äthylacetat, R Eisessig, S Äthylenglykolmonomethyläther, T Chloroform-Äthanol 3:1, U Chloroform-Methanol 1:1, V Chloroform-Essigsäure *einiger Phosphatide*

Spezifische Drehung				Löslichkeitsverhalten			
[α]$_D$	c	LM	t	ll	l	wl-swl	nl
+ 5,36[4]		C	20				
+ 7,0	3,9	U		D^a	M^a	A^a, P^a	G^c, A^d
+ 6,6	4,2	U	23	D^a		M^a, A^a, P^a	G^c, A^d
+ 6,1	4,2	U	26			M^a, A^a, P^a, D^a	G^c, A^d
+ 6,6	8,2	U		H, D^a, E, M, C			G^c, F
+ 6,2	5	U	25	H, D^a, E, M, C	F^b		
				G^e	G^c, E, M, C, P, R		D, A
— 2,2	10	C	25				
— 2,2			25		E, M, C, G, P	A	D, F
				D^a, C		E	A
+ 6,7	8,4	C	26	C	P, B, O	E	A, D, F, Q
+ 6,4	7,8	C	26	C	P,B, O	E	A, D, F, Q
+ 6,0	4,4	V	24	C	P, B, O	E	A, D, F, Q
				C			
+ 6,0	7	C		C, D, F	E, M	A	G
				G^{c,e}	D	G^c	A, E
— 14	3,5	C	25		B, C^b		G
				C	E^b, M^b	B, E^a, Q	A, D, F, G
+ 5,86[3]			25		C, R, T, Q^b		A, M. E
+ 4,4	11	C	24	A, B, D, E, R			
+ 4,0	9,6	C	26			A, B, D, E, F	
+ 3,8	9,3	C	26			A, B, D, E, F	
+ 3,8	6	C		A,B,C,D,F,K			

9:1 und W Chloroform-Methanol 3:1. Die Indices der Lösungsmittelsymbole geben an: a bei Zimmertemperatur (22—23°), b nach Erwärmen, c bildet Emulsionen, d bei —20° und e bei Gegenwart von Alkali. Weiterhin sind die mit den Indexzahlen 1—5 versehenen Werte berechnet bzw. bestimmt an Hand des Dipalmitylderivats (1), des Arachidonyl-clupanodylderivats (2), von Monophosphoinositid aus Rinderleber (3), von Gehirnlecithin (4) und von einem Sphingomyelinpräparat aus Rinderhirn (5).

Die Werte wurden unter teilweiser Benutzung der Angaben der California Corporation for Biochemical Research, Los Angeles USA zusammengestellt, der wir für die Genehmigung zur Wiedergabe danken möchten.

6. Sphingolipoide

Gemeinsamer Baustein aller Sphingolipoide ist neben jeweils einer Fettsäure das Sphingosin (1,3-Dihydroxy-2-amino-4-octadecen). Es liegt in der D-erythro-Form vor; die Doppelbindung hat trans-Konfiguration:

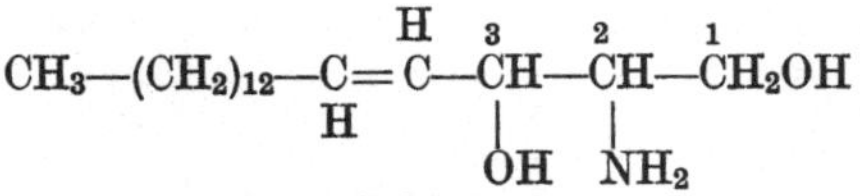

$$CH_3—(CH_2)_{12}—\overset{\displaystyle H}{\underset{\displaystyle H}{C}}=\overset{3}{C}—\overset{}{\underset{OH}{CH}}—\overset{2}{\underset{NH_2}{CH}}—\overset{1}{CH_2OH}$$

erythro-Sphingosin

$$CH_3—(CH_2)_{12}—\overset{\displaystyle H}{\underset{\displaystyle H}{C}}=\overset{OH}{C}—CH—\underset{NH_2}{CH}—CH_2OH$$

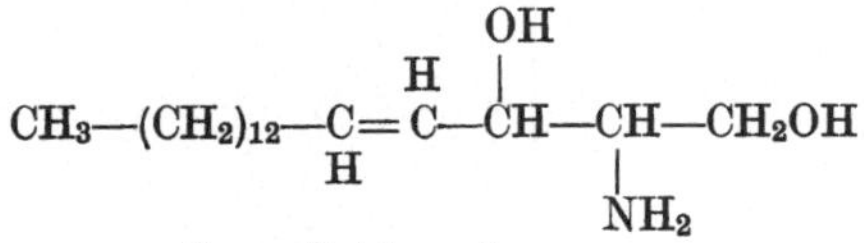

threo-Sphingosin

An seiner basischen Aminogruppe ist säureamidartig die Fettsäure gebunden, an der Hydroxylgruppe des C-Atoms 1 bei den Sphingomyelinen als Ester Cholinphosphorsäure, bei den Cerebrosiden β-glykosidisch eine Hexose. Bei den Gangliosiden besitzt dieser Rest eine teilweise sehr komplexe Zusammensetzung. Die OH-Gruppe an C_3 tritt immer in freier Form auf. Neben dem Sphingosin findet sich in kleinen Mengen auch Dihydrosphingosin. Pflanzliches Material enthält daneben noch Phytosphingosine, die eine dritte, der zweiten benachbarte OH-Gruppe im Molekül enthalten.

Die Fettsäurekomponente der Sphingolipoide läßt sich wegen ihrer amidartigen Bindung an das Sphingosin im alkalischen Milieu nicht unter den zur Deacylierung der Glycerinesterphosphatide gebräuchlichen milden Bedingungen entfernen; man muß dazu weit höhere Ionenkonzentrationen, längere Reaktionszeiten und auch höhere Temperaturen anwenden. In saurer methanolischer Lösung hingegen werden die Sphingolipoide ziemlich rasch in die Grundbausteine zerlegt.

Die Fettsäuren bestehen außer aus Palmitin- und Stearinsäure vor allem aus Behen- und Lignocerinsäure. Sie enthalten bemerkenswerte Mengen Nervonsäure (Δ^{15}-Tetrakosensäure) und andere einfach ungesättigte Vertreter, darunter auch eine Hexakosensäure, jedoch keine Polyenfettsäuren. Weiterhin sind sie eine ergiebige Quelle zur Isolierung der a-hydroxylierten Cerebron- und Oxynervonsäure. Bei den Cerebrosiden gelang schon früh eine weitgehende Reindarstellung von Substanzen mit einheitlicher Zusammensetzung, die jeweils die gleiche Fettsäurekomponente enthielten. Diese Fraktionen wurden dann mit eigenen Namen belegt (s. Tab. 6).

Tabelle 6. *Allgemeines Bauschema der natürlich vorkommenden Sphingolipoide*

$$CH_3-(CH_2)_{12}-CH = CH-\underset{\underset{\displaystyle OH}{|}}{CH}-\underset{\underset{\underset{\displaystyle R_1}{|}}{NH}}{CH}-CH_2-O-R_2$$

Die chemischen Strukturen von R_1 und R_2 ergeben sich aus den Spalten der Tabelle. Darin bedeutet n die Zahl der C-Atome ohne Carboxylgruppe, b 0—1 Doppelbindung und c 0—1 α-ständige Hydroxylgruppe in den Alkylresten der Fettsäuren.

Verbindungstyp	R_1	R_2
Ceramide	$-CO-C_nH_{2(n-b)-c+1}(OH)_c$	$-H$
Sphingomyeline	$-CO-C_nH_{2(n-b)-c+1}(OH)_c$	$-PO(O^\ominus)-O-CH_2-CH_2-N^\oplus(CH_3)_3$
Cerebroglucoside	$-CO-C_nH_{2(n-b)-c+1}(OH)_c$	(Zuckerring mit CH$_2$OH)
Cerebrogalaktoside Kerasin Cerebron (Phrenosin) Nervon Oxynervon	$-CO-C_nH_{2(n-b)-c+1}(OH)_c$ $-CO-(CH_2)_{22}-CH_3$ $-CO-CH(OH)-(CH_2)_{21}-CH_3$ $-CO-(CH_2)_{13}-CH = CH-(CH_2)_7-CH_3$ $-CO-CH(OH)-(CH_2)_{12}-CH = CH-(CH_2)_7-CH_3$	(Zuckerring mit CH$_2$OH)
Sulfatide	$-CO-C_nH_{2(n-b)+1}$	(Zuckerring mit CH$_2$—O—SO$_3$H)
Cytolipin H	$-CO-C_nH_{2(n-b)+1}$	(Disaccharid mit CH$_2$OH … CH$_2$OH)
Glykolipoide	$-CO-C_nH_{2(n-b)+1}$	hexosaminhaltige Oligo- oder Polysaccharide
Ganglioside	$-CO-C_nH_{2(n-b)+1}$	s. Tab. 8

Tabelle 7. *Stoffwerte*

| | M G | Elementarzusammensetzung | | | | J Z | Zucker-gehalt | F |
		C	H	N	P			
Sphingomyeline				3,28[5]	3,76[5]			170—171
Palmityl-	721,1	64,91	11,32	3,89	4,30	35,2		209—211
Stearyl-	749,1	65,74	11,44	3,74	4,13	33,9		209—210
Lignoceryl-	833,3	67,75	11,73	3,36	3,72	30,5		213—216
Palmityldihydro-	723,1	64,78	11,57	3,87	4,28			210—212
Stearyldihydro-	751,1	65,56	11,68	3,73	4,12			213—215
Cerebroside								
Kerasin	812,2	70,97	11,54	1,72		31,3	22,2	180
Cerebron	828,2	69,60	11,32	1,69		30,7	21,8	212
Nervon	810,2	71,15	11,32	1,73		62,7	22,2	180
Oxynervon	826,2	69,77	11,10	1,70		61,4	21,8	

* Erklärung der Abkürzungen s. Anmerkungen zu Tab. 5

Beim Psychosin handelt es sich um das nach Abspaltung der Fettsäuren verbleibende Cerebrogalaktosid-Restmolekül (Galaktosido-
sphingosin), beim Ceramid um das Spaltstück Fettsäure-Sphingosin
(N-Acylsphingosin). Letzteres ist auch als solches in tierischem
Material nachgewiesen worden.

Cytolipin H, das Lactosid des Ceramids, besitzt (ebenso wie
Cardiolipin) Antigenspezifität und leitet zu den immunchemisch
bedeutsamen Glykosphingolipoiden über. Diese haben einen höheren Zuckergehalt als die Cerebroside und enthalten oft Hexosamine.
Ähnlich gebaute Verbindungen sind die Ganglioside mit Neuraminsäure als charakteristischem Bestandteil.

einiger Sphingolipoide *

Spezifische Drehung				Löslichkeitsverhalten			
$[\alpha]_D$	c	LM	t	ll	l	wl-sw.	nl
+ 6,25^5	4	U	22				
+ 5,3 bis + 5,35		U	22	E^b, F, R, Q^b, L	M	A, D, E^a, P^a	A, D
— 5,08	10	10% in C	P 50	E^b, C, P^b	E, P^a		
				E^b, C, P^b	B^b, R^b	M	D, F
+ 3,7 bis + 4,30		P	22	C, P^b	E^b, B^b, R^b	Q, A, M	D, F
— 4,33		P	16	E^b, C, P^b	B^b, R^b	M	D, F
				E^b, C, P^b	B^b, R^b	M	D, F

7. Ganglioside*[1]

Die zu den Glyko-sphingolipoiden gehörenden Ganglioside bestehen aus:

Fettsäure (z. B. Stearin-, Behen-, Lignocerin-, Nervonsäure)
Sphingosin (oder Dihydrosphingosin, Gangliosin, Dihydroganglio-
sin)

---

* Von H. WIEGANDT. Der Autor ist Herrn Prof. Dr. RICHARD KUHN
für seinen Rat und seine Unterstützung bei der Abfassung des Manuskrip-
tes zu großem Dank verpflichtet.

[1] Folgende Abkürzungen werden in diesem Abschnitt und in der Tab. 8
verwendet: Glc = Glucose, Gal = Galaktose, GlcNAc = N-Acetyl-glucos-
amin, GalNAc = N-Acetyl-galaktosamin, NS = Neuraminsäure, NANS
(LS) = N-Acetyl-neuraminsäure (Lactaminsäure), NGNS = N-Glykolyl-
neuraminsäure, Lact = Lactose; GNTrII = Ganglio-N-triose II, GNT
= Ganglio-N-tetraose, LNnT = Lacto-N-neotetraose; FS = Fettsäure,
Sph = Sphingosin.
G bezeichnet Gangliosid, ein Index, z. B. G$_{GNTrII}$, den neuraminsäurefreien
Kohlenhydratrest. Ist GNT der neuraminsäurefreie Kohlenhydratteil eines
Gangliosids, so wurde meist auf den Index verzichtet. MS = Gangliosid
aus Menschenmilz, RS = Gangliosid aus Rindermilz (Bed. des Index vgl.
bei G). Handelt es sich bei der Sialinsäure eines Gangliosids statt NANS
um NGNS, so ist der Gangliosidbezeichnung [NGNS] zugefügt.
Durch das Präfix Des-NANS (Des-LS) bzw. Des-NGNS wurden die
entsprechenden Glykocerebroside abgeleitet. Des-Sph bedeutet, daß es sich
um das durch Abspaltung von Fettsäure und Sphingosin erhaltene Oligosaccharid handelt.

Kohlenhydrat (Glucose, Galaktose, N-Acetyl-glucosamin, N-Acetyl-galaktosamin) und
Sialinsäure (N-Acetyl-neuraminsäure oder N-Glykolyl-neuraminsäure).

$$
\begin{array}{l}
\text{HO—C—COOH} \\
\quad\quad | \\
\text{CH}_2 \\
\quad\quad | \\
\text{HC—OH} \\
\quad\quad | \\
\text{R—HN—CH} \\
\quad\quad | \\
\text{O—CH} \\
\quad\quad | \\
\text{HC—OH} \\
\quad\quad | \\
\text{HC—OH} \\
\quad\quad | \\
\text{CH}_2\text{OH}
\end{array}
$$

R: Acetyl CH_3—CO—
Glykolyl $HOCH_2$—CO—

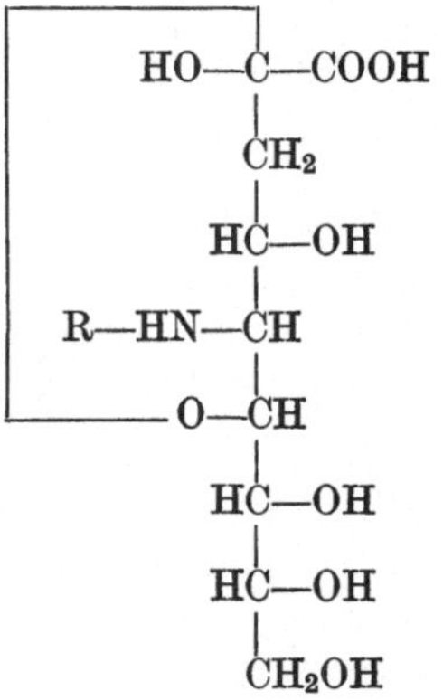

Der Gehalt an Neuraminsäure unterscheidet die Ganglioside von
den Glykocerebrosiden. Die Hydroxygruppe an C-1 des Sphingosins ist glykosidisch mit einem Kohlenhydratrest verknüpft. In geringer Menge sind neben Dihydrosphingosin (TRAMS u. LAUTER
1962) höhere Basen wie Gangliosin (eine C_{20}-Base) oder Dihydro-
gangliosin (auch Ikosisphingosin genannt) (SAMBASIVARAO u. MC-
CLUER 1963) gefunden worden. Die Mannigfaltigkeit der Glykocerebroside und der Ganglioside ist bedingt durch die Unterschied-
lichkeit einerseits der Fettsäuren, andererseits des Zuckerrestes.
Die folgenden Fettsäuren wurden bisher als Bausteine von Gangliosiden beschrieben: Stearinsäure, Behensäure, Lignocerinsäure
und Nervonsäure. Die glykosidisch mit dem Kohlenhydratrest ver-
knüpfte NS bildet Farbstoffe z. B. mit Orcin (Bials Reagenz) oder
p-Dimethylaminobenzaldehyd (Ehrlichs Reagenz)[1], was schon
1927 zur Entdeckung dieser Substanzklasse durch THIERFELDER
(1927) und KLENK (1935) geführt hat.

Gefunden wurde die NS in Gangliosiden als N-Acetyl- oder N-
Glykolylverbindung. Ganglioside können ein oder mehrere Mol NS
enthalten. Auf der zunehmenden Wasserlöslichkeit bei steigendem
NS-Gehalt beruht eine Trennungsmöglichkeit verschiedener Ganglioside. Die bisher in Gangliosiden gefundenen Monosaccharidbau-
steine sind: Glc, Gal, GlcNAc, GalNAc. Die in Substanz aus Gang-

---

[1] Ehrlichs Reagenz: 800 mg p-Dimethylaminobenzaldehyd gelöst in
80 ml Äthanol und 20 ml konz. HCl. Beim Erhitzen mit NS-haltigen Substanzen tritt Violettfärbung auf.

liosiden isolierten Oligosaccharide sind in Tab. 8 aufgeführt. In manchen Fällen ($G_{GNT}III$, IV, V u. a.) ist NANS mit NANS verknüpft.

Die Tab. 8 gibt ferner eine Übersicht über die bisher bekannten und teilweise eindeutig charakterisierten, natürlich vorkommenden Ganglioside und der sich von ihnen ableitenden Glykocerebroside. Sie finden sich in der Milz, im Stroma der Erythrocyten, im Serum, in der Aortenwandung, in den Nieren und im Darm, in großen Mengen aber im Gehirn. In pathologischen Fällen werden möglicherweise Ganglioside gespeichert, die normalerweise nur in geringer Menge auftreten; bekannt ist dies für $G_{GNTr}II$. Darum ist die genaue Kenntnis auch dieser Ganglioside besonders wichtig.

Die Ganglioside bilden farblose, meist kristallisierende Substanzen, die unter Zersetzung schmelzen. Als freie Säuren lassen sie sich acidimetrisch titrieren. Ist NS mit NS verknüpft, so scheint besonders leicht Wasserabspaltung einzutreten, und man erhält Gangliosid-Präparate, deren NS-Gehalt durch Titration nicht voll erfaßt wird. In diesen Fällen empfiehlt sich die Titration in 50%igem Äthanol nach ½stündigem Stehenlassen unter CO_2-Ausschluß mit einem geringen Überschuß an 0,01n NaOH (KUHN u. WIEGANDT 1963a). Die Löslichkeitseigenschaften der Ganglioside sind bestimmt durch den hydrophoben Molekülteil (Sphingosin, Fettsäure) und den hydrophilen Rest (Zucker, NS). In unpolaren Lösungsmitteln sind Ganglioside unlöslich. Wie Sedimentationsbestimmungen in der Ultrazentrifuge gezeigt haben (TRAMS u. LAUTER 1962), bilden die Ganglioside in wässerigen Lösungen Micellen (axiales Verhältnis 1,2) von nahezu sphärischer Gestalt mit Molgewichten von 200000 bis 250000. Im Unterschied dazu zeigen Lösungen in Dimethylformamid eine molekulare Verteilung und man erhält Werte zwischen 1000 und 3000 (KLENK u. GIELEN 1960). Aus Methanol können Ganglioside umkristallisiert werden, wobei die Kristallisation noch kein Beweis für die Einheitlichkeit ist. Die Bindung der NS an den Kohlenhydratteil ist empfindlich gegen alkalische und vor allem saure Einflüsse. Da die Sialinsäuren starke Säuren sind (p_K 2-3), sind nur neutrale Lösungen der Ganglioside bei Zimmertemperatur beständig. Die freien Gangliosid-Säuren unterliegen leicht der „Eigenhydrolyse". Dabei erhält man, wie auch bei der Spaltung mit Neuraminat-glykohydrolase (Neuraminidase, RDE = receptor destroying enzyme, EC 3.2.1.18), die entsprechenden NS-freien Glykolipoide. Bei einigen Gangliosiden ($G_{GNTr}II$ und $G_{GNT}I$) läßt sich mit Neuraminidase keine Sialinsäure abspalten, da dort anscheinend der Zugang des Enzyms zum Substrat sterisch verhindert wird (KUHN u. WIEGANDT 1963b).

Tabelle 8. *Zusammenstellung der bisher*

Formel	Herkunft
NANS (2→3) Gal 1→0^1—Sph—Fs	*Hirn* Mensch, normal
Gal 1→0^1—Sph—Fs	G_{Gal}
Glc 1→0^1—Sph—Fs	*Hirn* Mensch, normal.
	Milz Mensch, „Gaucher" G_{GNT}
NANS (2→3) Gal<	G_{Gal}
NANS (2→3) Gal (β, 1→4) Glc 1→0^1—Sph—Fs	*Hirn* Mensch, normal. Rind.
	Milz, E. Stroma Mensch normal
NANS (2→3) Gal (β, 1→4) Glc<	G_{Lact} MS_{Lact} RS_{Lact}
NGNS (2→3) Gal (β, 1→4) Glc 1→0^1—Sph—Fs	*Milz, E. Stroma* Rind
NGNS (2→3) Gal (β, 1→4) Glc<	RS_{Lact}[NGNS]
NANS (2→8) NANS (2→3) Gal (β, 1→4) Glc 1→0^1—Sph—Fs	*Hirn* Mensch, normal.
Gal (β, 1→4) Glc 1→0^1—Sph—Fs	G_{Lact} G'_{Lact} G_{GNT}
	E-Stroma, Serum
	Milz/Leber Epidermal-Carcinom (H. Ep. 3) Mensch Rind
Gal→Gal→0^1—Sph—Fs	*Hirn* Mensch Tay Sachs

bekannten Ganglioside

	Kurzbez.	Bemerkungen
	G_{Gal}	[1] Vorkommen in geringer Menge
	Des-NANS-G_{Gal}	[1]*
		[1]
Behensre.		[2]
		[3, 4, 5]
	Des-Sph-G_{Gal}	[1] Aus NANS $(2\rightarrow3)$ Gal $(\beta, 1\rightarrow4)$ Glc$<$ [5], aus $G_{GNT}I$ [6], aus Kuhcolostrum [7]
	G_{Lact}	[1] Gangliosid B_2**** [8]; G_{M3}**** [9].
Lignocerinsre. (Nervonsre. [46])	(MS_{Lact})	[1] MS_{Lact} identisch mit RS_{Lact}
		[10] keine genauen Angaben
		[1] identisch mit 3′-Lactaminyllactose [11]
Lignocerinsre. (Behensre.)	$(RS_{Lact}[NGNS])$	[1] und [12]****
	$(Des-Sph-RS_{Lact}[NGNS])$	[1] Aus Kuhcolostrum [7]
	G'_{Lact}	[1] $G'_{Lact}\xrightarrow{-NANS}G_{Lact}\xrightarrow{-NANS}$ Des-NANS-G_{Lact}*
Stearinsre. Stearinsre.	Des-NANS-G_{Lact}	[1]
Stearinsre.		[3, 5]
Lignocerinsre.		[13] Component B [14]
		[15] $20^0/_0$ —OH—FS [14], $80^0/_0$ n-FS
	Cytolipin H	[16]
		[17]
Stearinsre.		[18]**

Formel	Herkunft
GalNac $(\beta, 1\rightarrow4)$ Gal $(\beta, 1\rightarrow4)$ Glc $1\rightarrow0^1$—Sph—Fs NANS $\begin{pmatrix} 3 \\ \uparrow \\ 2 \end{pmatrix}$	*Hirn* Mensch normal.
NANS $\{$ GalNac $(1\rightarrow3)$ Gal $(1\rightarrow4)$ Glc $1\rightarrow0^1$—Sph—Fs	*Hirn* Mensch Tay Sachs
NANS $(2\rightarrow3)$ GalNac $(1\rightarrow3)$ Gal $(1\rightarrow4)$ Glc $1\rightarrow0^1$—Sph—Fs	*Hirn* Mensch
$\left.\begin{array}{c} \text{NANS } (2\rightarrow3) \\ \text{und} \\ \text{Gal } (1\rightarrow4) \end{array}\right\}$ Gal $(1\rightarrow4)$ Glc $1\rightarrow0^1$—Sph—Fs	*Hirn* Mensch, normal.
$\left.\begin{array}{c} \text{NANS} \\ \text{NANS} \end{array}\right\}$ Gal $(\beta, 1\rightarrow3)$ Gal $(\beta,$**** $1\rightarrow3)$ Gal $1\rightarrow0^1$—Sph—Fs	*Hirn* Mensch, normal.
NANS $\left\{\begin{array}{c} \text{GalNac} (\beta, 1\rightarrow4) \text{ Gal} (\beta, 1\rightarrow4) \text{ Glc } 1\rightarrow0^1\text{—Sph—Fs} \\ \text{NANS } \begin{pmatrix} 3 \\ \uparrow \\ 2 \end{pmatrix} \end{array}\right.$	*Hirn* Mensch, normal.
GalNac $(\beta, 1\rightarrow4)$ Gal $(\beta, 1\rightarrow4)$ Glc $1\rightarrow0^1$—Sph—Fs	G_{GNTrII} G_{GNT}
GalNac$\rightarrow$Gal$\rightarrow$Glc$\rightarrow0^1$—Sph—Fs	*Hirn* Mensch Tay Sachs
GalNac $(\beta, 1\rightarrow4)$ Gal $(\beta, 1\rightarrow4)$ Glc$<$ NANS $\begin{pmatrix} 3 \\ \uparrow \\ 2 \end{pmatrix}$	G_{GNTrII}
GalNac $(\beta, 1\rightarrow4)$ Gal $(\beta, 1\rightarrow4)$ Glc$<$	G_{GNT} G_{GNTrII}
Gal $(\beta, 1\rightarrow3)$ GalNac $(\beta, 1\rightarrow4)$ Gal $(\beta, 1\rightarrow4)$ Glc $1\rightarrow0^1$—Sph—Fs NANS $\begin{pmatrix} 3 \\ \uparrow \\ 2 \end{pmatrix}$	*Hirn* Mensch normal
Gal $(\beta, 1\rightarrow3)$ GalNac $(\beta, 1\rightarrow4)$ Gal $(\beta, 1\rightarrow4)$ Glc $1\rightarrow0^1$—Sph—Fs	*Hirn* Mensch Tay Sachs Rind G_{GNT}

	Kurzbez.	Bemerkungen
Stearinsre.	G_{GNTrII}	[6] G_O, vielleicht identisch mit „Tay-Sachs“-Gangliosid [3] [19]**, FM-Gangliosid[20]**; G_{MZ}**** [9]
Stearinsre.	Tay Sachs-Gangliosid	[3] wohl identisch*** mit G_{GNTrII}, vgl. auch [21]**
Stearinsre.	Gangliosid A	[22, 23] Konstitution fraglich
Stearinsre.		[22]***
Stearinsre.	Gangliosid D	[24]
Stearinsre.	G'_{GNTrII}	[1] $G'_{GNTrII} \xrightarrow{-NANS} G_{GNTrII}$
Stearinsre. Stearinsre.	Des-NANS-G_{GNTrII}	[1]* [3, 5]*** [3]**, [18]** vielleicht identisch mit Des-NANS-G_{GNTrII}
	Des-Sph-G_{GNTrII}	[6]
	GNTrII	[6]
Stearinsre.	$G_{GNT}I$ (G_I)	[5, 6] wohl identisch mit: Mono-des-NANS-GangliosidB_1, [8]***; G4, [25]**; „Major ganglioside“, [3]***; 1—G [20]**; G_{M1}****. [9] Permethyl-$G_{GNT}I$ [5]
Stearinsre.	Des-NANS-G (Des-NANS-G_{GNT})	[6] wohl identisch** mit Substanz [26]

Formel	Herkunft
Gal $(\beta, 1\rightarrow3)$ GalNac $(\beta, 1\rightarrow4)$ Gal $(\beta, 1\rightarrow4)$ Glc$<$ $\qquad\qquad\qquad$ NANS $\left(\begin{smallmatrix}3\\\uparrow\\2\end{smallmatrix}\right)$	$G_{GNT}I$
Gal $(\beta, 1\rightarrow3)$ GalNac $(\beta, 1\rightarrow4)$ Gal $(\beta, 1\rightarrow4)$ Glc$<$	G_{GNT} Rindermilz- gangliosid
NGNS $(2\text{—})\left\{\right.$ Gal $(\beta, 1\rightarrow4)$ GlcNac $(\beta, 1\rightarrow3)$ Gal $(\beta, 1\rightarrow4)$ Glc $1\rightarrow0^1$—Sph—Fs	*E-Stroma* Milz Rind
NGNS $(2\text{—})\left\{\right.$ Gal $(\beta, 1\rightarrow4)$ GlcNac $(\beta, 1\rightarrow3)$ Gal $(\beta, 1\rightarrow4)$ Glc$<$	$G_{LNnT}[NGNS]$
Gal $(\beta, 1\rightarrow4)$ GlcNac $(\beta, 1\rightarrow3)$ Gal $(\beta, 1\rightarrow4)$ Glc$<$	G_{LNnT} Frauenmilch
GalNac $(1\rightarrow6)$ Gal $(1\rightarrow4)$ Gal $(1\rightarrow4)$ Glc $1\rightarrow0^1$—Sph—Fs	*E-Stroma* Mensch
Gal $(\beta, 1\rightarrow3)$ GalNac $(\beta, 1\rightarrow4)$ Gal $(\beta, 1\rightarrow4)$ Glc $1\rightarrow0^1$—Sph—Fs NANS $\left(\begin{smallmatrix}3\\\uparrow\\2\end{smallmatrix}\right)$ $\qquad$ NANS $\left(\begin{smallmatrix}3\\\uparrow\\2\end{smallmatrix}\right)$	*Hirn* Mensch normal Rind
Gal $(\beta, 1\rightarrow3)$ GalNac $(\beta, 1\rightarrow4)$ Gal $(\beta, 1\rightarrow4)$ Glc$<$ NANS $\left(\begin{smallmatrix}3\\\uparrow\\2\end{smallmatrix}\right)$ $\qquad$ NANS $\left(\begin{smallmatrix}3\\\uparrow\\2\end{smallmatrix}\right)$	G_{II}
Gal $(\beta, 1\rightarrow3)$ GalNac $(\beta, 1\rightarrow4)$ Gal $(\beta, 1\rightarrow4)$ Glc $1\rightarrow0^1$—Sph—Fs $\qquad\qquad$ NANS $(2\rightarrow8)$ NANS $\left(\begin{smallmatrix}3\\\uparrow\\2\end{smallmatrix}\right)$	*Hirn* Mensch normal Rind
Gal $(\beta, 1\rightarrow3)$ GalNac $(\beta, 1\rightarrow4)$ Gal $(\beta, 1\rightarrow4)$ Glc$<$ $\qquad\qquad$ NANS $(2\rightarrow8)$ NANS $\left(\begin{smallmatrix}3\\\uparrow\\2\end{smallmatrix}\right)$	G_{III}
Gal $(\beta, 1\rightarrow3)$ GalNac $(\beta, 1\rightarrow4)$ Gal $(\beta, 1\rightarrow4)$ Glc $1\rightarrow0^1$—Sph—Fs NANS $\left(\begin{smallmatrix}3\\\uparrow\\2\end{smallmatrix}\right)$ $\quad$ NANS $(2\rightarrow8)$ NANS $\left(\begin{smallmatrix}3\\\uparrow\\2\end{smallmatrix}\right)$	*Hirn* Mensch, normal. Rind

	Kurzbez.	Bemerkungen
	Des-Sph-G_I (Des-Sph-G_{GNT}I)	[6]
	GNT	[6]
Lignocerinsre. oder Nervonsre.	G_{LNnT} [NGNS]	[1]
	Des-Sph-G_{LNnT} [NGNS]	[1]
	LNnT (Lacto-N-neotetraose	[1, 29]
$C_{23}H_{45} \cdot CO$ (Nervonsre.)	„Main human globoside"	[27]
	G_{GNT}II (G_{II})	[6, 28, 5] wohl identisch** mit Gangliosid B_1 [8], G_3 [25]** und 2—G [20]**;G_{DIa}** [9];Permethyl-G_{II}[5]
	Des-Sph-G_{II} (Des-Sph-G_{GNT}II)	[6, 28]
Stearinsre.	G_{GNT}III (G_{III})	[6, 28] wohl identisch** mit G2 [25] 3—G [20]**; G_{D1b}** [9]
	Des-Sph-G_{III} (Des-Sph-G_{GNT}III)	[6, 28]
Stearinsre.	G_{GNT}IV (G_{IV})	[6, 28] wohl identisch mit 4—G [20]**; G_{T1}** [9]

Formel	Herkunft
Gal (β, 1→3) GalNac (β, 1→4) Gal (β, 1→4) Glc< NANS $\binom{3}{\substack{\uparrow \\ 2}}$ NANS (2→8) NANS $\binom{3}{\substack{\uparrow \\ 2}}$	G_{IV}
NANS $\Bigg\{$ Gal (β, 1→3) Gal Nac (β, 1→4) Gal (β, 1→4) Glc 1→0^1—Sph—Fs NANS $\binom{3}{\substack{\uparrow \\ 2}}$ NANS (2→8) NANS $\binom{3}{\substack{\uparrow \\ 2}}$	*Hirn* Mensch, normal. Rind
NANS $\Bigg\{$ Gal (β, 1→3) GalNac (β, 1→4) Gal (β, 1→4) Glc< NANS $\binom{3}{\substack{\uparrow \\ 2}}$ NANS (2→8) NANS $\binom{3}{\substack{\uparrow \\ 2}}$	G_V

*   nur chromatographisch identifiziert
**   keine nähere Strukturangabe
***   Struktur noch unsicher
**** Struktur unbewiesen

Lit. zur Tab. 8

1 WIEGANDT, H.: unveröffentlicht.
2 ROSENBERG, A., u. E. CHARGAFF: J. biol. Chem. **233**, 1323 (1958).
3 SVENNERHOLM, L.: Biochem. biophys. Res. Commun. **9**, 436 (1962).
4 BOGOCH, S.: J. Amer. chem. Soc. **79**, 3287 (1957).
5 KUHN, R., u. H. EGGE: Chem. Ber. **96**, 3338 (1963).
6 KUHN, R., u. H. WIEGANDT: Chem. Ber. **96**, 866 (1963).
7 KUHN, R., u. A. GAUHE: unveröffentlicht.
8 KLENK, E., u. W. GIELEN: Z. physiol. Chem. **330**, 218 (1963).
9 SVENNERHOLM, L.: J. Neurochem. **10**, 613 (1963).
10 SVENNERHOLM, R.: Acta chem. scand. **17**, 860 (1963).
11 KUHN, R., u. R. BROSSMER: Chem. Ber. **92**, 1667 (1959).
12 KLENK, E., u. G. PADBERG: Z. physiol. Chem. **327**, 249 (1962).
13 YAMAKAWA, T., N. KISO, S. HANDA, A. MAKITA u. S. YOKOYAMA: J. Biochem. (Tokyo) **52**, 226 (1962).
14 SVENNERHOLM, E., u. L. SVENNERHOLM: Biochim. biophys. Acta (Amst.) **70**, 432 (1963).
15 SVENNERHOLM, E., u. L. SVENNERHOLM: Nature (Lond.) **198**, 688 (1963).
16 RAPPORT, M. M., L. GRAF u. J. YARIV: Arch. Biochem. **92**, 438 (1961).
17 RAPPORT, M. M., L. GRAF, V. P. SKIPSKI, and N. F. ALONZO: Cancer (Philad.) **12**, 438 (1959).
17a RAPPORT, M. M., L. GRAF u. N. F. ALONZO: J. Lipid Res. **1**, 301 (1960).
18 GATT, S., u. E. R. BERMAN: J. Neurochem. **10**, 43 (1963).
19 KANFER, J. N., R. S. BLACKLOW, L. WARREN u. R. O. BRADY: 146th Meeting Amer. Chem. Soc., Jan. 1964, Abstr. papers, p. 36A, Nr. 76.

	Kurzbez.	Bemerkungen
	Des-Sph-G_{IV} (Des-Sph-$G_{GNT}IV$)	[6, 28]
Stearinsre.	$G_{GNT}V$ (G_V)	[6]
	Des-Sph-G_V (Des-Sph-$G_{GNT}V$)	[1]

20 JOHNSON, G. A., u. R. H. McCLUER: Biochim. biophys. Acta (Amst.) 70, 487 (1963).
21 BOOTH, D. A.: Biochim. biophys. Acta (Amst.) 70, 486 (1963).
22 KLENK, E., u. W. GIELEN: Z. physiol. Chem. 319, 283 (1960).
23 KLENK, E. u. W. GIELEN: Z. physiol. Chem. 326, 144 (1961).
24 KLENK, E. u. W. GIELEN: Z. physiol. Chem. 333, 162 (1963).
25 KOREY, S. R., u. J. GONATAS: Life Sci. 5, 296 (1963).
26 GATT, S., u. E. R. BERMAN: Biochem. biophys. Res. Commun. 4, 9 (1961).
27 YAMAKAWA, T., S. YOKOYAMA u. N. KISO: J. Biochem. (Tokyo) 52, 228 (1962).
28 KUHN, R., u. H. WIEGANDT: Z. Naturforsch. 18b, 541 (1963).
29 KUHN, R. u. A. GAUHE: Chem. Ber. 95, 518 (1962).

8. Cholesterin und Cholesterinester[*]

Das Cholesterin ist ein wichtiger Vertreter der Sterine, bei denen man entsprechend ihrer Herkunft zwischen Myko-, Phyto- und Zoosterinen unterscheidet. Es kommt nur im Tierreich, dort aber ubiquitär vor, ist ein einwertiger, sekundärer Alkohol mit dem charakteristischen Sterangerüst, besitzt im zweiten Ring zwischen den Kohlenstoffatomen 5 und 6 eine Doppelbindung, in Stellung 10 und 13 je eine Methylgruppe und in Stellung 17 eine verzweigte Seitenkette. Die relative Lage der Substituenten zur Ringebene

---

[*] Von D. EBERHAGEN.

wird auf die am C-Atom 10 befindliche Methylgruppe bezogen. Man spricht von β-ständiger Substitution, wenn die betreffende Gruppe sich wie die Methylgruppe (C_{10}) vor der Ringebene befindet und deutet diesen Tatbestand in den Formelbildern durch einen ausgezogenen Valenzstrich an. Die α-ständige oder trans-Substitution wird durch einen punktierten Valenzstrich ausgedrückt. Im Cholesterin steht die Seitenkette an C_{17} in β-Stellung, ebenfalls die OH-Gruppe an C_3. Danach wird das Cholesterin als Cholest-5-en-3β-ol bezeichnet.

Das Cholesterin besitzt einen Schmelzpunkt von 149,5—150° und eine spezifische Drehung $[\alpha]_D$ von —39,6 bis —39,9° in Chloroform bzw. —35,0° in Dioxan (FIESER 1953). Es ist in den meisten Lipoidlösungsmitteln löslich und wird am besten aus Eisessig auskristallisiert. Im Gegensatz zu den meisten anderen Lipoiden löst es sich in kaltem Äthylacetat. In wasserfreien Lösungsmitteln bildet es Nadeln, in wasserhaltigen rhombische Platten (als Monohydrat). Zu seiner Isolierung wird meistens von der Eigenschaft Gebrauch gemacht, mit Digitonin und ähnlichen Saponinen alkohol- und ätherunlösliche Addukte zu bilden (s. S. 116). Auch die Ausfällung als Dibromid war früher üblich.

Cholesterin findet sich im Blutserum außer als freier Alkohol als alkoholische Komponente von Fettsäureestern. Dabei besitzen die Fettsäuren einen hohen Gehalt an ungesättigten Vertretern, unter ihnen in erster Linie Linolsäure als fast die Hälfte und Ölsäure als etwa ein Viertel der Gesamtfettsäuren. Auch Arachidonsäure ist in bemerkenswert hohen Konzentrationen vorhanden. Ausführliche Angaben zur Synthese und chemischen Charakterisierung vieler Cholesterinester mit gesättigten und ungesättigten Fettsäuren finden sich bei PAGE u. RUDY (1930). Die Cholesterinester zeigen ebenso wie das freie Cholesterin im polarisierten Licht Doppelbrechung.

Eine vollständige Hydrolyse der Cholesterinester ist auf chemischem Wege oft nur unter Bedingungen möglich, die bereits zu irreversiblen Veränderungen der ungesättigten Fettsäuren führen. In der löslichen Proteinfraktion der Leber wurde eine Cholesterinesterase mit einer deutlichen Substratspezifität für die Öl- und Linolsäure gefunden, während die Mikrosomenfraktion in erster Linie Cholesterinacetat hydrolysiert (DEYKIN u. GOODMAN 1962). Die Eigenschaften einer Pankreascholesterinesterase beschreiben KORZENOVSKY u. Mitarb. (1960).

9. Gallensäuren[*]

Beim Menschen sind bisher 5 Gallensäuren beschrieben, die entweder frei oder mit Glycin bzw. Taurin peptidartig gebunden (konjugiert) vorkommen. Als Steroide besitzen sie das Grundgerüst des Sterans (Cyclopentano-perhydrophenanthren) und leiten sich von der im biologischen Material nicht vorkommenden Cholansäure ab, der folgende Konstitution zukommt:

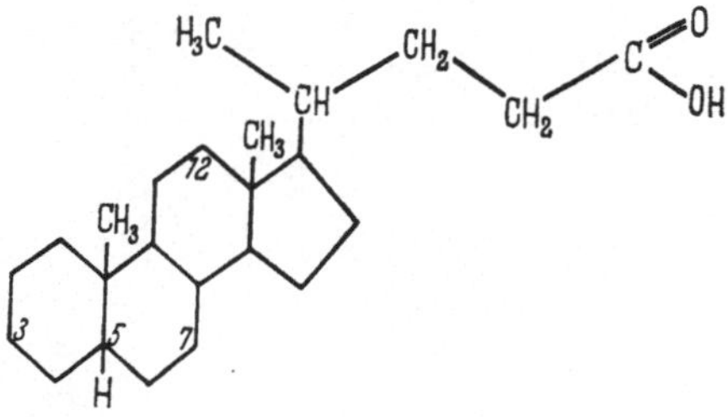

Durch Einführen von Hydroxylgruppen am 3-, 7- und 12-C-Atom entstehen die individuellen Gallensäuren mit ihren sterischen α- und β-Isomeren (zur Nomenklatur vergleiche das beim Cholesterin Gesagte). Die beim Menschen nachweisbaren Vertreter sind in der Tab. 9 zusammengefaßt. Da diese Gallensäuren zugleich in freier Form und konjugiert vorkommen können, muß man mit dem Auftreten von eventuell 15 Gallensäuren rechnen. Die Oxycholansäuren besitzen basischen Charakter, der durch die alkoholischen Hydroxylgruppen bedingt ist und mit der Zahl der Hydroxylgruppen parallel geht.

Die Cholsäure kann aus Äthanol mit einem Mol Kristallalkohol, aus verdünnter Essigsäure mit einem Mol Kristallwasser, das durch Erhitzen auf 130° leicht abgegeben wird, in Tafelform oder Prismen auskristallisiert werden. Sie schmeckt bittersüßlich und besitzt von allen Oxycholansäuren den stärksten basischen Charakter.

Die Desoxycholsäure hält ihre Lösungsmittel außerordentlich fest, so daß es lange dauert, bis durch Erhitzen auf 130° im Hoch-

---

* Von B. FROSCH und H. WAGENER.

Tabelle 9. *Stoffwerte einiger Gallensäuren* (nach H. LETTRÉ u. R. TSCHESCHE 1954)*

Trivialname	Chemische Bezeichnung	M G	F	Spezifische Drehung $[\alpha]_D$	Löslichkeitsverhalten		
					11	l	wl-swl
Cholsäure	3α, 7α, 12α-Trioxycholansäure	408,56	198	+37	RG^e	DE	G
Chenodesoxycholsäure	3α, 7α-Dioxycholansäure	392,56	140	+11	R	ADEQ	
Desoxycholsäure	3α, 12α-Dioxycholansäure	392,56	176—177	+53	R	DEQ	
Ursodesoxycholsäure	3α, 7β-Dioxycholansäure	392,56	203	+57	R	AE	
Lithocholsäure	3α-Monooxycholansäure	376,56	186—190	+92	R	E	

* Erklärung der Abkürzungen s. Anmerkungen zu Tab. 5.

vakuum die lösungsmittelfreie Säure vorliegt. Sie schmeckt intensiv bitter.

Ihr Isomeres, die Chenodesoxycholsäure, zeigt nur ein geringes Kristallisationsvermögen. Aus Essigesterlösung scheidet sie sich in opaleszierenden Drusen aus, die beim Liegen an der Luft zusammenschrumpfen. Sie ist nahezu geschmacklos. Die Ursodesoxycholsäure wurde erst vor kurzem in der Menschengalle nachgewiesen.

Die Lithocholsäure kristallisiert aus Alkohol in hexagonalen Blättchen. Sie ist völlig geschmacklos.

10. Literaturverzeichnis

DAWSON, R. M. C.: Biochem. J. **64**, 192 (1956).

DEBUCH, H.: Die Chemie der im Blut nachweisbaren Fette und Lipoide. *In:* F. A. PEZOLD, Lipide und Lipoproteide im Blutplasma. Berlin-Göttingen-Heidelberg: Springer 1961.

DESNUELLE, P., u. P. SAVARY: J. Lipid Res. **4**, 369 (1963).

DEYKIN, D., u. D. S. GOODMAN: J. biol. Chem. **237**, 3649 (1962).

EBERHAGEN, D., u. H. DEBUCH: Aliphatische Carbonsäuren. *In:* H. M. RAUEN, Biochemisches Taschenbuch. Berlin-Göttingen-Heidelberg: Springer 1964.

FIESER, L. F.: J. Amer. chem. Soc. **75**, 4395 (1953).

HANAHAN, D. J., u. I. L. CHAIKOFF: J. biol. Chem. **172**, 191 (1948).

—, H. BROCKERHOFF u. E. J. BARRON: J. biol. Chem. **235**, 1917 (1960).

KLENK, E.: Z. physiol. Chem. **235**, 24 (1935).

— Experientia (Basel) **17**, 199 (1961).

—, u. W. GIELEN: Z. physiol. Chem. **319**, 283 (1960).

Kommission für klinische Chemie der Gesellschaft für physiologische Chemie. E. KLENK, H. DEBUCH, N. ZÖLLNER, E. WERLE, H. J. STAUDINGER u. V. KLINGMÜLLER: Clin. chim. Acta **7**, 446 (1962).

KORZENOVSKY, M., C. P. WALTERS, O. A. HARVEY u. E. R. DILLER: Proc. Soc. exp. Biol. (N. Y.) **105**, 303 (1960).

KUHN, R., u. H. WIEGANDT: Z. Naturforsch. **18b**, 541 (1963a).

— — Chem. Ber. **96**, 866 (1963b).

MACFARLANE, M. G.: Biochem. J. **42**, 587 (1948).

— Nature (Lond.) **182**, 946 (1958).

—, u. B. C. J. G. KNIGHT: Biochem. J. **35**, 884 (1941).

OERTEL, G. W.: Chemische Bestimmung von Steroiden im menschlichen Plasma. Berlin-Göttingen-Heidelberg: Springer 1962.

PAGE, I. H., u. H. RUDY: Biochem. Z. **220**, 304 (1930).

PANGBORN, M. C.: Proc. Soc. exp. Biol. (N. Y.) **48**, 484 (1941).

SAMBASIVARAO, K., u. R. H. McCLUER: Fed. Proc. **22**, 300 (1963).

TATTRIE, N. H.: J. Lipid Res. **1**, 60 (1959).

THIERFELDER, H., u. E. WALZ: Z. physiol. Chem. **166**, 217 (1927).

TRAMS, E. G., u. L. J. LAUTER: Biochim. biophys. Acta (Amst.) **60**, 350 (1962).

VAN DER WAL, R. J.: Progr. in Chem. Fats Lipids **3**, 327 (1955).

Weitere Literatur zusammenfassenden Charakters:

COOK, R. P.: Cholesterol. Chemistry, Biochemistry and Pathology. New York: Academic Press Inc. 1958

DEUEL, H. J.: The Lipids, Vol. 1 —3. New York: Interscience Publ. 1951 bis 1957.

FIESER, L. F., u. M. FIESER: Steroide. Weinheim/Berstraße: Verlag Chemie 1961.

GOTTSCHALK, A.: The Chemistry and Biology of Sialic Acids and Related Substances. London: Cambridge University Press 1960.

GUNSTONE, F. D.: An Introduction to the Chemistry of Fats and Fatty Acids. London: Chapman and Hall 1958.

HANAHAN, D. J.: Lipide Chemistry. New York-London: John Wiley & Sons, Inc. 1960.

KLENK, E.: Fette und Lipoide. *In:* B. FLASCHENTRÄGER u. E. LEHNARTZ, Physiologische Chemie, 1. Bd. Berlin-Göttingen-Heidelberg: Springer 1951.

LETTRÉ, H., u. R. TSCHESCHE: Über Sterine, Gallensäuren und verwandte Naturstoffe. Stuttgart: Encke 1954.

II. Allgemeine Untersuchungsmethoden

1. Extraktion der Lipoide aus dem Serum[*]

Sowohl als Ausgangspunkt für die Isolierung bestimmter
Lipoide als auch als erster Schritt für quantitative Lipoidbestimmungen ist ihre Extraktion aus dem Serum (oder dem Gewebe) und
die Abtrennung störender Beimengungen notwendig.

Voraussetzung für die Vollständigkeit der Extraktion ist die
Zerstörung der Lipoid-Eiweiß-Bindungen durch ein sowohl hydrophiles als auch lipophiles Lösungsmittel. Meistens verwendet man
dazu Alkohole. Um auch die sehr wenig polaren Lipoide zu lösen,
setzt man dem Alkohol ausgesprochen lipophile Fettlösungsmittel
zu. Das heute meistverwendete Gemisch für die Herstellung eines
Gesamtlipoidextraktes ist Chloroform-Methanol 2:1 (v/v), das die
früher übliche Bloorsche Lösung (Äthanol-Diäthyläther 3:1) weitgehend verdrängt hat. Obwohl Chloroform-Methanol wahrscheinlich alle Plasmalipoide schon in der Kälte quantitativ extrahiert, ist
es zweckmäßig, in Zweifelsfällen (ebenso bei neuen Geweben oder
neuen Methoden) durch Kochen des Extraktionsrückstandes mit
Chloroform-Methanol die Vollständigkeit der Extraktion zu prüfen.

Derartige Rohextrakte enthalten noch Verunreinigungen nicht-
lipoider Art. Zur Entfernung dieser störenden Beimengungen kann
man entweder den Lipoidextrakt mit Wasser, Säure oder Salz-
lösungen auswaschen oder den Rohextrakt eindampfen und mit
einem wasserfreien hydrophoben Lösungsmittel wieder aufnehmen.
Heute wird meist der erste Weg gewählt, weil er reinere Lipoidextrakte ergibt und das Eindampfen zur Trockene vermeidet.

Bei sehr großen Serummengen empfiehlt es sich gelegentlich, zunächst die Proteine des Serums auszufällen und die Lipoide, die
gemeinsam mit den Proteinen präzipitieren, aus dem Niederschlag
zu isolieren. Dabei ist die Fällungsmethode so zu wählen, daß das
zu untersuchende Lipoid dadurch nicht verändert oder gar zerstört
wird; stark saure oder basische Mittel sind zu vermeiden, gegebenenfalls nur kurz in der Kälte anzuwenden. Manche Lipoide (Plasmalogene) sind auch gegen verdünnte Säuren labil. Wird der Nie-

---

[*] Von N. Zöllner.

derschlag während des Verfahrens getrocknet oder werden oxydierende Reagenzien angewendet, besteht die Gefahr einer Umlagerung oder Oxydation der Doppelbindungen. Phosphatide, Cholesterinverbindungen und Carotinoide werden meist quantitativ mit den Proteinen gefällt, Neutralfette — vor allem, wenn sie vermehrt sind — nicht. Deshalb ist ein aliquoter Teil des Überstandes immer auf Lipoidfreiheit zu untersuchen.

Übliche Fällungsmittel sind kolloidales Eisen und Magnesiumsulfat nach FOLCH u. VAN SLYKE (1939) oder 5%ige Trichloressigsäure (ZILVERSMIT u. DAVIS 1950). Anstelle der Fällung kann Wasser auch durch Lyophilisierung des Serums entfernt werden. Niederschläge bzw. Trockenseren extrahiert man anschließend mit 20 bis 25 Gewichtsteilen Lipoidlösungsmittel.

Im folgenden werden einige typische Arbeitsgänge geschildert. Selbstverständlich können Herstellung und Reinigung des Rohextraktes auf verschiedene Weise kombiniert werden. Sollen größere Serummengen extrahiert werden, so sind alle Lösungsmittelmengen proportional zu erhöhen. Für Gewebsanalysen setzt man entsprechende Mengen von Organhomogenat ein.

Reagenzien: Chloroform p. a.; Methanol p. a.; Äthanol p. a.; Diäthyläther p. a., peroxydfrei; Petroläther Kp. 50—70°, p. a. (Auch p. a.-Präparate enthalten gelegentlich Spuren hochsiedender Verunreinigungen, die sich bei wiederholtem Einengen und Wiederaufnehmen anhäufen und zu Fehldeutungen führen können. Deshalb sollte man fragliche Lösungsmittel vor der Verwendung am besten über eine kurze Füllkörperkolonne destillieren.)

Durchführung: *a) Herstellung des Rohextraktes mit Chloroform-Methanol.* In ein 25 ml-Meßkölbchen werden etwa 15 ml Chloroform-Methanol 2:1 (v/v) gebracht. Aus einer Pipette wird 1 ml Serum tropfenweise zugesetzt, wobei darauf geachtet wird, daß die Serumtropfen frei in das Lösungsmittel fallen, welches durch leichtes Schwenken in Bewegung gehalten wird, um ein Zusammenkleben der rasch ausfallenden Proteine zu verhindern. Erst der letzte Rest des Serums wird in üblicher Weise durch Berühren der Wand des Kölbchens mit der Pipettenspitze einlaufen gelassen. In einem Wasserbad wird kurz erhitzt, wobei weiter geschüttelt wird. (Dieser letzte Schritt kann meist entfallen, wird aber als Maßnahme zur Sicherung einer vollständigen Extraktion angesehen.) Nach Abkühlen wird mit dem Lösungsmittel bis zur Marke aufgefüllt, kräftig gemischt und filtriert.

Anstelle der Fällung mit Chloroform-Methanol 2:1 kann man auch mit Chloroform-Methanol 1:1 fällen. Dann sind genau 16 ml zu nehmen; nach Eintropfen des Serums und eventuellem Erhitzen wird mit Chloroform aufgefüllt, so daß das Endverhältnis Chloroform-Methanol wiederum 2:1 ist. Gelegentlich wird angegeben, daß hierdurch noch feinere Eiweißniederschläge entstehen, aus denen die Lipoide leichter ausgezogen werden können. Der Zeitfaktor spielt jedoch bei beiden Methoden eine gewisse Rolle; es ist empfehlenswert, 15 Minuten zu warten, ehe man vor dem Filtrieren gründlich mischt.

β) Herstellung des Rohextraktes mit Bloorscher Lösung. Ein 25 ml-Meßkölbchen wird zu Zweidritteln mit Bloorscher Lösung (Äthanol-Diäthyläther 3:1 v/v) gefüllt. Nach Fällung der Proteine in der unter *α)* angegebenen Weise wird erhitzt (Vorsicht, ätherische Lösungen stoßen leicht! Auch ist auf Entfernung aller offenen Flammen sorgfältig zu achten!). Nach Abkühlen wird zur Marke aufgefüllt.

γ) Abfiltrieren des Rohextraktes vom Rückstand. Für quantitative Analysen muß zur Vermeidung von Lösungsmittelverlusten und einer dadurch hervorgerufenen irreführenden Konzentrierung der Lösung rasch filtriert werden. Man wählt deshalb grobporige Faltenfilter geeigneter Größe (für die unter *α)* und *β)* angegebenen Mengen z. B. Schleicher & Schüll 604½ 9 cm ⌀), die kürzeste Filtrierzeiten ermöglichen und dennoch keine zu große Oberfläche haben, und deckt das Filter mit einem Uhrglas ab. Sind etwas mehr als 20 ml durch das Filter gelaufen, so wird die Filtration im Interesse einer kurzen Filtrationszeit abgebrochen. Vakuumfiltration ist wegen der dabei unvermeidlichen Lösungsmittelverluste zu unterlassen.

Für präparative Arbeiten oder wenn die Lipoide des Ausgangsmaterials quantitativ gewonnen werden sollen, ist der Niederschlag auf dem Filter gründlich mit Chloroform-Methanol nachzuwaschen. Für quantitative Arbeiten ist anschließend auf ein bekanntes Volumen aufzufüllen.

δ) Reinigung des Rohlipoidextraktes durch Phasenverteilung. Die monophasige Lösung Chloroform-Methanol-Wasser (ca. 16:8:1), die bei der Herstellung des Rohextraktes mit Chloroform-Methanol entstanden ist, kann durch Zugabe von Wasser in zwei Phasen zerlegt werden, in denen sich die Substanzen entsprechend ihres Verteilungsquotienten verteilen. Abb. 1 schildert die Möglichkeiten, das monophasige System in das diphasige umzuwandeln (nach BLIGH u. DYER 1959). Die meisten Lipoide gehen dabei in die Chloroformschicht, nichtlipoide Verunreinigungen (anorganische Salze, Aminosäuren, Peptide, Kohlenhydrate) dagegen in die Wasser-Methanol-Phase. Einige Lipoide (Ganglioside, Sulfatide, Di- und Monoglyceride sowie Gallensäuren) sind ebenfalls hinreichend hydrophil, um ganz oder teilweise in die wässerige Phase aufgenommen zu werden. Um sie zu gewinnen, kann man die wässerige Phase trocknen und neu mit Chloroform-Methanol extrahieren (SVENNERHOLM u. THORIN 1962).

Zur Reinigung des Serumrohextraktes verfährt man in Anlehnung an SPERRY (1955) — dessen Methode im Prinzip auf FOLCH u. Mitarb. (1951a) zurückgeht — folgendermaßen. Man gibt 20 ml

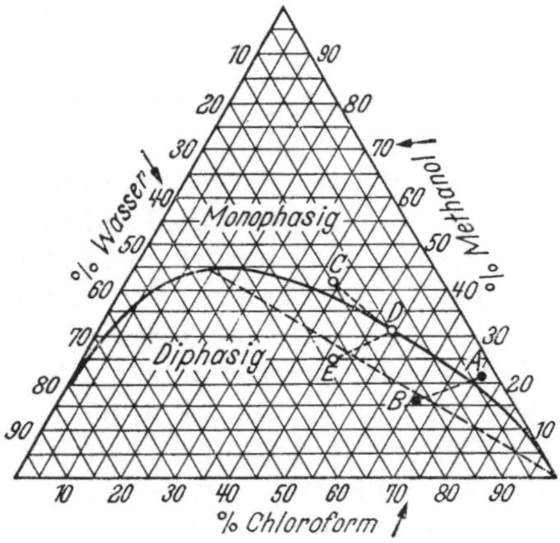

Abb. 1. Phasendiagramm Chloroform-Methanol-Wasser bei 20° in Gewichtsprozenten nach BLIGH u. DYER (1959). Die Pfeile hinter den Lösungsmittelbezeichnungen geben die Ableserichtung an. Im Gebiet unterhalb der ausgezogenen Kurve ist das Lösungsmittelgemisch zweiphasig. Unterhalb der gestrichelten Linie besteht die untere Phase praktisch nur aus Chloroform; oberhalb der gestrichelten Linie enthält sie noch Methanol- und Wasseranteile und dementsprechend auch nichtlipoide Substanzen. Die günstigsten Verhältnisse zur Extraktion der Lipoide aus Flüssigkeiten und Geweben und zu ihrer anschließenden Reinigung durch Verteilung gegen Wasser finden sich im rechten unteren Teil des Diagramms. Punkt A entspricht dem ternären Gemisch aus 76 Gew.% (63,7 Vol.%) Chloroform, 20,2 Gew.% (31,6 Vol.%) Methanol und 3,8 Gew.% (4,7 Vol.%) Wasser, wie es bei der Extraktion nach FOLCH vorliegt, Punkt B nach der Verteilung gegen Wasser. Die Punkte C, D und E beziehen sich auf die Angaben von BLIGH u. DYER, die 100 g Gewebe (entspr. 80 g Wasser) mit 100 ml Chloroform und 200 ml Methanol homogenisieren (Punkt C), 100 ml Chloroform zusetzen und erneut homogenisieren (Punkt D) und das Homogenat schließlich mit 100 ml Wasser in das biphasige System überführen (Punkt E).

Filtrat in einen graduierten 25 ml-Schüttelzylinder. Nach Zugabe von 4 ml Wasser oder einer 0,02%igen wässerigen Calciumchloridlösung schüttelt man kräftig und läßt die Phasen sich trennen. Die untere, chloroformhaltige Phase beträgt zwischen 14 und 14,2 ml. Ihr Volumen wird notiert. Gleichzeitig mit der Reinigung erfolgt also eine Konzentrierung der Lipoide.

Die meisten Analysen wie präparativen Arbeiten können von diesem „gereinigten Folch-Sperry-Extrakt" ausgehen. Wird eine weitere Reinigung gewünscht, so stellt man sich durch Äquilibrierung von 19,2 ml Chloroform-Methanol 2:1 mit 4,8 ml Wasser eine leere obere Phase her und schüttelt die untere Phase des einmal gereinigten Extraktes damit erneut aus. Dieses zweite Waschen sollte jedenfalls vor der gravimetrischen Bestimmung der Gesamtlipoide durchgeführt werden.

Zur bequemen Gewinnung aliquoter Teile unterer Phase wird die obere und eine evtl. auftretende Grenzschicht abgesaugt; nach Notierung des Volumens der unteren Phase spielt ein geringer Verlust derselben beim Absaugen keine Rolle.

Die nach FOLCH und SPERRY gereinigten Lipoidextrakte können als Ausgangspunkt nahezu aller Lipoidanalysen verwendet werden; bei geeigneter Wahl der Methoden genügt die 0,8 ml Serum entsprechende Menge der unteren Phase aus 20 ml Rohextrakt, um die meisten klinisch üblichen Analysen durchführen zu lassen (ZÖLLNER 1963). Die gravimetrische Gesamtlipoidbestimmung erfolgt nach Trocknen eines zweimal gewaschenen Chloroform-Methanol-Extraktes.

Soll ein Bloor-Rohextrakt nach FOLCH und SPERRY weiter gereinigt werden, so muß er zunächst zur Trockene gebracht und in Chloroform-Methanol wieder aufgenommen werden. Das Alkohol-Äther-Gemisch durch Zugabe von Wasser und Äther in zwei Phasen zu zerlegen, ist unzweckmäßig wegen der Schwierigkeiten, mit Äther volumetrisch zu arbeiten.

ε) Reinigung des Rohextraktes durch Wiederaufnehmen des Rückstandes. Der Rohextrakt wird — am besten im Vakuum und unter Stickstoff — zur Trockene gebracht; wiederholte Zusätze von wenig Äthanol helfen, die letzten Wasserreste zu vertreiben.

Nun kann in Chloroform-Methanol 2:1 aufgenommen werden; für viele weitere Arbeiten kann man aber auch den Rückstand in Petroläther oder Chloroform lösen.

Der Vorteil dieses Verfahrens, der aber natürlich nicht an die Fällung mit Bloorscher Lösung gebunden ist, liegt in der Möglichkeit, die Lipoide stärker als bei der Folch-Sperry-Methode zu konzentrieren, sein Nachteil darin, daß bei Wiederaufnahme des Verdampfungsrückstandes in Petroläther oder Chloroform ein Teil der nichtlipoiden Verunreinigungen – namentlich Aminosäuren und Zucker – wieder mit in Lösung geht.

2. Gruppentrennungen der Lipoide[*]

Zur Isolierung der verschiedenen Fettstoffe kann man entweder erst eine Fraktionierung nach den Hauptverbindungsklassen vornehmen, die man dann anschließend weiter zerlegt, oder sofort mit

---

[*] Von D. EBERHAGEN.

einer weitgehenden Auftrennung in die Einzelkomponenten beginnen. Die chromatographische Arbeitsweise läßt beide Möglichkeiten zu; die Einführung der mit geringen Substanzeinsätzen arbeitenden Dünnschichtchromatographie (STAHL 1958) hat zudem eine wesentliche Verfeinerung, Vereinfachung und Beschleunigung dieser Technik gebracht. WREN u. MITCHELL (1958) haben säulenchromatographisch 20 verschiedene Plasmalipoide nachweisen können. Die Reproduzierbarkeit der Auftrennung hängt bei der säulenchromatographischen Arbeitsweise selbst unter Einhaltung gleicher Versuchsbedingungen sehr kritisch von der Herstellung der Trennsäule und in gewisser Hinsicht von der Zusammensetzung und Menge des zur Trennung eingesetzten Materials ab. Weiterhin beeinflussen Änderungen im Feuchtigkeitsgehalt bzw. der Charge des Kieselgels sowie wechselnde Beschaffenheit der zur Elution verwendeten Lösungsmittel den Trenneffekt. In Routineuntersuchungen, bei denen der Verlauf der Auftrennung oft nicht im einzelnen verfolgt wird, kann es dadurch zu Überlappungen der Komponenten oder sogar zu einer Änderung der Elutionsfolge kommen. Nichtbeachtung dieses Sachverhaltes bzw. Unterlassung entsprechender Kontrollen kann zur Weiteruntersuchung unreiner oder sogar falsch identifizierter Fraktionen führen.

Wenn nur eine Aufteilung in die phosphorhaltigen polaren Anteile und in die unpolaren Neutralfette plus Cholesterin angestrebt wird — sei es als erster Schritt vor weiteren Fraktionierungen, sei es als Untersuchungsziel — so stehen weitere Verfahren zur Verfügung, die den Vorteil der Einfachheit haben, nämlich die Abtrennung der Phosphatide durch Ausfällen in Aceton und die Dialyse der Neutralfette.

Will man nur die Neutralfette gewinnen, so lassen sich die Phosphatide durch praktisch quantitative Bindung an geeignete Adsorbentien [Florisil (RADIN u. BROWN 1955; RADIN 1957; BLANKENHORN u. Mitarb. 1961), Zeolite (CHENG u. ZILVERSMIT 1960)] entfernen.

Die Fraktionierung der Lipoide durch eine einfache Verteilung in mehrphasigen Lösungsmittelsystemen beschreiben u. a. DELSAL (1954) und GALANOS u. KAPOULAS (1962); auf diese Weise kommt man aber nicht zu vollständigen Trennungen, sondern nur zu Anreicherungen der Substanzen.

A. Präparative Verfahren

a) Fraktionierung durch Acetonfällung der Phosphatide

Beim Versetzen konzentrierter ätherischer oder petrolätherischer Lipoidlösungen mit Aceton werden die Phosphatide ausgefällt; die Neutralfette, das Cholesterin und die Cerebroside bleiben in Lösung. Dabei ist es von entscheidender Bedeutung, daß das Aceton tatsächlich wasserfrei ist, andernfalls gehen beträchtliche Phosphatidmengen in Lösung (BOYD 1936). Durch einen geringen Magnesiumchloridzusatz kann man die Lösungsverhältnisse für die Phosphatide weiter verschlechtern (NERKING 1910), nimmt allerdings eine oft nicht zu vernachlässigende Substanzveränderung in Kauf (MacLACHLIN 1944). SINCLAIR u. DOLAN (1942) haben gefunden, daß reines Aceton nur 40—70% der Phosphatide ausfällt, die in einer Menge von 0,3—2 mg in 1 ml Petroläther gelöst mit 7 ml trockenem Aceton versetzt wurden. Vollständige Ausfällung ergibt sich bei Zusatz von einem Tropfen einer gesättigten oder 0,1 ml einer 30%igen Magnesiumchloridlösung ($MgCl_2 \cdot 6\,H_2O$) in 95%igem Äthanol. Bei höheren $MgCl_2$-Zusätzen ist die Ausfällung wieder weniger vollständig. Die Menge der nach der Acetonfällung ätherunlöslichen Phosphatide steigt mit zunehmendem Salzgehalt als Ausdruck einer dadurch bedingten irreversiblen Substanzveränderung sehr schnell an.

Nimmt man die Ausfällung bei tieferen Temperaturen ($< 0°$) vor, so kommt man in vielen Fällen ebenfalls zu einer fast quantitativen Abscheidung der Phosphatide, doch ist dann zu beachten, daß auch die neutralen Lipoide auskristallisieren können. Auf jeden Fall ist die Vollständigkeit der Phosphatidfällung von der Zusammensetzung des Ausgangsmaterials sehr stark abhängig, und manche Lipoidproben sind äußerst schwierig auszufällen (HANAHAN 1960). GROSSMAN (1959) erzielte eine vollständige Ausfällung der Lecithine erst bei —60°; die Kephaline dagegen waren schon bei —10° acetonunlöslich. Heute verwendet man deshalb die Acetonfällung nur noch, wenn die anschließend besprochenen Methoden nicht durchgeführt werden können.

Von verschiedenen Autoren wird Trichloressigsäure als Fällungsmittel für die Phosphatide verwendet. Gegen ihre Anwendung in der präparativen Technik spricht die Hydrolyse säurelabiler Verbindungen wie der Plasmalogene.

Reagenzien: Aceton über $CaCl_2$ getrocknet und redestilliert; Chloroform puriss. oder Äther feucht, peroxydfrei; Petroläther puriss.

Durchführung: Stehen größere Ausgangsmengen zur Verfügung, so gießt man die zur viskösen Konsistenz eingeengte ätherische oder petrolätherische Lösung der Gesamtlipoide langsam in dünnem Strahl in das 5—20fache Volumen trockenen Acetons. Das Aceton wird dabei ständig gerührt. Bei kleinen Lipoidmengen (bis 1 g) bringt man den Extrakt in einem 50 oder 100 ml-Rundkolben oder Becherglas (bei kleinsten Lipoidmengen wird ein Zentrifugenglas verwendet) unter Stickstoff zur Trockene, löst ihn in der kleinstmöglichen Menge Äther oder Petroläther wieder auf und versetzt die Lösung mit dem 10—20fachen Volumen trockenen Acetons; dabei wird mit Hilfe eines Magnetrührers gerührt. Ein Zusatz von 1—5 Tropfen einer gesättigten äthanolischen Magnesiumchloridlösung vervollständigt die Trennung. Die Phosphatide scheiden sich als klebrig-sirupöse Massen oder in feinen Flocken ab. Nach längerem Stehen — eventuell über Nacht im Kühlschrank — wird der Überstand vorsichtig dekantiert oder über eine Nutsche abgesaugt oder nach Zentrifugation des ausgefällten Materials abgehebert. Die Phosphatide lassen sich in feuchtem Äther oder besser in Chloroform lösen und im Bedarfsfalle in der gleichen Weise noch einmal fällen.

b) Fraktionierung durch Dialyse der Neutralfette
nach VAN BEERS u. Mitarb. (1958)

Polare Verbindungen, wie die Phosphatide, aggregieren in unpolaren Lösungsmitteln. Die dadurch bedingte Vergrößerung der Teilchenvolumina kann dazu ausgenutzt werden, niedermolekulare unpolare Anteile eines Substanzgemisches, die die Fähigkeit zur Aggregation nicht besitzen, durch Dialyse abzutrennen. Hierauf beruht die von VAN BEERS u. Mitarb. (1958) beschriebene Fraktionierung der Lipoidgemische. Während in petrolätherischer Lösung Glyceride, Cholesterinester, freie Fettsäuren und freies Cholesterin durch die Wandung eines Gummifingerlings dialysieren, werden die Phosphatide, andere zur Aggregation neigende, sowie hochmolekulare Lipoide zurückgehalten. OLMSTED (1960) berichtet über eine ähnliche Verwendung von Cellulosemembranen. THOMPSON u. Mitarb. (1963) beschreiben eine Mikromodifikation.

Die Abb. 2 gibt eine für diesen Zweck von EBERHAGEN u. BETZING (1962) entwickelte Apparatur[1] wieder, die im geschlossenen System nach Art eines Flüssigkeitsextraktors bei ständiger Erneuerung und maximaler Bewegung der Dialysierflüssigkeit arbeitet und sowohl für präparative als auch analytische Trennungen einge-

---

[1] Lieferbar durch Fa. Glastechnische Werkstätten Zimmermann, Köln-Lindenthal

setzt werden kann. In etwa 4 Stunden bis maximal über Nacht ist der Dialysiervorgang abgeschlossen. Das Verfahren scheint eine der schonendsten Möglichkeiten zur Auftrennung von Substanzgemischen zu sein.

Durchführung: Dünnwandige Gummifingerlinge befreit man mechanisch vom anhaftenden Talkum und wäscht sie mehrere Stunden wiederholt in Petroläther aus, um die löslichen Bestandteile des Gummis zu entfernen. Sie werden dann — am besten im petrolätherfeuchten Zustand — bei abgenommener Hülse C_2 (s. Abb. 2) vorsichtig über die kugelschalenförmige Verjüngung C_{1d} der Einspannvorrichtung C_1 auf den Kegelkernschliff C_{1b} geschoben, wozu man die Glasteile vorher etwas anfeuchtet. Dann bringt man C_2 wieder fest auf den Kernschliff C_{1b} und erhält so eine lösungsmitteldichte Verbindung zwischen der Einspannvorrichtung und dem Fingerling. Durch Eintauchen des aufgeblasenen Fingerlings in Petroläther überzeugt man sich, daß keine Undichtigkeiten oder Löcher vorhanden sind. Herausrutschen der Membrane während der Dialyse aus der Einspannvorrichtung kann man dadurch verhindern, daß entweder Nähgarn in mehreren Lagen um die Mittelrille C_{1c} gelegt oder der Membransack zusätzlich in Höhe von C_{1c} mit festem Zwirn an C_{1b} festgebunden wird.

Die zu dialysierende Substanz kann nun als solche oder als petrolätherische Lösung durch die freie Öffnung von C in den Fingerling gegeben, der derart vorbereitete und gefüllte Membranteil mit Hilfe einer Drahtschlinge

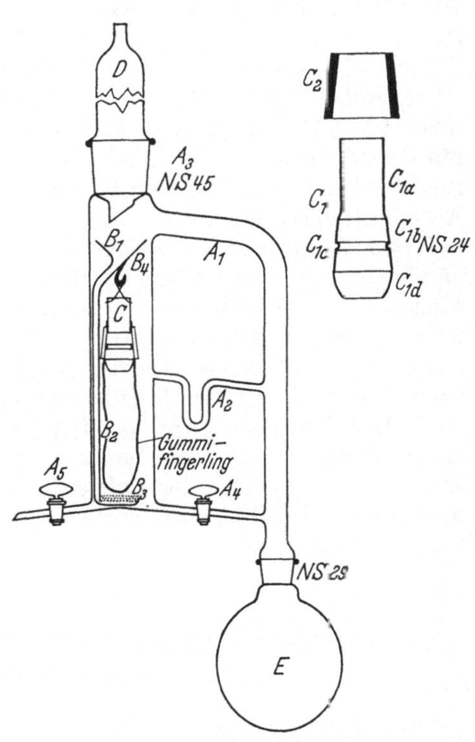

Abb. 2. Vorrichtung für die Dialyse der Lipoide nach EBERHAGEN u. BETZING (1962). A Dialysiergefäß, B Einsatz zur Aufhängung der in der Einspannvorrichtung C befestigten Gummimembran, D Kühler, E Rundkolben von 250—500 ml Inhalt.

an dem Haken B_4 aufgehängt und der gesamte Dialysiereinsatz B mit C bei abgenommenem Kühler D durch die Schliffverbindung A_3 in das mit Petroläther (Kp 30—60°) bis zum Überlauf A_2 gefüllte Dialysiergefäß A gebracht werden. A_4 und A_5 sind dabei geschlossen. Vorher hat man den Vorratskolben E (250 bis 500 ml Inhalt) etwa zur Hälfte ebenfalls mit Petroläther gefüllt und mit der Apparatur verbunden. E taucht in ein thermostatisiertes Heizbad ein. Nachdem der Kolbeninhalt zum Sieden gekommen ist (Siedesteine!), strömt der Lösungsmitteldampf durch die Dampfzuleitung A_1 zum Kühler D. Das Kondensat tropft in den Trichter B_1 des Einsatzes, gelangt über B_2 auf den Boden des Dialysiergefäßes und tritt gleichmäßig verteilt durch die Glasfritte B_3 in das Dialysiergefäß A aus. Über A_2 läuft es in den Rundkolben E zurück.

Die Dialysierdauer hängt weitgehend von der Beschaffenheit (Porengröße, Wandstärke) des verwendeten Membranmaterials ab (max. 12—24 Stunden). Nach beendigter Dialyse wird B zusammen mit C wieder entfernt, der Inhalt von A über A_4 in den Rundkolben E entleert und das Lösungsmittel vom Dialysat abdestilliert, wobei A als Destilliervorlage dient. Der wiedergewonnene Petroläther läßt sich über A_5 nach außen abführen. Die nichtdialysablen Lipoidanteile gewinnt man am leichtesten dadurch zurück, daß man den Fingerling in einen 50 oder 100 ml-Rundkolben mit NS 29-Schliff hängt — die Einspannvorrichtung dient hierbei als Auflage —, ihn an der tiefsten Stelle von oben her mit einem Draht durchsticht und nach dem Entleeren des Inhaltes sorgfältig mit Petroläther ausspült. Der Transport des aus der Dialysierflüssigkeit herausgenommenen Fingerlings und das Durchstoßen des Bodens muß rasch geschehen, da er sich an der Luft schnell zu kontrahieren beginnt, wodurch der Inhalt über den oberen Rand der Einspannvorrichtung gedrückt wird.

c) Fraktionierung auf chromatographischem Wege
nach BORGSTRÖM (1952)

Eine Zerlegung der Lipoidgemische in eine Phosphatid- und eine Neutralfettfraktion ist relativ leicht und unkritisch mit der von BORGSTRÖM (1952) angegebenen säulenchromatographischen Technik zu erreichen. BORGSTRÖM verwendet als Säulenfüllmaterial aktiviertes Kieselgel, das zur Beschleunigung der Laufgeschwindigkeit der Elutionsmittel mit einer Filterhilfe versetzt wird. Nach seinen Befunden gibt Magnesiumoxyd keine so guten Trennergebnisse.

Bei allen chromatographischen Verfahren, die chemisch aktive Trennmaterialien und differente Lösungsmittel verwenden, ist immer an die Möglichkeit einer artefiziellen Substanzveränderung zu denken, wie sie erst kürzlich wieder von REN-KONEN (1962) mit Aluminiumoxyd beobachtet wurde und die sich in erster Linie in der Hydrolyse labiler Esterbindungen bei gewissen Phosphatiden äußert. Daneben können Isomerisierungs-(Wanderung von Acylgruppen) und Oxydationsvorgänge katalysiert werden. Weiterhin muß darauf geachtet werden, daß die Eluierung aller Lipoide vollständig ist und keine Substanzen elektiv zurückgehalten werden. Deshalb soll man bei der Herstellung der Trennsäule auch keine Baumwolle verwenden, die die Phosphatide teilweise sehr fest adsorbiert (HANAHAN u. Mitarb. 1957).

Reagenzien: Kieselgel, z. B. Mallinckrodt 100 mesh „suitable for chromatographic analysis" (Fa. Serva Entwicklungslabor, Heidelberg); Hyflo-Supercel Filterhilfe (Fa. Serva Entwicklungslabor, Heidelberg); Chloroform p. a.; Methanol p. a.

Durchführung: Das Kieselgel wird vor Gebrauch durch 24stündiges Erhitzen auf 120° in nicht zu dicker Schicht aktiviert und dann in einer dicht schließenden Flasche oder besser in einem Exsikkator aufbewahrt. Zur Erzielung einer genügenden Laufgeschwindigkeit der Lösungsmittel verrührt man 5 g des Gels mit der gleichen Menge Hyflo-Supercel und genügend Chloroform zu einem dickflüssigen Brei, den man in das Chromatographierohr einschlämmt. In der Abb. 3 ist eine apparative Anordnung für die säulenchromatographische Technik skizziert. Das Chromatographierohr A hat eine Länge von etwa 300 mm und einen Durchmesser von 20—24 mm und hält in seinem verjüngten unteren Ende einen nagelförmigen Glasstift, der mit etwas Glaswatte abgedeckt wird. Bei dem Füllen der Säule ist darauf zu achten, daß keine Entmischung des Adsorbens eintritt. Nachdem das Füllmaterial sedimentiert und das überstehende Lösungsmittel in die Füllung eindrai-

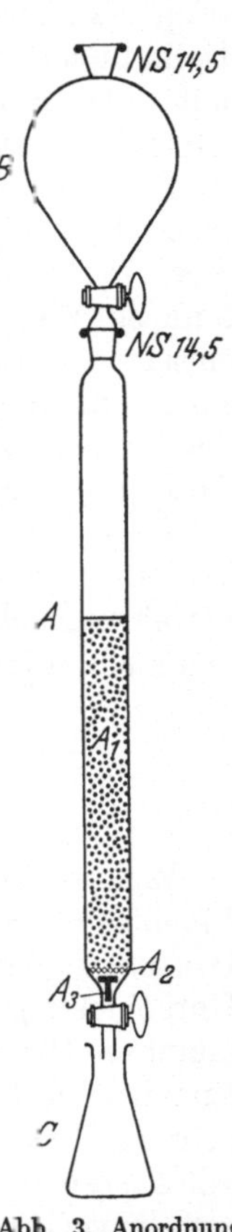

Abb. 3. Anordnung zur säulenchromatographischen Arbeitsweise. A Chromatographierohr mit angesetztem NS 14,5-Schliff und Hahn. A₁ Säulenfüllung. A₂ Glaswatte. A₃ Glasnagel. B Vorratsbehälter für die Lösungsmittel. C Vorlage

niert ist, tropft man die in 1—2 ml Chloroform gelösten Gesamtlipoide (max. 300 mg) vorsichtig und gleichmäßig verteilt auf die
Säulenoberfläche. Mit 2 weiteren 2 ml-Portionen Chloroform überträgt man auch die letzten Substanzreste quantitativ in die Säule.
Dann füllt man den freien Raum ohne das Säulenbett aufzuwirbeln
mit Chloroform auf und eluiert mit 200—250 ml Chloroform die
Glyceride, freien Fettsäuren, Cholesterinester und das freie Cholesterin und mit der gleichen Menge Methanol bzw. einem Chloroform-Methanol-Gemisch von 1:9 die Phosphatide. Die Verwendung
eines Fraktionssammlers ist bei dieser einfachen Fraktionierung
unnötig. Will man sehr viel geringere Lipoidmengen zur Trennung
einsetzen, dann empfiehlt sich eine Reduzierung der Säulenabmessungen unter Beibehaltung des Durchmesser-Längen-Verhältnisses
der Säulenfüllung von 1:7 bis 1:10. Das Füllmaterial hat eine
Adsorptionskapazität von 30 mg Lipoide pro g Adsorbens.

Die beiden Lipoidfraktionen dampft man bei etwa 50° unter
Stickstoff im Wasserstrahlpumpenvakuum ein. Zur längeren Aufbewahrung soll man sie in Petroläther lösen; die Phosphatide können auch unter Aceton aufgestellt werden.

d) Chromatographische Auftrennung
nach Zöllner u. Kirsch (1960)

Eine weitgehende und reproduzierbare Auftrennung komplexer
Lipoidgemische auf einer einzigen Chromatographiesäule ist von
Hirsch u. Ahrens (1958) beschrieben worden, die sich auf die
Untersuchungen vor allem von Fillerup u. Mead (1953) stützen
konnten. Die von den beiden erstgenannten Autoren gemachten
Angaben zur Standardisierung der Methode erlauben ohne größere
Schwierigkeiten eine erfolgreiche Durchführung des Trennschemas.
Mit abgestuften Ätherkonzentrationen in Petroläther wäscht man
erst die verschiedenen Neutralfette einzeln und dann mit Methanol
die Phosphatide en bloc von der Säule. Zöllner u. Kirsch (1960)
haben die Arbeitsweise von Hirsch u. Ahrens u. a. derart modifiziert, daß auch die Phosphatide noch in wenigstens 5 Fraktionen
aufgetrennt werden. Der Elutionsverlauf wird mit Hilfe analytischer Verfahren verfolgt, um einen unzweckmäßigen Wechsel der
Lösungsmittel zu vermeiden, wenn eine der Lipoidfraktionen einmal in ungewöhnlichen Mengen auftritt.

Weitere Möglichkeiten zur chromatographischen Auftrennung
der Phosphatide finden sich im Abschnitt II,3 (S. 58ff), für die
Neutralfette im Abschnitt II, 6 und 7 (S. 114ff·bzw. S. 125ff). Muß
oder will man sich auf die Trennung sehr geringer Substanzmengen

beschränken, so wendet man zweckmäßiger die mit großer Geschwindigkeit und hoher Trennleistung arbeitende Dünnschichtchromatographie an, die sich auch im präparativen Maßstab durchführen läßt.

Reagenzien: Kieselgel Mallinckrodt 100 mesh „suitable for chromatographic analysis" (z. B. Fa. Serva Entwicklungslabor, Heidelberg) oder Kieselgel der Fa. Bio-Rad Lab. (Richmond, Calif., USA), „specially prepared for the chromatography of lipids"; Diäthyläther puriss., peroxydfrei, absolut.; Petroläther Kp 60 – 70° redest.; Chloroform p. a.; Methanol p. a., wasserfrei; Aceton p. a., wasserfrei.

Durchführung: *a) Vorbereitung des Adsorbens.* 200 g Kieselgel werden zur Herstellung eines in der Korngröße möglichst einheitlichen Füllmaterials in einem 2 Liter-Meßzylinder mit absolutem Methanol auf 2 Liter aufgefüllt und stark geschüttelt. Nach einer Sedimentationszeit von genau 30 Minuten dekantiert man die überstehende Flüssigkeit und wiederholt diesen Vorgang einmal mit Methanol und zweimal mit absolutem Äther. Das zurückbleibende Material wird an der Luft (nicht zu stark ziehender Abzug) getrocknet und in einer gut schließenden Glasflasche aufbewahrt. Das Kieselgel der Fa. Bio-Rad Lab. ist bereits entsprechend vorbehandelt worden.

β) Füllen der Säule. Das Kieselgel wird vor der Verwendung über Nacht bei 115° getrocknet. Davon werden 10 g vorsichtig und möglichst gleichmäßig in das in der Abb. 4 wiedergegebene Chromatographierohr (Abmessungen 250 × 18 mm) eingestäubt. Die Glasfritte am unteren Säulenende hat man vorher mit einem entfetteten Filterpapier bedeckt. Durch vorsichtiges seitliches Beklopfen und schließlich durch Anlegen eines Wasserstrahlpumpenvakuums von < 20 mm Hg wird die Füllung kompakt. Dieser Zeitpunkt ist daran zu erkennen, daß die völlig ebene Oberfläche der Füllung nicht mehr weiter sinkt. Zur Verhinderung eines späteren Auf-

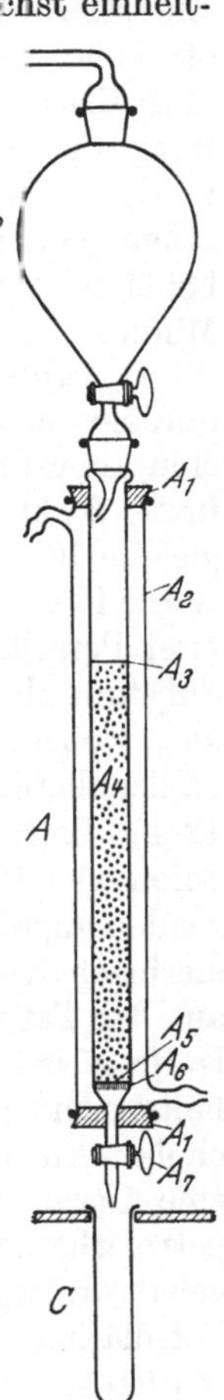

Abb. 4. Anordnung zur säulenchromatographischen Lipoidtrennung nach HIRSCH u. AHRENS (1958). A Chromatographierohr mit Wassermantel A_2, eingeschmolzener Glasfritte A_6 und Absperrhahn A_7. A_3 ist im einfachsten Fall mit Hilfe zweier Gummischeiben A_1 an A befestigt. Auf der Fritte A_6 liegt ebenso wie auf der Säulenfüllung A_4 eine entfettete Filterpapierscheibe A_5 bzw. A_3. D Lösungsmittelvorratsgefäß. C Vorlage im Fraktionssammler.

wirbelns des Säulenbettes kann man eine entfettete Filterpapierscheibe auf die Säulenoberfläche legen.

Zur Erzielung einer reproduzierbaren Aktivität des Kieselgels läßt man 10 ml absoluten Äther, 30 ml Aceton-Äther (1:1) und schließlich wieder 20 ml absoluten Äther durch die Säule laufen. Durch leichtes Saugen vom unteren Säulenende her kann dieser Vorgang beschleunigt werden. Die Säule wird jetzt mit dem Lösungsmittelvorratsbehälter (1200 ml Inhalt) verbunden und mit Petroläther (Kp 60—70°) ohne Überdruck über Nacht ausgewaschen. Sie ist nach dem Einbringen des Adsorbens auf 25° thermostatisiert worden, indem man entsprechend temperiertes Wasser durch den Glasmantel pumpen läßt (Flüssigkeitsthermostat). Alle Eluentien werden vor ihrer Anwendung einige Zeit lang auf eine etwas höhere Temperatur als die der Säule gebracht, um eine Riß- und Blasenbildung in der Säulenfüllung im Verlauf der Trennung durch verdampfendes Lösungsmittel zu vermeiden. Eine in dieser Weise hergestellte Säule hat mit Äther oder Petroläther bei aufgesetztem, vollständig gefüllten Lösungsmittelbehälter eine Strömungsgeschwindigkeit von 0,3—0,6 ml pro Minute.

γ) Auftragen der Substanz. Nachdem die Säule mit Petroläther durchgewaschen und das Lösungsmittel gerade völlig in die Füllung eindrainiert ist, gibt man bei geschlossenem Hahn A_7 etwa 200 mg in 2—3 ml Petroläther gelöste Lipoide mit Hilfe einer Pipette gleichmäßig verteilt auf die Säulenoberfläche, läßt durch Öffnen von A_7 die Flüssigkeit in das Kieselgel einsickern und spült mit weiteren zwei Petrolätherportionen zugleich das Aufbewahrungsgefäß der Substanz, die Pipette und die Säulenwandung oberhalb der Füllung aus, wobei das Lösungsmittel jeweils wieder vollständig bis zur Säulenoberfläche abgelassen wird. Insgesamt sollen nicht mehr als 12 ml Petroläther verwendet werden. Eine bei nichtgetrübten Seren oder Plasmen hinreichend genaue Abschätzung der einzusetzenden Lipoidmenge kann durch Multiplikation des Gesamtcholesteringehaltes mit dem Faktor 3,5 erfolgen; dieser Wert ergibt sich aus der Tatsache, daß Gesamtcholesterin, Phosphatide und Neutralfette jeweils in etwa gleichen Konzentrationen im Serum enthalten sind und daß die Cholesterinester etwa 70% des Gesamtcholesterins besitzen. Bei lipämischen Seren sollte hingegen vorher eine Gesamtlipoidbestimmung vorgenommen werden. Will man petrolätherunlösliche Substanzen (z. B. mit hohem Monoglyceridgehalt) auftrennen, dann kann man diese in einem kleinen Volumen Petroläther suspendiert auf die Säule geben; im Laufe der Elution werden sie sich langsam auflösen.

$\delta)$ *Eluierung der Komponenten.* Zur möglichst vollständigen Auftrennung der Lipoide wird nach dem Elutionsschema A, zur Fraktionierung nur in die drei großen Lipoidklassen nach Schema B der Tab. 10 vorgegangen. Die angegebenen Lösungsmittelmengen beziehen sich auf eine mit 10 g Kieselgel gefüllte Säule. BARRON u. HANAHAN (1958) verwenden wegen der größeren Reinheit und des abgegrenzteren Siedepunktes Hexan anstelle von Petroläther. Auf eine scharfe Grenze zwischen den Elutionsmitteln kann man verzichten und beim Lösungsmittelwechsel im Chromatographierohr oberhalb der Säule das vorangehende Lösungsmittel stehenlassen.

Tabelle 10. *Elutionsschema der Serumlipoide bei der säulenchromatographischen Auftrennung* nach ZÖLLNER u. KIRSCH (1960)

Schema A

Frak-tion	Lösungsmittelsystem	Menge ml	Eluierte Komponenten
I	1% Äther in Petroläther	50	Kohlenwasserstoffe, Carotinoide
II	1% Äther in Petroläther	150	Cholesterinester, Methylester langkettiger Fettsäuren
III	4%Äther in Petroläther	250	Triglyceride langkettiger Fettsäuren, langkettige freie Fettsäuren
IV	20 %Äther in Petroläther	150	freies Cholesterin u. a. Sterine entsprechender Polarität
V	100% Äther	70	Diglyceride, Carotinoide
VI	100% Chloroform	70	Monoglyceride
VII	20% Methanol in Chloroform	100	(Polyglycerophosphatide) Kephaline
VIII	40% Methanol in Chloroform	100	Lysokephalin (?)
IX	80% Methanol in Chloroform	200	Lecithin, Sphingomyelin
X	100% Methanol	100	

Schema B

Frak-tion	Lösungsmittelsystem	Menge ml	Eluierte Komponenten
I	1% Äther in Petroläther	200	Kohlenwasserstoffe, Cholesterinester, Methylester langkettiger Fettsäuren
II	100% Äther	300	Mono-, Di- und Triglyceride, freie Fettsäuren, Cholesterin
III	100% Methanol	300	Phosphatide

Falls der volumengerechte Wechsel eines Lösungsmittels aus irgendwelchen Gründen nicht möglich ist, kann die Elution noch mit dem vorangehenden Gemisch fortgesetzt werden. Dies führt jedoch zu einer langsamen Extraktion der nächsten Fraktion und damit zu einer Nivellierung der Bande.

In der Fraktion I, Schema A sind Kohlenwasserstoffe wie Squalen, β-Carotin und ähnliches enthalten. Sie kann gegebenenfalls durch Methylester langkettiger Fettsäuren verunreinigt sein. In der Cholesterinesterfraktion II ist vorhandenes Tocopherol zu erwarten. Fraktion III enthält neben den Triglyceriden die freien langkettigen Fettsäuren, die sich nach S. 153 anschließend vom Neutralfett abtrennen lassen, sowie u. U. auch die Diester des Chimyl- und Batylalkohols. Das freie Cholesterin (Fraktion IV) wird sehr rein gewonnen. Bei den Diglyceriden (Fraktion V) erscheinen freie Phytoxanthine und ihre Monoester. Monoglyceride lassen sich in der Regel, wenn überhaupt, so nur in Spuren in der Fraktion IV nachweisen. Sie werden gemeinsam mit Gallensäuren eluiert. Andere Gallensäuren erscheinen in verschiedenen Phosphatidfraktionen. Die Fraktion VII besteht hauptsächlich aus Colaminkephalin neben geringen Anteilen Serinkephalin. Polyglycerophosphatide und Monophosphoinositide können die Fraktion verunreinigen. Lecithin bildet mit Sphingomyelin die Fraktion IX. Beide Phosphatide trennen sich nur unvollständig voneinander. Anschließend kommt das Lysolecithin. Plasmalogene lassen sich in den Fraktionen VII—IX nachweisen.

Der Verlauf der Auftrennung wird mit Hilfe analytischer Gruppenbestimmungen (Gesamt- und freies Cholesterin, Acylester, freie Fettsäuren, Glycerin, Phosphor) oder der Phosphovanillinreaktion oder mit dem auf S. 153 angegebenen einfachen, halbquantitativen Tüpfeltest verfolgt. Das Eluat wird vorteilhafterweise mit einem Fraktionssammler in 5 oder 10 ml-Mengen aufgefangen. Dünnschicht- oder papierchromatographisch kann man die darin enthaltenen Komponenten näher bestimmen. Entsprechend vereinigte Fraktionen dampft man unter Stickstoff bei einer Badtemperatur nicht über 50° ein (Rotationsverdampfer). Will man die Substanzen längere Zeit aufbewahren, so empfiehlt sich ein Wiederauflösen derselben in einem unpolaren Lösungsmittel (Petroläther) und Aufbewahren der Lösung im Kühlschrank evtl. nach Einschmelzen unter Stickstoff in Glasampullen.

B. Analytische Verfahren

a) Chemische Bestimmungen*

Die analytische Bestimmung charakteristischer Atomgruppierungen im Gesamtlipoidextrakt war lange Zeit die einzige Möglichkeit zur quantitativen Untersuchung der Zusammensetzung geringer Substanzmengen, und sie wird auch heute noch wegen der Einfachheit der Methodik häufig durchgeführt. So kann durch Bestimmung des Phosphor-, Glycerin-, Acylester-, Cholin- und Sphingosingehaltes sowie des freien und des veresterten Cholesterins bereits eine ziemlich weitgehende Charakterisierung der Lipoide erreicht werden. Angaben zur Durchführung dieser Methoden finden sich jeweils in den entsprechenden Abschnitten dieses Buches. Kritische Übersichten hierzu werden u. a. von BRANTE (1949), BLANKENHORN u. AHRENS (1955), VAN HANDEL (1959), CLAYTON u. Mitarb. (1959) und RIEMENSCHNEIDER (1960) zum Teil mit detaillierten Beschreibungen gegeben.

b) Chromatographische Untersuchungen**

Bei den großen strukturellen Unterschieden bereitet die papierchromatographische Auftrennung der Gesamtlipoide in ihre Hauptkomponenten keinerlei Schwierigkeiten. Bewährt haben sich dabei kieselgelbeschichtete Glasfaser- und Cellulosepapiere (DIECKERT u. REISER 1956 bzw. ROUSER u. Mitarb. 1961b); letztere sind fertig im Handel erhältlich (Fa. Schleicher & Schüll, Dassel b. Hannover). Heute ist jedoch die papierchromatographische Arbeitsweise weitgehend durch die dünnschichtchromatographische Technik verdrängt.

Die Dünnschichtchromatographie (STAHL 1958) wurde von WEICKER (1959) mit der Trennung der Serumlipoide in Deutschland in die klinische Chemie eingeführt. Wegen ihrer Empfindlichkeit und Trennschärfe, ihrer Schnelligkeit und ihren vielseitigen Anwendungsmöglichkeiten hat sich diese Methode innerhalb kurzer Zeit einen festen Platz in der Lipoidanalyse gesichert. Auf den Standard-Kieselgel G-Schichten kann mit einer Reihe von gleichwertigen Fließmitteln schnell und zuverlässig eine Trennung der Serumlipoide in die Hauptfraktionen erreicht werden (MANGOLD u. MALINS 1960; VOGEL u. Mitarb. 1962; ZÖLLNER u. WOLFRAM 1962).

---

* Von D. EBERHAGEN.
** Von G. WOLFRAM.

4*

Auch Aluminiumoxyd kann als Adsorbens dienen (VAĆIKOVÁ u. Mitarb. 1962).

Zur Herstellung der Dünnschichtplatten wird meistens die „Grundausrüstung zur Dünnschichtchromatographie" der Fa. Desaga, Heidelberg benutzt. Ausführliche Einweisungen in die Technik finden sich in den Monographien von STAHL (1962) und RANDERATH (1962)[1]; im folgenden sollen deshalb nur einige, uns für die Lipoidanalyse wichtig erscheinende Punkte erörtert werden. Zur Beschichtung der Platten kommen neben Kieselgel G noch folgende Adsorbentien in Betracht: Kieselgel H ist frei von Gipszusätzen und organischen Bindemitteln; nach längerer Lufttrocknung ergibt sich trotzdem eine gute Stabilität der Schichten. Kieselgel G und H gibt es mit einem Fluoreszenzstoffzusatz als Substanzindikator: Kieselgel GF_{254} bzw. HF_{254}. Kieselgur G ist besonders für die Umkehrphasenchromatographie („reverse phase chromatography") geeignet. Aluminiumoxyd G wird seltener verwendet. Alle Adsorbentien werden unter der angegebenen Bezeichnung von der Fa. E. Merck, Darmstadt geliefert. Die fertig beschichteten Platten werden nach der Aktivierung (2stündiges Erhitzen der angetrockneten Platten auf 110° im Trockenschrank) zum Schutz vor mechanischer Beschädigung und Verunreinigung in abgeschlossenen Gefäßen über Blaugel oder $CaCl_2$ aufbewahrt; sie sollen eine gleichmäßige Schichtdicke besitzen, d. h. im auf- und durchfallenden Licht keine Unregelmäßigkeiten zeigen. Über Hydrophobierung der Schicht und Zusatz von $AgNO_3$ zum Adsorptionsmaterial s. S. 181.

Die Lipoide werden als 0,1—5%ige Lösungen in Benzol, Chloroform oder Hexan etwa 2 cm vom unteren Plattenrand entfernt in feinen, höchstens 2 mm großen, nebeneinandergesetzten Tropfen strich- oder punktförmig mit Blutzuckerpipetten auf die Schicht aufgetragen. Die Trennkapazität der Platten hängt neben der Schichtdicke des Adsorbens auch von dem jeweiligen Trennproblem ab. So kann man z. B. bei strichförmiger Auftragung der Substanzen auf Kieselgel G-Schichten mittlerer Schichtdicke (250 μ) pro cm Schichtbreite die Lipoide aus 0,3 ml Normalserum mit noch genügender Trennschärfe nach ZÖLLNER u. WOLFRAM (1962) in die Lipoidhauptgruppen zerlegen.

Bei den Trennkammern ist auf gutes Schließen der Deckel zu achten. In zusammengesetzten Fließmitteln können andernfalls die flüchtigeren Bestandteile bevorzugt entweichen. Um eine vollständige Sättigung der Kammeratmosphäre zu erzielen, werden die Kammerwände mit Filterpapier ausgekleidet. Dieses wird mit dem

---

[1] Arbeitsanleitungen können auch bei der Fa. E. Merck, Darmstadt oder der Fa. Desaga, Heidelberg angefordert werden.

täglich zu erneuernden Fließmittel (Füllhöhe in der Kammer etwa 5 mm) einige Zeit vor dem Einstellen der Platten getränkt. An den seitlichen und oberen Rändern der Platten muß die Schicht in etwa 0,5 cm Breite entfernt werden, damit kein Fließmittel vom Filterpapier her auf die Platte wandert. Man kann gleichzeitig zwei und mehr Platten, mit den Schichtseiten dem Filterpapier zugekehrt, in eine Trennkammer stellen.

Die unteren Nachweisgrenzen der Lipoide liegen auf der Dünnschicht bedeutend tiefer als auf dem Papier. Als Nachweisreagenzien für die Lipoide haben sich folgende Lösungen bewährt, mit denen die Platten nach der Entwicklung besprüht werden:

a) 50%ige Schwefelsäure. Darf nur in minimaler Menge aufgesprüht werden (Chromatogramm darf nicht transparent werden), um nach 10minutigem Erhitzen auf 160° die organischen Substanzen zu verkohlen.

β) Rhodamin B. Besprühen der Platten mit einer 0,05%igen wässerigen Lösung von Rhodamin B bewirkt eine helle Fluoreszenz der Lipoide im UV-Licht (KAUFMANN u. MAKUS 1960). Mit einer 0,05%igen alkoholischen Lösung von Rhodamin B erhält man im UV-Licht rot fluoreszierende Flecken auf blaßrosa Grund. Lysoverbindungen geben im sichtbaren Licht einen weißen Hof (Farbausbleichung), im UV-Licht dunkelblau fluoreszierende Flecken (WAGNER u. Mitarb. 1961). Auch Rhodamin 6 G läßt sich verwenden.

γ) 2′,7′-Dichlorfluorescein. Besprühen mit einer 0,2%igen alkoholischen Lösung von 2′,7′-Dichlorfluorescein ergibt im kurzwelligen UV-Licht gelbgrün fluoreszierende Flecken.

δ) Bromthymolblau. Nach dem Aufsprühen des Reagenz (40 mg Bromthymolblau auf 100 ml 0,01n NaOH) erscheinen die Lipoide als ockergelbe Flecken auf blauem Grund, der bald nach schwachgelb verblaßt. Die Lipoide bleiben dabei sichtbar und treten noch stärker hervor, wenn man die Platten in eine Ammoniak-Atmosphäre bringt (Farbumschlag nach blau!) (JATZKEWITZ u. MEHL 1960).

ε) Phosphorwolframsäure. Besprühen mit einer 20%igen äthanolischen Lösung von Phosphorwolframsäure und anschließendes 20 Minuten langes Erhitzen auf 70° ergibt Blaufärbung der Komponenten.

ζ) Jod. Ungesättigte Verbindungen lassen sich durch Besprühen mit einer 1%igen methanolischen Jod-Lösung erkennen. Es erscheinen braune Flecke auf gelbem Untergrund. Man kann die trockenen Platten auch ca. 1 Minute in einen geschlossenen Behälter (Exsikkator oder Entwicklungskammer) bringen, in dem sich einige Kristalle von doppelt sublimiertem Jod befinden (MANGOLD 1961). Diese Anfärbung empfiehlt sich nicht, wenn die Substanzen anschließend wiedergewonnen werden sollen, da die ungesättigte Fettsäuren enthaltenden Lipoide nur unvollständig wiedergefunden werden (NICHAMAN u. Mitarb. 1963).

η) Osmiumtetroxyd. Das Dünnschichtchromatogramm wird in einer geschlossenen, mit Osmiumtetroxyddämpfen erfüllten Kammer für einige Zeit aufbewahrt. Die ungesättigten Verbindungen färben sich braun bis schwarz, werden durch diese Behandlung allerdings größtenteils zerstört.

ϑ) Antimontrichlorid. Eine 25%ige Antimontrichloridlösung in Chloroform wird aufgesprüht und das Chromatogramm 5 Minuten einer Temperatur von 110° ausgesetzt. Steroide geben einen rötlichen Farbkomplex, der mit der Zeit über blauviolett nach grau abblaßt.

Zur Identifizierung der nachgewiesenen Komponenten dient neben dem Vergleich mit Testsubstanzen, die auf dem gleichen Chromatogramm gelaufen sind, und der evtl. substanzspezifischen Anfärbung wie in der Papierchromatographie der R_F-Wert (Wanderungsgeschwindigkeit Substanz / Wanderungsgeschwindigkeit Fließmittel). Bei einiger Sorgfalt ist die Reproduzierbarkeit der R_F-Werte befriedigend; sie hängt von so verschiedenartigen Faktoren wie Qualität, Aktivierungsgrad und Dicke der Schicht, Beschaffenheit des Laufmittels, Sättigung der Kammer, Technik der Entwicklung, Laufstrecke und Entfernung des Startpunktes von der Fließmitteloberfläche, Substanzmenge und eventuell auch von der Temperatur mehr oder minder stark ab (BRENNER u. Mitarb. 1962). Die entwickelten Chromatogramme können auch quantitativ ausgewertet werden. Als halbquantitatives Verfahren kommt der Vergleich mit den Fleckgrößen gleichzeitig chromatographierter Testmengen in Frage. Weiter können

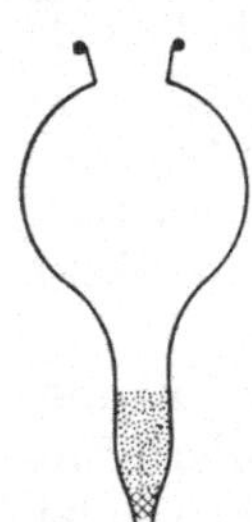

Abb. 5. Anordnung zur Elution der Lipoide aus dem Kieselgel. Die Säule (100 × 10 mm) ist unten zur Spitze ausgezogen und mit dem Lösungsmittelvorratsgefäß (100—250 ml Inhalt) verschmolzen. Damit das Kieselgel in der Säule zurückgehalten wird, gibt man zuerst etwas feinfaserige, entfettete Glaswolle in die Säulenspitze und schabt dann entsprechende Plattenpartien der Dünnschichtchromatogramme direkt in die Säule. Die Neutralfette werden mit jeweils 50 ml Chloroform, die Phosphatide mit 50—100 ml Chloroform-Methanol 1:10 eluiert.

die Substanzen chemisch entweder zusammen mit dem Kieselgel oder nach Elution aus dem Kieselgel bestimmt werden. Besteht eine gesetzmäßige Beziehung zwischen Substanzmenge und Farbintensität in den sichtbar gemachten Flecken, so ist eine direkte photometrische Auswertung der Platte möglich.

Die Rückgewinnung der getrennten Substanzen stellt kein Problem dar. Zur Lokalisation der Substanzflecke färbt man eine auf einer Parallelbahn mitchromatographierte Testsubstanz unter Abdecken der restlichen Platte an und legt durch parallel zur Lösungsmittelfront gezogene Striche die Positionen fest. Man kann auch die ganze Platte mit dem Farbstoff anfärben, wenn dieser so fest an das Kieselgel adsorbiert wird, daß er sich nicht mit der Substanz zusammen eluieren läßt (z. B. Rhodamin 6G – Elution mit Äther). Mit einem Metallspatel kratzt man das Kieselgel von entsprechenden Bezirken in Zentrifugengläser; durch Rühren mit jeweils 2—5 ml Äther (Magnetrührer) extrahiert man die Lipoide. Zum Sedimentieren des Kieselgels wird kurz zentrifugiert und der Überstand mit einer Lösungsmittelpipette (s. Abb. 20) abgesaugt. Diesen Vorgang wiederholt man noch etwa zweimal. Die Phosphatide gewinnt man auf diese Weise nur unvollständig zurück. Hier ist es besser, man bringt das Material in kleine Säulen nach Abb. 5 und eluiert mit 50 bis 100 ml Chloroform-Methanol 1:10. Dieses Lösungsmittelgemisch wäscht in der Regel auch den zum Substanznachweis verwendeten Farbstoff aus; deshalb färbt man die Plattenpartie, die die Phosphatide enthält, nicht mit an. Die vereinigten Extraktlösungen können neben den getrennten Komponenten auch noch beträchtliche Mengen eines eventuellen Imprägnierungsmittels enthalten. Diese müssen dann anschließend abgetrennt werden.

Für die dünnschichtchromatographische Trennung größerer Substanzmengen gilt die Faustregel: 1 mm Schichtdicke trennt 5 bis 25 mg pro Komponente eines Gemisches (HONNEGGER 1962). Wenn man die Glasplatten sehr sorgfältig reinigt, in der Streichmasse die Relation Adsorptionsmittel — Wasser auf 1:1,7 für 1 mm dicke Schichten bzw. 1:1,6 für 3 mm dicke Schichten verändert und bei den dickeren Schichten noch zusätzlich 2% Gips zufügt, werden Rißbildungen fast immer vermieden. Diese Schichten erfordern ein langsames Trocknen an der Luft (60 Minuten) unterstützt durch Infrarotbestrahlung. Dann erst erfolgt die Aktivierung durch 24 Stunden langes Erhitzen auf 110°. Zum Auftragen benutzt man zweckmäßigerweise eine Breitbandpipette.

Erzielt man mit einer einfachen eindimensionalen Entwicklung der Chromatogramme keine für die spezielle Fragestellung befriedigende Auftrennung der Serumlipoide, so empfiehlt sich die zweidimensionale Entwicklung. Hierzu unternimmt man nach der Trennung z. B. in die Lipoidgruppen mit dem ersten Fließmittelsystem mit einem zweiten, dessen Laufrichtung um 90° gegenüber der des ersten gedreht ist, eine Feinfraktionierung der Komponenten. Man muß quadratische Platten verwenden und die zu untersuchenden

Substanzen punktförmig auftragen. Will man die in geringen Konzentrationen im Gesamtlipoidgemisch vorliegenden Stoffe studieren, dann reichert man diese vor der dünnschichtchromatographischen Untersuchung an. Dieses kann ebenfalls mit der Dünnschichttechnik erfolgen oder mit einer beliebigen anderen Arbeitsweise, wie sie in den einzelnen Spezialkapiteln angegeben sind.

Dünnschichtchromatographische Trennung der Gesamtlipoide in die Lipoidhauptgruppen nach ZÖLLNER u. WOLFRAM (1962)

Eine zweckmäßige Auftrennung der Serumlipoide erzielt man mit dem Lösungsmittelsystem Petroläther-Methyläthylketon, das zur Unterdrückung der Dimerisierung der freien Fettsäuren einen geringen Eisessigzusatz enthält. Dabei ergeben sich für die Verbindungen folgende R_F-Werte:

	Cholesterinester	Triglyceride	Freie Fettsäuren	Cholesterin	Phosphatide
R_F-Werte	0,78	0,43	0,26	0,07	0,00

Will man eine bessere Auftrennung der polaren Lipoide erreichen, so erhöht man den Ketongehalt. Dadurch trennen sich die knapp unterhalb des freien Cholesterins laufenden Diglyceride und die zusammen mit den Phosphatiden am Auftragungsort liegenbleibenden Monoglyceride von ihren Wanderungspartnern. Die Abb. 6 zeigt eine derartige Änderung der Auftrennung am Beispiel des Laufmittels Äther-Petroläther.

Natürlich kann man anstelle des Methyläthylketons auch andere Lösungsmittel ähnlicher Polarität verwenden, wie z. B. Diäthyläther. Methyläthylketon hat jedoch gegenüber dem Diäthyläther den Vorteil des niedrigeren Dampfdruckes und der besseren chemischen Stabilität.

Reagenzien: Kieselgel G (Fa. E. Merck, Darmstadt); Petroläther p. a. Kp 50—70°; Methyläthylketon p. a.; Eisessig p. a.

Durchführung: Es wird auf Kieselgel G-Schichten mit dem Fließmittel Petroläther-Methyläthylketon-Eisessig 95:4:1 aufsteigend entwickelt. Zur Isolierung der Mono- und Diglyceride (wie z. B. zur Vortrennung eines Neutralfettgemisches) wird das Fließmittel Petroläther-Methyläthylketon-Eisessig 84:15:1 verwendet. Der Essigsäurezusatz kann mitunter zu unerwünschten Effekten

führen (z. B. Abspaltung von Plasmal bei den Acetalphosphatiden).
Zur Ermittlung der quantitativen Verhältnisse eluiert man die ein-

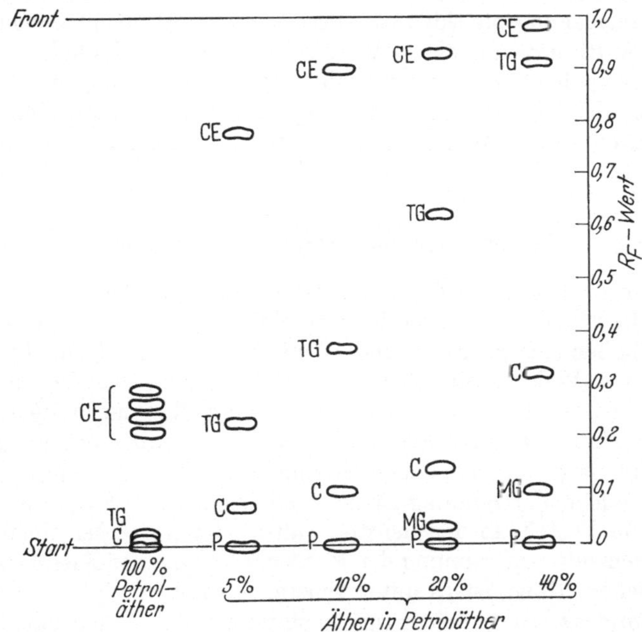

Abb. 6. Dünnschichtchromatographische Auftrennung der Serumlipoide durch Petroläther mit unterschiedlichem Diäthyläthergehalt.

zelnen Komponenten aus dem Adsorbens und bestimmt den Gehalt
mit der Sulfophosphovanillin-Reaktion (ZÖLLNER u. KIRSCH 1962).

3. Untersuchung der Phosphatide

A. Präparative Verfahren*

a) Fraktionierung durch Ausfällung

Die ersten Versuche zur Trennung eines Phosphatidgemisches
beruhen auf den unterschiedlichen Löslichkeiten der einzelnen
Phosphatide in bestimmten Lösungsmitteln. So ist z. B. Lecithin in
Äthanol löslich, Kephalin dagegen unlöslich. Die Glycerinphosphatide sind ätherlöslich, die sphingosinhaltigen Phosphatide in Äther

* Von H. BETZING.

unlöslich. Da jedoch das Lösungsverhalten der Phosphatide in Gemischen oft sehr stark von dem der reinen Phosphatide abweicht, kommt man auf diese Weise nur zu angereicherten Fraktionen. Bei den Plasmaphosphatiden ist wegen des geringen Kephalingehaltes eine Auftrennung in eine alkohollösliche und eine alkoholunlösliche Fraktion ohnehin nicht durchführbar; auch wird die geringe Menge des zur Verfügung stehenden Ausgangsmaterials in der Regel eine Fraktionierung durch Ausfällung nicht zweckmäßig erscheinen lassen.

b) Säulenchromatographische Trennungen

Unter den vielen für die säulenchromatographische Zerlegung von Phosphatidgemischen in Betracht gezogenen Adsorptionsmitteln haben sich Kieselgel und Aluminiumoxyd als die wichtigsten erwiesen. Welches Adsorbens man zur Trennung eines Phosphatidextraktes wählt, hängt von der gewünschten Trennleistung ab. Mit einer Aluminiumoxydsäule läßt sich nur die Auftrennung in eine cholinhaltige und eine nichtcholinhaltige Fraktion durchführen. Eine solche Vortrennung ist bei komplexen Phosphatidgemischen oft von Vorteil. In den meisten Fällen wird man aber gleich eine weitgehende Auftrennung der Phosphatide an einer Kieselgelsäule vorziehen. Dabei ist es unter Umständen notwendig, je nach der Zusammensetzung des Ausgangsmaterials die üblicherweise benutzten Lösungsmittel bzw. Lösungsmittelsysteme, Adsorbensmengen etc. entsprechend abzuändern. Bei jeder Trennung sollte man mögliche, durch den Kontakt mit dem benutzten Adsorbens verursachte Veränderungen der Lipoide — wie Hydrolyse, Isomerisierung und Oxydation — nicht außer Betracht lassen.

Auftrennung an einer Aluminiumoxydsäule
nach RHODES u. Mitarb. (1957)

HANAHAN u. Mitarb. (1951) benutzten als erste mit Aluminiumoxyd gefüllte Säulen zur präparativen Auftrennung der Phosphatide. Allerdings gelang ihnen keine vollständige Wiedergewinnung der Substanzen. RHODES u. LEA (1957) gelang es später, Phosphatidgemische auf einer Aluminiumoxydsäule in eine cholinhaltige und in eine cholinfreie Fraktion zu zerlegen und dabei quantitative Ausbeuten zu erzielen. Die cholinhaltige Fraktion enthielt außer Lecithin noch Lysolecithin und Sphingomyelin, deren Trennung auf der Aluminiumoxydsäule nicht möglich ist. Das Verfahren ist wegen der möglichen Kombination mit der weiter unten beschriebenen Kieselgelsäule von gewisser Bedeutung. Durch die schnelle Auftrennung eines komplexen Phosphatidgemisches in die beiden Gruppen kann die nachfolgende Fraktionierung auf einer Kieselgelsäule unter Umständen rascher und selektiver erfolgen. Eine solche Vortrennung ist aber wohl nur bei den Erythrocytenphosphatiden sinnvoll, es sei denn, in einem lipämischen Plasma liegt der Anteil der cholinfreien Phosphatidfraktion erheblich über der Norm. Bei der Verwendung von Aluminiumoxyd muß immer mit einer Spaltung der Phosphatide gerechnet werden, und man soll deshalb den Trennvorgang möglichst rasch und bei niedriger Arbeitstemperatur (+ 2°) durchführen (RENKONEN 1962).

Reagenzien: Aluminiumoxyd, basisch, Aktivitätsstufe 1 (Fa. Woelm, Eschwege); Chloroform p. a.; Methanol p. a.; Äthanol p. a.

Durchführung: Für die Trennung von Phosphatidmengen mit 1—2 mg Phosphatid-Phosphor werden im allgemeinen 1 g Aluminiumoxyd benötigt. Eine ausreichende Menge Aluminiumoxyd wird zunächst so oft mit einem Gemisch von Chloroform-Methanol 1:1 gerührt und die überstehende Flüssigkeit abdekantiert, bis die besonders feinen Teilchen des Adsorbens entfernt sind. Dann wird die Suspension in ein geeignetes Chromatographierohr (s. Abb. 3, 4) auf einen Pfropfen aus Glaswolle gegeben. Die Dimensionen der Säule müssen so beschaffen sein, daß das Verhältnis von Durchmesser zur Füllhöhe ungefähr 1:10 beträgt. Wenn das Lösungsmittel fast zur Oberfläche des Adsorbens abgesunken ist, wird das Phosphatidgemisch als 10%ige Lösung in Chloroform-Methanol 1:1 auf die Säule gebracht. Mit Chloroform-Methanol 1:1 werden die cholinhaltigen Phosphatide eluiert. Diese Fraktion wird rasch und quantitativ aus der Säule gewaschen. Wenn man sich von der vollständigen Eluierung z. B. durch Phosphorbestimmungen überzeugt hat und das Lösungsmittelgemisch die Oberfläche des Adsorbens erreicht hat, werden die cholinfreien Phosphatide mit einem Gemisch aus Äthanol-Chloroform-Wasser 5:2:2 gewonnen. Die Ausbeuten betragen bei dieser Fraktion 92—98% (bezogen auf den eingesetzten Phosphatid-Phosphor). Die Durchflußgeschwindigkeit der Lösungsmittel kann bei der Eluierung der cholinhaltigen Fraktion bis zu 10 ml pro Minute, bei der cholinfreien 2—3 ml pro Minute betragen.

Auftrennung an einer Kieselgelsäule
nach HANAHAN u. Mitarb. (1960)

LEA u. Mitarb. (1955), sowie RHODES u. LEA (1957) konnten durch Kieselgelchromatographie die Phosphatide des Eigelbs in die wichtigsten Komponenten trennen, indem sie Chloroform-Methanol-Gemische zur Eluierung benutzten. Nach einem ähnlichen Verfahren wurde von HANAHAN u. Mitarb. (1957) die Trennung der Leber- und Hefe-Phosphatide durchgeführt. Über die Trennung der Phosphatide aus menschlichem Blutplasma, Blutserum und isolierten Erythrocyten berichteten PHILLIPS (1958), ROUSER u. Mitarb. (1958), TURNER u. Mitarb. (1958), GJONE u. Mitarb. (1959) und HANAHAN u. Mitarb. (1960). NELSON u. FREEMAN (1959) und NELSON (1962) trennten auf Kieselgelsäulen die aus kleinen Serumproben gewonnenen Phosphatide und verwendeten Methylenchlorid mit steigendem Methanolgehalt zur Eluierung.

Reagenzien: Kieselgel Mallinckrodt 100 mesh „suitable for chromatographic analysis" (Fa. Serva Entwicklungslabor, Heidelberg); Hyflo-Supercel Filterhilfe (Fa. Serva Entwicklungslabor, Heidelberg); Chloroform p. a.; Methanol p. a.

Durchführung: *a) Herstellung der Kieselgelsäule.* Diese Vorschrift geht im wesentlichen auf die Angaben von LEA u. Mitarb. (1955) zurück. Das Kieselgel wird vor dem Gebrauch durch 12-stündiges Erhitzen im Trockenschrank auf 105—110° aktiviert. Nach dem völligen Erkalten (am besten im Exsikkator) wird das Gel zur Erhöhung der Tropfgeschwindigkeit mit Hyflo-Supercel (darf nicht erhitzt worden sein) im Verhältnis 2:1 gemischt. Das Kieselgel-Supercel-Gemisch wird in Chloroform aufgeschlämmt und auf einer Glasfrittennutsche abfiltriert. Das Waschen und Abfiltrieren wird noch dreimal wiederholt und dann das Adsorbens, in Chloroform suspendiert, in ein Chromatographierohr nach Abb. 3 oder 4 eingefüllt. Dieses muß so beschaffen sein, daß das Verhältnis von Durchmesser zur Füllhöhe 1:7 bis 1:10 beträgt. In der Regel werden für 0,8—1,0 mg Phosphatid-Phosphor 1 g Kieselgel benötigt. Zur Trennung eines Gesamtlipoid-Extraktes aus menschlichen Erythrocyten bzw. menschlichem Blutplasma nimmt man für 15—20 mg Neutrallipoide und 0,3—0,5 mg Phosphatid-Phosphor 1 g Kieselgel. Zum Zurückhalten des Kieselgels dient ein 25 mm dicker Pfropfen aus entfetteter Glaswolle. Für Säulen mit eingeschmolzener Fritte genügt ein Pfropfen von 10 mm Dicke. Die Tropfgeschwindigkeit soll 1,5—2,0 ml pro Minute betragen. Sie kann, falls erforderlich, durch einen leichten Überdruck am oberen Säulenende aufrechterhalten werden.

β) Chromatographische Trennung. Nachdem das Kieselgel-Supercel-Gemisch in der Säule eine konstante Höhe erreicht hat und nur noch wenig Lösungsmittel über dem Adsorbens steht, wird das Phosphatidgemisch in möglichst wenig Chloroform gelöst und

vorsichtig auf die Säule aufgetropft, ohne dabei deren Oberfläche
aufzuwirbeln. In diesem Stadium ist zur Erhaltung einer ebenen
Oberfläche noch ein leichtes Beklopfen der Säule möglich. Wenn die
Lösung in das Adsorbens eingezogen ist, wäscht man mit geringer
Lösungsmittelmenge nach, bis die Substanz gänzlich vom Kieselgel
aufgenommen ist. Dann wird vorsichtig das Chromatographierohr
mit dem ersten Lösungsmittelsystem aufgefüllt, der Lösungsmittelvorratsbehälter aufgesetzt und die Säule an einen Fraktionssammler angeschlossen. Das Volumen der Einzelfraktionen richtet sich
nach der eingesetzten Lipoidmenge; es beträgt üblicherweise für
1—8 mg Phosphatid-Phosphor 4—5 ml. Der Trennverlauf kann
durch Phosphoranalysen oder gravimetrisch verfolgt werden. Zu
einer groben Kontrolle des Elutionsverlaufes s. S. 153. Der Wechsel
auf ein anderes Lösungsmittel erfolgt, wenn die betreffende Komponente vollständig aus der Säule gewaschen ist und das vorhergehende Eluens die Oberfläche des Kieselgels erreicht hat.

Zuerst eluiert man mit reinem Chloroform quantitativ en bloc
die Neutrallipoide. Dann beginnt man entsprechend dem Elutionsschema A für die Erythrocytenphosphatide oder B für die Plasmaphosphatide mit der eigentlichen Auftrennung (s. Tab. 11). Durch
Eluieren mit reinem Methanol gewinnt man keine weiteren phosphorhaltigen Substanzen.

Tabelle 11. *Säulenchromatographische Auftrennung der Phosphatide* nach
HANAHAN u. Mitarb. (1960).

Elutionsschema A —Erythrocyten-Phosphatide:

Frak-tion	Lösungsmittelsystem	Eluierte Komponenten
I	Chloroform-Methanol 6:1	Substanz vom Polyglycerophospha-tidtyp
II	Chloroform-Methanol 6:1	Colamin-Kephalin mit wenig Serinkephalin
III	Chloroform-Methanol 5:4	Inosithaltige Phosphatidfraktion
IV	Chloroform-Methanol 5:4	Lecithin
V	Chloroform-Methanol 1:9	Sphingomyelin

Elutionsschema B — Plasmaphosphatide:

I	Chloroform-Methanol 4:1	geringe Menge nicht identifizierter phosphorhaltiger Substanzen
II	Chloroform-Methanol 5:4	stark pigmenthaltige Substanz, hauptsächlich aus Colaminkephalin bestehend
III	Chloroform-Methanol 5:4	Lecithin
IV	Chloroform-Methanol 1:9	Sphingomyelin

Tabelle 12. *Lösungsmittelsysteme für die Gegenstromverteilung von Phosphatiden*

System	Literatur
Hexan/95% Methanol (1:1)	SCHOLFIELD u. Mitarb. (1948, 1954)
Petroläther[1]/85% Äthanol (1:1)	LOVERN (1952); OLLEY (1953)
Methanol/Wasser/Tetrachlorkohlenstoff (35:3,15:62)	COLE u. Mitarb. (1953a)
Methanol/Wasser/CCl_4/Petroläther[1] (35:3:31:31)	
Methanol Wasser/CH_2Cl_2/$CHCl_3$/CCl_4 (40:10:10:15:25) verschiedene Volumenverhältnisse der Phasen	COLE u. Mitarb. (1953b)
Hexan/90% Äthanol (1:1)	McGUIRE u. EARLE (1951)
Petroläther[1]/wässer. Aceton[2]/wässer. Äthanol[2] (2:2:1)	OLLEY (1953)
Hexan/90% Methanol (1:1)	DUTTON (1955)
Petroläther[1]/Chloroform/Essigsäure/Methanol (45,5:9,1:21,6:21,6)	DOUSTE-BLAZY (1954)
Heptan/Methanol/Butanol /Wasser	CARTER (1957)
Petroläther (52—80°)/99% Methanol (2:1)	KLENK u. DEBUCH (1955)
Äthanol-Wasser (85:15)/Petroläther[1]	GARCIA u. Mitarb. (1956)
Heptan/Isopropyläther/Essigsäure (15:85:60)	AHRENS u. CRAIG (1952a)
Äther/Methanol/Wundbenzin (Kp 34—75°)/Wasser (150:150:165:300)	HÖRHAMMER u. Mitarb. (1959)
CCl_4/Methanol/Wasser (62:35:4)	THERRIAULT u. Mitarb. (1958)

[1] Kp 40—60°

[2] Aceton-Wasser 10:1 (v/v), bzw. Äthanol-Wasser 10:1 (v/v)

c) Gegenstromverteilung

Zur Auftrennung der Phosphatidgemische durch die Gegenstromverteilung — zur eingehenden Information über Technik und Anwendung des Verfahrens siehe RAUEN u. STAMM (1953) — benötigt man meistens einen beträchtlichen apparativen Aufwand und relativ große Mengen Ausgangsmaterial. Dementsprechend wird dieses Verfahren wohl nur in wenigen Laboratorien angewendet werden können. Jedoch werden neuerdings auch Geräte hergestellt, die für eine Arbeitsweise im mg-Maßstab konstruiert sind (Fa. H. O. Post Scientific Instrument Co., Middle Village 79, New York, USA). Vorteilhaft ist die schonende Behandlung des Untersuchungsmaterials, die im allgemeinen eine Veränderung der Lipoide — wie sie beispielsweise bei adsorptionschromatographischen Verfahren immer zu befürchten ist — vermeidet. Zur Gegenstromverteilung der Phosphatide wird man in der Regel bereits auf andere Weise vorfraktionierte Substanzen einsetzen, um das Trennproblem möglichst einfach zu gestalten und Überlagerungen mit anderen Lipoidklassen zu umgehen. Die Tab. 12 gibt erprobte Lösungsmittelsysteme mit entsprechenden Literaturhinweisen an.

B. Analytische Verfahren

a) Chemische Bestimmungen

Bestimmung des Phosphorgehaltes in Lipoiden
nach BARTLETT (1959)*

Für die Phosphorbestimmung ist eine Reihe von Verfahren angegeben worden (FISKE u. SUBBAROW 1925; KING 1932; BEERENBLUM u. CHAIN 1938), die alle auf der Umsetzung von Phosphat zu Phosphormolybdänsäure beruhen. Die Phosphormolybdänsäure wird zu einem blauen Farbstoff reduziert und dessen Extinktion photometrisch bestimmt. Die nachstehend beschriebene Methode von BARTLETT (1959) ist eine Abänderung des Verfahrens von FISKE u. SUBBAROW und zeichnet sich durch einfache technische Durchführung und hohe Empfindlichkeit aus.

Reagenzien: Wasserstoffsuperoxyd (P-frei), 30%ig; Schwefelsäure p. a., 10n; wässerige Ammoniummolybdatlösung, 0,22%ig; 1-Amino-2-naphthol-4-sulfonsäure; Natriumsulfit p. a., wasserfrei; Natriumbisulfit p. a., wasserfrei; konz. Salzsäure.

---

* Von H. BETZING.

Reinigung der 1-Amino-2-naphthol-4-sulfonsäure: 1 Liter dest. Wasser wird auf ungefähr 90° erwärmt und darin 150 g Natriumbisulfit und 10 g Natriumsulfit aufgelöst. Zu dieser Lösung gibt man 15 g rohe Aminonaphtholsulfonsäure, filtriert die heiße Lösung, kühlt das Filtrat mit kaltem Wasser ab, fügt dann 10 ml konz. Salzsäure zu und läßt über Nacht auskristallisieren. Die ausgefallenen Kristalle werden abgesaugt, mit 300 ml Wasser und schließlich mit Alkohol gewaschen, bis das Waschwasser farblos ist. Die so gereinigte Säure wird möglichst unter Lichtausschluß an der Luft getrocknet, pulverisiert und in einer dunklen Flasche aufbewahrt.

Herstellung des Fiske-Subbarow-Reagenzes: Zu 200 ml frisch hergestellter 15%iger Natriumbisulfitlösung werden unter mechanischem Rühren 0,5 g gereinigte 1-Amino-2-naphthol-4-sulfonsäure und anschließend 1,0 g wasserfreies Natriumsulfit zugegeben. Die Lösung wird filtriert, in einer dunklen Flasche aufbewahrt und jede Woche frisch hergestellt.

Durchführung: Bis zu 2 ml einer Phosphatidlösung, die 1—4 μg Lipoidphosphor enthält, und 0,5 ml 10n Schwefelsäure werden in ein Reagenzglas gegeben und in einem Ofen bei 150—160° 3—4 Stunden lang erhitzt. Nach Zugabe von 2 Tropfen 30%igem Wasserstoffsuperoxyd wird die Probe erneut für wenigstens 1,5 Stunden in den Ofen gestellt, um die Veraschung zu vervollständigen und alles Peroxyd zu zerstören. Ein längeres Erhitzen bei 150—160° beeinflußt die Resultate nicht. Die Lösung muß jetzt farblos sein. Nach dem Abkühlen werden 4,6 ml 0,22%ige Ammoniummolybdatlösung (oder 4,4 ml Wasser und 0,2 ml 5%ige Ammoniummolybdatlösung) und 0,2 ml Fiske-Subbarow-Reagenz zugefügt. Das Gemisch wird gut durchgeschüttelt und 7 Minuten in einem siedenden Wasserbad erhitzt. Nach dem Abkühlen wird die Extinktion des gebildeten Farbstoffes (s. Abb. 43) bei 830 mμ mit einem Spektralphotometer gegen eine Leerprobe gemessen. Die Leerprobe wird genau so behandelt wie die Substanzproben. Die Extinktion für 0,1 μMol Phosphor in einem Gesamtvolumen von 5,0 ml beträgt in einer 1 cm-Küvette beim Maximum (830 mμ) 0,520.

Standardkurve: Die Phosphorwerte werden mit Hilfe einer Eichkurve ermittelt. Die Farbintensität ist der Phosphorkonzentration in der Reaktionsmischung bis zu 1,5 μMol proportional. Direkte kolorimetrische Bestimmung ist bis ungefähr 0,15 μMol möglich. Lösungen mit höheren Farbwerten werden mit Wasser entsprechend verdünnt.

Standardphosphatlösung: Für die Stammlösung werden 0,3509 g reines Kaliumdihydrogenphosphat in einem 1 Liter-Meßkolben in dest. Wasser gelöst. Nach Zusatz von 10 ml 10n Schwefelsäure wird mit Wasser bis zur Marke aufgefüllt und durchgemischt. 5 ml dieser Stammlösung enthalten 0,4 mg Phosphor. Sie ist unverändert haltbar.

Bestimmung des Cholins in Lipoiden nach GLICK (1944)*

Die einfachsten und am häufigsten angewendeten Methoden zur Cholinbestimmung basieren auf der Bildung eines schwer löslichen Komplexes mit Reineckesalz. Eine typische Fällungsmethode ist die von BEATTIE (1936). Nach einem modifizierten Verfahren von GLICK (1944), das hier beschrieben werden soll, wird das ausgefällte Cholinreineckat mit n-Propanol gewaschen, in Aceton gelöst und kolorimetrisch bestimmt. WINZLER u. MESERVE (1945) messen die Extinktion bei 327 mμ statt bei 526 mμ; ihre Arbeitstechnik unterscheidet sich sonst nicht wesentlich von der von GLICK angegebenen. Als Fällungsmittel eignet sich auch Jod, das mit Cholin ein unlösliches Perjodid bildet. Der Niederschlag wird in Äthylendichlorid gelöst und die Extinktion der Lösung bei 365 mμ gemessen (KUSHNER 1956). WHEELDON u. Mitarb. (1958) benutzen zur Ermittlung des Cholingehaltes in Lipoidhydrolysaten Phosphormolybdänsäure. Die entstehende Fällung wird abgetrennt, in Aceton gelöst, mit Stannochlorid reduziert und der Cholingehalt kolorimetrisch bestimmt.

Reagenzien: Methanolische Reineckesalz-Lösung, 2%ig; Bariumhydroxyd p. a.; n-Propanol p. a.; Aceton p. a.; Eisessig p. a.; alkoholische Thymolphthaleinlösung, 1%ig; Cholinchlorid p. a. (Merck).

Durchführung: Die Substanzprobe mit einem Cholingehalt von 2—5 mg (als Chlorid) wird in wenig Alkohol gelöst, mit 30 ml gesätt. Bariumhydroxydlösung versetzt und 90 Minuten lang unter Rückfluß gekocht. Nach dem Abkühlen wird das Hydrolysat mit einem Tropfen 1%iger Thymolphthaleinlösung versetzt und solange Eisessig zugegeben, bis die blaue Farbe gerade verschwindet. Die Lösung wird anschließend durch eine 15—30 ml fassende Glasfritte mittlerer Porengröße gesaugt. Der zur Hydrolyse benutzte Kolben wird mit ungefähr 15 ml dest. Wasser ausgespült und das Waschwasser zum Nachwaschen des Filters verwendet. Filtrat und Waschwasser werden vereinigt, mit 6 ml einer 2%igen Lösung von Reineckesalz in Methanol versetzt und 2 Stunden im Kühlschrank bei etwa 5° aufgestellt. Die Reineckesalzlösung muß jede Woche frisch hergestellt und im Kühlschrank aufbewahrt werden. Der Cholinreineckat-Niederschlag wird auf einer zweiten Glasfrittennutsche mittlerer Porengröße abgesaugt und dreimal mit je 2,5 ml n-Pro-

---

* Von H. BETZING.

panol nachgewaschen. Das trockene Cholinreineckat löst man auf der Nutsche in einigen ml Aceton und zieht die Lösung bei geringem Unterdruck in ein 14,5×1 cm großes Reagenzglas mit 10 ml-Marke. Die Nutsche wird mit Aceton nachgewaschen, bis das Volumen des Filtrates 10 ml beträgt. Nach sorgfältigem Durchmischen bestimmt man gegen reines Aceton bei 526 mμ die Extinktion der Lösung. Ein Farbstandard von Methylrot (40 ml einer 0,00625%igen wässerigen Methylrotlösung und 460 ml 0,1m Citratpuffer, p$_H$ 3,7) wird zur Einstellung des Photometers vor jeder Messung benutzt.

Mit Hilfe einer Eichkurve ermittelt man den Cholingehalt (als Chlorid) in der Probe. Zur Herstellung der Eichkurve verwendet man Cholinchlorid p. a. (Merck), das aus Isobutanol umkristallisiert, über Phosphorpentoxyd getrocknet und als 0,1%ige Lösung in Wasser gelöst wird. Die Lösung ist in der Kälte aufzubewahren. Steigende Mengen werden wie oben angegeben mit Reineckesalz behandelt und die Extinktion des Reineckats in Abhängigkeit von der Cholinchloridkonzentration graphisch dargestellt.

Bestimmung von Colamin und Serin in Lipoiden
nach DITTMER *u.* Mitarb. (1958)*

Colamin- und Serin-Kephalin kommen in den natürlichen Phosphatiden fast immer gemeinsam vor. Die Mehrzahl der analytischen Bestimmungsmethoden bestehen 1. in der hydrolytischen Spaltung der Lipoide, 2. in der Trennung des dabei in Freiheit gesetzten Colamins vom Serin und 3. in der quantitativen Erfassung der beiden Basen. COLLINS u. WHEELDON (1958) berichten über eine Methode, die auf der Reaktion von Serin und Colamin mit Fluordinitrobenzol beruht. Dabei werden N-Dinitrophenylcolamin und N-Dinitrophenylserin gebildet und durch eine unterschiedliche Farbreaktion, die eine Trennung unnötig macht, photometrisch bestimmt. Ähnlich gehen LONG u. STAPLES (1961) vor. DITTMER u. Mitarb. (1958), deren Arbeitsweise im folgenden wiedergegeben wird, benutzen zur Trennung des Colamins vom Serin im Hydrolysat eine Ionenaustauschersäule und bestimmen die Basen durch Perjodatoxydation nach ARTOM (1945). Die Trennung der hydrolytischen Spaltprodukte des Colamin- und Serinkephalins mit Hilfe eines Ionenaustauschers beschreiben auch SLOTTA u. POWERS (1962). Sie erhalten bei der Spaltung der beiden Phosphatide mit Bariumhydroxyd und Salzsäure vier Spaltprodukte (Colamin, Serin, Phosphorylcolamin und Phosphorylserin), die auf zwei

---

*Von H. BETZING.

Dowex-50-Säulen getrennt und durch eine abgeänderte Ninhydrinreaktion photometrisch bestimmt werden können.

Eine papierchromatographische Methode zur Trennung und quantitativen Bestimmung geringer Mengen (0,01—0,1 μMol) Colamin und Serin in Lipoidhydrolysaten stammt von MAGEE u. Mitarb. (1960). Die Chromatogramme werden mit einem Ninhydrinreagenz angefärbt, die gebildeten Flecke ausgeschnitten, extrahiert und die Extinktion der Lösung photometrisch bestimmt.

Reagenzien: Natronlauge p. a., 30%ig; wässerige Natriumacetatlösung, 0,2m (p_H 5,0); wässerige Natriumacetatlösung, 10%ig; Dowex 50-X8 Kationenaustauscher 100—200 mesh (Dow Chemical Company, Midland, Mich., USA. In Deutschland: Serva Entwicklungslabor, Heidelberg); wässerige Perjodsäure p. a., 0,2n; wässerige Borsäure p. a., 2%ig; Salzsäure p. a., 6n; Salzsäure p. a., 0,01n; Natronlauge p. a., 2n.

Durchführung: *a) Hydrolyse der Probe.* Eine Lipoidprobe mit ungefähr 2—3 mg Colamin- und / oder Serin-Stickstoff wird in wenig Äther gelöst und mit 10 ml 6n Salzsäure versetzt. Durch gelindes Erwärmen wird zunächst der Äther abgedampft und dann die Mischung 3 Stunden lang unter Rückfluß gekocht. Nach dem Abkühlen werden die abgespaltenen Fettsäuren durch zweimaliges Ausschütteln mit Äther entfernt und die vereinigten Ätherextrakte zweimal mit je 1 ml Wasser gewaschen. Das Waschwasser wird zusammen mit der wässerigen Schicht unter Stickstoff eingedampft. Zur Entfernung der überschüssigen HCl wird wiederholt Wasser zugefügt und eingedampft. Den Rückstand füllt man mit 0,2m Natriumacetat-Puffer-Lösung (p_H 5,0) auf 25 ml auf (Hydrolysat A.).

β) Trennung von Colamin und Serin. 3 ml Dowex 50-X8 Kationenaustauscher werden zunächst mit 2n Natronlauge, dann mit dest. Wasser gewaschen und als Suspension in 0,2m Natriumacetatpuffer (p_H 5,0) in eine Chromatographiesäule (3 × 0,9 cm) gegeben. Die Tropfgeschwindigkeit der Säule wird vorher durch Einbringen von Glaswolle in den unteren Säulenteil auf ungefähr 1 ml pro Minute eingestellt. Das Harzbett deckt man oben durch einen kleinen Pfropfen aus Glaswolle ab. Die Säule wird nun solange mit Pufferlösung gewaschen, bis das Eluat einen p_H-Wert von 5,0 hat.

Je 3 ml des obigen Hydrolysats A werden auf zwei derartige Säulen gegeben. Gleichzeitig werden noch je 3 ml entnommen zur Bestimmung des Gesamtstickstoffs nach Kjeldahl, des Serin- + Colaminstickstoffs durch Perjodatoxydation und des freien Ammoniaks, das während der Hydrolyse gebildet worden ist. Wenn die auf die Säulen aufgegebenen Probelösungen die Oberfläche des

Austauscherharzes erreicht haben, wird zwei- oder dreimal mit je 3 ml 0,2m Acetatpuffer nachgewaschen und damit solange eluiert, bis 20 ml durch die Säule gelaufen sind. Dieses Eluat dient zur quantitativen Bestimmung des Serins, o-Phosphoserins, o-Phospho-colamins und ähnlicher Substanzen. Das Colamin (zusammen mit freiem Ammoniak und ähnlichen Aminen) wird mit 20 ml einer 10%igen wässerigen Lösung von Natriumacetat (p_H 7,2) aus der Säule eluiert. Das Harz kann zur erneuten Benutzung durch Waschen mit 20 ml Acetatpuffer (p_H 5,0) regeneriert und über zwanzigmal verwendet werden. Die erhaltenen Fraktionen werden auf mit Perjodat reagierende Stickstoffkomponenten, freien Ammoniak und Gesamtstickstoff untersucht. Wenn man sich von der Wirksamkeit der Fraktionierung überzeugt hat, braucht die Bestimmung des Gesamtstickstoffs nicht mehr durchgeführt zu werden.

γ) *Oxydation mit Perjodsäure.* Je 2 ml einer 0,2n Perjodsäure-lösung werden zu den Eluaten der Ionenaustauschersäule und zu einem aliquoten Teil des ursprünglichen Hydrolysats A (zur Bestimmung der Gesamtmenge von Colamin + Serin) gegeben. Die Mischung wird 2—3 Stunden bei 25° aufbewahrt. Nach Zusatz von 10 ml 30%iger Natronlauge wird das freigesetzte Ammoniak durch Wasserdampfdestillation in 10 ml 2%ige Borsäure übergeführt und titrimetrisch mit 0,01n Salzsäure bestimmt. Freies Ammoniak, das bereits im ursprünglichen Hydrolysat vorhanden ist, wird durch Wasserdampfdestillation eines in gleicher Weise alkalisch gemachten aliquoten Teils von A ermittelt. Gesamtstickstoff wird nach der Mikro-Kjeldahl-Methode mit Selenoxychlorid als Katalysator bestimmt.

δ) *Bildung von o-Phosphocolamin.* Im Verlauf der Hydrolyse von colaminkephalin-reichen Phosphatidfraktionen können o-Phosphocolamin und in geringerem Maße auch o-Phosphoserin in Mengen bis zu 17% des Gesamtstickstoffs gebildet werden. Diese Produkte werden nach der vorstehenden Bestimmungsmethode mit Perjodat nicht oxydiert. Der Gehalt an o-Phosphocolamin und o-Phosphoserin im Hydrolysat A kann annähernd genau aus der Differenz zwischen dem Gesamtstickstoff und dem mit Perjodat reagierenden Stickstoff berechnet werden.

Bestimmung des Plasmals in Lipoiden
nach FEULGEN u. Mitarb. (1951)*

Der Acetalphosphatidgehalt (Plasmalogengehalt) einer Lipoid-probe läßt sich nach FEULGEN u. Mitarb. (1951) durch Säurehydro-

---

* Von D. EBERHAGEN.

lyse der Enolätherbindung zwischen der Alkenylgruppe und dem Glycerylrest und durch Reaktion des freigesetzten Plasmals mit Fuchsinschwefelsäure bestimmen. Die Intensität des dabei auftretenden Farbstoffes wird photometrisch gemessen. WILLIAMS u. Mitarb. (1962) jodieren die C = C-Doppelbindung der Enoläthergruppe und ermitteln spektroskopisch die nichtumgesetzte Jodmenge. WARNER u. LANDS (1963) beschreiben eine Bestimmung der Acetalphosphatide in Gegenwart von freien Aldehyden. Sie zerstören mit alkalischer H_2O_2 die Aldehyde; dabei bleibt die Enolätherbindung intakt. Mit Essigsäure wird in Gegenwart von Quecksilberchlorid das Acetalphosphatid hydrolysiert und mit Fuchsinschwefelsäure der Plasmalgehalt bestimmt.

Die chemische Natur der Plasmalreste läßt sich nach FARQUHAR (1962) gaschromatographisch ermitteln. Ein Verfahren zur Bestimmung der Radioaktivität im Aldehydanteil geben NEPTUNE u. IDE (1963) an.

Reagenzien: Pararosanilin (Fa. E. Merck, Darmstadt); Natriumpyrosulfit p. a.; HCl p. a., 2n; NaOH p. a., 2n; Amylalkohol reinst.

Parafuchsindarstellung: 20 g Pararosanilin werden mit 400 ml Wasser und 40 ml 2n HCl 2 Minuten lang gekocht. Die Lösung wird nach Filtration durch einen Heißwassertrichter 24 Stunden lang bei Zimmertemperatur aufgestellt und das ausgefallene Chlorhydrat des Farbstoffs abfiltriert, mit etwas Wasser gewaschen und im Exsikkator über Schwefelsäure getrocknet.

Herstellung der fuchsinschwefligen Säure: In einem 250 ml-Meßkolben löst man 0,25 g Parafuchsin in 175 ml Wasser, gibt dann 12,5 ml 2n HCl und 1,14 g Natriumpyrosulfit hinzu und füllt mit Wasser zur Marke auf. Die Lösung läßt man unter wiederholtem Umschwenken bis zur völligen Lösung und Entfärbung stehen (12—24 Stunden); sie ist dann gebrauchsfertig. Sie muß erneuert werden, wenn $^4/_5$ des Volumens verbraucht sind.

SO_2-haltiges Wasser: Herstellung wie oben; es wird nur der Farbstoff fortgelassen.

Reinigung des Amylalkohols: Er wird über eine Widmerkolonne destilliert. Die ersten 10% des Destillats sind sehr aldehydreich und müssen verworfen werden. Die folgenden 50% müssen noch einmal in der gleichen Weise destilliert werden. Nur der zum Schluß übergehende Anteil ist sofort für die Bestimmung brauchbar.

Durchführung: Eine genau eingewogene Substanzmenge von etwa 1 mg wird evtl. unter gelindem Erwärmen in einem Reagenzglas in genau der tausendfachen Menge Eisessig gelöst (z. B. 1,735 mg in 1,735 ml Eisessig). 0,1 ml der abgekühlten Lösung pipettiert man in ein Zentrifugenglas mit angesetztem Hülsenschliff, gibt 0,1 ml 2n HCl hinzu und erhitzt 5 Minuten lang in einem Wasserbad von 55°. Nach beendeter Hydrolyse wird mit fließendem Wasser auf Zimmertemperatur abgekühlt, die Lösung mit 0,11 ml 2n NaOH neutralisiert, 1 ml fuchsinschweflige Säure zugesetzt und zur Ausbildung der Farbreaktion etwa 20 Minuten lang das Röhrchen verschlossen aufbewahrt. Durch 2 Minuten langes Schütteln des Röhrcheninhaltes mit 2 ml Verdünnungsflüssigkeit (in einem Scheidetrichter SO_2-haltiges Wasser mit 10%igem Amylalkoholzusatz 5 Minuten lang schütteln und die wässerige Phase durch ein angefeuchtetes doppeltes Faltenfilter abfiltrieren) und 1 ml Amylalkohol wird der Farbstoff in die amylalkoholische Phase übergeführt. Das Röhrchen wird mit Eiswasser abgekühlt, zentrifugiert, die obere Phase abpipettiert und in eine 10 mm-Küvette eingefüllt. Die Messung der Extinktion erfolgt bei Filter S 53 gegen reinen Amylalkohol.

Berechnung: Der gefundene Extinktionswert, multipliziert mit dem Faktor 12,5, ergibt den Plasmalgehalt in % bezogen auf die Dimethylacetale des Gehirns.

Bestimmung des Inosits in Lipoiden
nach Böhm u. Richarz (1954)*

Die Bestimmung des Inosits kann chemisch (Böhm u. Richarz 1954) oder mikrobiologisch (Wooley 1941; Atkin u. Mitarb. 1944; Emery u. Mitarb. 1946; Williams u. Mitarb. 1941; Jurist u. Foy 1944; Sonne u. Sobotka 1944; György 1950; Beadle 1944) erfolgen. Die chemischen Methoden beruhen meistens auf der Oxydation des Inosits mit Perjodat. Dazu müssen störende Begleitstoffe, wie Glycerin, Serin, Colamin und Zucker, zuvor entfernt werden. Da Inosit als obligater Wachstumsfaktor für bestimmte Mikroorganismen bereits in Mengen unter einem μg wirksam ist, sind die mikrobiologischen Verfahren sehr empfindlich und spezifisch. Bei ihrer Anwendung, die bakteriologisch geschultes Personal voraussetzt, müssen allerdings z. T. Fehler bis $\pm$ 12% in Kauf genommen werden (Taylor u. McKibbin 1953). Weissbach (1958) benutzt eine aus Aerobacter aerogenes gewonnene Inosit-Dehydrogenase.

Die nachfolgend beschriebene chemische Methode wurde für die Inositbestimmung in Lipoiden entwickelt und ist in jedem Kliniklabor durchführbar. Bei Vorliegen von 100 μg Inosit ist mit einer Standardabweichung von $\pm$ 4 μg zu rechnen. Das Prinzip der Methode besteht in der papierchromatographischen Isolierung des hydro-

---

* Von P. Böhm und G. Richarz.

lytisch freigesetzten Inosits, seiner oxydativen Spaltung mittels Perjodsäure und der jodometrischen Bestimmung des Perjodsäureüberschusses. Le Baron u. Mitarb. (1958), sowie Agranoff u. Mitarb. (1958) erfassen das reduzierte Perjodat spektralphotometrisch.

Reagenzien: 6n HCl (aus rauchender Salzsäure p. a. herstellen); 1%ige Inosit-Lösung; Trennungsgemisch aus Isopropanol-Eisessig-Wasser 3:1:1 (Isopropanol destillieren, Eisessig p. a.); Sprühreagenz (25 ml n $AgNO_3$ + 40 ml 25%iges Ammoniak, mit Wasser auf 250 ml verdünnen); 0,01m Perjodsäure oder 0,01m Trinatriumperjodat (2,94 g des käuflichen Natriumperjodats [Perjodsäuregehalt 65%] in 30 ml n H_2SO_4 lösen, mit Wasser auf 1000 ml verdünnen); Phosphatpuffer (12 g krist. Dinatriumphosphat + 20 ml n H_2SO_4, mit Wasser auf 100 ml verdünnen); Kaliumjodidlösung (5 g Kaliumjodid + 100 ml halbgesättigte Kochsalzlösung); 0,005n Natriumthiosulfat; 0,005n Kaliumjodat zur Titereinstellung (aus „Fixanal" herstellen; ist in brauner Flasche lange stabil); Stärkelösung (1 g lösliche Stärke + 100 ml gesättigte Kochsalzlösung).

Durchführung: *a) Hydrolyse.* Eine Menge Substanz, die 50 bis 400 μg Inosit enthält, (mindestens 2—10 mg) wird in einem Präparateröhrchen aus Jenaer Glas (70 × 7 mm) auf 10 μg genau eingewogen. Dann werden aus einer Mikropipette 0,05—0,1 ml 6n Salzsäure zugegeben (für Substanzmengen bis zu 0,5 mg 0,05 ml, für jedes weitere mg 0,01 ml mehr), worauf das Röhrchen in der Gebläseflamme zugeschmolzen wird. Ein quantitatives Einbringen der Salzsäure in die untere Hälfte des Röhrchens ist unbedingt erforderlich und wird durch Ausziehen der Pipettenspitze erleichtert. Nach 6stündigem Erhitzen auf 110° im Trockenschrank vermischt man das an der inneren Glaswand haftende Kondensat durch mehrfaches kräftiges Ausschlagen des Röhrchens in Richtung beider Rohrenden gut mit dem Hydrolysat, läßt dieses dann in das zugeschmolzene Ende laufen und sprengt die andere Kuppe ab. Die festen, braunschwarzen Hydrolyserückstände brauchen vor dem Aufbringen des Hydrolysats auf das Chromatogramm nicht abgetrennt zu werden.

β) Papierchromatographische Trennung. Die Isolierung des Inosits erfolgt auf dem Papier Nr. 2043 b der Fa. Schleicher & Schüll bei aufsteigender Technik während einer Laufzeit von 12—14 Stunden. Das Papier, dessen Format der Steighöhe (25 bis 28 cm in der angegebenen Zeit) und der Länge des verwendeten Troges entsprechen soll, unterteilt man durch Bleistiftlinien in 5 cm breiee Bahnen, auf denen man die Startpunkte genau 5 cm vom untertn Papierrand entfernt markiert. Von dem Hydrolysat werden —

wiederum mit geeichter Mikropipette — 0,025 ml aufgetragen; die gleiche Menge 6n HCl gibt man auf die für die Leerwertbestimmung vorgesehenen Bahnen. Schließlich trägt man noch 0,025 ml der 1%igen Inositlösung auf eine der mittleren Bahnen jedes Bogens auf; diese Bahn wird später angefärbt und dient zur Lokalisation des Inosits auf dem Chromatogramm. Die Tropfen, die auf dem Papier einen Durchmesser von etwa 18 mm annehmen, läßt man bei Zimmertemperatur oder im kalten Luftstrom trocknen und trennt anschließend aufsteigend in Isopropanol-Eisessig-Wasser 3:1:1. Danach läßt man das Chromatogramm bei Zimmertemperatur bis zur Geruchlosigkeit trocknen. Der Teststreifen mit reinem Inosit wird herausgeschnitten und mittels eines Zerstäubers mit dem Nachweisreagenz angesprüht. Das Papier soll gut durchfeuchtet, jedoch nicht naß sein. Es wird dann 15 Minuten auf 110° im Trockenschrank und anschließend 2 Minuten auf 100° im Dampftopf erhitzt. Durch Bleistiftlinien etwa 2 cm ober- und unterhalb der Mitte des sichtbar gewordenen braunen Flecks markiert man die Lage des Inosits auf dem Chromatogramm. Für die Leerwertbestimmung sollen nur die mit dem Inosit korrespondierenden Abschnitte verwendet werden.

γ) *Elution.* Die ausgeschnittenen, inosithaltigen Chromatogrammbezirke, die etwa 4×5 cm groß sind, werden in weithalsige Erlenmeyerkolben von 200 ml Inhalt gebracht. Die Gefäße sollen nicht kleiner sein, damit das Papier frei beweglich auf dem Gefäßgrund liegt. Man läßt — am bequemsten aus einer großen Bürette — in jeden Kolben 5 ml Aqua bidest. laufen, schwenkt einige Male langsam um, wartet etwa 2 Minuten, schwenkt nochmals um und gießt das Wasser, das bereits den größten Teil des sehr leicht löslichen Inosits enthält, in bereitgestellte, numerierte Jodzahlkölbchen. Zur Spülung wird dieser Vorgang (ohne zu warten) 4mal mit je 2 ml Wasser wiederholt.

δ) *Oxydation und Titration.* Bei Vorliegen von weniger als 400 μg Inosit gibt man aus einer geeichten Pipette 2 ml Perjodsäure oder Perjodatlösung zu den Eluaten, deren Volumina möglichst genau 12—13 ml betragen sollen; für 400—600 μg sind 3 ml des Oxydationsmittels nötig. Jedes Kölbchen wird verschlossen in einen auf genau 50° geheizten Trockenschrank gestellt. Bei Reihenversuchen ist es zweckmäßig, die Beschickung der einzelnen Kölbchen in kurzen Abständen von etwa 2—3 Minuten auszuführen und sich die Uhrzeit zu notieren; man ist dadurch imstande, nach der Oxydation die Titration in gleichen Abständen vorzunehmen.

Nach genau 2½ Stunden nimmt man das Kölbchen aus dem Trockenschrank, fügt sofort 2 ml Phosphatpuffer hinzu, schwenkt kurz um, versetzt mit 2 ml Kaliumjodidlösung und titriert unverzüglich das in Freiheit gesetzte Jod mit Natriumthiosulfat aus einer 5 ml-Bürette unter Zusatz einiger Tropfen Stärkelösung als Indikator. Da der Titer der Thiosulfatlösung stetig abnimmt, muß er für die Titration einer jeden Analysenreihe von neuem bestimmt werden. (Das Kaliumjodat muß bei der Titereinstellung angesäuert werden!)

Berechnung: Wenn L der Verbrauch an ml Thiosulfat für den Leerversuch, A der Verbrauch an ml Thiosulfat für den Analysenansatz und I das Äquivalent in ml Thiosulfat für 1 mg Inosit (13,33 ml für die 0,005n Lösung) ist, so ergibt sich der Inosit-Gehalt des Ansatzes in mg aus der Beziehung $\dfrac{(L-A) \cdot f}{I}$. Darin ist f der Faktor der 0,005n Thiosulfatlösung.

Bestimmung der partiellen Hydrolyseprodukte der Phosphatide nach DAWSON (1960) *und* DAWSON *u. Mitarb.* (1962)*

Die von DAWSON angegebene Methode ermöglicht es, die Zusammensetzung von Phosphatidgemischen durch aufeinanderfolgende partielle Spaltungen und durch papierchromatographische bzw. elektrophoretische Trennung der Spaltprodukte zu ermitteln. Dabei werden die Acylesterbindungen mit Alkali, die Enolätherbindungen der Plasmalogene mit Säure und die übrigen Phosphatidbindungen mit methanolischer Salzsäure hydrolysiert. Die papierchromatographisch getrennten Spaltprodukte können durch Bestimmung des Phosphorgehaltes in den Flecken des Chromatogramms quantitativ erfaßt werden. Da die Bildung zyklischer Glycerinphosphorsäure als sekundäre Reaktion die Phosphorbestimmung unter Umständen erheblich stört, müssen die Hydrolysebedingungen genau eingehalten und die gefundenen Werte für Glycerylphosphorylcholin und Glycerylphosphorylinosit korrigiert werden.

Diese unerwünschte Nebenreaktion wird nach BROCKERHOFF (1963) durch Verwendung polarer Lösungsmittel unterdrückt. Die Deacylierung von Lecithin mit Lithiumhydroxyd in Chloroform-Methanol 2:8 zeigt nur einen Abbau des Glycerylphosphorylcholins von 0,1%. Auch bei der Deacylierung der Inositphosphatide konnte nach dieser Methode kein zyklisches Glycerinphosphat festgestellt werden.

Es liegt in der Natur solcher hydrolytischen Verfahren, daß die Lysophosphatide dieselben Hydrolyseprodukte ergeben wie die ent-

---

* Von H. BETZING.

sprechenden Diester- oder Polyester-Phosphatide und deshalb nicht von diesen unterschieden werden können.

Reagenzien: Tetrachlorkohlenstoff p. a., destilliert; Isobutanol p. a.; Trichloressigsäure p. a., 10%ig; Natronlauge p. a., 1n; Äthylformiat, destilliert; Chloroform p. a.; wasserfreie methanol. HCl, 2n (Herstellung s. S. 155); Eisessig p. a.; Äthanol p. a.; Phenol puriss.; Pyridin puriss., redest.; Perchlorsäure p. a., 72%ig; Ammoniummolybdatlösung, 5%ig in Wasser; Diäthyläther p. a.; Ninhydrin, 5%ig in Aceton; Fiske und Subbarow-Reagenz nach S. 64; Hanes und Isherwood-Reagenz nach S. 84.

Durchführung: *a) Alkalische Hydrolyse der Phosphatide.* Eine Phosphatidprobe, die maximal 50% Neutrallipoide enthalten darf, besser aber frei von Neutralfetten ist und ungefähr 500 bis maximal 550 μg Lipoidphosphor besitzt, wird — am besten in einem 20 ml-Zentrifugenglas — in 0,8 ml Tetrachlorkohlenstoff gelöst. Zu dieser Lösung gibt man nacheinander 7,5 ml Äthanol, 0,65 ml Wasser und 0,25 ml wässerige n Natronlauge. Die Mischung wird 20 Minuten bei 37° aufbewahrt und dann mit Indikatorpapier der p_H-Wert bestimmt. Das Hydrolysat muß deutlich alkalisch reagieren, wenn die eingesetzte Probe nicht mehr als 550 μg Lipoidphosphor und keinen Überschuß an Neutrallipoiden enthält. Zur Neutralisation der überschüssigen Natronlauge wird das Hydrolysat mit 0,4 ml Äthylformiat versetzt, 5 Minuten bei 37° aufbewahrt (wobei die Natronlauge mit Äthylformiat zu Natriumformiat und Äthanol reagiert) und dann im Vakuum bei einer Temperatur unterhalb von 60° zur Trockene eingedampft (Rotationsverdampfer). 1 Volumen Wasser wird mit 2 Volumen einer Isobutanol-Chloroform-Mischung (1:2) zur Äquilibrierung eine Minute geschüttelt und dann zum Absitzen stehen gelassen. 1 ml der wässerigen Oberphase und 2 ml der unteren Phase gibt man sodann zu dem trockenen Hydrolyserückstand. Das Zentrifugenglas wird geschüttelt und leicht erwärmt, um die Hydrolyseprodukte und die alkalistabilen Phosphatide quantitativ in Lösung zu bringen. Dann wird die Emulsion zentrifugiert, die obere wässerige Schicht (A) mit einer Pasteur-Pipette abgenommen und zur Chromatographie bei 0° aufbewahrt. Sollte die Trennung der beiden Phasen Schwierigkeiten bereiten, so kann man durch Einfrieren der Emulsion in flüssigem Kohlendioxyd und Auftauen vor dem Zentrifugieren oder durch Zufügen von Cetylammoniumbromid (Endkonzentration 0,25%) zur wässerigen Schicht Abhilfe schaffen.

β) Hydrolyse der Plasmalogene. Von der fast klaren unteren Schicht, die die alkalistabilen Phosphatide enthält, werden mit einer Pipette 1,6 ml abgenommen und in ein 10 ml-Zentrifugenglas

mit angesetztem Hülsenschliff übergeführt. Um sicher zu gehen,
daß die Probe nicht durch kleine Mengen der wässerigen Schicht
verunreinigt ist, wird zur Entnahme die Spitze der Pipette unter
die Trennungsfläche der beiden Phasen gebracht und eingedrunge-
nes Wasser durch leichtes Erwärmen der Pipette mit der Hand entfernt. Zu der Probe werden 0,8 ml 10%ige Trichloressigsäure, die
5mM $HgCl_2$ enthält, gegeben und die Mischung auf einem Wasserbad von 37° eine halbe Stunde lang kräftig geschüttelt. Nach dem
Abkühlen gibt man 2 ml wassergesättigten Äther zu, schüttelt und
zentrifugiert. Die obere Schicht enthält die alkali- und säurestabilen Phosphatide und wird möglichst vollständig mit einer Pasteur-
Pipette entfernt. Die untere wässerige Schicht, die den hydrolysier-
ten Plasmalogenphosphor enthält, wird zweimal mit je 2 ml einer
Mischung aus wassergesättigtem Chloroform-Äther-Isobutanol (1 :
1 : 2), dann mit 2 ml wassergesättigtem Äther extrahiert und schließlich neutralisiert oder auf einen schwach alka-
lischen p_H-Wert eingestellt. Das erreicht man
am besten durch kurzes Einbringen eines mit
verd. Ammoniaklösung getränkten Dochtes in
den freien Luftraum des Zentrifugenglases. Die
so erhaltene Lösung (B) ist ebenfalls bis zur
Chromatographie bei 0° aufzubewahren.

    *γ) Hydrolyse der bei milder alkalischer und
saurer Hydrolyse stabilen Phosphatide.* Die vereinigten Lösungsmittelschichten mit den alkali-
und säurestabilen Phosphatiden werden im
Vakuum zur Trockene eingedampft. Das geschieht am zweckmäßigsten durch sukzessives
Einengen in kleineren Anteilen bei 100° in einem am oberen Ende ausgezogenen, dickwandigen Reagenzglas (Abb. 7). Der Rest des Lösungsmittels wird durch Andrücken eines Vaku-
umschlauches an den verjüngten Hals des Glases
im Vakuum abgezogen. Zu dem Rückstand,
der aus Lipoiden und Trichloressigsäure besteht, gibt man 1,25 ml wasserfreie 2n methanolische Salzsäure. Das Reagenzglas wird unter
Eiskühlung zugeschmolzen und im Bombenofen
4 Stunden auf 100° erhitzt. Vor dem Öffnen bei

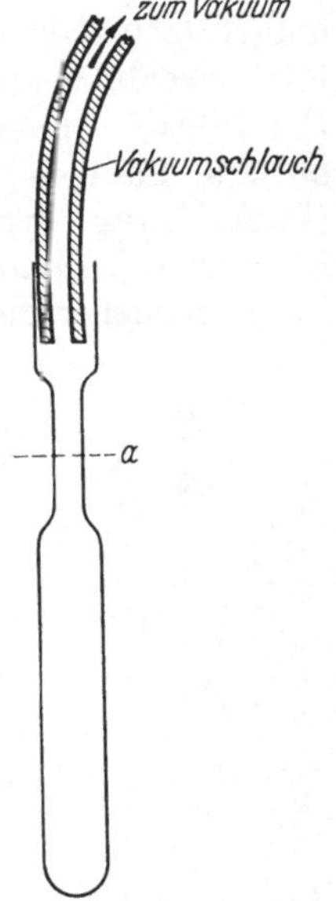

Abb. 7. Reagenzglas
zur Spaltung der unter
milden Bedingungen al-
kali- und säurestabilen
Lipoide.

a kühlt man das Glas sorgfältig ab. Nach Überziehen eines Vakuum-
schlauches über den verengten Hals des Glases wird die methanolische HCl im Vakuum abgezogen. Zu dem Rückstand aus Lipoid-
hydrolysat und Methyltrichloracetat (0,05 ml; einige käufliche

Trichloressigsäureproben geben größere Rückstände und sollten
nicht verwendet werden) gibt man 0,5 ml Wasser und 2 ml wassergesättigten Äther. Die Mischung wird geschüttelt und zentrifugiert,
die obere ätherische Schicht entfernt und dann die untere erneut
mit 1 ml wassergesättigtem Äther extrahiert. Die wässerige Phase
(C) wird zur Chromatographie benutzt. Die vereinigten Ätherextrakte werden zur Trockene eingedampft, und nach dem Veraschen mit Perchlorsäure kann man den Alkoxy-Phosphatid-Phos-
phor wie unten beschrieben bestimmen.

δ) Papierchromatographie und Ionophorese. Die Proben der drei
Hydrolysate werden quantitativ mit einer Ostwald-Pipette auf
Chromatographiepapier Whatman Nr. 1 (Schleicher & Schüll Nr.
595), das vorher gut mit 2n Essigsäure und Wasser gewaschen worden ist, aufgetragen. Die Substanzflecke sollen einen Durchmesser
von 1,5—2,0 cm haben.

Vom Hydrolysat A (alkalilabile Phosphatide) werden 0,2 ml
aufgetragen. Die Trennung der wasserlöslichen Phosphatester erfolgt zweidimensional durch absteigende Papierchromatographie
(Laufmittel: Phenol gesättigt mit Wasser-Essigsäure-Äthanol
50:5:6; Laufzeit: 14—18 Stunden) und Ionophorese bei p_H 3,6
(Pufferlösung: Pyridin-Eisessig-Wasser 1:10:89). Die Ionophorese
in der zweiten Laufrichtung ist der Chromatographie vorzuziehen;
sie ist schneller durchführbar, ergibt bessere Trennungen und be-

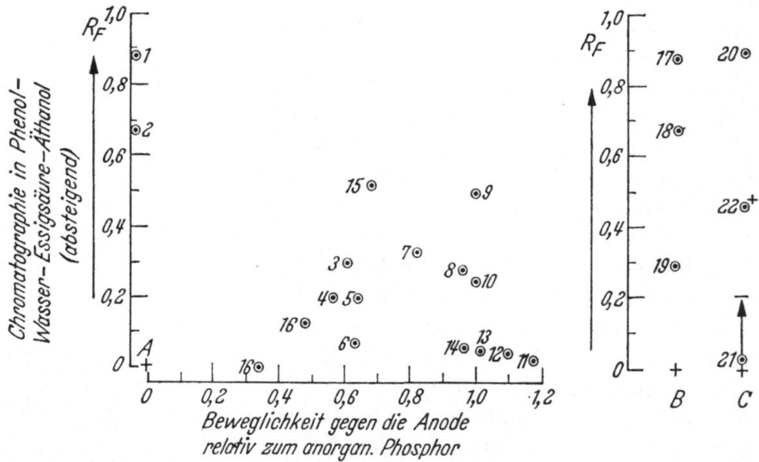

Abb. 8. Zusammenstellung der wasserlöslichen Phosphatester: A alkalische Hydrolyseprodukte der Phosphatide, durch Chromatographie und Ionophorese getrennt. B Säure-HgCl₂-
Hydrolysate der Phosphatide, die gegen milde alkalische Hydrolyse stabil sind, durch Papierchromatographie getrennt. C mit methanolischer Salzsäure behandelte Hydrolysate der Phosphatide, die stabil sind gegen milde alkalische und saure Hydrolyse, papierchromatographisch
getrennt.

Hydrolyse-bedingungen:	Fleck Nr.	Komponente	Ursprüngliches Phosphatid
A: 0,03n NaOH in Äthanol-Wasser 4:1, 20 Min. bei 37°	1	Glycerylphosphorylcholin	Lecithin (Lysolecithin)
	2	Glycerylphosphorylcolamin	Colaminkephalin
	3	Glycerylphosphorylserin	Serinkephalin
	4	Glycerylphosphorylinosit	Inositphosphatid
	5	Phosphorylinosit	(Monophosphoinositid)
	6	Unbekannt (zyklische Derivate)	
	7	Glycerinphosphorsäure	Phosphatidsäure (Spuren können aus Phosphoinositiden entstehen)
	8	Bis-(glycerylphosphoryl)-glycerin	Bis-(phosphatidyl)-glycerin (Cardiolipin)
	9	zyklische Glycerinphosphorsäure	Lecithin (Inositphosphatid)
	10	Anorganisches Phosphat	Spuren begleiten oft hartnäckig höhere Phospholmos'tide des Gehirns
	11	Inosit-Triphosphat	Triphosphoinositid
	12	Glycerylphosphorylinosit-Diphosphat	
	13	Inosit-Diphosphat	Diphosphoinositid
	14	Glycerylphosphorylinosit-Monophosphat	
	15	Bis-(glyceryl)-phosphat	Phosphatidylglycerin
	16	Deacylierungsprodukte des Phosphoinositidotrimannosid (das am langsamsten wandernde ist vorherrschend)	Phosphoinositidotrimannosid [1]
B: 10%ige Trichloressigsäure, die 5 mM $HgCl_2$ enthält, 30 Min. bei 37°	17	Glycerylphosphorylcholin	Cholin-Plasmalogen
	18	Glycerylphosphorylcolamin	Colamin-Plasmalogen
	19	Glycerylphosphorylserin	Serin-Plasmalogen
C: 2n methanolische Salzsäure 4 Std. bei 105°	20	Phosphorylcholin und Sphingosylphosphorylcholin	Sphingomyelin
	21	Anorganisches Phosphat	
	22 [2]	Glycerophosphat-Derivate (?)	Zyklische Acetal-Plasmalogene, hauptsächlich aus natürlichen Plasmalogenen durch Säure-$HgCl_2$-Hydrolyse gebildet

[1] Es ist möglich, daß die Deacylierungsprodukte von anderen Phosphoinositidomannosiden eine ähnliche Lage einnehmen.

[2] Weder zyklische 1,2-Phosphate, noch Methylester; manchmal werden ebenso freie Glycerophosphate (R_F 0,33) gebildet.

seitigt gleichzeitig die vorhandenen $Na^{\oplus}$-Ionen, die den Nachweis der Phosphatester stören. Die Anwesenheit von Natriumformiat im Hydrolysat (entstanden durch die Neutralisation des Alkaliüberschusses mit Äthylformiat) macht es notwendig, zur Erzielung einer guten Trennung das Hydrolysat zuerst in dem jeweils frisch bereiteten Phenol-Laufmittel zu chromatographieren und im Anschluß daran die Ionophorese durchzuführen. Zu diesem Zweck werden die Papiere nach der Chromatographie getrocknet, auf Glasstäbe gelegt und mit einer Pipette, die mit einem Pipettenfüller ausgerüstet ist, mit dem Pyridin-Essigsäure-Puffer angefeuchtet. Schließlich läßt man den Puffer durch Kapillarkraft in die theoretische Linie der Phosphatester, die durch das Phenol-Laufmittel getrennt worden sind, fließen, so daß diese von beiden Seiten angefeuchtet wird. Die nachfolgende Ionophorese wird unter Toluol eine Stunde bei 40 V/cm in einem Apparat, ähnlich dem von RYLE u. Mitarb. (1955) beschriebenen, durchgeführt.

Vom Hydrolysat B (Plasmalogene) werden 0,3 ml, vom Hydrolysat C (bei milder alkalischer und saurer Hydrolyse stabile Phosphatide) 0,2 ml zur papierchromatographischen Trennung benötigt. Es wird absteigend mit Phenol entwickelt, das mit Wasser-Essigsäure-Äthanol 50:5:6 gesättigt worden ist. Nach dem Trocknen bei 60—75° werden die Chromatogramme zur Identifizierung von Glycerylphosphoryl-Colamin und -Serin mit 0,25% Ninhydrin in Aceton angesprüht und 5 Minuten auf 80° erhitzt. Die Sichtbarmachung der Phosphatester erfolgt durch Ansprühen mit Phosphormolybdänsäure nach HANES u. ISHERWOOD (1949) (s. S. 84) und Betrachtung mit UV-Licht.

ε) Bestimmung des Phosphorgehaltes in den Substanzflecken des Chromatogramms. Jeder Fleck wird zusammen mit einem 0,5 cm breiten Rand aus dem Chromatogramm ausgeschnitten, auf einer Torsionswaage ausgewogen und in ein Reagenzglas aus Pyrexglas übergeführt. Nach Zugabe von 1—2 ml 72%iger Perchlorsäure (1 ml/100 mg Papier) wird die Probe entweder über einer mittelgroßen Gasflamme oder auf einem elektrisch beheizten Veraschungsgestell verascht. Die Perchlorsäure wird durch starkes Erhitzen bis auf ungefähr 0,6—0,7 ml abgedampft. Die Phosphorbestimmung ist von der Perchlorsäuremenge nur im Bereich von 0,5—0,9 ml unabhängig. Nach dem Abkühlen überführt man den Veraschungsrückstand mit ungefähr 8 ml Wasser quantitativ in ein mit einer 10 ml-Marke versehenes Reagenzglas. Sollte ein leichter Niederschlag auftreten, so kann man diesen durch 10 Minuten langes Erhitzen der Lösung auf 100° entfernen. Nach dem Abkühlen des Reagenzglases auf Zimmertemperatur (die Farbentwicklung ist temperaturabhängig) werden 0,5 ml einer 5%igen Ammoniummolybdatlösung zugeben, das Reaktionsgemisch durchgeschüttelt und mit 0,4 ml Reduktionsreagenz nach FISKE u. SUBBAROW (1925) (s. S. 64) versetzt. Die Lösung wird mit Wasser auf 10 ml aufgefüllt, durchgemischt, 20 Minuten stehen gelassen und schließlich die Extinktion bei 660 mμ gemessen. Zur Bestimmung der Leerwerte werden entsprechende Papierflächen ausgeschnitten, ausgewogen, wie oben verascht und nach Zusatz von Ammoniummolybdatlösung und Reduktionsreagenz die Extinktionen bestimmt. Solche Leerwerte sind im allgemeinen klein (E = 0,01—0,03).

ζ) Berechnung der Phosphatidkonzentrationen. Für die Probemengen und Verdünnungen, wie sie im obigen Verfahren benutzt werden, kann zur Bestimmung des Phosphorgehaltes und daraus der jeweiligen Phosphatidkonzentration im Gesamtphosphatidgemisch folgende Berechnung angewendet werden: Wenn P_T die Gesamtphosphatidphosphormenge ist und P_x der Phosphorgehalt des fraglichen Fleckes, so ist der Prozentgehalt eines alkalilabilen Phosphatids

$$\% = \frac{P_x}{P_T} \times \frac{1}{0,2} \times 100.$$

Für einige Phosphatide dieser Gruppe ist wegen der Sekundärreaktionen der deacylierten Phosphatidderivate eine Korrektur notwendig. Unter den obigen Bedingungen der alkalischen Hydrolyse werden ungefähr 6% (6,1; 5,2; 6,1) des Glycerylphosphorylcholins, das aus dem Lecithin stammt, zu zyklischer Glycerinphosphorsäure umgesetzt; deshalb muß der gefundene Phosphorwert des Glycerylphosphorylcholins mit 1,06 multipliziert werden. Die Summe des Glycerylphosphorylinosit- und des Phosphorylinosit-Phosphors ist mit 1,4 und der Glycerylphosphorylinositdiphosphatplus Inosittriphosphat-Phosphor mit 1,2 zu multiplizieren, um den Inositphosphatid- bzw. den Triphosphoinositid-Phosphor zu ermitteln.

Prozentgehalt eines alkalistabilen, säurelabilen Phosphatids (Plasmalogens)

$$\% = \frac{P_x}{P_T} \times \frac{0,8}{0,3} \times \frac{2}{1,6} \times 100$$

Prozentgehalt eines gegen milde Säure- und Alkali-Hydrolyse beständigen Phosphatids

$$\% = \frac{P_x}{P_T} \times \frac{0,5}{0,2} \times \frac{2}{1,6} \times 100$$

Bei den Chromatogrammen des Hydrolysats C ist der Phosphorgehalt des kleinen Fleckes vom R_F-Wert 0,47 (Abb. 8, Fleck 22) dem der Plasmalogene zuzuzählen und die Spur des anorganischen Phosphat-Phosphors (Fleck 21) dem vereinigten Phosphorylcholin- und Sphingosylphosphorylcholin-Phosphor.

η) Mikro-Modifizierung der Methode. Für kleine Phosphatidmengen (100—200 μg Lipoidphosphor) wird das Verfahren analog durchgeführt; lediglich bei der milden alkalischen Hydrolyse ersetzt man die n Natronlauge durch eine 0,4n Lauge. Für die Papierchromatographie werden vom Hydrolysat A 0,5 ml, vom Hydrolysat B und C das gesamte Hydrolysat benötigt. Zur besseren quantitativen Überführung der Substanzen auf das Papier dampft man die einzelnen Hydrolysate in kleinen Spitzkölbchen (10 ml

Inhalt) im Vakuum auf ein kleineres Volumen ein und färbt die Lösung mit wenig Bromthymolblau. Die Ausbeuten an hydrolysiertem Lipoidphosphor sind niedrig (80 bis 90%), wahrscheinlich wegen der nicht quantitativen Überführung der einzelnen Hydrolysate auf das Papier. Die prozentuale Verteilung der Phosphatide kann aber ohne großen Fehler berechnet werden, wenn man die Summe der Phorphormengen in den Flecken 100% setzt.

b) Chromatographische Untersuchungen*

Es sind papier- und dünnschichtchromatographische Verfahren sowohl für die Trennung der intakten Phosphatide als auch von deren Spaltprodukten ausgearbeitet worden. Sie gehören zu den besten Mikromethoden, die heute zur Verfügung stehen und eignen sich nicht nur für quantitative Untersuchungen im Mikromaßstab, sondern sind auch bei der Isolierung und Reinigung von Phosphatidextrakten unentbehrlich. Bei der säulenchromatographischen Auftrennung von Lipoidgemischen kann mit ihrer Hilfe der Verlauf der Fraktionierung kontrolliert und die Identifizierung der gewonnenen Phosphatidfraktionen in kurzer Zeit durchgeführt werden. Es hat sich gezeigt, daß zur Prüfung des Reinheitsgrades eine solche papier- oder dünnschichtchromatographische Untersuchung aller Säulenfraktionen unbedingt notwendig ist, da manche einheitlich scheinenden Fraktionen sich dabei als aus mehreren Komponenten bestehend erwiesen haben.

Die Phosphatide können auf nichtvorbehandeltem Chromatographiepapier (HACK 1953; WITTER u. Mitarb. 1957), acetyliertem Papier (ARMBRUSTER u. BEISS 1957), Tetralin-imprägniertem Papier (INOUYE u. NODA 1958), Phosphat-imprägniertem Papier (ROUSER u. Mitarb. 1961a), Kieselgel-imprägniertem Papier (ROUSER u. Mitarb. 1961b; MARINETTI 1962), Kieselgel-imprägniertem Glasfaserpapier (MULDREY u. Mitarb. 1959), Formaldehyd-imprägniertem Papier (HÖRHAMMER u. Mitarb. 1959) und auf Kieselgeldünnschichtplatten getrennt werden. Nur die vier zuletzt genannten Verfahren haben größere Bedeutung erlangt; über ihre Anwendung wird im nachfolgenden ausführlicher berichtet.

Chromatographische Trennung auf Kieselgelpapier
nach MARINETTI (1962)

Für die Trennung von Phosphatiden haben sich mit Kieselgel imprägnierte Papiere als sehr brauchbar erwiesen. Folgende

---

* Von H. BETZING.

Lösungsmittelsysteme werden häufig angewendet und zeichnen sich durch gute Trenneffekte aus: Ein Gemisch aus 20% Methanol in Chloroform (LEA u. Mitarb. 1955), das Diisobutylketon-Eisessig-Wasser-System von MARINETTI u. Mitarb. (1956; 1957) und ein Gemisch aus Chloroform-Methanol-Ammoniak (ROUSER u. Mitarb. 1961b). Das System von MARINETTI u. Mitarb. eignet sich in besonderer Weise zur Trennung und quantitativen Bestimmung komplexer Phosphatidgemische, wie sie in den Lipoidextrakten aus verschiedenen Geweben enthalten sind. Zur Herstellung von kieselgelimprägniertem Papier sei auf die Vorschrift von

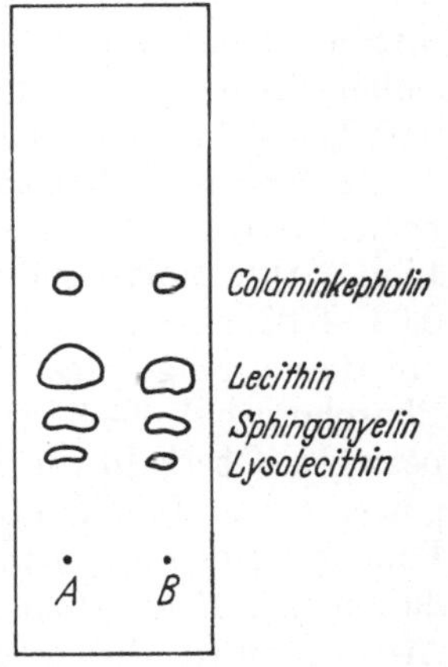

Abb. 9. Papierchromatogramm menschlicher Serumphosphatide nach MARINETTI (1962). Bei A wurden 0,03 ml, bei B 0,020 ml Serum direkt auf das Kieselgelpapier aufgetragen. Laufmittel: Diisobutylketon-Eisessig-Wasser 40:20:3; Temperatur: 23°; Laufzeit: ungefähr 4 Stunden. Flecke auf der Startlinie stammen von den Serum-Proteinen. Monophosphoinositid läuft gemeinsam mit Lysolecithin.

MARINETTI (1962) hingewiesen. Seit einiger Zeit liefert die Fa. Schleicher & Schüll fertiges Kieselgelpapier, das ohne weitere Vorbehandlung benutzt werden kann.

Lipoide in wässerigen Systemen, wie Blutplasma, Blutserum, Cytoplasma u. a., können nach MARINETTI u. Mitarb. (1960) auch ohne vorhergehende Extraktion mit organischen Lösungsmitteln chromatographiert werden. Zu diesem Zweck werden 0,01—0,03 ml Plasma oder Serum direkt auf das Kieselgelpapier aufgetragen, trocknen gelassen und dann das Chromatogramm wie unten beschrieben aufsteigend entwickelt. Die Papiere werden anschließend 30 Minuten an der Luft getrocknet und mit Rhodamin 6G angefärbt (s. Abb. 9). Die Methode eignet sich gut zur schnellen qualitativen Analyse der wichtigsten Phosphatide des Serums (MARINETTI 1962).

Reagenzien: Kieselgelpapier Schleicher & Schüll Nr. 289; Diisobutylketon p. a.; Eisessig p. a.

Durchführung: α) *Aufsteigende Methode.* Auf einem 21 × 20 cm großen Kieselgelpapierbogen werden entlang einer 3 cm vom unteren Rand entfernten Linie 7 Startflecke im gegenseitigen Abstand von 2,5 cm bzw. 9 Startflecke im Abstand von 2 cm markiert. Je 0,01—0,03 ml einer Phosphatidlösung, deren Phosphorgehalt bei einem Gesamtlipoidextrakt zwischen 0,5—2,0 μg (entsprechend 12 bis 50 μg Gesamtphosphatide) betragen soll, trägt man auf die einzelnen Startpunkte auf. Die Papiere werden zu einem Zylinder zusammengerollt und die Enden mit einer nichtrostenden Stahlklammer zusammengehalten. Es ist darauf zu achten, daß die vertikalen Papierenden sich nicht gegenseitig berühren. Der Papierzylinder wird dann in ein Chromatographiegefäß von 9—10 cm Durchmesser gestellt, in dem sich ungefähr 50 ml einer Mischung aus Diisobutylketon, Eisessig und Wasser im Verhältnis 40:20:3 befinden, und 3,5—4,5 Stunden bei 23° entwickelt.

β) Absteigende Methode. Auf 12 × 42 cm großen Kieselgelpapierbogen werden entlang einer 6 cm vom oberen Rand entfernten Linie 3 Startpunkte im gegenseitigen Abstand von 4 cm markiert. 0,02—0,03 ml einer Phosphatidlösung werden auf die einzelnen Startflecke aufgetragen. Bei einem Gesamtlipoidextrakt soll der Phosphorgehalt 6—8 μg (entsprechend 150—200 μg Phosphatide) betragen. Oberhalb von 8 μg pro Fleck ziehen sich die Lipoidkomponenten zu sehr in die Länge und überlappen sich gegenseitig. Die Papiere werden in einem Chromatographietrog von 15 cm Durchmesser und 45 cm Höhe an einem geeigneten Ständer aufgehängt. Als Fließmittel dienen 200 ml einer Mischung aus Diisobutylketon-Eisessig-Wasser 40:25:5. Laufzeit: 16—20 Stunden. Temperatur: 23°. Die 12 × 42 cm großen Papiere können auch in drei 4 × 42 cm Streifen zerschnitten und absteigend in einem 1 Liter-Meßzylinder 16—20 Stunden entwickelt werden.

γ) Sichtbarmachung und Identifizierung der Substanzflecke auf dem Chromatogramm. Wenn auch die R_F-Werte und die Anfärbbarkeit mit verschiedenen Reagenzien keine eindeutige Identifizierung der Phosphatide zulassen, so geben diese Eigenschaften doch wichtige und oftmals ausreichende Hinweise für eine Zuordnung. In der Tab. 13 sind die R_F-Werteund die Anfärbbarkeit einiger Phosphatide zusammengefaßt. Folgende Reagenzien haben sich zur Anfärbung speziell der Phosphatide bewährt:

a) **Anfärbung mit Rhodamin 6G für alle Phosphatide** (MARINETTI u. Mitarb. 1957): Zur Herstellung der Vorratslösung werden 240 mg Rhodamin 6G (Farbindex 752) in einem Liter dest. Wasser gelöst und über Nacht stehen gelassen. Die Tauchlösung bereitet man sich durch Auffüllen von 50 ml der Stammlösung auf 1000 ml mit dest. Wasser. Die Papierchromatogramme werden unter dem Abzug 1 Stunde getrocknet und dann 2—3 Minuten in die Tauchlösung eingetaucht. Nach dem Auswaschen des überschüssigen Farbstoffes mit dest. Wasser werden die noch feuchten Chromatogramme unter einer UV-Lampe (366 mμ) betrachtet. Die Phosphatide erscheinen als gelbe, orange, purpurne oder blaue

Tabelle 13. *Chromatographisches Verhalten einiger Phosphatide auf kieselgel-imprägniertem Papier* (nach MARINETTI 1962).

Die aufgeführten R_F-Werte sind unter folgenden Bedingungen ermittelt: Laufmittel: Diisobutylketon-Eisessig-Wasser 40:20:3; Laufzeit: Aufsteigend 4—5 Stunden; Temperatur: 23°. Es bedeuten: Rh. 6G = Anfärbung mit Rhodamin 6G; Ninh. = Anfärbung mit Ninhydrin; DNPH = Anfärbung mit Dinitrophenylhydrazin; Cholin = Reaktion auf Cholin; + positive Reaktion; — negative Reaktion.

Reaktion auf Anfärbereagenzien

Phosphatide	R_F-Wert	Rh. 6G	Ninh.	DNPH	Cholin
1. Lecithin	0,.37	gelb	—	—	+
2. Lyso-Lecithin	0,18	gelb	—	—	+
3. Colaminkephalin	0,50	gelb	+	—	—
4. Lyso-Colaminkephalin	0,30	gelb	+	—	—
5. Serinkephalin	0,45	blau	+	—	—
6. Lyso-Serinkephalin	0,25	blau	+	—	—
7. Monophosphoinositid	0,21	blau	—	—	—
8. Cholinplasmalogen	0,38	gelb	—	+	+
9. Colaminplasmalogen	0,51	gelb	+	+	—
10. Phosphatidsäure	0,78	blau	—	—	—
11. Cardiolipin	0,57—0,67	blau	—	—	—
12. Sphingomyelin	0,31	gelb	—	—	+

Flecke. Die sauren Phosphatide sind gewöhnlich blau oder purpur, die neutralen gelb gefärbt.

b) **Anfärbung mit Rhodamin B für alle Phosphatide** (MARINETTI u. Mitarb. 1955): Die Anfärbung erfolgt mit einer 0,01%igen wässerigen Lösung von Rhodamin B wie bei Rhodamin 6G beschrieben.

c) **Anfärbung mit Ninhydrin auf aminogruppenhaltige Phosphatide** (MARINETTI 1962): Die trockenen Chromatogramme werden mit einer 0,25%igen Lösung von Ninhydrin in Aceton-Lutidin (9:1) angesprüht oder einmal in die Lösung eingetaucht. (Wird Lutidin [2,4-Dimethylpyridin] nicht benutzt, so ist die Färbung nur schwach.) Die Papiere werden einige Stunden bei Zimmertemperatur liegen gelassen; Erhitzen sollte vermieden werden. Aminophosphatide erscheinen als purpurfarbene Flecken.

d) **Anfärbung mit Phosphormolybdänsäure-Zinn(II)-chlorid auf cholinhaltige Phosphatide** (LEVINE u. CHARGAFF 1951): Die trockenen Chromatogramme werden zunächst 10 Minuten mit dest. Wasser gewaschen und dann für 10 Minuten in eine 1%ige wässerige Lösung von Phosphormolybdänsäure gelegt. Anschließend werden die Papiere dreimal je 10 Minuten lang mit dest. Wasser gewaschen und schließlich in eine 1%ige Lösung von Zinn(II)-chlorid in 3n Salzsäure getaucht. Die cholinhaltigen Phosphatide erscheinen als blaue Flecken. Die Anfärbung ist nicht immer spezifisch.

e) **Dragendorffs Reagenz auf cholinhaltige Phosphatide** (BREGOFF u. Mitarb. 1953): 8,0 g Wismutsubnitrat p. a. werden in 20—25 ml 30%iger Salpetersäure (D = 1,18) gelöst. Die Lösung wird langsam unter Rühren zu einer Aufschlämmung von 28 g Kaliumjodid p. a. in 1 ml 6n Salzsäure und 5 ml Wasser gegeben. Der dunkle Niederschlag wird mit Wasser versetzt, bis eine orangerote Färbung der Lösung auftritt und das Volumen 95 ml beträgt. Falls ein fester Rückstand vorhanden ist, wird dieser abfiltriert und die Lösung auf 100 ml aufgefüllt. Eine solche Vorratslösung ist im Eisschrank mehrere Wochen haltbar, wenn sie in einer braunen Flasche aufbewahrt wird. Zur Herstellung der Sprüh- oder Tauchlösung werden der Reihe nach zusammengegeben: 20 ml Wasser, 5 ml 6n Salzsäure, 2 ml Vorratslösung und 5 ml 6n Natronlauge. Sollte nicht alles Wismuthydroxyd durch Schütteln in Lösung gehen, so werden noch einige Tropfen 6n Salzsäure zugesetzt. Die Lösung hält sich im Eisschrank etwa 10 Tage. Zur Anfärbung werden die trockenen Chromatogramme mit diesem Dragendorff-Reagenz angesprüht oder darin eingetaucht. Die cholinhaltigen Phosphatide geben rosa oder rosarote Flecken auf gelbem Grund.

f) **Phosphatfärbung nach HANES u. ISHERWOOD (1949):** Das Hanes-Isherwood-Reagenz wird wie folgt hergestellt: 5 ml 60%ige Perchlorsäure, 10 ml n Salzsäure und 25 ml 4%ige Ammoniummolybdatlösung werden mit Wasser auf 100 ml aufgefüllt. Die Chromatogramme werden im Luftstrom getrocknet, mit Hanes-Isherwood-Reagenz angesprüht (ungefähr 1 ml pro 100 cm^2), erneut im Luftstrom getrocknet und 7 Minuten auf 85° erhitzt. Die Papiere werden der Luftfeuchtigkeit ausgesetzt und dann 5—10 Minuten in einen Trog mit verdünntem Schwefelwasserstoffgas gehängt. Die Phosphatide bilden blaue Flecke, die nur bei wenig gefärbtem Untergrund gute Kontraste ergeben. Die Bildung des Phosphomolybdänblau-Komplexes kann außer mit Schwefelwasserstoff auch mit Zinn(II)-chlorid, Eisen(II)-sulfat, Vitamin C und durch Bestrahlung mit UV-Licht erfolgen.

g) **Reagenz auf Plasmalogene** (MARINETTI 1962): Die getrockneten Chromatogramme werden dreimal je 10 Minuten lang mit dest. Wasser gewaschen, getrocknet und dann ungefähr 1—2 Minuten in eine Lösung von 150 mg 2,4-Dinitrophenylhydrazin in 100 ml 3n Salzsäure gelegt. Zur Entfernung des überschüssigen Reagenzes werden die Papiere viermal mit dest. Wasser je 10 Minuten lang gewaschen und noch feucht oder nach dem Trocknen unter einer UV-Lampe betrachtet. Die Anfärbung ist nur positiv, wenn die Flecke im Gebiet von 366 mμ absorbieren. Sie bilden dann dunkle Flächen. Flecke, die im sichtbaren Licht orange erscheinen, im UV-Licht aber nicht absorbieren, stellen keinen positiven Nachweis für Aldehyde dar, sondern werden durch das Reagenz hervorgerufen. Schiff'sches Reagenz kann ebenfalls zur Prüfung auf Plasmalogene benutzt werden (HACK 1953). Es ist aber weniger spezifisch und nur von geringer Anwendungsmöglichkeit.

h) Anfärbung mit Permanganat auf ungesättigte Verbindungen (MARINETTI 1962): Die trockenen Chromatogramme werden 10 Minuten mit dest. Wasser gewaschen und dann 1 Minute in eine 1%ige wässerige Kaliumpermanganatlösung gelegt. Das überschüssige Reagenz wird durch Auswaschen mit dest. Wasser entfernt. Ungesättigte Verbindungen geben braune Flecke. Dieser Nachweis ist zwar nicht spezifisch für Phosphatide, sei aber der Vollständigkeit halber hier erwähnt.

Quantitative Analyse auf Kieselgelpapier
nach MARINETTI u. Mitarb. (1959)

Der Phosphatidextrakt wird durch aufsteigende Chromatographie auf Kieselgelpapier getrennt und das Chromatogramm mit Rhodamin 6G angefärbt. Die phosphorhaltigen Flecke werden ausgeschnitten, die Phosphatide mit methanolischer Salzsäure eluiert und ihr Phosphorgehalt quantitativ bestimmt.

Reagenzien: Kieselgelpapier Schleicher & Schüll Nr. 289; Diisobutylketon p. a.; Eisessig p. a.; n Salzsäure in dest. Methanol; Perchlorsäure p. a., 70%ig; wässerige Ammoniummolybdatlösung, 2,5%ig; Fiske und Subbarow-Reagenz nach S. 64.

Durchführung: *a) Chromatographische Auftrennung.* Kieselgelimprägnierte, 12 × 42 cm große Papierbogen werden durch Bleistiftlinien in drei 4 cm breite Streifen unterteilt. Aliquote 0,016 ml einer Phosphatidlösung, die ungefähr 8 μg Gesamtphosphor oder 400 μg Gesamtlipoide enthält, werden auf die Startpunkte zweier Streifen aufgetragen. Der dritte Streifen bleibt leer und dient zur Kontrollbestimmung geringer Phosphormengen, die im Papier vorhanden sein können. Es wird aufsteigend in Glaszylindern von 15 cm Durchmesser und 45 cm Höhe bei Zimmertemperatur chromatographiert. Als Laufmittel dienen 200 ml eines Gemisches aus Diisobutylketon-Eisessig-Wasser 40:25:5. Nach einer Laufzeit von 17—18 Stunden werden die Chromatogramme im Abzug getrocknet und nach S. 82 mit Rhodamin 6G angefärbt. Gleichzeitig mit dem

Auftragen der Phosphatidproben auf das Chromatogramm werden aliquote 0,0016 ml einer jeden Probe auf ein vorher gewaschenes Filterpapier Whatman Nr. 44 (Schleicher & Schüll Nr. 590) gebracht, das Papier verascht und der Phosphorgehalt ermittelt. Daraus kann die zur Chromatographie eingesetzte Gesamtphosphormenge sowie die Lipoidphosphor- bzw. Phosphatidkonzentration im Plasma errechnet werden.

β) Bestimmung des Phosphorgehaltes in den Phosphatidflecken. Die dem Lecithin, Sphingomyelin, Colaminkephalin und Lysolecithin plus den inosithaltigen Phosphatiden zuzuordnenden Substanzflecke werden ausgeschnitten und in 20 ml-Schliffkölbchen gegeben. Da zwei Proben von jedem Lipoidgemisch aufgetragen sind, wird jede Analyse als Doppelbestimmung ausgeführt. Zur Extraktion der Phosphatide werden die ausgeschnittenen Papierblättchen mit 5 ml n Salzsäure in dest. Methanol eine halbe Stunde lang bei 60—70° unter Rückfluß erhitzt. Die Extrakte filtriert man durch eine Glasfritte direkt in ein 30 ml-Kjeldahl-Veraschungskölbchen. Die Papierblättchen werden noch zweimal in derselben Weise extrahiert. Aus dem leeren Papierstreifen schneidet man Stücke heraus, die in Lage und Größe den einzelnen Phosphatidflecken genau entsprechen und extrahiert sie in der gleichen Weise wie die Lipoidflecke. Die Methanol-HCl-Extrakte werden auf einem siedenden Wasserbad soweit wie möglich eingedampft und dann der größte Teil des zurückgebliebenen Wassers und der Salzsäure durch leichtes Erhitzen über einer kleinen Gasflamme entfernt. Die in den Kölbchen verbliebenen Rückstände versetzt man mit 0,9 ml 70%iger Perchlorsäure und verascht dann 15 Minuten lang über einer mittleren Gasflamme oder in einem elektrischen Ofen. Nach dem Abkühlen der Kölbchen werden 7,0 ml dest. Wasser, 1,5 ml einer 2,5%iger Ammoniummolybdatlösung und 0,2 ml des Aminonaphtholsulfonsäure-Reagenzes nach S. 64 zugefügt, die Kolben genau 7 Minuten lang in ein siedendes Wasserbad gestellt und dann 20 Minuten abkühlen gelassen. Dann bestimmt man die Extinktionen in einem Spektralphotometer bei 830 mμ. Für 1 μg Phosphor beträgt die Extinktion in einer 1 cm-Küvette im Modell DU der Fa. Beckman Instruments 0,105. Die Eichkurve ist von 0,5 bis 5 μg Phosphor linear. Der P-Gehalt entsprechender Kieselgelpapierbezirke wird von dem P-Wert jedes einzelnen Phosphatids abgezogen.

γ) Identifizierung der Phosphatide. Zur Identifizierung der einzelnen Phosphatidflecke werden ihre R_F-Werte mit authentischen Proben von Lecithin, Sphingomyelin, Lysolecithin und Colaminkephalin verglichen. Daneben gibt die Anfärbung mit einigen spezifischen Reagenzien weitere Hinweise. Die Lysolecithin- und Inosit-phosphatid-Flecke überlappen in den meisten Fällen und werden deshalb zusammen analysiert. Die Inositphosphatide färben sich mit Rhodamin 6G blau, Lysolecithin gelb-orange. Wechselt man die Zusammensetzung des Laufmittels von 40:25:5 auf 40:30:3, so laufen die Inositphosphatide oberhalb des Lysolecithins (nahe oder mit dem Sphingomyelin) und das Lysolecithin kann getrennt ana-lysiert werden. Der Lysolecithin-Fleck kann durch Einbringen des Chromatogramms in ein Agar-Medium, in dem rote Blutkörperchen suspendiert sind, charakterisiert werden. Nach 20—30stündigem Aufbewahren in der Kälte zeigt eine deutliche Zone von hämoly-sierten roten Blutkörperchen Lysolecithin an.

Quantitative Analyse auf kieselgelimprägniertem Glasfaserpapier
nach MULDREY u. Mitarb. (1959)

Die Trennung von Phosphatidgemischen auf kieselgelimpräg-nierten Glasfaserpapieren wurde zuerst von DIECKERT u. REISER (1954; 1956) sowie von BROWN u. Mitarb. (1957) beschrieben. Die Stabilität des Glasfaserpapiers gestattet ein Ansprühen der Chro-matogramme mit konzentrierter Schwefelsäure; durch anschließen-des Erhitzen verkohlen die Lipoide und können als schwarze Flek-ke sichtbar gemacht werden. Diese Möglichkeit benutzen MUL-DREY u. Mitarb. (1959) zur quantitativen Bestimmung einiger Phos-phatide mit Hilfe von natriumsilicatimprägniertem Papier. Die Absorption der Schwärzung, die durch Ansprühen der Chromato-gramme mit konzentrierter Schwefelsäure und anschließendes 4 Minuten langes Erhitzen auf 230° entsteht, wird in einem Photo-meter gemessen; sie ist direkt proportional der auf das Glasfaser-papier aufgetragenen Phosphatidmenge. Mit Hilfe von Eichkurven, die für jedes einzelne Phosphatid aufgestellt werden müssen, kann der Gehalt eines Phosphatidgemisches an Lecithin, Sphingomyelin, Colaminkephalin und Lysolecithin quantitativ bestimmt werden. Als Laufmittel dienen Gemische aus Benzol-Pyridin-Wasser. Die Laufzeit beträgt 7 Minuten. Der R_F-Wert für ein bestimmtes Phos-phatid kann über einen weiten Bereich durch Variieren des Wasser-gehaltes im Laufmittel verändert werden (s. Tab. 14).

Chromatographische Trennung auf Formalin-
papier nach HÖRHAMMER u. Mitarb. (1959)

Zur Trennung pflanzlicher und tierischer Phosphatidgemische haben HÖRHAMMER u. Mitarb. ein chromatographisches Verfahren

Tabelle 14. *R_F-Werte einiger Phosphatide auf imprägniertem Glasfaserpapier*

Phosphatid	Volumen Wasser zum Benzol-Pyridin-Gemisch (100:100)					
	6	8	9	10	11	14
Lecithin	0,25	0,50	0,60	0,75	0,80	0,85
Sphingomyelin	0,04	0,25	0,40	0,50	0,65	0,85
Colaminkephalin	0,02	0,10	0,20	0,25	0,50	0,85
Serinkephalin	0	0	0	0	0	0,60

auf formaldehydimprägniertem Papier entwickelt. Das Laufmittel besteht aus einem Gemisch von Butanol-Eisessig-Wasser (4:1:5). Die Methode eignet sich gut zur Auftrennung von inosithaltigen Phosphatiden und Serinkephalin; Colaminkephalin, Lecithin und Sphingomyelin werden dagegen nicht getrennt.

Tabelle 15. *R_F-Werte für die Chromatographie einiger Phospatide auf Formalinpapier. a) Aufsteigende Methode, b) absteigende Methode*

Phosphatid	R_F-Wert nach a)	R_F-Wert nach b)
Lecithin	0,78	0,73
Sphingomyelin	0,76	0,86
Cardiolipin	0,80	
Colaminkephalin	0,76	0,73
Serinkephalin	0,53	0,51
Monophosphoinositid	0,42	0,43
Diphosphoinositid	0,33—0,36	0,19; 0,24; 0,28

Reagenzien: n-Butanol p. a.; Eisessig p. a.; Diäthyläther puriss., peroxydfrei; Formaldehyd solutus, DAB 6; Eisessig p. a.; Ammoniumrhodanid p. a.

Durchführung: *a) Herstellung der Formalinpapiere.* Chromatographiepapier Nr. 2043b M der Fa. Schleicher & Schüll wird in Stücke von 36 cm Breite und 25 cm Höhe für die aufsteigende Technik und 22 cm Breite und 57 cm Höhe für die absteigende Technik geschnitten, die Blätter aufeinander gelegt und nicht zu eng zu einem Zylinder zusammengerollt. Die Rolle wird in eine doppelte Lage Filterpapier eingepackt und das entstandene Paket aufrecht in einen Autoklaven auf eine Porzellansiebplatte gestellt. Sie wird mit einer Mischung aus 100 Teilen Formaldehyd solutus DAB 6,

5 Teilen Eisessig und 0,2 Teilen Ammoniumrhodanid übergossen. Nach etwa einer Stunde hat sich das Papier gleichmäßig mit dem Reagenz vollgesogen. Anschließend erhitzt man 3 Stunden auf 123° bei 3 atü. Nach dem Abkühlen wird der Zylinder in einer Schale unter fließendem Leitungswasser auseinandergerollt und über Nacht kontinuierlich gewaschen. Das Trocknen der Papiere erfolgt bei Raumtemperatur. Zur Glättung werden die Bogen über Wasserdampf gehalten, aufeinandergelegt und beschwert. Die Imprägnierlösung kann mehrmals verwendet werden, wenn sie mit Formaldehyd ergänzt, mit Eisessig wieder auf einen p_H-Wert von 2,55 gebracht und neues Ammoniumrhodanid hinzugefügt wird.

β) Chromatographische Trennung. Als Laufmittel findet die Oberphase einer n-Butanol-Eisessig-Wasser-Mischung 4:1:5 Verwendung. In manchen Fällen bewährt sich auch eine Mischung, die aus 20 Volumenteilen dieser Oberphase und 5 Teilen peroxydfreiem Äther durch Sättigung hergestellt wird. Laufzeit für die aufsteigende Technik: 4½—6 Stunden, für die absteigende Technik: 18 Stunden. Die Temperatur soll nicht mehr als 15° betragen, da sich andernfalls der Trenneffekt verschlechtert.

Aufgetragen werden 40—100 μg des Lipoidgemisches. Für die aufsteigende Technik werden die Chromatogramme zum Zylinder gerollt und mit an den Rändern eingeschnittenen Schnallen bzw. Schlaufen befestigt. Abstand der Startlinie vom unteren Rand = 2,5 cm; Durchmesser der das Laufmittel aufnehmenden Petri-Schalen = 12 cm; Menge des beim Start vorhandenen Laufmittels = 30 ml; Abstand des Startpunktes vom seitlichen Papierrand = 3 cm; Abstand der Startpunkte untereinander = 2,5 cm. Die Trocknung der Chromatogramme erfolgt bei Raumtemperatur.

Das Sichtbarmachen der Flecke kann nach einer der Möglichkeiten erfolgen, wie sie bei der Chromatographie auf Kieselgelpapier angegeben sind.

Eindimensionale dünnschichtchromatographische Trennung

WEICKER (1959), JATZKEWITZ (1960) und WAGNER (1960) waren die ersten, die die Dünnschichtchromatographie auf das Phosphatidgebiet anwendeten. Die bereits an anderer Stelle geschilderten Vorteile haben diese Technik in kurzer Zeit zu einem der wichtigsten Hilfsmittel bei der Untersuchung der Phosphatide gemacht. Da es sich im Prinzip bei dem Verfahren um eine offene Säule handelt, können die verwendeten Fließmittelsysteme weiterhin wichtige Hinweise für die Trennfolge bei einem analogen säulenchromatographischen Verfahren geben. Zur Identifizierung und zur Prüfung auf Einheitlichkeit von z. B. säulenchromatographisch gewonnenen Phosphatidfraktionen eignet sich die Dünnschichtchromatographie ebenso wie zur quantitativen und qualitativen Mikrobestimmung von Phosphatidextrakten. Die Trennung der wichtigsten Esterphosphatide wird auf Kieselgel G beschichteten Platten durchgeführt. Die jeweils zur Trennung erforderlichen Substanzmengen richten sich nach der Zusammensetzung der Phosphatidgemische. Im allgemeinen benötigt man 50—100 μg pro Fleck, bei Testsubstanzen 25—50 μg. Acetalphosphatide (Plasmalogene) werden nur ganz wenig von den entsprechenden Diesterphosphatiden getrennt und sind in der Regel am oberen Rand der Phosphatidflecke zu finden.

Als Fließmittel eignen sich in besonderer Weise Mischungen von Chloroform und Methanol mit geringem Wasserzusatz. WAGNER (1960) und WAGNER u. Mitarb. (1961) benutzen zur Trennung von Esterphosphatiden Chloroform-Methanol-Wasser im Verhältnis 65:25:4. Abb. 10

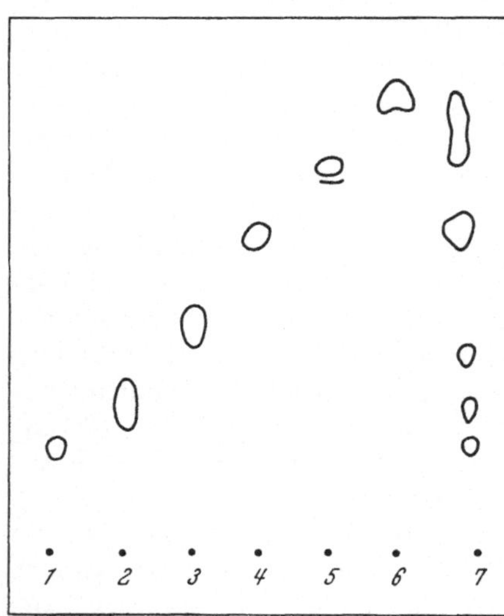

Abb. 10. Dünnschichtchromatogramm einiger Phosphatide nach WAGNER u. Mitarb. (1961). Adsorbens: Kieselgel G; Fließmittel: Chloroform-Methanol-Wasser 65:25:4; Laufzeit: 2 Stunden; Anfärbung mit Rhodamin B und Dragendorffs Reagenz. Es bedeuten: 1 Lysolecithin, 2 Sphingomyelin, 3 Lecithin, 4 Colaminkephalin, 5 Cerebroside, 6 Cardiolipin, 7 Gemisch von 1—6.

Tabelle 16. R_F-Werte der wichtigsten Phosphatide bei der dünnschichtchromatographischen Trennung nach WAGNER u. Mitarb. (1961)

Substanz	R_F-Werte
Lysolecithin	$0,21 \pm 0,037$
Sphingomyelin	$0,29 \pm 0,055$
Lecithin	$0,39 \pm 0,055$
Colaminkephalin	$0,57 \pm 0,075$
Cerebroside	$0,78 \pm 0,075$
Cardiolipin	$0,92 \pm 0,015$

zeigt ein Chromatogramm dieser Autoren; die R_F-Werte der einzelnen Komponenten sind in Tab. 16 aufgeführt. Dasselbe Fließmittel wird von HABERMANN u. Mitarb. (1961) zur quantitativen dünnschichtchromatographischen Untersuchung der Plasmaphos-

Tabelle 17. *Fließmittel zur eindimensionalen Trennung von Phosphatiden auf Kieselgel G-Schichten*

Fließmittel	Mischungs-verhältnis	Literatur
Chloroform-Methanol-Wasser	65:25:4	WAGNER (1960); HABERMANN u. Mitarb. (1961)
Chloroform-Methanol-Wasser	75:22:3 65:30:5	SCHLEMMER (1961)
n-Propanol-12,5%ig. wäss. Ammoniak	4:1	JATZKEWITZ (1960)
n-Propanol-17%ig. wäss. Ammoniak	7:3	JATZKEWITZ u. Mitarb. (1960)
n-Propanol-12,5%ig. Ammoniak,	4:1	JATZKEWITZ u. Mitarb. (1960)
danach Äthylenchlorid-Methanol,	49:1	
danach Chloroform-Eisessig (96%ig)	95:5	
Chloroform-Methanol-Wasser, danach n-Propanol-12,5%ig. Ammoniak	14:6:1 4:1	JATZKEWITZ (1961)
Chloroform-Methanol-Wasser	80:25:3	VOGEL u. Mitarb. (1962)
Chloroform-Methanol-Eisessig-Wasser	65:25:8:4	SKIPSKI u. Mitarb. (1962)
Chloroform-Methanol-7n Ammoniak,	60:35:5	SKIDMORE u. Mitarb. (1962)
danach Chloroform-Methanol-7n Ammoniak	35:60:5	

phatide angewendet. SCHLEMMER (1961) verwendet ebenfalls Chloroform-Methanol-Wasser im Mischungsverhältnis 75:22:3 oder 65:30:5.

JATZKEWITZ (1960) sowie JATZKEWITZ u. MEHL (1960) benutzen Mischungen aus n-Propanol und wässerigem Ammoniak bzw. drei verschiedene Fließmittel nacheinander in der Stufentechnik. SKIPSKI u. Mitarb. (1962) empfehlen zur Trennung des Serinkephalins von anderen Phosphatiden auf basischen Dünnschichtplatten, die durch Aufschlämmen von Kieselgel G in 0,01m Natriumacetat-

oder Natriumcarbonatlösung hergestellt werden, ein System aus Chloroform-Methanol-Eisessig-Wasser (65:25:8:4). Es besteht hier allerdings die Gefahr einer Spaltung der Acetalphosphatide. Eine Zusammenstellung der wichtigsten Fließmittel zur Trennung der Phosphatide auf Kieselgel G-Schichten gibt Tab. 17.

Neben den auf S. 53 angegebenen allgemeinen Sprühreagenzien sind zur Sichtbarmachung der Phosphatide noch folgende spezielle Anfärbungen gebräuchlich:

α) Anfärbung mit Ninhydrin auf Aminophosphatide (SKIDMORE u. ENTENMAN 1962). Die trockenen Platten werden mit einer Lösung von 0,3 g Ninhydrin in 5 ml redest. Lutidin (2,4-Dimethylpyridin) und 95 ml wassergesättigtem n-Butanol p. a. angesprüht und bei Raumtemperatur getrocknet. Aminophosphatide geben rot-violette Flecke auf weißem Grund.

β) Anfärbung mit Dragendorffs Reagenz auf cholinhaltige Phosphatide (WAGNER u. Mitarb. 1961). Die getrockneten Platten werden mit einer Mischung von 20 ml essigsaurer Wismutnitratlösung (1,7 g basisches Wismutnitrat p. a. in 100 ml 20%iger Essigsäure lösen) und 5 ml 30%iger wässeriger Kaliumjodidlösung besprüht. Nach Trocknen bei Zimmertemperatur oder nach leichtem Erwärmen erscheinen die cholinhaltigen Phosphatide als orange- bis rotorangefarbene Flecke.

γ) Anfärbung mit Ammoniummolybdat-Perchlorsäurereagenz auf alle Phosphatide (HANES u. ISHERWOOD 1949). Die trockenen Platten werden mit einer Mischung von 5 ml 60%iger Perchlorsäure p. a., 10 ml n HCl p. a. und 25 ml 4%iger wässeriger Ammoniummolybdatlösung angesprüht. Nach dem Trocknen bei Zimmertemperatur geben die Phosphatide blaue Flecke auf hellem Grund.

δ) Anfärbung mit 2,4-Dinitrophenylhydrazin auf Acetalphosphatide (REITSEMA 1954). Die trockenen Platten werden mit einer Lösung von 0,5 g 2,4-Dinitrophenylhydrazin in 100 ml 2n HCl angesprüht und dann im Trockenschrank 10 Minuten lang auf 105° erhitzt. Acetalphosphatide zeigen im UV-Licht dunkle Flecke, die im Wellenbereich um 366 mμ absorbieren.

Trennung komplexer Gemische
durch zweidimensionale Dünnschichtchromatographie
nach SKIDMORE u. ENTENMAN (1962)

Durch zweidimensionale Entwicklung der Dünnschichtchromatogramme in Chloroform-Methanol-Ammoniumhydroxyd-Gemischen erreichen SKIDMORE u. ENTENMAN eine nahezu vollständige Auftrennung der Phosphatidgemische. In der Abb. 11 ist der bei

Rattenleberphosphatiden erzielte Trenneffekt wiedergegeben; Tab. 18 enthält die R_F-Werte der Phosphatide in beiden Laufmitteln.

Reagenzien: Chloroform p. a.; Methanol p. a.; Ammoniumhydroxyd p. a., 7n.

Durchführung: Die in Chloroform-Methanol 2:1 gelöste Probe wird in einer Ecke der mit Kieselgel G beschichteten Platte aufgetragen. Man läßt zunächst bis zu einer bestimmten Höhe der Lösungsmittelfront im Fließmittel I laufen. Dann wird die Platte aus der Trennkammer herausgenommen und vor dem Trocknen an der Luft die Front markiert. Zur Trennung in der zweiten Dimension dreht man die Platte um 90° im Uhrzeigersinn und entwickelt in einer anderen Kammer im Fließmittel II. Die Lösungsmittelfront wandert in beiden Fließmitteln in der Stunde 13 cm.

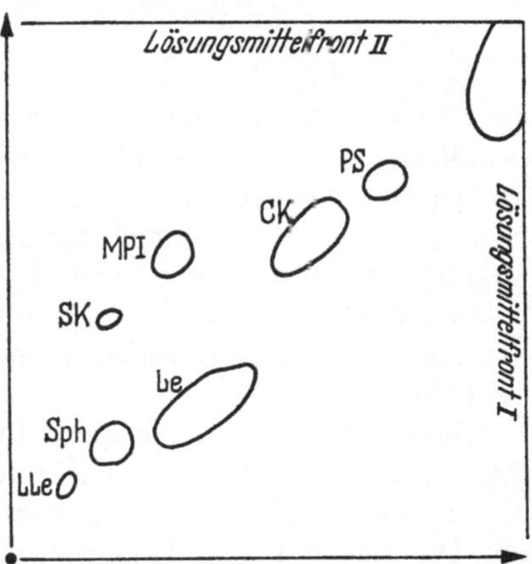

Abb. 11. Zweidimensionales Dünnschichtchromatogramm eines Phosphatidgemisches nach SKIDMORE u. ENTENMAN (1962). Es bedeuten darin: LLe = Lysolecithin; Sph = Sphingomyelin; Le = Lecithin; Sk = Serinkephalin; MPI = Inositphosphatid; Ck = Colaminkephalin; PS = Phosphatidsäure.

Fließmittel I: Chloroform-Methanol-7n Ammoniumhydroxyd (60:35:5)

Fließmittel II: Chloroform-Methanol-7n Ammoniumhydroxyd (35:60:5)

Tabelle 18. *R_F-Werte einiger Phosphatide bei der zweidimensionalen Entwicklung der Kieselgeldünnschichtplatten nach* SKIDMORE u. ENTENMAN *(s. Abb. 11).*

Phosphatid	R_F-Werte	
	Fließmittel I	Fließmittel II
Phosphatidsäure	0,73	0,71
Serinkephalin	0,19	0,44
Colaminkephalin	0,58	0,61
Inositphosphatid	0,31	0,58
Lecithin	0,35	0,24
Sphingomyelin	0,19	0,20
Lysolecithin	0,11	0,13

Quantitative Dünnschichtchromatographie
der Plasma-Phosphatide
nach HABERMANN u. Mitarb. (1961)

In ähnlicher Weise wie Papierchromatogramme können auch
die Dünnschichtchromatogramme durch Ermittlung des Phosphorgehaltes in den einzelnen Phosphatidflecken quantitativ ausgewertet werden. Die von HABERMANN u. Mitarb. angegebene Arbeitsweise geht von 1 ml Blutplasma aus, aus dem die Lipoide in einer
Modifikation des Sperryschen Extraktionsverfahrens (s. S. 36)
extrahiert und dann auf die Dünnschichtplatten aufgetragen werden. Die Autoren verwenden dabei dickere Kieselgel G-Schichten
als üblicherweise.

Die besten Trennungen werden in dem von WAGNER (1960) angegebenen Laufmittel aus Chloroform-Methanol-Wasser 65:25:4
bei Zimmertemperatur und einer Steighöhe von etwa 20 cm erhalten. Die Platten (13 × 23 cm) werden mit einer etwa 1 mm dicken
Schicht einer Kieselgel G-Wasser-Mischung 24:40 bestrichen und
30 Minuten lang bei 100° getrocknet. Zum Auftragen dient eine
0,2 ml-Pipette, die oben mit einem Fortuna-Mikrovorschub und an
der Spitze mit einem chloroformfesten Kunststoffschlauch (150 ×
0,3 mm) versehen ist. Die Extrakte werden als aus einzelnen Flekken zusammengesetzter, etwa 1,5 cm langer Strich 1,5 cm vom unteren Plattenrand entfernt aufgebracht. Die präzise Art des Auftragens erlaubt die Verwendung größerer Substanzmengen und ergibt eine schärfere Trennung als die übliche fleckförmige Belastung.

Die entwickelten Chromatogramme können bei 100° getrocknet
werden. Nach Anfärbung mit Bromthymolblau-Ammoniak nach
JATZKEWITZ u. Mitarb. (1960) — s. S. 53 — erscheinen die einzelnen Lipoidfraktionen blaugrün, Lysolecithin heller, Sphingomyelin
dunkler als Lecithin.

Bei der folgenden Phosphorbestimmung werden weniger als
0,1 μg P erfaßt; deshalb ist streng phosphatfreies Arbeiten erforderlich. Aus der mit Bromthymolblau angefärbten, noch feuchten
Platte werden die interessierenden Zonen sowie ein substanzfreier
Kontrollbereich in Zentrifugengläser übergeführt, bei 100° getrocknet und nach BARTLETT (1959) (s. S. 262) verascht. Die Molybdatfarbe wird ohne Abtrennung des Kieselgels entwickelt und der P-
Gehalt nach Abzentrifugieren photometrisch, wie auf S. 64 beschrieben, bestimmt. Zu 50 mg Silicagel zugesetztes Phosphat oder
Lecithin-P wird nach Veraschung je nach Charge zu 95—100%
wiedergefunden. Streuung: ± 0,1 μg P; Erfaßbarkeit 0,2—25 μg P
mit linearer Eichkurve. Ausbeute nach Auftrennung von Phospha-

tidgemischen z. B. aus dem Blutplasma: 88—102%. Der Leerwert
von 1 cm² Silicagelplatte entspricht 0,05—0,1 μg P.

c) Spektroskopische Untersuchungen*

In den letzten Jahren wird in zunehmendem Maße zur Identifizierung und Reinheitsprüfung von Phosphatiden neben der Papier-
und Dünnschichtchromatographie auch die IR-Spektroskopie angewendet. Vor allem zur Untersuchung der verschiedenen Lipoidfraktionen, die bei der säulenchromatographischen Auftrennung
erhalten werden, stellt die IR-Absorptionsmessung eine nützliche
Ergänzung der chromatographischen Methoden dar und wird dazu
von verschiedenen Autoren mit Erfolg angewendet (NELSON u.
Mitarb. 1959; GJONE u. Mitarb. 1959; HANAHAN u. Mitarb. 1960;
WAGNER 1960). Neben dem qualitativen Nachweis scheint in einigen Fällen auch eine quantitative Bestimmung bestimmter Phosphatide möglich zu sein. So kann beispielsweise in einem Gemisch
aus glycerin- und sphingosinhaltigen Phosphatiden der Gehalt der
beiden Phosphatidklassen durch eine Messung der intensiven Ester-
und Amidbanden ziemlich genau bestimmt werden. Auch bei
Mischungen aus Lecithin und Sphingomyelin oder Lecithin und
Lysolecithin, die sich chemisch sehr ähnlich verhalten und deshalb
oft gemeinsam isoliert werden, ist ein qualitativer und quantitativer Nachweis möglich (MARINETTI u. STOTZ 1954; NELSON u. Mitarb. 1959).

Die charakteristischen Absorptionsmaxima der IR-Spektren
der Phosphatide lassen sich wie folgt zusammenfassen (MARINETTI
u. STOTZ 1954). Alle Phosphatide besitzen:

a) Eine starke Bande bei 9,2 μ, die im allgemeinen fast eine
breite Dublette ist und zur kovalenten Phosphat-Bindung gehört;

b) eine starke Bande nahe 8,2 μ; bei den Acetalphosphatiden ist
diese der Acetal-(C—O—C)- und der kovalent gebundenen Phosphat-Gruppe, beim Lecithin und Kephalin der Ester-(C—O—C)-
und der kovalenten Phosphat-Bindung und beim Sphingomyelin
hauptsächlich der kovalenten Phosphatbindung zuzuordnen;

c) eine Bande bei 13,86 μ, die von der langen C—C-Kette herrührt, wie sie bei höheren Fettsäuren zu finden ist. Beim Kephalin
erscheint diese Bande manchmal als Dublette mit Maxima bei 13,72
und 13,90 μ;

d) eine relativ schwache Bande nahe 11,4 μ, deren Zuordnung
noch aussteht.

---

* Von H. BETZING.

Die *Glycerinphosphatide* (mit Ausnahme der Acetalphosphatide) besitzen alle eine sehr intensive Ester-$(C = O)$-Valenzschwingung bei 5,76—5,78 μ.

Die *Sphingolipoide* werden durch eine starke Amid-CO-Valenzschwingung nahe 6,1 μ und durch die Amid-NH-Deformationsschwingung nahe 6,45 μ charakterisiert. Daneben haben diese Lipoide die NH- und OH-Valenzschwingung bei 3,0—3,1 μ.

Die *cholinhaltigen Phosphatide* (Lecithin, Lysolecithin, Sphingomyelin) zeigen eine charakteristische Bande nahe 10,3 μ, die beim Colaminkephalin nur schwach oder gar nicht vorhanden ist. Beim gesättigten Lecithin ist diese Bande hauptsächlich der kovalenten Phosphat-Gruppe (P—O—C), bei ungesättigten Phosphatiden der trans-$C = C$-Doppelbindung und der P—O—C-Gruppe zuzuordnen.

Die *colaminhaltigen Phosphatide* (Kephaline und Acetalphosphatide) besitzen eine relativ schwache Bande im Bereich von 4,61 bis 4,71 μ, die noch nicht zuzuordnen ist. Zur Identifizierung der colaminhaltigen Phosphatide dient im allgemeinen eine starke Bande bei 9,87—9,98 μ, die von der kovalenten Phosphat-Absorption herrührt. Es scheint, daß diese Bande für alle Phosphatide der Kephalin-Reihe (Colaminkephalin, Serinkephalin und Monophosphoinositid) charakteristisch ist; sie ist relativ schwach beim Lecithin und Sphingomyelin.

Bei der ir-spektroskopischen Analyse von Mischungen aus Lecithin und Sphingomyelin dient die Höhe der Esterbande nahe 5,76 μ und die der Amidbanden bei 6,1 und 6,45 μ als Maß für den prozentualen Anteil an Lecithin bzw. Sphingomyelin. Zur Unterscheidung zwischen Lecithin und Lysolecithin dient der Bereich von 3 bis 4 μ. Beim Vorliegen einer Lysoverbindung nimmt die Intensität der OH-Bande zu, die der CH-Bande gleichermaßen ab. Bei reinen Esterphosphatiden beträgt das Verhältnis von OH- zu CH-Bande durchschnittlich 0,4:1 (WAGNER 1960). Beim Sphingomyelin sind die OH- und CH-Bande in ihrer Intensität gleich.

4. Untersuchung der Cerebroside*

Die Cerebroside können im präparativen Maßstab gemeinsam mit den Sphingomyelinen auf Grund ihrer Löslichkeit in heißem Alkohol und ihrer Unlöslichkeit in kaltem Äther gewonnen werden. Die Abtrennung der Sphingomyeline erfolgt dann durch das unterschiedliche Löslichkeitsverhalten beider Substanzen in Pyridin, durch Chromatographie an Aluminiumoxydsäulen, durch alkalische

---

* Von D. EBERHAGEN.

Spaltung der noch vorhandenen Phosphatidbeimengungen, durch Komplexbildung mit Bariumhydroxyd und durch wiederholtes Umkristallisieren aus Chloroform-Methanol im Verlauf der verschiedenen Aufarbeitungsschritte. Die Einführung des Florisils als Adsorptionsmittel für säulenchromatographische Trennungen durch RADIN u. Mitarb. (1955; 1956) brachte eine wesentliche Vereinfachung der Cerebrosiddarstellung. Auch Kieselgel ist mit Erfolg als Säulenfüllmaterial verwendet worden (WEISS 1956); die Elution erfolgt dabei im Gradientenverfahren mit Chloroform-Methanol. Kerasin und Cerebron konnten voneinander getrennt werden.

Zur Mikrobestimmung des Cerebrosidgehaltes ermittelt man gewöhnlich den Zuckergehalt nach saurer Hydrolyse der Lipoide. Hierbei kann die Anwesenheit anderer zuckerhaltiger Lipoide (Glykolipoide) die Ergebnisse verfälschen. Aus diesem Grunde empfiehlt sich in jedem Falle die Abtrennung derartiger Verunreinigungen.

A. Präparative Darstellung
nach KISHIMOTO u. RADIN (1959) und HAJRA u. RADIN (1962)

Die von Radin u. Mitarb. angewendete Arbeitsweise besteht im wesentlichen aus drei Vorgängen: 1. Extraktion und Trocknen der Gesamtlipoide, 2. Passage der Gesamtlipoide durch eine Florisilsäule zur Abtrennung der Neutralfette, des Cholesterins, der Phosphatide und der Ganglioside, 3. Behandlung der Rohcerebrosidfraktion mit Alkali und anschließend mit einem Mischbettionenaustauscher zur Entfernung der polaren Spaltprodukte und zur Abtrennung der Cerebrosidsulfate (Sulfatide). Auf diese Weise lassen sich aus Rattenhirnen Präparate mit 95—99% Reinheit gewinnen; die Ausbeuten werden als praktisch quantitativ angegeben. Bei der Aufarbeitung menschlicher Gehirne wurde später noch eine chromatographische Reinigung über eine Kieselgelsäule nach WEISS (1956) angeschlossen, da esterartige Verunreinigungen in diesem Falle nicht vollständig entfernt werden konnten (RADIN u. AKAHORI 1961). Die Sulfatide lassen sich im Anschluß an die Cerebroside von der Ionenaustauschersäule waschen.

Reagenzien: Florisil 100 mesh (Bezugsquellennachweis und Desaktivierung nach CARROLL (1961) siehe S. 126);

Dowex 50-X4-Ionenaustauscher 200—400 mesh (Dow Chemical Company, Midland, Mich. USA; in Deutschland: Serva Entwicklungslabor, Heidelberg). Das Austauscherharz wird in folgender Weise in die $H^{\oplus}$-Form übergeführt: 100 g werden in einem Becherglas dreimal mit 4n HCl und zweimal mit 2n NaOH gewaschen und die Säure bzw. Lauge nach jedem Mal wieder abdekantiert. Das

Harz wird nun nach Suspendieren in Wasser in eine genügend große Säule gefüllt und solange mit 2n HCl durchgewaschen, bis das Eluat keinen Rückstand (NaCl) mehr enthält. Dann gibt man Wasser nach, bis das Eluat den gleichen p_H-Wert wie das Waschwasser aufweist.

Dowex 1-X2-Ionenaustauscher 200—400 mesh (Dow Chemical Company). Die Überführung des Harzes in die Hydroxylform geschieht in entsprechender Weise: 100 g werden in 2n NaOH 1 Stunde lang eingeweicht, zweimal mit 2n NaOH und zweimal mit n HCl gewaschen und mit Wasser in die Säule gespült. Hier wandelt man es in die basische Form durch Waschen mit n NaOH um, bis das Eluat chloridfrei ist (Probe mit 1% $AgNO_3$ in 2n HNO_3). Dann wäscht man mit Wasser nach, bis das Eluat einen p_H-Wert von 7—8 hat.

Methanol p. a.; Chloroform p.a.; Toluol p.a.; Äthanol p. a., 95%ig; Petroläther Kp 50—70° redest.; Diäthyläther puriss., peroxydfrei; NaOH p. a.; HCl p. a., 3n.

Durchführung: *a) Gewinnung der Rohcerebroside.* 15 g desaktiviertes Florisil verrührt man bei leichtem Unterdruck mit absolutem Äther und gießt die Suspension in ein Chromatographierohr nach Abb. 3 oder 4, das einen inneren Durchmesser von 1,2 bis 1,6 cm und eine Länge von 20 bis 30 cm besitzen soll. Diese Dimensionierung ist ausreichend zur Trennung von maximal 500 mg Lipoide. In den Originalangaben werden Säulen mit 2,2—2,8 cm Durchmesser, 50—60 cm Länge und Füllhöhen von 45 cm verwendet. Die Adsorptionskapazität des Florisils wird mit 0,033 g Gesamtlipoide / g angegeben. Die trockenen Rohlipoide werden in Äther gelöst (40 ml pro g Lipoid) und mit weiteren Florisilmengen (10 g pro g Lipoid) ebenfalls bei leichtem Unterdruck verrührt. Die Suspension bringt man quantitativ auf die Säule, bei der inzwischen das Lösungsmittel gerade eben in die Säulenfüllung eindrainiert ist, und eluiert die Neutralfette und das Cholesterin mit insgesamt 150 ml absolutem Äther. Die Rohcerebroside gewinnt man durch Auswaschen der Säule mit 500 ml Chloroform-Methanol 4:1. Diese Fraktion wird eingedampft. Als Rückstand soll ein weißes Pulver verbleiben, das sich im Laufe der Zeit allmählich bräunlich verfärbt.

Die Elution erfolgt mit einer Strömungsgeschwindigkeit von 200—250 ml/Stunde. Bilden sich während der Chromatographie in der Füllung Blasen, so ist das Anlegen eines geringen Überdruckes am Säulenanfang anzuraten. In diesem Fall muß die Strömungsgeschwindigkeit durch Befestigen eines Neopren-Schlauches am Säulenende, der mit Hilfe einer Schlauchklemme zusammengedrückt wird, reguliert werden.

β) Reinigung der Rohcerebroside. Die Rohcerebroside löst man in 450 Volumenteilen Methanol pro Gewichtsteil Substanz und setzt unter Kühlen 45 Volumenteile wässerige NaOH (40 g auf 45 ml Wasser) zu. Nachdem dieses Gemisch 3 Stunden bei 37—39° gerührt wurde, neutralisiert man es mit 3n HCl und gibt Wasser bis zu einer Methanolendkonzentration von 50%, dann pro Volumenteil Methanol 2 Volumenteile Chloroform hinzu, zentrifugiert nach Umschütteln und bringt die untere Phase zur Trockene. Beim Eindampfen verhindert Zusatz von Toluol ein Spritzen der Lösung. Der Rückstand wird in einem Gemisch von 95%ig. Äthanol, Toluol und Wasser (7,5:6:1) gelöst und die polaren Lipoide über eine Austauschersäule entfernt. Dazu füllt man Chromatographierohre von 1 cm Durchmesser 35 cm hoch mit einem Mischbettionenaustauscher, den man sich durch Verrühren von 7 Teilen Dowex 1-X2-Anionenaustauscher mit 2 Teilen Dowex 50-X4-Kationenaustauscher (jeweils Feuchtgewicht) hergestellt hat. Das Harz wäscht man mit 250 ml Äthanol-Toluol-Wasser-Gemisch vor, gibt die Substanzlösung im Verlauf einer Stunde durch die Säule und eluiert mit weiteren 250 ml des gleichen Lösungsmittelgemisches 1—2 Stunden. Das vereinigte Eluat wird eingedampft und der Rückstand im Exsikkator getrocknet. Der Galaktosegehalt dieser Cerebrosidpräparation liegt um 21%.

Will man auch noch die Sulfatide gewinnen, so schließt man eine Elution mit 5% Lithiumacetat in Äthanol-Chloroform-Wasser 8:4:1 an. Das Eluat wird auf ein kleines Volumen konzentriert und die Bariumsalze der Sulfatide durch Zusatz von Bariumchlorid ausgefällt. Der Niederschlag kann durch Zentrifugation in Wasser gewaschen werden.

B. Analytische Verfahren

a) Chemische Bestimmungen*

Ein reines Cerebrosid ist durch einen Zuckergehalt von 22 bis 25%, einen Fettsäuregehalt von 35 bis 45% und einen Sphingosingehalt von 33 bis 40% sowie durch die Abwesenheit von Lipoidphosphor und den negativen Nachweis von Esterbindungen charakterisiert. Zur Ermittlung des Cerebrosidgehaltes einer Lipoidprobe wird gewöhnlich der Galaktose- bzw. Glucosegehalt nach Freisetzung des Zuckers durch Säurehydrolyse bestimmt. Am häufigsten werden dazu Reduktionsproben benutzt; spezifischer sind die kolo-

---

* Von D. EBERHAGEN.

rimetrischen Nachweisreaktionen mit Orcin, α-Naphtol, Anthron oder Carbazol. Daß die Anwesenheit von Lipopolysacchariden stören kann, ist bereits erwähnt. Durch Abtrennung dieser Komponenten über eine kombinierte Chromatographiesäule mit Florisil als oberes und einem Mischbettionenaustauscher als unteres Füllmaterial (RADIN u. Mitarb. 1955) läßt sich diese Fehlermöglichkeit aber beseitigen. Zu niedrige Zuckerwerte bekommt man dann, wenn die hydrophoben Lipoide sich während der in der Regel im wässerigen Milieu durchgeführten Hydrolyse zusammenballen und dann nicht vollständig gespalten werden. RADIN (1958) hat diese Probleme eingehend dargestellt und Bestimmungsmethoden für die Cerebroside und Glykolipoide zusammengestellt und erläutert.

Die hydrolytische Aufspaltung der Cerebroside erfolgt am besten mit verdünnter Salzsäure nach den auf Seite 109 für die Ganglioside gemachten Angaben. Sphingosin wird quantitativ und qualitativ nach Seite 273ff. bestimmt.

Die quantitative Bestimmung der sich von den Cerebrosiden ableitenden Sulfatide geschieht meistens durch Abspaltung der Sulfatgruppe und ihrer Reduktion zum Sulfid, das kolorimetrisch erfaßt wird. MÅRTENSSON (1963) hat eine einfache Technik hierzu beschrieben.

Bestimmung reduzierbarer Zucker in Lipoiden
nach SOMOGYI (1937)*

Für die Zuckerbestimmung in Lipoiden hat sich die Methode nach SOMOGYI seit vielen Jahren bewährt. Das von ihm verwendete Kupferreagenz ist sehr viel spezifischer als andere Reduktionsreagenzien (Ferricyanid, Hypojodit). Will man nur die lipoidgebundene Glucose bestimmen, so eignet sich hierfür die enzymatische Methode mit Glucoseoxydase (ROSENBERG u. CHARGAFF 1958; MARKS 1959). Anscheinend wird jedoch die Glucoseoxydasereaktion nicht nur von Glucose und Mannose, sondern auch — wenn auch nur sehr viel schwächer — von Galaktose gegeben (MAIBAUER 1961). Es empfiehlt sich in jedem Falle, vor der quantitativen Bestimmung papierchromatographisch zu prüfen, welcher Zucker in dem betreffenden Lipoid vorkommt.

Der im folgenden beschriebene Arbeitsgang folgt mit geringer Modifizierung den Angaben von SOMOGYI (1937). In späteren Jahren (1945, 1952) gab SOMOGYI eine andere Zusammensetzung des Kupferreagenzes an. Bei dem 1945 vorgeschlagenen Reagenz wird die durch Einwirkung von Luftsauerstoff bedingte Reoxydation des

---

* Von P. BÖHM.

Kupferoxyds durch einen Sulfatzusatz verhindert. Die Methode hat jedoch den Nachteil, daß mit jeder Analysengruppe ein Standard laufen muß. Letzteres ist bei dem 1952 angegebenen Puffer nicht nötig; allerdings soll in diesem Puffer Amylose ausfallen.

Reagenzien: Kupferreagenz: 25 g wasserfreies Na_2CO_3 und 25 g Seignettesalz (Na-K-Tartrat) werden in einem großen Becherglas nacheinander in 800 ml Wasser gelöst. Dazu gibt man unter Umrühren 40 ml einer 10%igen $CuSO_4$-Lösung, anschließend 20 g $NaHCO_3$, 200 g Na_2SO_4 siccum und 1,5 g KJ. Die Lösung wird erhitzt und 30 Sekunden am Sieden gehalten. Nach Abkühlen werden 6 ml n KJO_3 dazugegeben und mit Wasser auf 1000 ml aufgefüllt. Entsteht eine Trübung, so läßt man absitzen und filtriert. Jedes Mal vor Gebrauch muß die Lösung im Wasserbad erwärmt werden, bis der in der Kälte aufgetretene Niederschlag völlig gelöst ist.

n KJO_3-Lösung (35,67 g/1000 ml); 0,01n KJO_3-Lösung (etwa 4—5 Tage haltbar); 0,1n $Na_2S_2O_3$-Lösung (25,0 g krist. $Na_2S_2O_3$ werden abgewogen und mit kohlensäurefreiem Wasser auf 1000 ml aufgefüllt); 0,005n $Na_2S_2O_3$-Lösung (etwa 5 Tage haltbar. Für jede Bestimmung Faktor ermitteln.); n H_2SO_4; 0,25%ig. KJ; 1%ige Stärkelösung in kalt gesättigter NaCl-Lösung (35,6 g NaCl in 100 ml H_2O bei 20°); 4n HCl; 1%ige HCl; konz. NaOH (ca. 30%ig).

Titereinstellung der 0,005n Thiosulfatlösung: 1 ml 0,01n KJO_3-Lösung + 2 ml 0,25%ige KJ-Lösung + 1 ml n H_2SO_4 werden mit der Thiosulfatlösung titriert. Indikator: 3 Tropfen Stärkelösung. Die n H_2SO_4 darf erst *direkt* vor der Titration einpipettiert werden.

Durchführung: *a) Hydrolyse.* Ca. 5 mg Substanz werden in ein kleines Reagenzglas genau eingewogen, und — da die Cerebroside leichter in Wasser als in Salzsäure emulgieren — mit 1,0 ml H_2O versetzt. Sie wird mit Hilfe eines Glasstabes mechanisch zerkleinert, im Wasserbad kurz auf 50—80° erwärmt und dann durch Rühren gründlich emulgiert. Erst jetzt gibt man 1 ml 4n HCl dazu, so daß die Spaltung mit 2n HCl erfolgt. Sollte die Emulgierung ungenügend sein, so kann die Spaltung auch in Alkohol-Chloroform-HCl (7,4:6:3) vorgenommen werden (RADIN u. Mitarb. 1956). Die Spaltung erfolgt im zugeschmolzenen Reagenzglas 2 Stunden lang bei 100° C (siedendes Wasserbad).

Dann filtriert man durch ein 4 cm-Filter (Nr. 595 Schleicher & Schüll) sorgfältig in ein 10 ml-Meßkölbchen und wäscht dreimal mit je 1,0 ml 1%iger HCl nach. Nach Zugabe von einem Tropfen Phenolphthalein neutralisiert man mit der 30%igen NaOH, bis eben der Umschlag erfolgt (nur ganz leichte Rosafärbung, sonst mit Kapillare HCl zugeben). Danach füllt man bis zur Marke auf und benutzt zur Bestimmung 1 × 5 ml und 1 × 4 ml oder 2 × 4 ml der Lösung.

β) Zuckerbestimmung. Mit einer genauen Pipette mißt man 5 bzw. 4 ml Zuckerlösung in ein Somogyi-Reagenzglas mit Deckel (25 × 200 mm), gibt dazu genau 5 ml Kupferreagenz, welches am

Tabelle 19. *Umrechnung des Thiosulfat-Verbrauches in mg Monosaccharid bei der Zuckerbestimmung* nach SOMOGYI

	mg	ml 0,005n $Na_2S_2O_3$-Lösung	Differenz
Glucose	0,01	0,11	
	0,02	0,20	0,09
	0,05	0,47	0,27
	0,1	0,87	0,40
	0,2	1,72	0,85
	0,5	4,40	2,68
Galaktose	0,05	0,35	
	0,1	0,68	0,33
	0,2	1,41	0,73
	0,3	2,09	0,68
	0,4	2,77	0,68
	0,5	3,61	0,84
	0,6	4,25	0,64
	0,7	4,86	0,61
Mannose	0,05	0,40	
	0,1	0,84	0,44
	0,2	1,59	0,75
	0,3	2,41	0,82
	0,4	3,22	0,81
	0,5	4,02	0,80

Rand herunterlaufen soll (Leerbestimmung mit 5 ml Wasser statt Zuckerlösung). Man mischt die Lösung durch leichtes Schütteln und bedeckt die Gläser mit Glasstopfen, damit während des Erhitzens und Abkühlens keine Oxydation durch den Luftsauerstoff stattfindet. Die Gläser werden 20 Minuten lang in ein kochendes Wasserbad gestellt. Hierauf kühlt man sofort mit Wasser auf 30° ab und gibt 5 ml n H_2SO_4 zu. Unter gelegentlichem Schütteln läßt man 5 bis 10 Minuten stehen, bis kein ungelöstes Kupferoxyd oder Jodid mehr sichtbar ist (d. h. keine Schaumbildung mehr auftritt).

Dann wird gegen 0,005n Thiosulfatlösung mit Stärke als Indikator titriert. An Hand der Tab. 19 läßt sich dann durch Interpolieren der Zuckergehalt ermitteln.

b) Chromatographische Untersuchungen*

Die Reinheit von Cerebrosid- und Sulfatidpräparaten läßt sich nach O'BRIEN u. Mitarb. (1964) papier- und dünnschichtchromatographisch kontrollieren. Bei der papierchromatographischen Technik verwendet man kieselgelimprägniertes Papier nach ROUSER u. Mitarb. (1961b), das man vor Gebrauch 3 Minuten lang auf 100° erhitzt und während des Auftragens des Untersuchungsmaterials trocken hält. Dadurch erzielt man optimale Trenneffekte. Die Chromatogramme werden aufsteigend mit dem Laufmittel Chloroform-Methanol 9:1 entwickelt. Zur Anfärbung der Substanzen verwendet man Rhodamin 6G (s. S. 82) oder Triaminodiphenyltolylcarbinol (p-Rosanilin).

Die Kieselgeldünnschichtplatten werden in dem Laufmittel Chloroform-Methanol-Ammoniak 80:20:0,4 entwickelt. Die Cerebroside besitzen einen R_F-Wert von 0,8, die Sulfatide einen solchen von 0,2. Bei der Anfärbung mit Bromphenolblau erscheinen die Lipoide als blaue Flecke auf hellblauem Untergrund.

5. Untersuchung der Ganglioside**

A. Präparative Verfahren

Die meisten Methoden zur Isolierung und Charakterisierung der Ganglioside machen sich deren ambivalente lipophil-hydrophile Eigenschaften zunutze. Die Ganglioside werden z. B. mit Chloroform-Methanol extrahiert und zwischen organischer und wässeriger Phase verteilt. Durch Dialyse gegen Wasser werden kleinere Moleküle abgetrennt. Eine weitere Reinigung (z. B. Abtrennung von Sulfatiden) gelingt durch Austausch an Harzen, die Ganglioside nicht adsorbieren. Die so erhaltenen Gangliosidgemische werden an Kieselgelsäulen in die einzelnen Komponenten aufgetrennt.

---

* Von D. EBERHAGEN.
** Von H. WIEGANDT.

a) Darstellung der Rohganglioside

Arbeitsweise zur Aufarbeitung größerer Gewebemengen
nach FOLCH u. Mitarb. (1951b), sowie KUHN u. WIEGANDT
(1963)

Reagenzien: IR-120 Amberlite Ionenaustauscher (Fa. Röhm &
Haas Corp., Philadelphia, USA); MIH Lewatit Ionenaustauscher
(Farbenfabriken Bayer AG, Leverkusen); Aceton; Chloroform;
Methanol.

Durchführung: Frisches Gewebe (Hirn, Milz etc.) wird im Star-
mix homogenisiert und durch 48stündiges Stehenlassen mit dem
8fachen Volumen Aceton getrocknet. Nach dem Absaugen wird
noch einmal mit dem 5fachen und schließlich mit dem 3fachen
Volumen Aceton behandelt. Das lufttrockene Acetontrockenpulver
wird mit Chloroform-Methanol 2:1 heiß im Soxhlet extrahiert
(24—72 Stunden) und der Extrakt in Cellophanschläuchen 2—3
Tage gegen fließendes Leitungswasser dialysiert. Die obere wässerige Phase wird abgenommen und die untere noch zweimal mit $\frac{1}{3}$
ihres Volumens an Methanol gut gemischt und dialysiert. Die vereinigten wässerigen Schichten werden im Vakuum bei tiefer Temperatur weitgehend eingedampft und gegen dest. Wasser dialysiert.
Das Dialysat wird im Vakuum auf ein kleines Volumen eingeengt,
gefriergetrocknet und durch Extraktion mit heißem Aceton von
noch anhaftenden Fettstoffen (Cholesterin) befreit. Man gibt dann
das Dialysat über eine IR 120-H$^\oplus$/MIH-CH$_3$COO$^\ominus$-Austauscher-
harzsäule, dampft bei tiefer Temperatur auf ein kleines Volumen
ein und lyophilisiert. Man erhält so Präparate, die mindestens 10%
Ganglioside enthalten. Ausbeute: 5 bis 7 g aus 1 kg frischem Rinderhirn.

Arbeitsweise zur Aufarbeitung kleiner Gewebemengen
nach FOLCH u. Mitarb. (1957; 1959)

Diese Methode verfährt schonender als die Heißextraktion.
Reagenzien: Chloroform p. a. oder dest.; Methanol p. a. oder
dest.; 0,1m wässerige KCl-Lösung.
Durchführung: 1 Teil Gewebe (oder Blutserum) wird mit 19
Teilen Chloroform-Methanol 2:1 homogenisiert. Dann wird mit 0,8
Teilen 0,1m KCl-Lösung geschüttelt. Die untere Phase wird noch
zweimal mit 1,6 Teilen eines Gemisches von Chloroform-Methanol-
Wasser 8:48:47 extrahiert. Die wässerigen Phasen werden ver-
einigt und gegen Wasser dialysiert. Das Dialysat wird gefrierge-
trocknet. Ausbeute: 3 bis 8 mg aus 500 mg Frischhirn.

b) Auftrennung der Ganglioside
nach Kuhn u. Wiegandt (1963)

Die Rohgangliosidpräparate können durch Chromatographie in Kieselgelsäulen in ihre Komponenten zerlegt werden. Der Elutionsverlauf wird dabei dünnschichtchromatographisch verfolgt.

Reagenzien: Kieselgel „zur Chromatographie" < 0,08 mm und 0,05—0,2 mm (Fa. E. Merck, Darmstadt); IR-120 Amberlite Ionenaustauscher (Fa. Röhm & Haas Corp., Philadelphia, USA); MIH Lewatit Ionenaustauscher (Farbenfabriken Bayer AG, Leverkusen); n-Propanol puriss.; Methanol puriss.; Diäthyläther puriss., peroxydfrei; Natriumfluorid p. a.

Durchführung: Die nach a) dargestellten Rohganglioside werden mit etwas Säulenfüllmaterial (nicht vorbehandeltes Kieselgel < 0,08 mm und 0,05—0,2 mm, im Verhältnis 1:3 vermischt) und etwas n-Propanol-Wasser-Gemisch (8:2) auf eine Kieselgelsäule gegeben, die man sich durch Vermischen der beiden Kieselgelsorten im obigen Verhältnis hergestellt hat. Abb. 3 gibt den apparativen Aufbau wieder. Eluiert wird mit n-Propanol-Wasser 8:2. Proben der einzelnen Fraktionen werden in kleinen Schälchen durch Aufblasen von Kaltluft (Haartrockner) zur Trockene gebracht und dünnschichtchromatographisch untersucht. Die eluierten Fraktionen werden im Vakuum abgedampft und (evtl. nach Behandeln mit Äther zur Befreiung von Fettspuren) in Wasser aufgenommen. Zur Entfernung von anhaftendem Kieselgel wird mit etwas Natriumfluorid versetzt und die nicht zu konzentrierte Lösung über MIH-$CH_3COO^{\ominus}$-Austauscherharz, das mit der doppelten Menge IR-120-$H^{\oplus}$ überschichtet ist, gegeben. Die Lösungen werden bei tiefer Temperatur im Vakuum konzentriert und gefriergetrocknet. Die Substanzen sollten dann aschefrei sein. Zur Analyse kann man die freien Gangliosid-Säuren aus Methanol-Äther umfällen und bei 85—90° und 10^{-3} Torr über KOH-P_2O_5-Paraffin bis zur Gewichtskonstanz trocknen.

B. Analytische Verfahren

Eine genaue Bestimmung des Gangliosidgehaltes in Geweben und Extrakten ist nur möglich, wenn die Art der vorkommenden Ganglioside bekannt ist. Der Sialinsäuregehalt der einzelnen Ganglioside ist recht verschieden, und man kann nicht ohne weiteres aus Neuraminsäure-Bestimmungen (auch wenn keine anderen neuraminsäurehaltigen Substanzen vorliegen) auf die vorhandene Gangliosidmenge schließen. Dasselbe gilt für die Errechnung des Gangliosidgehaltes auf Grund von Sphingosinbestimmungen, wobei eine Beimengung anderer Sphingolipoide die Werte außerdem verfälscht. Auch die Bestimmung des Hexosamingehaltes gibt keine exakte Grundlage zur Berechnung, da einerseits hexosaminfreie Ganglioside beschrieben sind (KLENK u. GIELEN 1961; SVENNERHOLM 1963;), andererseits mit hexosaminhaltigen Begleitstoffen zu rechnen ist. Für viele Zwecke genügt es, den Gehalt an Neuraminsäure zu bestimmen.

Aufschluß über die Zusammensetzung von Gangliosidpräparaten bekommt man durch dünnschichtchromatographische Untersuchungen, wobei sich die getrennten Bestandteile auf chemischem Wege auch quantitativ erfassen lassen.

Die Neuraminidase (RDE) spaltet selektiv die Neuraminsäure aus vielen Gangliosidmolekülen ab. Dünnschichtchromatographischer Vergleich der Reaktionsprodukte mit Testsubstanzen bringt Anhaltspunkte für die chemische Struktur der Restmoleküle. Totalhydrolyse bzw. Partialhydrolyse in saurem Milieu oder Charakterisierung durch Ozonabbau sind weitere Möglichkeiten zur Strukturaufklärung der Ganglioside.

a) Dünnschichtchromatographische Untersuchungen
nach KUHN u. WIEGANDT (1963)

Zur orientierenden Prüfung auf Einheitlichkeit von Gangliosid-Präparaten wird die Dünnschichtchromatographie benutzt. Unterschiede im Fettsäureanteil wie auch im Zuckerrest lassen sich damit oft erkennen. So kann z. B. N-Lignoceryl-sphingosinyl-[NANS $(2{\rightarrow}3)_{Gal}$]-lactosid[1] von N-Lignoceryl-sphingosinyl-[NGNS $(2{\rightarrow}3)$ $_{Gal}$]-lactosid, die beide sowohl im Rindererythrocytenstroma wie in Rindermilz vorkommen (H. WIEGANDT, unveröffentlicht), noch unterschieden werden.

Als Beschichtungsmaterial für die Platten hat sich Kieselgel G nach STAHL (Fa. E. Merck, Darmstadt) bewährt. Die Platten werden vor Gebrauch durch 3stündiges Erhitzen auf 130° aktiviert. Laufmittel ist n-Propanol-Wasser 7:3. Die Laufzeit beträgt etwa 5 Stunden. Für schnell wandernde Ganglioside — wie z. B. G_{Gal}, G_{Lact} usw. — eignet sich als Laufmittel besser Chloroform-Methanol-Wasser 60:35:8 (Laufzeit etwa 1½ Stunden). Hierbei ist genau darauf zu achten, daß die relativen Retentionswerte einzelner Ganglioside (z. B. bei G'_{Lact} und G'_{GNTrII}) in den beiden ge-

---

[1] Vgl. Anmerkungen auf S. 19.

nannten Systemen unterschiedlich sein können (vgl. Abb. 12). Man färbt durch Besprühen mit Bromthymolblaulösung an (50 mg Bromthymolblau gelöst in 1,24 g Borsäure, 8 ml NaOH und 112 ml

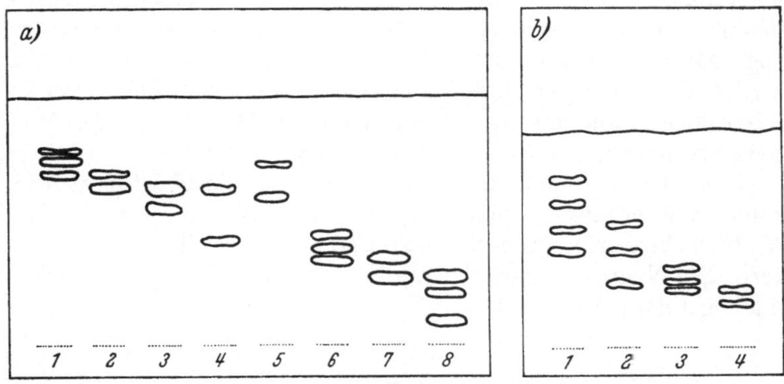

Abb. 12. Dünnschichtchromatogramm der Ganglioside. Bezeichnung der Ganglioside nach Anmerkung auf S. 19.

a) Laufmittel: n-Propanol-Wasser 7:3. Bahn 1: G_{Gal}, G_{Lact} und G_{GNTrII}; Bahn 2: G_{GNTrII} und $G_{GNT}I$; Bahn 3: $G_{GNT}I$ und G'_{Lact}; Bahn 4: $G_{GNT}I$ und $G_{GNT}II$; Bahn 5: G_{Lact} [NGNS] und G_{LNnT} [NGNS]; Bahn 6: $G_{GNT}II$, G'_{GNTrII} und $G_{GNT}III$; Bahn 7: $G_{GNT}III$ und $G_{GNT}IV$; Bahn 8: $G_{GNT}IV$, $G_{GNT}V$ und NANS.

b) Laufmittel: Chloroform-Methanol-Wasser 55:40:8,5. Bahn 1: G_{Gal}, G_{Lact}, G_{GNTrII} und $G_{GNT}I$; Bahn 2: G'_{Lact}, $G_{GNT}I$ und $G_{GNT}II$; Bahn 3: G'_{GNTrII}, $G_{GNT}II$ und $G_{GNT}III$; Bahn 4: $G_{GNT}III$ und $G_{GNT}IV$.

Wasser). Auf blauem Grunde erscheinen Ganglioside wie auch andere Lipoide gelb gefärbt. Nach dem Trocknen vor dem Föhn besprüht man die Platten mit Ehrlichs Reagenz (s. S. 20). Bedeckt mit einer zweiten, auf 110° vorgewärmten Glasplatte wird etwa ½ Stunde auf 110° erhitzt. Die Ganglioside erscheinen dann violettschwarz auf gelbem Grund.

Die Dünnschichtchromatographie kann zur genauen Bestimmung des Gehaltes an einzelnen Gangliosiden in geringen Gewebemengen herangezogen werden. Als Ausgangsmaterial setzt man die Rohganglioside ein, die man entsprechend der auf S. 104 angegebenen Arbeitsweise für kleine Gewebemengen gewonnen hat. Die Rohganglioside (z. B. 2—7 mg aus 100 bis 250 mg Frischhirn) werden in ca. 0,05 ml Wasser gelöst und auf eine Kieselgel G-Dünnschichtplatte aufgetragen. Nach Entwicklung, z. B. in dem Fließmittel n-Propanol-Wasser 7:3, wird die Position der Ganglioside mit Bromthymolblau oder besser mit Joddampf sichtbar gemacht. Nach kurzem Antrocknen bzw. etwa 12stündigem Abdunsten des

Jods werden die Gangliosid enthaltenden Streifen von der Platte gekratzt. Ein weiterer, gleich breiter Streifen wird zur Bestimmung des Blindwertes abgenommen. Nach Trocknen im Vakuum über Blaugel werden die Proben gewogen, mit 2 ml Wasser aufgeschlämmt und der Gehalt an NANS, wie unten beschrieben, bestimmt. Der meist sehr geringe Blindwert pro mg Kieselgel wird abgezogen. Vom gefundenen Neuraminsäuregehalt der Streifen wird auf die Menge Gangliosid an Hand der bekannten Gangliosidstrukturen umgerechnet. Dabei kann die Berechnung der Molgewichte nach den Formeln der Tabelle 8 erfolgen.

Einen Kontrollwert, der zeigt, ob alles Gangliosid erfaßt wurde, kann man erhalten, wenn man in Chloroform-Äthanol-Wasser 70:46:5 chromatographiert, wobei Cerebroside, Sulfatide etc. wandern. Die Neuraminsäure der am Start zurückbleibenden Ganglioside wird dann bestimmt.

b) Chemische Bestimmungen

Bestimmung der Neuraminsäure
nach SVENNERHOLM (1957)

Reagenzien: Resorcin; Isoamylalkohol; HCl konz.; 0,1m Kupfersulfatlösung, (2,497 g $CuSO_4 \cdot 5\ H_2O$ in 100 ml Wasser lösen). Herstellung der Resorcinlösung: 0,2 g Resorcin werden in 100 ml Wasser gelöst, 80 ml konz. HCl und 0,25 ml 0,1m Kupfersulfatlösung zugegeben und mit Wasser auf 100 ml aufgefüllt. Die Lösung ist nach 4 Stunden verwendbar und bei $+4°$ etwa eine Woche lang haltbar.

Reinigung des Isoamylalkohols: 10 Teile Isoamylalkohol werden mit 1 Teil konz. HCl im Scheidetrichter über Nacht versetzt. Dann wird die Säure abgetrennt, der Alkohol mehrmals mit Wasser gewaschen und über wasserfreier Soda destilliert (Kp 131—133°).

Durchführung: 2 ml der zu prüfenden Lösung werden mit 2 ml Resorcinlösung im Reagenzglas 15 Minuten lang im sprudelnd kochenden Wasserbad erhitzt. Nach 4 Minuten langem Kühlen unter fließendem Wasser werden 10 ml Isoamylalkohol zugegeben; es wird kräftig geschüttelt und 10 Minuten lang in Eiswasser gekühlt. Dann wird in Zentrifugengläser gegossen, 7 Minuten lang bei 3000 U/min. zentrifugiert und die Amylalkoholphase in 50 mm-Küvetten gegeben. Die Ablesung erfolgt spektrophotometrisch bei 580 mμ. Eine Vergleichsküvette enthält Isoamylalkohol. Als Testsubstanz wird NANS (40 μg/2 ml Wasser) benutzt. Die Einwaage der zu prüfenden Substanz ist entsprechend.

Bestimmung der Zuckerbausteine

Das Gangliosid bzw. Oligosaccharid (10—30 mg) wird in 80%iger Ameisensäure 40 Stunden auf 100° erhitzt und dann die überschüssige Ameisensäure im Exsikkator über KOH entfernt. Zur Entformylierung wird in 3 ml 0,2n HCl aufgenommen und 4 Stunden bei 100° belassen. Mit 0,08 ml Pyridin wird daraufhin neutralisiert und das Gewicht der Lösung bestimmt. Aliquote Teile werden durch Papierchromatographie mit dem Laufmittel Essigester-Pyridin-Eisessig-Wasser 5:5:1:3 analysiert und die Kohlenhydrate mit 2,3,5-Triphenyltetrazoliumchlorid (TTC) — unter Verwendung eingewogener Zuckergemische, die wie oben mit Ameisensäure etc. behandelt wurden — quantitativ bestimmt (KUHN u. WIEGANDT 1963).

Eine andere Methode zur quantitativen Erfassung reduzierbarer Zucker findet sich auf S. 281.

Untersuchung der Fettsäuren und des Sphingosins

Das Gangliosid wird im zugeschmolzenen Röhrchen mit n HCl 10 Stunden bei 100° hydrolysiert und das Hydrolysat mit Petroläther extrahiert. Der Petrolätherextrakt wird über Natriumsulfat getrocknet, die darin enthaltenen Fettsäuren in die Methylester übergeführt und diese am besten gaschromatographisch untersucht. Einzelheiten zur Technik finden sich im Abschnitt II,8.

Die wässerige Phase wird weiter mit Chloroform extrahiert und das Sphingosinhydrochlorid mit Ninhydrin (GOMEZ u. Mitarb. 1963), durch Komplexierung mit Methylorange (LAUTER u. TRAMS 1962) oder gaschromatographisch nach SWEELEY u. MOSCATELLI (1959) bestimmt (s. S. 273).

Das weitgehend von den Fettsäuren und vom Sphingosin befreite Hydrolysat wird im Vakuum eingedampft und zur Entfernung der Salzsäure einige Male Wasser zugesetzt und in gleicher Weise jeweils wieder zur Trockene gebracht. Die Zucker lassen sich im Rückstand qualitativ durch Papierchromatographie in dem Laufmittel Essigester-Pyridin-Eisessig-Wasser 5:5:1:3 untersuchen. Hexosamine werden mit Ninhydrin bzw. Anilinphthalat und die Hexosen mit Anilinphthalat angefärbt.

Charakterisierung der Ganglioside durch Partialhydrolyse

Durch Spaltung der Ganglioside unter milden Bedingungen mit verdünnter Säure hydrolysiert man die Substanzen in unterschiedlichem Ausmaß. Aus den im Hydrolysat nachweisbaren Spaltprodukten lassen sich Rückschlüsse auf den Aufbau des ursprünglichen Moleküls ziehen. Dazu wird das Gangliosid 1 Stunde lang mit 0,05n Schwefelsäure auf 80° erhitzt. Nach dem Abkühlen neutralisiert man die Schwefelsäure genau mit Ba-$(OH)_2$, zentrifugiert das gebildete Bariumsulfat ab und gibt den Überstand über eine MIHCH$_3$-COO$^\ominus$-Ionenaustauschersäule, die mit IR 120-H$^\oplus$-Ionenaustauscherharz überschichtet ist. Das Eluat enthält die neuraminsäurefreien

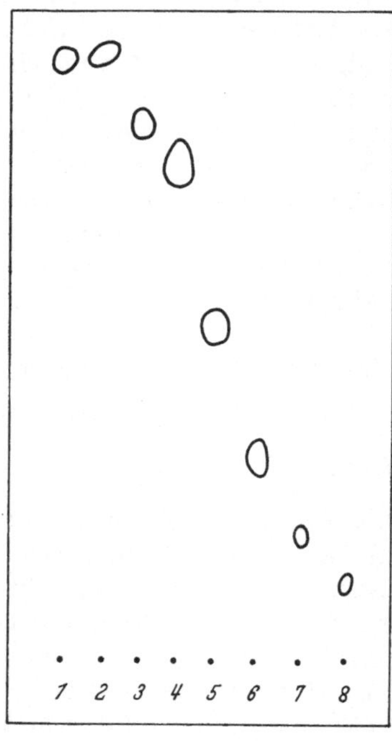

Abb. 13. Papierchromatogramm der aus Gangliosiden gewonnenen neuraminsäurehaltigen Oligosaccharide. Technik: Papier: Schleicher & Schüll 2043b gewaschen; Laufmittel: Essigester-Pyridin-Eisessig-Wasser 5:5:1:4; Laufzeit: 209 Stunden; Anfärbung: Anilinhydrogenphthalat. Bezeichnung der Ganglioside nach Anmerkung auf S. 19.
Bahn 1: [NANS(2→3)$_{Gal}$] Lactose; Bahn 2: Des-Sph-G$_{Lact}$; Bahn 3: Des-Sph-G$_{Lact}$-(NGNS); Bahn 4: Des-Sph-G$_{GNTrII}$; Bahn 5: Des-Sph-G$_I$; Bahn 6: Des-Sph-G$_{II}$; Bahn 7: Des-Sph-G$_{III}$; Bahn 8: Des-Sph-G$_{IV}$.

Glykocerebroside sowie wenig nicht angegriffenes Gangliosid und wird nach Einengung auf ein kleines Volumen gefriergetrocknet.

Nach Entfernen des IR-120 aus der Säule kann die freie Neuraminsäure vom MIH-Harz mit 0,1n Natriumacetat bis zum Verschwinden der Ehrlichschen Reaktion eluiert werden. Nach Austausch der Na$^\oplus$-Ionen an IR-120 wird das Eluat gefriergetrocknet. Im Laufmittel Essigester-Eisessig-Wasser 9:2:2 oder n-Butanol-n-Propanol-0,1n HCl 1:2:1 kann man papierchromatographisch die Natur der Neuraminsäure bestimmen.

Die Glykocerebroside lassen sich gut dünnschichtchromatographisch auf Kieselgel G-Platten mit Chloroform-Methanol-Wasser 70:30:5 als Laufmittel charakterisieren.

Charakterisierung durch Ozon-Abbau

Diese Methode ermöglicht die Abspaltung von Fettsäuren und Sphingosin und die Gewinnung der unversehrten Oligosaccharidanteile (H. WIEGANDT unveröffentlicht). Die Partialhydrolyse der erhaltenen Oligosaccharide, die noch die Sialinsäure-Reste tragen und keine Zucker-Reste verloren haben, ergibt kleinere Bruchstücke, die Rückschlüsse auf die Struktur des Zuckeranteils im Gangliosid zulassen. Folgendes möge diese Möglichkeiten erläutern. Die Ganglioside G_{Lact}, $G_{Lact}[NGNS]$,

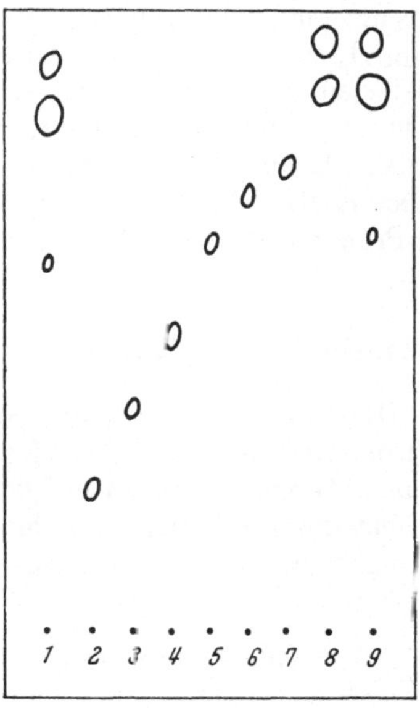

Abb. 14. Papierchromatogramm der aus dem Gangliosid $G_{GNT}I$ gewonnenen neuraminsäure freien Oligosaccharide. Technik: Papier: Schleicher & Schüll 2043 b mgl; Laufmittel: Essigester-Pyridin-Eisessig-Wasser 5:5:1:3; Laufzeit: 42 Stunden; Anfärbung: Anilinhydrogenphthalat. Bezeichnung der Ganglioside nach Anmerkung auf S. 19.
Bahn 1 und 9: Glucose-Galaktose-Lactose Gemisch zum Vergleich; Bahn 2: Ganglio-N-tetraose (GNT); Bahn 3: Ganglio-N-triose I (GNTrI); Bahn 4: Ganglio-N-triose II (GNTrII) Bahn 5: Lactose; Bahn 6: Ganglio-N-biose II (GNB II); Bahn 7: Ganglio-N-biose I (GNB I); Bahn 8: Glucose und Galaktose, durch Abbau gewonnen.

G_{GNTrII} und $G_{GNT}I$ bis IV[1] (aus Rinder- bzw. Menschenhirn, Menschen und Rindermilz) wurden ozonisiert und alkalisch oder sauer fragmentiert. Das chromatographische Verhalten der NANS-haltigen Spaltstücke zeigt die Abb. 13. Nach gelinder Hydrolyse z. B. von Des-Sph-G_{GNT} I bis IV (4 Stunden auf 75°, 0,05 n Schwefelsäure) wurden die NANS-freien Oligosaccharide erhalten, die bei stärkerer Hydrolyse (1 Stunde 100°, 0,1n Schwefelsäure) kleinere Bruchstücke liefern (Abb. 14).

Gewinnung des NANS-haltigen Oligosaccharids durch Ozonolyse und Fragmentierung: 470 mg Gangliosid $G_{GNT}I$ (Natriumsalz) wurden in 150 ml trockenem Methanol gelöst und bei Zimmertemperatur ozonisiert, bis mit KJ-Lösung das Ende der O_3-Absorption festgestellt wurde. Dann wurde im Vakuum bei 30° abgedampft und der Rückstand mit etwa 30 ml 0,1m Natriumcarbonatlösung 12 Stunden bei Raumtemperatur stehen gelassen. Nach dem Vertreiben der Kohlensäure mit IR-120-$H^\oplus$ wurde über eine Säule mit MIH-$CH_3COO^\ominus$-Austauscher gegeben, der mit IR-120-$H^\oplus$ überschichtet war. Die NANS-haltigen Zucker wurden nach Ent-

---

[1] Vergl. Anmerkungen auf S. 19

fernen des IR-120 aus der Säule mit 0,1n Natriumacetatlösung bis zum Verschwinden der Ehrlich-Reaktion im Eluat ausgewaschen, nach Abtrennen der Natriumionen mit IR-120-H$^\oplus$ im Vakuum eingeengt und sofort gefriergetrocknet. Ausbeute: 172,2 mg Des-Sph-$G_{GNT}I$, das sind 57,5% der Theorie. —58,4 mg Gangliosid $G_{GNT}II$ lieferten auf die gleiche Weise 24,6 mg Des-Sph-$G_{GNT}II$ (61% der Theorie). Zur Analyse wurde das 2 NANS-Reste tragende Tetrasaccharid aus Methanol-Äther umgefällt und bei 80° und 10^{-3} Torr über KOH-P_2O_5-Paraffin 24 Stunden getrocknet. Es wurde aus n-Propanol-Wasser 8:2 als Dinatriumsalz kristallisiert erhalten.

Charakterisierung durch das Verhalten gegen Neuraminidase (RDE)

Das Auftreten der Spaltprodukte wird mittels der Dünnschichtchromatographie verfolgt (KUHN u. WIEGANDT 1963). Ansatz: 0,5 mg Gangliosid gelöst in 0,05 ml Wasser wird mit 0,005 ml RDE (Behringwerke, Marburg-Lahn, Op. 21 A) bei 37° inkubiert. Die Ganglioside G_{GNTrII} und $G_{GNT}I$ sind durch die Neuraminidase

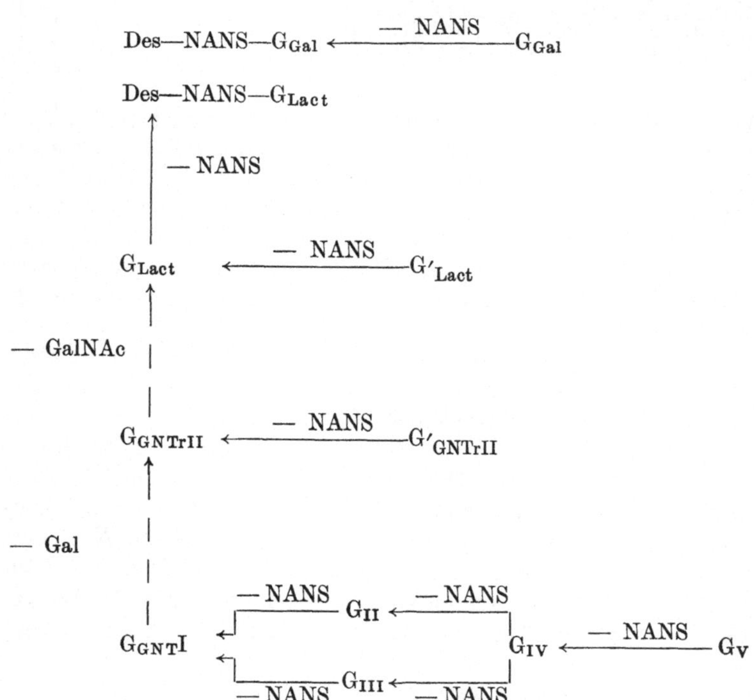

nicht spaltbar. Durch Einwirkung von RDE ließ sich der Zusammenhang zwischen den einzelnen Gangliosiden des Gehirns weitgehend klären (Kuhn u. Wiegandt 1963).

6. Untersuchung der Cholesterinester und des Cholesterins*

Zur Gewinnung der Cholesterinester wird man ausschließlich chromatographische Verfahren heranziehen. Man kann dabei sowohl vom Gesamtlipoidextrakt als auch von den nach II,2 vorfraktionierten Neutralfettgemischen ausgehen, da bei den üblichen adsorptionschromatographischen Verfahren die wenig polaren Cholesterinester zuerst eluiert werden. Vorher müssen nur die manchmal störenden Substanzen mit noch geringerer Polarität — wie Squalen, Carotinoide und andere Kohlenwasserstoffe — entfernt werden.

Die Cholesterinester lassen sich im präparativen wie analytischen Maßstab chromatographisch nach dem Sättigungsgrad und der Kettenlänge der Fettsäurekomponenten auftrennen. Häufig wird man es jedoch wegen der Möglichkeit zur Gewinnung differenzierterer Ergebnisse vorziehen, ihre Fettsäuren abzuspalten und diese als solche oder in Form irgendwelcher Derivate weiterzuuntersuchen (s. Kapitel II,8). Die Abspaltung der Fettsäuren kann chemisch oder enzymatisch vorgenommen werden. Die Hydrolyse in alkalischer oder saurer methanolischer Lösung macht gewisse Schwierigkeiten, wenn man sie in der sonst üblichen Weise durchführt (Barron u. Hanahan 1958; Eberhagen 1963a). Auf S. 152 findet sich aber eine ausführliche Beschreibung zu ihrer erfolgreichen Durchführung. Über das Vorkommen, die Isolierung und die Wirkung einer Cholesterinesterase im Pankreassaft berichten Swell u. Treadwell (1955) und Korzenovsky u. Mitarb. (1960).

Das unveresterte Cholesterin kann auf chromatographischem Wege oder durch Ausfällung mit Digitonin gewonnen werden.

A. Präparative Verfahren

a) Gewinnung der Cholesterinester

Bereits an verschiedenen anderen Stellen sind chromatographische Methoden dargestellt, die sich zur Isolierung der Cholesterin-

---

* Von D. Eberhagen.

esterfraktion eignen (S. 46). Die auf S. 152 angegebene Trennung mit Florisil kann ohne Änderung für den vorliegenden Zweck angewendet und zur Fraktionierung von bis zu 0,5 g Neutralfett eingesetzt werden. Die einfache, unkritische Herstellung der Säulenfüllung und die mögliche hohe Elutionsgeschwindigkeit macht die Verwendung dieses Adsorbens besonders empfehlenswert (CARROLL 1961). Dabei lassen sich die Cholesterinester mit 3% Äther in Petroläther, die Glyceride und das freie Cholesterin gemeinsam mit 10% Methanol in Äther eluieren. Die Kohlenwasserstoffe und ähnlich unpolare Verbindungen hat man zuvor durch Auswaschen der Säule mit reinem Petroläther abgetrennt. Aluminiumoxyd wurde von SCHÖN u. GEY (1956) und von CLEMENT u. Mitarb. (1954) benutzt.

Im folgenden soll die Arbeitsweise von BARRON u. HANAHAN (1958) beschrieben werden, die Kieselgel als Füllmaterial verwenden und auf den Angaben von FILLERUP u. MEAD (1953) aufbauen. FREEMAN u. Mitarb. (1957) benutzen zur Zerlegung der Serumlipoide in Cholesterinester, Glyceride, Phosphatide, Cholesterin und freie Fettsäuren ebenfalls Kieselgel.

Reagenzien: Kieselgel Mallinckrodt, 100 mesh „chromatographic grade"; n-Hexan puriss.; Benzol p. a.; Diäthyläther puriss., peroxydfrei; Methanol p. a.

Durchführung: *a) Herstellung der Säulenfüllung.* Das Kieselgel kann sofort verwendet werden, wenn es einer zuvor ungeöffneten Flasche entnommen wird; andernfalls ist es vor Gebrauch 12 Stunden lang bei 110° im Trockenschrank zu trocknen. Es hat eine Adsorptionskapazität von 15—20 mg/g. Die Originalvorschrift verwendet Chromatographierohre nach Abb. 3 mit den Abmessungen 400 × 35 mm für Substanzmengen bis maximal 1,2 g. Zur Füllung sind dann 60 g Kieselgel erforderlich. Die Säulen können natürlich den Bedürfnissen angepaßt und in ihrer Größe unter Beibehaltung des Verhältnisses von Adsorbensfüllhöhe zum inneren Durchmesser (10:1) reduziert werden. Das Kieselgel (ca. 60 g) wird vor dem Einbringen in die Säule zur Standardisierung der Adsorptionsaktivität auf einer Glasfrittennutsche nacheinander mit je 150 ml Äther, 15% Benzol in Hexan und schließlich mit reinem Hexan ausgewaschen und dann in Hexan suspendiert in die Säule eingefüllt.

β) Elutionsverlauf. Das Lipoidgemisch gibt man in 1—3 ml Hexan gelöst auf die Säule, nachdem das überstehende Hexan vollständig von der Füllung aufgenommen ist. Dabei ist darauf zu achten, daß die Lösung gleichmäßig auf die ganze Oberfläche — ohne sie aufzuwirbeln — verteilt wird. Wenn der Lösungsmittelspiegel wieder bis zum Kieselgel abgesunken ist, spült man mit 2—3 ml frischem Hexan die Wandung des darüber befindlichen Säulenabschnittes zweimal sorgfältig ab, füllt die Säule mit Hexan auf und setzt den Vorratsbehälter auf. Mit reinem Hexan werden zuerst die Kohlenwasserstoffe entfernt. Mit 15% Benzol in Hexan gewinnt man dann die Cholesterinester. Will man auch die anderen Bestandteile des Lipoidgemisches erhalten, so eluiert man weiter mit 5% Äther in Hexan (Triglyceride und freie Fettsäuren), mit 15% Äther in Hexan (freies Cholesterin), mit 30% Äther in Hexan (Diglyceride) und endlich mit reinem Äther (Monoglyceride). Sind in den Lipoiden keine Diglyceride enthalten, dann verwendet man zur rascheren Gewinnung des freien Cholesterins Hexan mit einem Äthergehalt von 20%. Zwischen der 30%-Äther- und der reinen Ätherfraktion wird noch mit 50% Äther in Hexan ausgewaschen. Abschließend kann man mit 3% und 80% Methanol in Äther die Phosphatide eluieren. Die Lösungsmittelgemische werden gewechselt, wenn die betreffende Komponente vollständig von der Säule entfernt ist. Durch Verfolgung des Elutionsverlaufes beispielsweise mit Hilfe der Vanillin-Reaktion (s. S. 258) erhält man darüber Aufschluß und vermeidet einen unzweckmäßigen Lösungsmittelwechsel. Die Durchflußgeschwindigkeit soll konstant 2—2,5 ml/Minute betragen. Statt Äther kann auch Chloroform verwendet werden.

b) Chromatographische Auftrennung der Cholesterinester
nach KLEIN u. JANSSEN (1959)

Durch Herstellung eines Kieselgels mit bestimmter Adsorptionsaktivität konnten KLEIN u. JANSSEN (1959) die Cholesterinester säulenchromatographisch auf Grund ihrer Fettsäurekomponenten auftrennen. Allerdings überlappen bzw. überlagern sich dabei die gesättigten Vertreter mit den ungesättigten in ähnlicher, aber nicht gleicher Weise, wie es auch bei einer entsprechenden Trennung der Fettsäuren der Fall ist. Glücklicherweise haben jedoch die Cholesterinester im Blutserum meistens eine derart einfache Zusammensetzung, daß diese Interferenzen auf ein Minimum reduziert oder nicht von Bedeutung sind. HIRSCH (1963) benutzt als stationäre Phase ein polymerisiertes Sojabohnenöl, das fertig im Handel erhältlich ist und in organischen Lösungsmitteln gelartig quillt, und kann damit noch bessere Trennergebnisse erzielen. Eine mit dem Verfahren von KLEIN u. JANSSEN vergleichbare dünnschichtchromatographische Arbeitsweise ist auf S. 119f angegeben. Dort werden die Chromatogramme nach der Entwicklung und Anfärbung quantitativ ausgewertet.

Reagenzien: Kieselgel Mallinckrodt, 100 mesh, „chromatographic grade"; Benzol p. a.; n-Hexan puriss.

Durchführung: *a) Herstellung der Säulenfüllung.* 5 g Kieselgel werden in ein 40 ml fassendes Zentrifugenglas gegeben. Das Gefäß füllt man mit Benzol auf und rührt den Inhalt 10 Minuten lang intensiv durch. Nach Zentrifugieren wird das Lösungsmittel abdekantiert und der Bodensatz in gleicher Weise zweimal mit 5% Benzol in Hexan gewaschen. Man suspendiert ihn dann in diesem Lösungsmittelgemisch und füllt den Brei in ein Chromatographierohr nach Abb. 3 (Abmessungen 450 × 4,5 mm) ein. Den Sedimentationsprozeß kann man durch Beklopfen oder vorsichtiges Aufstoßen der Säule auf eine geeignete Unterlage beschleunigen. Anwendung von Überdruck bringt die Säulenfüllung auf eine Länge von 40 cm. Während der Trennung umhüllt man das Rohr mit schwarzem Papier, um eine Veränderung der Lipoide durch Bestrahlung mit Sonnenlicht zu verhüten.

β) Elutionsverlauf. Bis maximal 10 mg Cholesterinester können ohne Verringerung des Trenneffektes in einem Ansatz chromatographiert werden. Man gibt die in 1—2 ml Hexan mit 5%ig Benzolgehalt gelöste Substanz mit einer spitz ausgezogenen Pipette gleichmäßig auf die Oberfläche der Kieselgelfüllung, über der kein Lösungsmittel mehr stehen soll, und wäscht sie vorsichtig mit 4 bis 5 ml des gleichen Lösungsmittelgemisches in das Adsorbens. Nachdem die Säule vollständig mit 5% Benzol in Hexan gefüllt worden ist, verbindet man sie mit dem Lösungsmittelvorratsgefäß, das 250 ml Hexan mit einem 13%igen Benzolgehalt enthält. Die Strömungsgeschwindigkeit soll konstant auf 0,13—0,14 ml pro Minute gehalten werden. Die gesamte Trennung dauert etwa 24—36 Stunden. Das Eluat wird zweckmäßigerweise in 1, 2 oder 4 ml-Fraktionen gesammelt. Es muß nach dem Abtropfen von der Säule unmittelbar in das Röhrchen des Fraktionssammlers fallen. Mit Hilfe der Liebermann-Burchardschen Reaktion wird der Substanzgehalt in den Gläsern ermittelt.

c) Abtrennung des freien Cholesterins als Digitonid

Die quantitative Umsetzung des Cholesterins mit Digitonin zu einem alkoholunlöslichen Komplex wird seit ihrer Beschreibung durch WINDAUS im Jahre 1909 zur Isolierung des Cholesterins angewendet. Neben dem Cholesterin werden auch alle anderen Sterine mit einer freien, 3β-ständigen Hydroxylgruppe ausgefällt; jedoch sind letztere in tierischem Material praktisch zu vernachlässigen. Bei den Steroiden werden verschiedentlich Abweichungen von dieser Regel beobachtet. Cholesterinester bilden keine Digitonide. Außer dem Digitonin gibt es noch andere, mit Sterinen alkoholunlösliche Addukte bildende Saponine (Tigonin, Gitonin, Tomatin).

Die Stabilität der Digitonide ist so groß, daß selbst bei fortlaufender Extraktion mit Äther kein Cholesterin aus ihnen entzogen werden kann. Sie sind in Alkohol völlig unlöslich, so daß die Ausfällung des Cholesterins mit Digitonin zu seiner quantitativen Bestimmung verwendet werden kann (s. S. 287). Die Addition erfolgt stöchiometrisch im Verhältnis 1:1. Durch Behandlung mit Pyridin dissoziiert der Komplex wieder. Auch mit alkoholischer Natriumacetatlösung oder durch Acetylierung beider Liganden kann er gespalten werden.

In diesem Abschnitt wird die Digitonidfällung und Wiedergewinnung des freien Cholesterins nach den Angaben der älteren Literatur beschrieben (SCHRAMME 1939; SCHÖNHEIMER u. DAM 1933; LIFSCHÜTZ 1935). Kürzlich hat SPERRY (1963) eine sehr detaillierte Darstellung seiner Arbeitstechnik gegeben.

Reagenzien: Digitonin puriss.; Natriumacetat p. a.; Äthanol puriss., 80%ig; Acetan p. a.; Pyridin puriss.; Diäthyläther puriss., peroxydfrei.

Durchführung: a) *Digitonidfällung* (SCHRAMME 1939). 5 ml einer alkoholischen Lipoidlösung, die etwa 10 mg freies Cholesterin enthält, werden mit 5 ml heißer Digitoninlösung (1 g Digitonin in 100 ml 80%igem Äthanol lösen) auf dem Wasserbad erwärmt und nach 20 Minuten auf das halbe Volumen eingeengt. Nach Stehen über Nacht saugt man den entstandenen Niederschlag über eine feinporige Glasfrittennutsche ab. Dazu spült man den Niederschlag mit geringen Mengen 80%igem Alkohol auf das Filter, wäscht den Filtrationsrückstand erst mit Aceton, dann mit heißem Wasser so lange nach, bis auf der Unterseite der Filterplatte keine Schaumblasen mehr auftreten, die das Vorhandensein von freiem Digitonin anzeigen. Mit Aceton wird der Rückstand trocken gewaschen; sein Gewicht kann nach Trocknen im Vakuumexsikkator über Schwefelsäure bestimmt werden.

β) *Zerlegung der Sterindigitonide.* a) Regenerieren des Cholesterins aus den Addukten mit Pyridin (SCHÖNHEIMER u. DAM 1933). Der Filtrationsrückstand läßt sich durch Behandlung mit kaltem Pyridin auflösen. Dabei kommt es zur Dissoziation des Digitonidkomplexes. Das Digitonin kann dann durch Zusatz von Äther ausgefällt werden, während die Sterine in Lösung bleiben. Die vom Niederschlag abgetrennte Lösung mit dem freien Sterin wird unter Stickstoff im Vakuum eingedampft.

b) Aufspaltung des Digitonids mit alkoholischer Natriumacetatlösung (LIFSCHÜTZ 1935). Den Filtrationsrückstand der Digitonidfällung löst man in der 100fachen Menge heißer 10%iger äthanolischer Natriumacetatlösung auf und fällt durch Zugabe von Äther (etwa 5faches Volumen in Bezug auf die Acetatlösung) zu der noch warmen Lösung das Digitonin und das Natriumacetat aus. Die Sterine sind in dem Alkohol-Äthergemisch löslich und können durch Eindampfen der filtrierten Lösung unter Stickstoff gewonnen werden. Meistens enthält der Rückstand aber noch gewisse Acetatbeimengungen. Zu deren Entfernung löst man ihn wieder in Alkohol, verdünnt 1:1 mit Wasser und schüttelt das freie Cholesterin mit Äther aus. Die ätherische Lösung wird wieder filtriert und eingedampft.

B. Analytische Verfahren

a) Chemische Bestimmungen*

Die Bestimmung des freien und des Gesamtcholesterins in einer Lipoidprobe läßt sich nach den im Abschnitt III,8 gemachten Angaben durchführen. Zur Ermittlung der Jodzahl eignet sich sehr gut die auf Seite 176 beschriebene Methode von ROSEMUND u. KUHN-HENN (1923). Eine ausführliche Übersicht über die chemischen und physikalischen Untersuchungsmöglichkeiten gibt COOK (1958).

b) Chromatographische Untersuchungen**

Die anfangs versuchte chromatographische Trennung der Cholesterinester und der Sterine auf unbehandeltem oder hydrophobiertem Papier ist wegen der meistens ungenügenden und wenig reproduzierbaren Trennleistungen weitgehend zugunsten der Chromatographie auf kieselgelimprägnierten Cellulose- und Glasfaserpapieren und vor allem auf Kieselgeldünnschichtplatten aufgegeben worden. ROUSER u. Mitarb. (1961b) geben detaillierte Angaben zur Herstellung derartiger Kieselgelpapiere und zur Durchführung der Trennungen. SWARTWOUT u. Mitarb. (1960) benutzen kieselgelbeschichtetes Glasfaserpapier zur Mikrobestimmung des Serumcholesterins und veraschen die Komponenten auf den entwickelten Chromatogrammen nach Ansprühen mit Schwefelsäure durch Erhitzen. Anschließend werten sie die Streifen durch densimetrische Bestim-

---

* Von D. EBERHAGEN.
** Von G. WOLFRAM.

mung des Schwärzungsgrades quantitativ aus. Über eine papierchromatographische Arbeitsweise berichten MICHALEC u. STRAŠEK (1960). Zur Auftrennung von Steringemischen hat sich weiterhin mit Aluminiumoxyd beladenes Papier bewährt (MICHALEC 1963), wie es bei der Fa. Schleicher & Schüll erhältlich ist.

Die Dünnschichtchromatographie der Cholesterinester ist außer von KAUFMANN u. Mitarb. (1961a) und von MAHADEVAN u. LUNDBERG (1962) vor allem von ZÖLLNER u. Mitarb. (1962) ausgearbeitet worden. AVIGAN u. Mitarb. (1963) haben mit ähnlicher Technik verschiedene Sterinderivate voneinander trennen können. Ausgezeichnete Trennungen erhält man bei den Cholesterinestern auch auf Kieselgelschichten mit einem Silbernitratzusatz (MORRIS 1963).

In den letzten Jahren sind wiederholt Versuche unternommen worden, die Sterine und ihre Ester mit kurzkettigen Acylresten gaschromatographisch zu bestimmen (u. a. BEERTHUIS u. RECOURT 1960, HAAHTI u. Mitarb. 1961, BROOKS u. YOUNG 1962). Die zur Überführung der Substanzen in die Dampfphase erforderlichen hohen Temperaturen machen die Anwendung auch bei 200—300° stabiler stationärer Phasen (hauptsächlich organische Siliciumverbindungen) und in diesem Temperaturbereich einwandfrei arbeitender Geräte notwendig. Die gaschromatographische Untersuchung der natürlich vorkommenden Cholesterinester mit langkettigen Fettsäureresten ist bisher noch nicht gelungen.

Dünnschichtchromatographische Untersuchung der Cholesterinester
mit quantitativer Auswertung der Chromatogramme
nach ZÖLLNER u. Mitarb. (1960; 1962)

Neben den allgemeinen Vorteilen der Dünnschichtchromatographie bringt die Trennung der Cholesterinester nach ZÖLLNER u. Mitarb. einen zusätzlichen Zeitgewinn, da die Methode ohne Vortrennung direkt vom Gesamtlipoidextrakt ausgeht. Allerdings bestehen Schwierigkeiten bei der Auftrennung sehr komplexer Gemische. Hier kommt es zu Überlagerungen bei den Cholesterinestern mit kurzkettigen gesättigten und langkettigen ungesättigten Fettsäureresten. Infolge der günstigen Zusammensetzung im menschlichen Serum spielen derartige Interferenzen praktisch jedoch keine Rolle. Bei der Auftrennung in die Ester mit gesättigtem, einfach, zweifach, dreifach, vierfach und höher ungesättigtem Fettsäureanteil überwiegt im Serum von jeder Fraktion ein Vertreter sehr stark, während die restlichen Komponenten maximal nur etwa 20% ihres möglichen Interferenzpartners ausmachen. Es ergeben sich relative R_F-Werte nach Tab. 20 bezogen auf die Cholesterinester der langkettigen, gesättigten Fettsäuren.

Tabelle 20. *Relative R_F-Werte und Korrekturfaktoren der Cholesterinester*

Fettsäurereste	16:0 18:0	16:1 18:1	18:2	20:3 20:4	20:5 22:5 22:6
Relativer R_F-Wert	1,0	0,93	0,85	0,72	0,62
Korrekturfaktoren für die quantitative Auswertung	1,1	1,1	1,4	1,3	0,8

Die mit Antimontrichlorid auf den Platten sichtbar gemachten Cholesterinester lassen sich durch Bestimmung der Farbintensitäten quantitativ erfassen. Wenn auch wegen der teilweisen Überlappung einiger Komponenten die Aussagemöglichkeiten begrenzt sind, so wird das Verfahren doch infolge der einfachen Technik und schnellen Durchführbarkeit für entsprechende Problemstellungen gegenüber Methoden mit zwar besserer Auflösung aber wesentlich größerem Arbeits- und Zeitaufwand bevorzugt werden.

Eine ausgezeichnete dünnschichtchromatographische Auftrennung der Cholesterinester nach dem Grad ihrer Ungesättigtheit gelingt auf Kieselgel G, das statt mit dest. Wasser mit einer 5%igen wässerigen Silbernitratlösung angerührt wird (MORRIS 1963) (s. S. 182). Allerdings ist eine vorherige Abtrennung aller anderen Lipoide erforderlich. Mit dem Fließmittel Hexan-Diäthyläther 4:1 erreicht man die Trennung der Ester mit gesättigten und ein- bis dreifach ungesättigten Fettsäuren, mit reinem Äther die Trennung der Ester mit vier- bis sechsfach ungesättigten Fettsäuren.

Reagenzien: Tetrachlorkohlenstoff puriss.; Petroläther p. a., Kp 50—70°; Isopropyläther puriss.; Antimontrichlorid, 25%ig in Chloroform p. a.

Durchführung: *a) Chromatographische Auftrennung.* Die Menge der als möglichst schmaler, etwa 15 mm langer Strich auf die Platten aufzutragenden Lipoide hängt von deren Gehalt an den verschiedenen Cholesterinestern ab und ist vor allem bei beabsichtigter quantitativer Auswertung kritisch. Jede Cholesterinesterfraktion darf maximal 3 μg Cholesterin enthalten, denn nur bis zu diesem Wert ist die Farbintensität der Substanzmenge proportional. Zur Ermittlung der optimalen Lipoidmenge geht man am besten folgendermaßen vor: Zuerst wird der Gehalt des Gesamt- und des Estercholesterins im Serumextrakt bestimmt. Dann dampft man 1 ml Sperry-Extrakt auf 0,14 ml ein und trägt von dem Konzentrat die

Menge auf das Chromatogramm auf, die sich bei Berücksichtigung des Serumestercholesterinspiegels aus der Abb. 15 ergibt. Die dort wiedergegebene Kurve gehorcht der Funktion: ml Lipoidkonzentrat $= 1{,}67/\text{mg}\%$ Estercholesterin im Serum. Sie entspricht einem Grenzwert von 6 μg Estercholesterin im Konzentrat, da die größte Cholesterinesterfraktion im Serum normalerweise nicht mehr als 50% des gesamten Estercholesterins enthält.

Es wird aufsteigend mit Tetrachlorkohlenstoff oder Petroläther (auch mit 1%igem Isopropylätherzusatz) chromatographiert. Durch zwei- bis dreimalige Entwicklung der Chromatogramme und raschem Abdampfen der mobilen Phase zwischen den einzelnen Entwicklungsschritten erreicht man eine scharfe Trennung in fünf Fraktionen. Der ver-

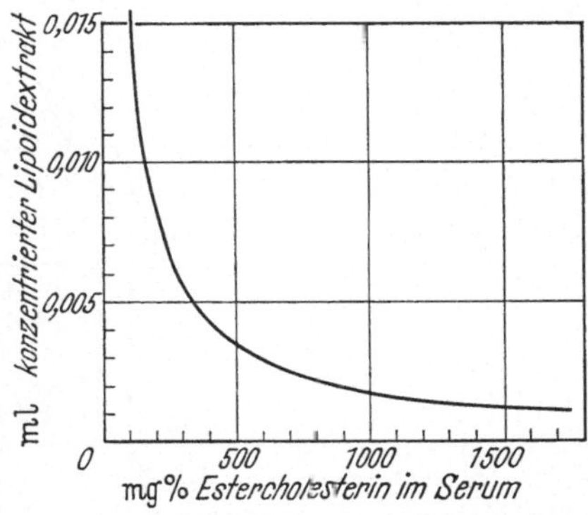

Abb. 15. Abhängigkeit der optimal auf Dünnschichtplatten nach ZÖLLNER u. Mitarb. (1960, 1962) aufzutragenden ml konzentrierter Lipoidextrakt vom Serumgehalt an verestertem Cholesterin.

mehrte Zeitaufwand durch die wiederholte Entwicklung fällt bei den sehr kurzen Laufzeiten der Dünnschichtchromatogramme nicht ins Gewicht.

β) Quantitative Auswertung. Hierzu erfolgt die Entwicklung der Chromatogramme auf 200×38 mm großen Glasplatten. Dieses Format erlaubt nicht nur die individuelle Behandlung von jeweils einem Chromatogramm, es können damit auch die im Handel erhältlichen Geräte zur densimetrischen Auswertung von Papierchromatogrammen und -elektrophoresen benutzt werden.

Unmittelbar nach der chromatographischen Entwicklung werden die Platten mit täglich frisch bereiteter Antimontrichloridlösung besprüht. Zur Erzielung einer gleichmäßigen Anfärbung muß auf eine sehr regelmäßige Verteilung auf dem Chromatogramm geachtet werden. Die besprühten Platten werden anschließend 3 bis 5 Minuten lang auf $110°$ erhitzt. Die Plattenmitte mit den dort lokalisierten Cholesterinestern sollte sich dabei möglichst genau in der Mitte zwischen den wärmeabgebenden Innenflächen des Ofens befinden, damit die Erwärmung gleichmäßig vor sich geht. Das Cholesterin und seine Derivate färben sich zuerst rot, dann allmählich violett und schließlich blaugrau, das langsam verblaßt. Dieser Farbumschlag tritt bei den einzelnen Fraktionen zu verschiedenen

Zeiten ein. Er kann durch Abdecken des Chromatogramms mit einer Glasplatte stark hinausgezögert werden. Ätherdämpfe bleichen den Farbkomplex reversibel. Der günstigste Zeitpunkt zur quantitativen Auswertung ist der Augenblick, an dem die Farbtönung der Fraktion mit dem größten R_F-Wert (Ester mit gesättig-

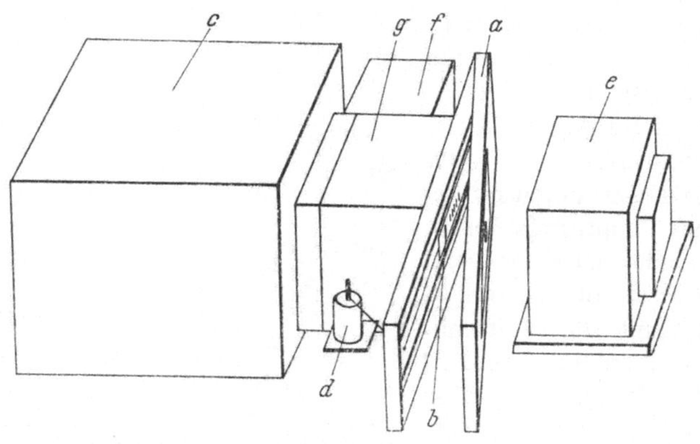

Abb. 16. Zusatzgerät zur quantitativen Auswertung von Dünnschichtchromatogrammen im Spektralphotometer DU G 4700 der Fa. Beckman Instruments. Die angefärbten Dünnschichtplatten (20 × 3,8 cm) werden in einer lichtdichten Kammer a auf einer Leitbahn mit gleichmäßiger Geschwindigkeit von 2—3 cm/min an dem Lichtspalt b des Monochromators c vorbeigezogen. Die Vorrichtung ist in geöffnetem Zustand gezeigt. Der Elektromotor d dient zum Transport der Platten. Das Photozellenhaus e wird vor Beginn der Registrierung lichtdicht an den Plattenbehälter a herangeschoben, so daß der vom Monochromator c kommende Lichtstrahl genau auf die Photozelle fällt. Zwischen a und c befindet sich vor dem Lampenhaus f als Adaptor ein lichtdichtes Gehäuse g mit eingebauter Sammellinse zur Fokussierung des Strahlenganges.

ten Fettsäuren) gerade Blau erreicht hat. Der uneinheitliche Farbumschlag der einzelnen Fraktionen macht die Bestimmung von Korrekturfaktoren notwendig. Mit dem Beckman-Spektralphotometer DU wurden für die fünf Fraktionen die in Tab. 20 angegebenen Faktoren ermittelt. Diese Korrekturfaktoren haben nur für das jeweilige Auswertegerät und die individuell angewendete Technik Gültigkeit und müssen durch Chromatographie von Testsubstanzen ermittelt werden. Derartige einheitliche Cholesterinesterverbindungen stellt man sich am besten nach der Methode von MAHADEVAN u. LUNDBERG (1962) her.

Zur photometrischen Ausmessung der Chromatogramme hat sich neben dem Elektrophoreseauswertegerät der Fa. Bender & Hobein (München) und dem Elektrophoreseauswertezusatz zum Eppendorf-Photometer der Fa. Netheler & Hinz (Hamburg) besonders eine leicht selbst anzufertigende Einrichtung zur Bewegung von Chromatogrammplatten im Spektralphotometer Modell DU G

4700 der Fa. Beckman Instruments (München) mit Registrierzusatz bewährt (s. Abb. 16). Bei Verwendung eines Spektralphotometers arbeitet man bei einer Wellenlänge von 575 mμ, im Eppendorf-Photometer ist ein Filter nicht erforderlich. Wird eine möglichst genaue Bestimmung beabsichtigt, so mißt man die Absorption der Platte vor dem Besprühen und berücksichtigt diese Leerabsorption entsprechend bei der Auswertung. In Verbindung mit einem Regi-striergerät läßt sich die Differenz der beiden Absorptionskurven auf Papier festhalten und die den einzelnen Fraktionen entsprechenden Flächen nach einer der auf Seite 198 diskutierten Methoden bestim-men. Die absoluten Flächenwerte sind von Versuch zu Versuch nicht genau zu reproduzieren und können deshalb auch nicht zu Absolutbestimmungen herangezogen werden.

Zweidimensionale Auftrennung der Cholesterinester
nach KAUFMANN u. Mitarb. (1961 a)

Die vollständige Trennung komplexer Cholesterinestergemische gelingt durch zweidimensionale Chromatographie auf partiell hydrophobierter Kieselgelschicht. Der erste Entwicklungsschritt entspricht dem vorstehend beschriebenen einfachen Trennverfah-ren. Auf einer Standard-Kieselgel G-Platte werden die Cholesterin-ester vorwiegend nach dem Grad ihrer Ungesättigtheit aufgetrennt. Bei der zweiten Entwicklung mit um 90° gedrehter Laufrichtung wendet man die sog. Umkehrphasentechnik an; die vorgetrennten Cholesterinesterfraktionen werden jetzt nach den auf Seite 127 er-läuterten Gesichtspunkten weiter zerlegt.

Reagenzien: Paraffinum liquid. für IR-Spektroskopie (Fa. E. Merck, Darmstadt); Petroläther puriss., Kp 35—40°; Tetralin puriss.; n-Hexan puriss.; Äthylmethylketon puriss.; Acetonitril puriss.

Durchführung: Die vorher von allen Begleitstoffen gereinigten Cholesterinester werden punktförmig 3 cm diagonal von einer Ecke entfernt auf normale 20 × 20 cm große Kieselgelplatten aufgetra-gen. Ihre Menge hängt von der Zusammensetzung der Substanz ab und ist jeweils zu ermitteln. Im ersten Entwicklungsschritt wird das Fließmittel Tetralin-Hexan 2,5:7,5 verwendet. Nach dem Ab-dunsten des Fließmittels bei Zimmertemperatur wird der von Chole-sterinestern freie Teil der Platte durch vorsichtiges Eintauchen in eine 5%ige Paraffinlösung in Petroläther imprägniert. Den Petrol-äther entfernt man wieder durch 5 Minuten lange Lagerung der Platten, am besten unter laufend erneuertem Stickstoff (z. B. im Exsikkator, der mit Stickstoff durchströmt wird). Die Platten werden dann zur zweiten Entwicklung mit den vorgetrennten Komponenten nach unten in eine Äthylmethylketon und Acetonitril im Mischungsverhältnis 7:3 enthaltende Trennkammer gestellt. Zur anschließenden Anfärbung kann man die auf Seite 53 aufgeführten Reagenzien verwenden. Die Cholesterinester sind in zwei Reihen bogenförmig um den Auftrageort angeordnet.

7. Untersuchung der Glyceride

A. Präparative Verfahren*

Die Glyceride, die im Blutserum in sehr wechselnden Prozentsätzen enthalten sind, werden heute meistens auf chromatographischem Wege aus den Gesamtlipoidextrakten gewonnen. Als gebräuchlichstes Adsorbens wird bei der säulenchromatographischen Technik Kieselgel, neuerdings auch Florisil verwendet. Die Neutralfette lassen sich damit zugleich in die Mono-, Di- und Triglyceride auftrennen, da zwischen diesen drei Verbindungsklassen erhebliche Polaritätsunterschiede bestehen. Bei den Mono- und auch bei den Diglyceriden katalysiert allerdings das Kieselgel — und in noch höherem Maße Florisil — einen teilweisen Wechsel der Bindungsstellen der Fettsäuren am Glycerinrest (Übersicht s. MATTSON u. VOLPENHEIN 1962). Diese Isomerisierungsneigung der Verbindungen ist vor allem bei Strukturuntersuchungen zu berücksichtigen. Der Effekt ist auch bei der Gewinnung der Glyceride durch Molekulardestillation beobachtet worden (PRIVETT u. Mitarb. 1961).

Neben säulenchromatographischen Verfahren kann man zur Auftrennung von Glyceridgemischen in ihre Hauptverbindungsklassen die Gegenstromverteilung und die Dialyse in unpolaren Lösungsmitteln einsetzen. Die Tiefkühlkristallisation als älteste Methode zur Fraktionierung der Neutralfette eignet sich zur Auftrennung einer Glyceridklasse in sich nach der Art der gebundenen Fettsäuren; allerdings kommt man dabei in der Regel nur zu Anreicherungen. Gegenstromverteilung, Dialyse und Tiefkühlkristallisation sind sehr schonende Methoden. Sie lassen die Substanzen unverändert, und ihre Durchführung ist in einer inerten Atmosphäre möglich.

Die Gewinnung von chemisch einheitlichen Triglyceridpräparaten aus Neutralfettgemischen erfordert Trennleistungen, die — abgesehen von einfachen Modellmischungen — säulenchromatographisch selten erreicht werden. Auch bei Anwendung der dünn-

---

* Von D. EBERHAGEN.

schicht-, papier- oder gaschromatographischen Technik erzielt man nur eine Fraktionierung der Triglyceride. In manchen Fällen kann eine Kombination der verschiedenen Verfahren zum Erfolg führen.

Hat man die Phosphatide vorher durch eine Acetonfällung abzutrennen versucht, so muß immer daran gedacht werden, daß es dabei auch zur Auskristallisation der gesättigten Neutralfette kommen kann. Bei der Gewinnung der neutralen Lipoide durch Dialyse in petrolätherischer Lösung sollte das nichtdialysierbare Material daraufhin untersucht werden, ob auch die Di- und erst recht die Monoglyceride quantitativ entfernt sind, da beide längere Dialysierzeiten erfordern.

Will man Lipoide über kürzere oder längere Zeiträume aufbewahren, so ist dieses zur Vermeidung von autoxydativen Vorgängen und anderen Substanzveränderungen bei möglichst niedriger Temperatur im Dunkeln und unter Sauerstoffausschluß vorzunehmen, nachdem man sie in einem unpolaren Lösungsmittel — am besten in Petroläther — gelöst hat. Dann braucht man auch ein Wirksamwerden fettspaltender Fermente nicht zu befürchten (DESNUELLE u. CONSTANTIN 1953).

a) Chromatographische Fraktionierung
nach CARROL (1961)

Gewöhnlich beschränkt man sich auf eine Auftrennung in die Hauptklassen der Tri-, Di- und Monoglyceride und verwendet zur Erzielung reproduzierbarer Ergebnisse als Adsorbentien standardisierte Kieselgelqualitäten. Einige derartige Verfahren werden an anderen Stellen eingehend beschrieben (s. S. 46, 114). Arbeiten mit methodischen Angaben sind weiter u. a. von MICHAELS u. Mitarb. (1958), WREN (1960) und HORNING u. Mitarb. (1960) erschienen. BORGSTRÖM, der 1954 wohl erstmals die Verhältnisse im einzelnen untersuchte, berichtete bereits über eine im Verlauf der chromatographischen Trennung erfolgte Isomerisierung der Monoglyceride. Andere Füllmaterialien, die neuerdings Verwendung finden, sind mit Silbernitrat imprägniertes Kieselgel (DE VRIES 1962), Hydroxylapatit (BORGSTRÖM u. Mitarb. 1962), Florisil (ein synthetisches Magnesiumsilicat) (CARROL 1961) und verschiedene unpolare synthetische und natürliche Polymerisate (HIRSCH 1961).

Die Arbeitsweise von CARROL, die unten geschildert wird und die eine bemerkenswert schnelle Durchführung des Trennvorganges erlaubt, führt zu einer erheblichen Acylwanderung bei den Mono- und Diglyceriden (MATTSON u. VOLPENHEIN 1962). Dieser Nachteil ist aber bedeutungslos, wenn es allein um die Untersuchung der quantitativen Verhältnisse oder um die Bestimmung der Fettsäurenzusammensetzung in den Glyceridklassen geht. Wie weit durch Verwendung unpolarer stationärer Phasen Isomerisierungsvorgänge unterdrückt und die Substanzen ohne artefizielle Veränderungen gewonnen werden können, ist bisher nicht untersucht worden.

Reagenzien: Florisil 100 mesh (Fa. Floridin Co., Tallahassee, Fla. USA; Fa. Fluka AG, Buchs SG, Schweiz); Petroläther puriss., Kp 60—80°; Diäthyläther puriss., peroxydfrei; Methanol p. a.

Durchführung: *a) Herstellung der Säulenfüllung.* Das einem noch ungeöffneten oder unter Feuchtigkeitsausschluß aufbewahrten Gefäß entnommene oder durch einstündiges Erhitzen auf etwa 600° (HAJRA u. RADIN 1962) wieder aktivierte Florisil wird durch Vermischen mit 7 ml Wasser pro 100 g Adsorbens in einem verschlossenen Rundkolben desaktiviert. Der Kolben wird solange geschüttelt, bis der Inhalt wieder pulverförmig erscheint und dann über Nacht zum Äquilibrieren verschlossen aufgestellt. Zur Herstellung der Säulenfüllung geht man am besten wie auf S. 152 beschrieben vor; die dort angegebenen Säulenabmessungen sind zur Trennung von max. 75—100 mg pro Lipoidkomponente ausreichend.

β) Elutionsfolge. Mit 50 ml reinem Petroläther werden die Kohlenwasserstoffe, mit 100 ml 5% Äther in Petroläther die Cholesterinester, mit jeweils 120 ml 15% Äther in Petroläther die Triglyceride, mit 25% Äther in Petroläther das freie Cholesterin, mit 50% Äther in Petroläther die Diglyceride und mit 2% Methanol in Äther die Monoglyceride aus der Säule gewaschen. Mit 120 ml 4% Eisessig in Äther kann man schließlich die freien Fettsäuren eluieren. Phosphatide lassen sich, wenn überhaupt, so nur unvollständig wiedergewinnen; sie werden in der Säulenfüllung sehr fest adsorbiert. Die Cerebroside sind in der Monoglyceridfraktion enthalten. Den Trennungsverlauf kann man, wie ebenfalls auf S. 153 beschrieben, sehr einfach dadurch verfolgen, daß man das Eluat in einem Fraktionssammler (5 oder 10 ml-Fraktionen) auffängt und durch Tüpfelung den Substanzgehalt in den Röhrchen abschätzt.

b) Chromatographische Auftrennungen

Die ersten Versuche zur Zerlegung von Neutralfettgemischen nach ihren Fettsäurekomponenten wurden von HAMILTON u. HOLMAN (1954) mit Tierkohle als Adsorbens unternommen. Gute Erfolge mit Kieselgelsäulen hatten SAHASRABUDHE u. CHAPMAN (1961) bei der Auftrennung von Modellmischungen; bei den natürlichen Fetten hingegen ergaben sich nur unvollständige Trennungen.

Hirsch (1963) hat kürzlich eine sehr leistungsfähige Apparatur mit automatischer Registrierung des Elutionsverlaufes beschrieben, mit der er bis zu 100 mg pro Einzelkomponente ohne Überladung der Säule trennen kann. Er verwendet polymerisiertes Sojabohnenöl als stationäre Phase und eluiert nach der Umkehrphasentechnik mit wässerigen Acetonmischungen. Obwohl er bei anderen Lipoiden ein bemerkenswert gutes Auflösungsvermögen erreichen konnte, gelang ihm keine befriedigende Trennung innerhalb der Glyceridklassen.

Nach Untersuchung verschiedenster künstlicher Trigylceridgemische kam Hirsch zu einer für verteilungschromatographische Prozesse typischen Abhängigkeit der Elutionsfolge von den Acylresten der Glyceride. Danach lassen sich gleichartige neutrale Lipoide (z. B. einfache Fettsäureester oder Cholesterinester oder Triglyceride) nur dann gut auftrennen, wenn ihre Fettsäuren sich in der Kettenlänge um wenigstens 2 C-Atome unterscheiden. Das Vorhandensein einer Doppelbindung in der Kette ist der Verkürzung des Kohlenstoffskelettes um 2 C-Einheiten äquivalent. Diese Regel gilt auch für die verteilungschromatographische Trennung der freien Fettsäuren. Da die Triglyceride nun jeweils drei Fettsäuren im Molekül enthalten, sollte es theoretisch zu einer vielfachen Überlagerung kommen. In den natürlichen Triglyceriden sind aber glücklicherweise nur höchstens 5 Fettsäuren in größeren Mengen enthalten, so daß man oft doch noch zu einem gewissen Trennerfolg kommt. Die Abtrennung der 1-Monoglyceride von den 2-Isomeren ließ sich einwandfrei erreichen. Trennleistungen, die den von Hirsch erzielten entsprechen, waren bisher nur mit analytischen Chromatographieverfahren möglich.

c) Fraktionierung durch Gegenstromverteilung

Die Auftrennung der unterschiedlich polaren Mono-, Di- und Triglyceride ist auch mit Hilfe der Gegenstromverteilung leicht zu erreichen [zur Übersicht s. auch Ahrens (1955) und Scholfield (1961)]. In dem Phasensystem Petroläther(Hexan)—80%ig. Äthanol gelingt bereits durch eine Verteilung über 4 Elemente eine vollständige Abtrennung der Monoglyceride, nach 12stufiger Verteilung in dem Phasensystem Isooctan — 95%ig. Methanol anschließend die Gewinnung der Diglyceride (Mattson u. Beck 1955).

Für die Auftrennung innerhalb der drei Glyceridklassen auf Grund der Fettsäurekomponenten gilt hier das schon bei der säulenchromatographischen Auftrennung Gesagte. Da es sich um die Anwendung ähnlicher Trennprinzipien handelt, erreicht man auch mit Hilfe der Gegenstromverteilung allein — abgesehen von einfachen Modellmischungen — keine befriedigenden Ergebnisse.

d) Fraktionierung durch Dialyse

Eine wie die Gegenstromverteilung sehr schonende Methode zur Zerlegung von Glyceridgemischen in ihre Hauptverbindungsklassen ist die Dialyse in unpolaren Lösungsmitteln durch eine dünne Gummimembran (Einzelheiten s. S. 42). Während die Triglyceride schon nach kurzer Zeit vollständig in die Außenflüssigkeit gewandert sind, dauert dieser Vorgang bei den Diglyceriden länger (EBERHAGEN u. BETZING 1962). Die Monoglyceride bilden größere Polymerenverbände, und man erzielt einen vollständigen Übertritt in die Außenflüssigkeit je nach der Substanzzusammensetzung erst bei Dialysierzeiten von 24—48 Stunden. Durch geeigneten Wechsel der Außenflüssigkeit (dünnschichtchromatographische Kontrolle) kommt man zu reinen Mono-, Di- und Triglyceridpräparationen. Die erforderlichen Dialysierzeiten sind von der Porenweite und der Dicke der verwendeten Gummimembran abhängig. Deshalb können keine verbindlichen Angaben über die jeweilige Dialysierdauer gemacht werden; diese muß zuvor für jede Membranqualität ermittelt werden.

e) Fraktionierung durch Kristallisation

Durch wiederholtes Umkristallisieren wurden die ersten, chemisch einheitlichen Glyceridpräparate gewonnen. Man geht bei der technischen Durchführung wie auf S. 160 für die Fettsäuren beschrieben vor und kristallisiert die in Aceton oder Äthanol gelösten Glyceride bei Temperaturen von $+10°$ bis $-70°$ aus (BROWN u. KOLB 1955). Mit dieser Arbeitsweise lassen sich zwar unterschiedlich gesättigte, bzw. ungesättigte Glyceridfraktionen gewinnen; man wird jedoch bei alleiniger Anwendung dieses Trennverfahrens in der Regel weit davon entfernt sein, einheitliche Substanzen zu isolieren. Vor allem sollte das Ausgangsmaterial wenigstens nur aus einer Verbindungsklasse bestehen.

B. Analytische Verfahren

a) Chemische Bestimmungen*

Möglichkeiten zur analytischen Bestimmung der Neutralfette im Blutserum bzw. im Gesamtlipoidextrakt werden im dritten Teil auf den Seiten 289ff beschrieben. Hier sollen nur solche Methoden erörtert werden, die die nähere Charakterisierung einer Neutralfettfraktion oder die Untersuchung einer Lipoidprobe auf ihren Mono-, Di- und Triglyceridgehalt hin zum Ziele haben. Gebräuchliche ältere Methoden, die vor allem bei der technologischen Fettuntersuchung, daneben aber zum Teil auch in der Forschung Bedeutung haben, sind die Bestimmung des Schmelzpunktes, des spezifischen Gewichtes, des Brechungsindex, der Köttsdorferschen Verseifungszahl, der Säurezahl, der Jodzahl, der Rhodanzahl nach Kaufmann, der Dienzahl nach Kaufmann, der Reichert-Meisslschen Zahl, der Polenske-Zahl und der Acetyl-Zahl. Eingehende Beschreibungen über ihre Durchführung finden sich bei KAUFMANN (1958). Die Verseifungszahl gibt die mg KOH an, die zur Verseifung von 1 g Fett erforderlich sind. Hierbei werden die freien Fettsäuren, deren Gehalt im Fett mit Hilfe der Säurezahl ermittelt werden kann, mitbestimmt. Als Säurezahl (Säurewert) sind die mg KOH festgelegt, mit denen sich die freien Fettsäuren in 1 g Fett neutralisieren lassen. Die Bestimmung der Säurezahl kann in gleicher Weise, wie für die Ermittlung des Äquivalentgewichtes der Fettsäuren auf S. 174 beschrieben, durchgeführt werden. Die Substanzeinwaage richtet sich dabei nach dem Säuregehalt der Probe.

Methoden zur Jodzahlbestimmung finden sich auf S. 175ff. Die Rhodanzahl nach KAUFMANN gibt die Menge $(CNS)_2$ an, die von 100 g Fett gebunden wird. Rhodan reagiert in der Ölsäure quantitativ mit der Doppelbindung; bei den höher ungesättigten Fettsäuren ist das dagegen nur teilweise der Fall: Linolsäure lagert ebenfalls nur 1 Mol $(CNS)_2$ pro Mol an, Linolensäure 2 Mol. Die Rhodanzahl wird als äquivalente Jodmenge ausgedrückt. Konjugierte Doppelbindungen kann man neben dem spektroskopischen Nachweis (Absorption bei 233 mμ) mit der Dienzahl nach Kaufmann quantitativ erfassen. Sie gibt die Menge Maleinsäureanhydrid (umgerechnet auf die äquivalente Menge Jod in g) an, die von 100 g Fett gebunden wird. Ein Mol Maleinsäureanhydrid ist 1 Mol Jod äquivalent.

Als Reichert-Meissl-Zahl bezeichnet man die zur Neutralisation der flüchtigen, in Wasser löslichen Fettsäuren erforderlichen ml

---

* Von D. EBERHAGEN.

0,1n Alkali. Dabei geht man üblicherweise von 5 g Fett aus, dessen Fettsäuren nach Verseifung der Substanz durch Behandlung mit Säure in Freiheit gesetzt und zusammen mit einer bestimmten Wassermenge destilliert werden. Die Polenske-Zahl gibt die ml 0,1n Alkali an, die zur Neutralisation der wasserunlöslichen und deshalb aus diesem Destillat abfiltrierbaren Fettsäuren erforderlich sind. Schließlich ist noch die Acetyl-Zahl zu erläutern. Sie dient zur Erfassung der freien Hydroxylgruppen im Fett (in den Mono- und Diglyceriden und den Hydroxyfettsäuren) und wird in mg KOH angegeben, die die Essigsäure neutralisieren, welche aus 1 g durch Behandlung mit Essigsäureanhydrid acetyliertem Fett freigesetzt wird.

Modernere Verfahren zur Untersuchung der Neutralfette sind die Bestimmung der Ester-Äquivalente (Hydroxamat-Methode), die Perjodatoxydation zur Erfassung der a-Monoglyceride und des freien Glycerins und die Ermittlung der chemischen Natur der Fettsäurekomponenten und ihrer spezifischen Bindungsstelle am Glycerinmolekül. Die Bestimmung der Esteräquivalente wird an anderer Stelle behandelt, so daß es sich hier erübrigt darauf einzugehen. Möglichkeiten zur Untersuchung der Fettsäuren werden im nächsten Abschnitt besprochen.

Bestimmung des Glycerins

Der Glyceringehalt einer Lipoidprobe kann auf verschiedene Weise ermittelt werden. Die im analytischen Bereich verwendbaren Reaktionen beruhen fast alle auf dem Nachweis benachbarter Hydroxylgruppen im Glycerin nach dessen Freisetzung; sie sind also ziemlich unspezifisch. Aus diesem Grunde muß man entweder dafür sorgen, daß die Ausgangssubstanz keine störenden Beimengungen mehr enthält oder man isoliert das Glycerin aus dem Hydrolysat der Lipoidprobe (OLLEY 1956). Die meisten Glycerinbestimmungen verwenden die oxydative Spaltung mit Perjodat und erfassen den entwickelten Formaldehyd z. B. kolorimetrisch mit Chromotropsäure (LAMBERT u. NEISH 1950) oder jodometrisch (HARTMAN 1955). Daneben ist die Tendenz der Polyole zur Bildung zum Teil sehr stabiler Komplexverbindungen mit Schwermetallionen (vor allem mit Kupfer) ausgenutzt worden (BERTRAM u. RUTGERS 1938). Schließlich kann man das Glycerin auch mit Jodwasserstoff zu Isopropyljodid umsetzen. Das abdestillierte Isopropyljodid reagiert mit Brom zu Isopropylbromid und Jodat, das mit Jodid und Thiosulfat bestimmt wird (BLIX 1937; BRADBURY 1951). Über die enzymatische Bestimmung des Glycerins s. S. 300ff. bzw. 313.

Glycerinbestimmung nach BLIX (1937)

Die Lipoidprobe, die aus Neutralfetten, Phosphatiden oder einem komplexen Lipoidgemisch bestehen kann, wird vor der Umsetzung des Glycerins zu Isopropyljodid

$$C_3H_5(OH)_3 + 5\,HJ \longrightarrow C_3H_7J + 4\,J + 3\,H_2O$$

im Reaktionsgemisch hydrolysiert und das entstehende Isopropyljodid in die Vorlage destilliert, wo es mit Brom nach der Gleichung

$$C_3H_7J + 6\,Br + 3\,H_2O \longrightarrow C_3H_7Br + HJO_3 + 5\,HBr$$

reagiert. Das Jodat wird in üblicher Weise mit Jodid zu freiem Jod umgesetzt und dessen Menge durch Titration mit Thiosulfat bestimmt. Durch 1 Mol Glycerin werden 6 Mol Jod frei. Der Phosphorzusatz im Reaktionsgemisch ist beim Arbeiten mit reinen Lipoiden nicht nötig, empfiehlt sich aber bei der Untersuchung ungereinigter Substanzen, da sonst die Jodwasserstoffsäure weitgehend zum freien Jod oxydiert wird. Zucker und Glycerinphosphorsäure werden miterfaßt und verfälschen gegebenenfalls das Ergebnis.

Reagenzien: Benzol puriss.; Jodwasserstoff $D = 1{,}70$ p. a.; roter Phosphor p. a.; Natriumacetat p. a.; 10% Natriumacetat in Eisessig p. a.; Brom p. a.; Ameisensäure p. a.; Kaliumjodid p. a.;

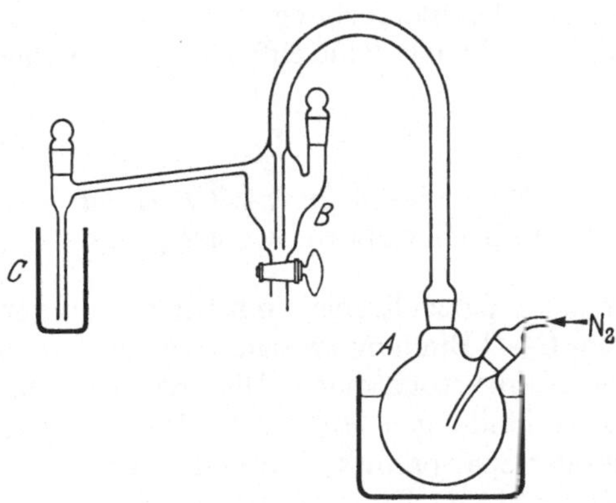

Abb. 17. Apparatur zur Glycerinbestimmung nach BLIX (1937). A Zersetzungskölbchen mit seitlichem Stickstoffeinleitungsansatz, B Waschvorrichtung, C Vorlage.

Schwefelsäure p. a., 10%ig; Natriumthiosulfat p. a., $0{,}03$n; Stärkelösung 1%ig.

Durchführung: Eine abgewogene Menge von etwa 10 mg Substanz wird entweder trocken oder in Benzol gelöst in das Zersetzungskölbchen A der Abb. 17 gegeben, das Benzol bei $70°$ durch vorsichtiges Aufblasen von Stickstoff oder CO_2 vollständig verdampft und einige Körnchen roten Phosphors (ca. 0,1—0,2 g) sowie 2 ml Jodwasserstoffsäure zugesetzt. In die Waschvorrichtung B füllt man eine geringe Menge einer Aufschlämmung von rotem Phosphor in Wasser, in die Vorlage C 3 ml 10% Natriumacetat in Eisessig und 2—5 Tropfen Brom. (Die Apparatur wird deshalb am besten in einem Abzug installiert.) Das Zersetzungskölbchen wird nun 3½ Stunden lang im Paraffinbad auf 120—125° erhitzt, während ein geringer Stickstoff- oder Kohlendioxydstrom (zwei Blasen pro Sekunde in der Waschvorrichtung B) durch die Apparatur getrieben wird.

Den Inhalt der Vorlage spült man anschließend mit dest. Wasser in einen 50 ml-Erlenmeyerkolben, in dem man vorher 0,7 g Natriumacetat eingewogen und in möglichst geringer Wassermenge vollständig gelöst hat. Durch Zusatz von 4—5 Tropfen Ameisensäure (1 Minute Kolben umschwenken, dann 3 Minuten stehen lassen) wird das überschüssige Brom zerstört. Von der völligen Beseitigung des Broms kann man sich durch Zusatz einer Spur Methylrotlösung überzeugen, die schon durch geringste Brommengen entfärbt wird. Die Lösung versetzt man mit 0,2 g Kaliumjodid, etwa 0,5 ml 10%ige Schwefelsäure und einigen Tropfen 1%ige Stärkelösung und titriert mit 0,03n Thiosulfatlösung bis zum Verschwinden der Blaufärbung.

Berechnung: 1 ml 0,03n Thiosulfatlösung entspricht 0,514 mg Glycerin.

Glycerinbestimmung mit Perjodat
nach HANAHAN u. OLLEY (1958)

Perjodat reagiert ganz allgemein mit Glykolen unter oxydativer Aufspaltung der C—C-Bindung zwischen den beiden benachbarten hydroxylierten Kohlenstoffatomen. Die Oxydation bleibt auf der Stufe der Oxoverbindungen stehen. 1,2-Dihydroxyverbindungen geben als eines der Spaltprodukte Formaldehyd

$$R - CH(OH) - CH_2(OH) \xrightarrow{\ HJO_4\ } R{-}CHO + HCHO$$

der dann mit Chromotropsäure in schwefelsaurer Lösung zu einem violetten Kondensationsprodukt umgesetzt werden kann. Da Colamin, Zucker und Glycerinphosphorsäure als mögliche weitere, im Hydrolysat enthaltene Spaltprodukte ebenfalls mit Perjodat unter Formaldehydbildung reagieren, müssen Verunreinigungen dieser Art entfernt werden. Auf die Reaktion der Monoglyceride mit Perjodat wird weiter unten eingegangen. Bei der im folgenden beschriebenen Arbeitsweise sind die Lipoide bereits mit 2n methanolischer HCl oder 0,5n methanolischer (oder äthanolischer) KOH gespalten worden, die Fettsäuren können aus dem Reaktionsgemisch abgetrennt sein und die wässerig-methanolische Phase wird zur Bestimmung eingesetzt.

Reagenzien: Natriumperjodatlösung p. a., 0,1m; Natriumbisulfitlösung p. a., 10%ig; Schwefelsäure p. a., 10n; halbgesättigte Thioharnstofflösung;

Chromotropsäurereagenz: 1 g 1,8-Dioxynaphthalin-3,6-disulfonsäure in 100 ml Wasser lösen und 450 ml 24n Schwefelsäure zusetzen. Bei Verwendung von chromotropsaurem Natrium an Stelle von Chromotropsäure setzt man 1,25 g ein.

Glycerinstandardlösung: 20—30 mg Glycerin, die einer noch ungeöffneten Originalflasche entnommen werden sollten und genau abzuwiegen sind, füllt man im Meßkolben mit frisch destilliertem Wasser auf 100 ml auf. Diese Lösung hält sich über ein Jahr unverändert bei Aufbewahrung im Kühlschrank (4—8°) und etwa 2 Monate bei Zimmertemperatur (BLANKENHORN u. Mitarb. 1961).

Durchführung: 2 ml einer wässerigen Lösung mit einem Gehalt an freiem Glycerin von 3—50 μg werden mit 0,1 ml 10n Schwefelsäure und 0,5 ml 0,1m Natriumperjodatlösung versetzt, durchgemischt und 5 Minuten bei Zimmertemperatur stehen gelassen. Dann gibt man 0,5 ml 10%ige Natriumbisulfitlösung hinzu, mischt wieder durch und versetzt 1 ml dieser Lösung mit 5 ml Chromotropsäurereagenz. Das Gemisch wird 30 Minuten lang auf kochendem Wasserbad erhitzt, abgekühlt und nach Beseitigung der dunklen Verfärbung im Leerwert durch Zugabe von 0,5 ml halbgesättigte Thioharnstofflösung in alle Röhrchen die Absorption bei der Wellenlänge 570 mμ ermittelt. Ein Leerwert mit 2 ml Wasser wird in gleicher Weise behandelt; als Eichwert setzt man aus der Standardlösung ebenfalls 2 ml ein.

Bestimmung des Monoglyceridgehaltes

In gleicher Weise wie Glycerin können auch die α-Monoglyceride mit Perjodat bestimmt werden, die ebenfalls zwei benachbarte hydroxylierte C-Atome besitzen, nicht dagegen aber die β-Monoglyceride und die Diglyceride. Allerdings läßt sich ein isomeres Monoglyceridgemisch durch Behandlung mit Perchlorsäure zu 88% in die α-Form überführen (MARTIN 1953). Durch Perjodatspaltung einer Probe vor und nach dieser Isomerisierung kann der Gehalt an beiden Monoglyceridformen ermittelt werden (HARTMAN 1962).

POHLE u. MEHLENBACHER (1950) haben die Monoglyceride in Gegenwart von freiem Glycerin dadurch nachzuweisen versucht, daß sie eine Lösung der Substanzprobe in Chloroform mit Wasser ausschüttelten und durch Perjodatoxydation im Waschwasser das freie Glycerin, in der Chloroformphase die Monoglyceride erfaßten. Ein ähnliches Vorgehen wird von HARTMAN (1956) beschrieben.

b) Chromatographische Untersuchungen*

Die papierchromatographische Auftrennung von Neutralfettgemischen in Mono-, Di- und Triglyceride ist bei deren großen Polaritätsunterschieden leicht zu erreichen (DIECKERT u. REISER 1956; SCHLENK u. Mitarb. 1957; CORMIER u. Mitarb. 1959; JAKY 1959), aber auch eine gewisse Fraktionierung der Triglyceride auf Grund ihrer Fettsäurenzusammensetzung läßt sich auf Papieren, die mit hochsiedenden Kohlenwasserstoffen oder mit Siliconöl behandelt wurden (reserve phase), nach den auf Seite 136 besprochenen Gesichtspunkten erzielen (KAUFMANN u. MAKUS 1959; KAUFMANN u. SCHNURBUSCH 1959). Bessere Trennergebnisse bekommt man mit kieselgelimprägnierten Papieren oder mit kieselgelimprägnierten Glasfaserpapieren (HAMILTON u. Mitarb. 1961; ORY 1961; ROUSER u. Mitarb. 1961b); trotzdem bleibt bei sehr komplex zusammengesetzten Triglyceridgemischen das Auflösungsvermögen begrenzt.

Die Anwendung der Dünnschichtchromatographie auf Kieselgelplatten zur Auftrennung der Glyceride in die mono-, di- und triacylierten Verbindungen ist im Abschnitt II,2 beschrieben; es lassen sich sogar die 1,2-Diglyceride von den 1,3-Isomeren trennen (PRIVETT u. BLANK 1961; VOGEL u. Mitarb. 1962). Durch Variation der Adsorbentien versucht man, die erzielten Trenneffekte weiter zu verbessern (KAUFMANN u. KHOE 1962). Auf einer Hydroxylapatitschicht gelang HOFMAN (1962) die Abtrennung der 1- von den 2-Monogylceriden. Bei den Triglyceriden erreicht man mit dem Fließmittel Chloroform-Eisessig 99,5:0,5 eine Auftrennung nach der Zahl der in den Fettsäureresten enthaltenen Doppelbindungen, wenn man Kieselgel mit einem Silbernitratzusatz zur Beschichtung der Platten benutzt (MORRIS 1962; BARRET u. Mitarb. 1962). Näheres zur Technik siehe S. 182. Hierdurch gelingt sogar die Trennung von 1- und 2-Oleyldistearin sowie von 1- und 2-Linolyldistearin (BARRET u. Mitarb. 1962). Im Umkehrphasensystem (KAUFMANN u. Mitarb. 1961b) erzielt man bei den Triglyceriden keine wesentliche Verbesserung des Trenneffektes gegenüber der papierchromatogra-

---

* Von G. WOLFRAM u. D. EBERHAGEN.

phischen Technik. Da man aber hier den Vorteil der kurzen Entwicklungszeit der Chromatogramme hat und da sich die getrennten Fraktionen anschließend auf einfache Weise wiedergewinnen lassen, soll diese Arbeitsweise im einzelnen beschrieben werden.

Die gaschromatographische Untersuchung der ungespaltenen Glyceride ist neuerdings durch die Entwicklung hochtemperierbarer Geräte und stabiler stationärer Phasen möglich geworden (FRYER u. Mitarb. 1960; HUEBNER 1961; KUKSIS u. McCARTHY 1962). Sie scheint für bestimmte Problemstellungen aussichtsreich zu sein; bei den natürlich vorkommenden Fetten befriedigen bisher aber die erzielten Trennungen wenig. Es stellt sich auf jeden Fall die Frage, ob es beim Aufenthalt der Substanz in den stark erhitzten Säulen nicht zu einer wenigstens partiellen Crackspaltung derselben kommt. Die natürlichen Triglyceride haben immerhin ein Molekulargewicht in der Größenordnung um 900 und sind dementsprechend sehr wenig flüchtig. Bei den Mono- und den Diglyceriden liegen die Verhältnisse schon günstiger. HUEBNER (1959) untersuchte acetylierte Monoglyceride, die er sich durch 45 Minuten langes Kochen der Substanzprobe (1 ml) unter Rückfluß mit Acetylchlorid (1 ml) und anschließendes Abdestillieren des überschüssigen Reagenzes bei vermindertem Druck darstellte. McINNES u. Mitarb. (1960) bildeten aus den Monoglyceriden die Allylester und chromatographierten diese. Eine Unterscheidung zwischen den beiden isomeren Monoglyceridformen ist dadurch möglich, daß einmal die Allylester ohne vorherige Veränderung und dann nach Perjodatoxydation vor der Umsetzung zu den Estern chromatographiert werden. Freie Fettsäuren, Di- und Triglyceride stören nicht. Die erforderlichen Säulentemperaturen liegen bei 250—300°.

Weitere Möglichkeiten zur Bestimmung der Glyceridstrukturen sind durch die oxydative Spaltung der Substanzen mit anschließender Untersuchung der Spaltprodukte (HILDITCH 1956) oder durch eine enzymatische Deacylierung der α-ständigen Fettsäuren mit Hilfe der Pankreaslipase gegeben (MATTSON u. VOLPENHEIN 1961). Mit dem letzteren Verfahren kann man die Struktur von Diglyceriden dadurch festlegen, daß man die Substanz erst mit einer definierten Fettsäure zum Triglycerid acyliert und dieses dann wieder mit der Lipase spaltet. Das Verhältnis der neu eingeführten Fettsäuren zu den anderen in den Monoglyceriden nach der Fermenteinwirkung noch enthaltenen Fettsäuren ist ein direktes Maß für die Menge der 1,3-Diglyceride in der Ausgangssubstanz. Hier kann die Anwendung chromatographischer Verfahren noch Verbesserungen der Aussage bringen. PRIVETT u. BLANK (1961; 1963) haben das Hilditch'sche Abbauverfahren derart weiter entwickelt, daß sie die Glyceridfettsäuren an den Stellen der Doppelbindungen durch reduktive Ozonidspaltung abgebaut und die verbleibenden Glycerylverbindungen dünnschichtchromatographisch quantitativ untersucht haben. Die Autoren kommen mit ihrer Arbeitsweise bereits zu einer weitgehenden Bestimmung der Glyceridstruktur. Allerdings können keine Unterscheidungen über die Natur der anteiligen ungesättigten Fettsäuren gemacht werden, deren erste der Carboxylgruppe zugewendete Doppelbindung sich an der gleichen Stelle befindet (z. B. Myristoleinsäure, Palmitoleinsäure, Ölsäure, Linolsäure und Linolensäure). Leider machen diese Fettsäuren den Hauptteil der ungesättigten Fettsäuren aus.

Dünnschichtchromatographische Trennung auf hydrophobiertem Kieselgel nach KAUFMANN u. Mitarb. (1961b)

In einem Umkehrphasensystem, in dem eine Verteilung der zu trennenden Stoffe zwischen einem stationären lipophilen Film und dem hydrophilen Laufmittel stattfindet, erreicht man die Zerlegung von Triglyceridgemischen, deren Komponenten sich um wenigstens 2 C-Atome in der Gesamtzahl ihrer Fettsäurekohlenstoffatome unterscheiden. So läßt sich zwar Stearyldipalmitin noch von Tripalmitin trennen, nicht dagegen aber Myristyl-stearyl-palmitin. Aber auch beispielsweise Lauryl-distearin hat die gleiche Wanderungsgeschwindigkeit wie Tripalmitin. Die Verhältnisse werden dadurch noch unübersichtlicher, daß das Vorhandensein einer Doppelbindung in einem der drei Fettsäurereste mit der Verringerung der Gesamt-C-Atomzahl um etwas mehr als zwei gleichbedeutend ist. So kann man also auch Oleyldipalmitin nicht mehr vollständig von Tripalmitin trennen. Diese Schwierigkeiten schränken natürlich den Wert der dünnschichtchromatographischen Untersuchung auch bei den relativ einfach zusammengesetzten Triglyceriden des Blutserums ein.

KAUFMANN u. Mitarb. (1961b) hydrophobierten die als Träger dienende Kieselgurschicht mit hochsiedenden Kohlenwasserstofffraktionen. Am besten eignet sich Tetradecan. Der Grad der Imprägnierung ist wesentlich. Bei Imprägnierungen über 10% kommt es zu einer Verschlechterung der Trenneffekte, bei 2,5% ist die Trennkapazität der Schicht sehr gering. Kontrollmöglichkeiten über den Imprägnierungsgrad bestehen im vergleichenden Wiegen gleichgroßer Bezirke imprägnierter und nichtimprägnierter Schicht oder in der Elution des Imprägnierungsmittels mit Petroläther und nachfolgender Gewichtskontrolle.

Diglyceride lassen sich auf undecanimprägnierten Platten (Tauchbad mit 15%iger Lösung von Undecan in Petroläther Kp 40 bis 60°) im Fließmittel Chloroform-Methanol-Wasser 5:15:1 trennen (KAUFMANN u. MAKUS 1960).

Reagenzien: Kieselgur G (Fa. E. Merck, Darmstadt); Tetradecan, standardisiert (Fa. J. Haltermann, Hamburg); Aceton p. a.; Acetonitril puriss., redest.; Petroläther puriss., Kp 40—60°.

Durchführung: Die trockenen Kieselgurplatten werden vorsichtig in eine 5%ige Lösung von Tetradecan stand. in Petroläther (Kp 40—60°) eingetaucht. Nach dem sofort anschließenden Auftragen der zu trennenden Substanzen als 0,2%ige Lösung in Benzol läßt man den Petroläther 25 Minuten lang bei Zimmertemperatur von der Schicht abdampfen und chromatographiert anschließend in dem Laufmittel Aceton-Acetonitril 8:2. 80 Teile des Laufmittels sind zuvor mit Tetradecan gesättigt worden; die restlichen 20 Teile gibt man wegen der bei Temperaturschwankungen drohenden Entmischung nichtäquilibriert hinzu. Die Laufzeit beträgt 40—50 Minuten. Fließ- und Imprägnierungsmittel werden nachher im Trockenschrank — 1 Stunde bei 200° — entfernt. Zur Sichtbarmachung der Komponenten s. S. 53.

c) Spektroskopische Untersuchungen*

Mit Hilfe der Infrarotspektroskopie lassen sich wichtige Hinweise bei der Untersuchung und Konstitutionsermittlung von Neutralfettfraktionen gewinnen (zur Übersicht s. KAUFMANN u. Mitarb. 1959). O'CONNOR (1955) hat zahlreiche Spektren reiner Glyceridpräparate mitgeteilt. Zu quantitativen Aussagen lassen sich vor allem die Absorptionen bei $3\,\mu$ (O—H-Valenzschwingungen), 9—$9,5\,\mu$ (C—O-Valenzschwingungen) und 10—$10,5\,\mu$ (C—H-Deformationsschwingungen der C=C-Transdoppelbindung) verwenden. Auf diese Weise bestimmten u. a. JENSEN u. SAMPUGNA (1962) den Mono-, Di- und Triglyceridgehalt in Substanzproben. KRELL u. HASHIM (1963) isolierten dünnschichtchromatographisch die Triglyceride aus 1 ml Blutserum oder -plasma und ermittelten ihre Menge durch Ausmessung der Carbonylbande bei $5,74\,\mu$. Zum Nachweis von Transdoppelbindungen und Autoxydationsprodukten ist die ir-spektroskopische Untersuchung die Methode der Wahl. In der Abb. 18 sind die wichtigsten Schlüsselbanden der Neutralfette zusammengestellt. Eine Beschreibung über die technische Durchführung der Messungen und über die Auswertung der Spektren würde

---

* Von D. EBERHAGEN.

ebenso wie eine Darstellung der theoretischen Grundlagen den Rahmen dieser Ausführungen überschreiten; es sei hierzu auch auf das an entsprechender Stelle des Abschnittes II, 8 Gesagte hingewiesen.

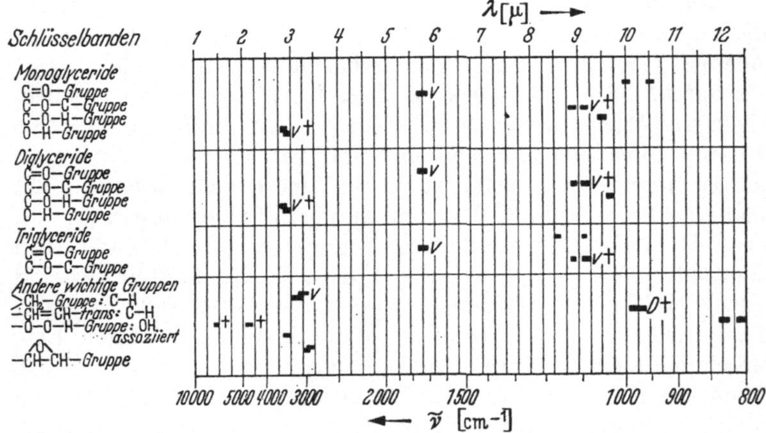

Abb. 18. Wichtige Schlüsselbanden für die spektroskopische Untersuchung der Neutralfette im infraroten Wellenbereich. Es bedeuten: V Valenzschwingungen, D Deformationsschwingungen, † Bande kann zur quantitativen Bestimmung herangezogen werden. Die Intensität der Banden ist als — schwach bis mittelstark und ▬ stark angegeben. Andere wichtige, die Fettsäurereste betreffenden Schlüsselbanden finden sich in Abb. 28.

8. Untersuchung der Fettsäuren*

Durch die Einführung der modernen chromatographischen und spektroskopischen Analysetechniken, die bei relativ geringen Substanzeinsätzen sehr detaillierte Aussagen hinsichtlich der qualitativen und quantitativen Zusammensetzung ermöglichen, ist in den vergangenen zehn Jahren das Interesse an einer Untersuchung der Fettsäuren sprunghaft gestiegen. Gewöhnlich kommt man bei der Durchführung einer derartigen Analyse mit wenigen ml Blutserum oder Vollblut aus. Geht man von einem Gesamtfettsäuregehalt im Blutplasma von 0,3% aus, so erreicht man bei einiger Erfahrung und optimal angepaßter Arbeitsweise schon mit 0,1—0,2 ml Serum in mancher Hinsicht ausreichende Ergebnisse. Mit der Steigerung der Genauigkeit und der Spezifität des Untersuchungsergebnisses ist natürlich in den meisten Fällen auch eine Erhöhung der minimal erforderlichen Substanzmengen verbunden, und mit 10—20 ml Serum sind bereits Anreicherungen gewisser Anteile des Fettsäuregemisches und deren Weiteruntersuchung möglich.

---

* Von D. Eberhagen.

Bereitet die routinemäßige Ermittlung der Fettsäurenzusammensetzung keine erheblichen Schwierigkeiten mehr, so setzt die präparative Gewinnung einer bestimmten Fettsäure, die in der Regel über mehrere Anreicherungsschritte erfolgen muß, schon einen gewissen apparativen und arbeitsmäßigen Aufwand voraus. Dem Rahmen dieses Buches entsprechend werden zwar Möglichkeiten für ein Vorgehen bei der präparativen Arbeitsweise erörtert, auf eine ausführliche Schilderung mußte jedoch verzichtet werden. Die Ausführungen beschränken sich im allgemeinen auf die Untersuchung der langkettigen Fettsäuren.

A. Präparative Verfahren

a) Gewinnung der Fettsäuren

Eine Freisetzung der Fettsäuren direkt im Blutserum oder aus den Blutzellen ist wegen der beim Arbeiten im wässerigen System zu befürchtenden Veränderungen der Fettsäurereste nicht empfehlenswert; alle Umsetzungen sollen vielmehr an dem nach Abschnitt II,1 gewonnenen Lipoidextrakt oder an den weiter gereinigten Stoffen vorgenommen werden. Da sich nicht alle Fettstoffe gleich gut im alkalischen Milieu hydrolysieren lassen, andererseits aber die Abtrennung des Unverseifbaren meistens notwendig ist, führt der übliche Gang einer Aufarbeitung über die Säurespaltung der Substanz in einem organischen Lösungsmittel, die Verseifung der entstandenen Fettsäureester und die Entfernung des nicht verseifbaren Materials. Die aus den Seifen freigesetzten Fettsäuren lassen sich dann durch entsprechende weitere Behandlung zu den gewünschten Derivaten aufarbeiten.

Im allgemeinen verwendet man zur Verseifung der Fettstoffe in der Siedehitze eine 0,5n bis n NaOH- oder KOH-Lösung in 90—95%ig. wässerigen Methanol, zur Säurespaltung eine 5%ige wasserfreie methanolische Schwefel- oder Salzsäure. Höhere Ionenkonzentrationen sind nur in den Fällen anzuraten, wo das zu erwartende Fettsäuregemisch ausschließlich aus gesättigten Komponenten besteht.

Besonders empfindlich gegenüber der Einwirkung von hochkonzentrierten Säuren und Laugen sind die Fettsäuren mit mehreren Doppelbindungen im Kohlenstoffskelett. Hier kommt es bei stark alkalischer Reaktion schnell zu einer Verschiebung und sterischen Umlagerung der Doppelbindungen, bei Anwesenheit von Sauerstoff zu Oxydationsvorgängen und bei zusätzlicher Temperaturerhöhung außerdem zu einer säuren- oder basenkatalysierten Polymerisation der ungesättigten Fettsäuren. Aus diesem Grunde führt man auch alle Manipulationen unter Stickstoff- oder Kohlendioxydschutz durch und vermeidet die Anwendung von Temperaturen über 80°. Auch durch Zusatz von Antioxydantien — z. B. Hydrochinon — kann man versuchen, eine Autoxydation der Fettsäuren während der Aufarbeitung zu unterdrücken. Das Hydrochinon läßt sich zum Schluß durch Verseifung wieder entfernen.

Manche Autoren empfehlen die sog. kalte Verseifung bei Zimmertemperatur (PAECH u. TRACEY 1955; MANGOLD 1962). Hierbei sind wesentlich stärkere Alkalikonzentrationen (etwa 50%ige Lösungen) und längere Reaktionszeiten (gewöhnlich 12—24 Stunden) erforderlich. Im übrigen verfährt man dann bei der Abtrennung des Unverseifbaren und bei der Gewinnung der Fettsäuren in der auf S. 145ff. beschriebenen Weise. Eine Mikroversion zur Aufarbeitung ist bei der Verseifung der Lipoide auf S. 149 beschrieben. Diese Technik, die sich sehr gut für Reihenversuche eignet, läßt sich für die Durchführung anderer Reaktionen entsprechend abändern.

Eine Reinigung der Fettsäuren kann ohne großen apparativen Aufwand in Form der Methylester durch Molekular- oder Kurzwegdestillation erfolgen. Da bei Verwendung geeigneter Apparaturen die Methylester im Ölpumpenvakuum von 0,1 bis 1 Torr schon in einem Temperaturbereich bis maximal 110° überdestillieren, brauchen keine ins Gewicht fallenden Veränderungen der Fettsäuren befürchtet zu werden. Die Abb. 19a gibt eine in der Praxis bewährte Destillationsanordnung für Substanzmengen zwischen 0,1 und 2,0 g wieder, Abb. 19b eine solche für Einsätze bis 0,05 g.

Als Lösungsmittel verwendet man grundsätzlich nur solche, deren Indifferenz und Haltbarkeit gewährleistet ist, in erster Linie wohl Petroläther, dessen Explosionsneigung zudem sehr gering ist. Handelt es sich um die Extraktion polarer Stoffe, so ist eine Äther-Petroläther-Mischung im Verhältnis 1:1 vorzuziehen. Der Äther muß unbedingt peroxydfrei sein (Aufbewahren über Natriumdraht). Alle Lösungsmittel, deren Qualität nicht zuverlässig garantiert ist, werden nach Entfernung der unerwünschten Begleitstoffe vor Gebrauch noch einmal — wenn möglich über eine kurze Füllkörperkolonne — destilliert.

Will man Fettsäureproben über längere Zeit aufbewahren, so löst man sie als etwa 5—10%ige Lösung in Petroläther und lagert diese verschlossen oder besser in Ampullen eingeschmolzen (Vorsicht, Explosionsgefahr beim Einschmelzen) unter CO_2 oder N_2 bei möglichst tiefen Temperaturen. Die Aufbewahrung als Substanz ist nicht zu empfehlen, da es dann leichter zur Autoxydation und Polymerisation der Fettsäuren kommt. Durch Oxydationsprodukte verfärbte Präparate sind durch Kurzwegdestillation oder, wie in der Fußnote auf der nächsten Seite beschrieben, zu reinigen, denn derartige Bestandteile katalysieren weitere Oxydationsvorgänge.

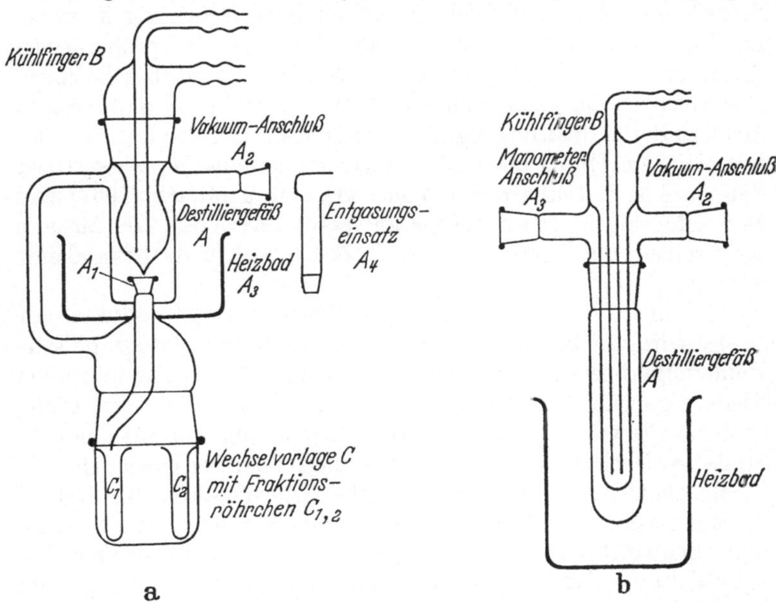

Abb. 19. Destillationsanordnungen zur schonenden Reinigung der Fettsäuren. a) Kurzweg-destillationsapparatur nach E. JANTZEN mit Fraktionssammler[1]: Die Fettsäureester werden mit einer Pipette auf den Boden des Destilliergefäßes A gebracht, der Entgasungseinsatz A_4 in die Schliffhülse A_1 gesteckt und die Apparatur an Stelle des Kühlfingers mit einem Schliff-stopfen verschlossen und durch eine Ölpumpe evakuiert. Zugleich beginnt man, das an die Destillationseinrichtung angeschmolzene Heizbad A_3 mit einem geeigneten Tauchsieder vor-sichtig auf etwa 40—50° aufzuheizen. Auf diese Weise kann man die Substanz von Lösungs-mittelresten befreien und zugleich entgasen. Die Entgasung ist zur Vermeidung eines späteren Spritzens des Destillationsgutes unbedingt erforderlich. Nachdem man die Apparatur wieder mit Stickstoff belüftet hat, entfernt man den Einsatz A_4 und setzt den Kühlfinger B auf. Nun beginnt der eigentliche Destillationsvorgang. Bei einer Heizbadtemperatur von etwa 70° und einem Vakuum von < 2 Torr kondensieren die ersten Substanztropfen am Kühlfinger. Das Destillat tropft von dessen Spitze durch A_1 hindurch und wird in das Fraktionsröhrchen C_1 geführt. Durch Drehen der Vorlage in deren Schliffverbindung werden die Fraktionen ge-wechselt. Bei 120—140° ist die Substanz vollständig aus dem Destilliergefäß A in die Vorlage getrieben. Um ein Spritzen im Destilliergefäß zu vermeiden, ist die Schichtdicke der Substanz möglichst gering zu halten, also nicht zuviel Material auf einmal einzusetzen, und die Tempe-ratur nur ganz allmählich zu steigern.
b) Mikrosublimationsapparatur nach KOEHLER u. HILL (1949): Die zu reinigende Substanz wird, in wenig Petroläther gelöst, auf den Boden des Destillationsröhrchens A (25 × 200 mm) gebracht, das Lösungsmittel bei reduziertem Druck und einer Heizbadtemperatur von 40° abgedampft, nach Aufsetzen des Kühlfingers B ein Vakuum von 0,2 Torr angelegt und das Röhrchen 60 Minuten lang auf 60° geheizt. Nach dem Wiederabkühlen spült man die sub-limierten Ester mit Petroläther sorgfältig vom Kühlfinger ab. Dies soll möglichst rasch ge-schehen, um eine Oxydation der Substanz zu vermeiden.

Umesterung mit methanolischer Schwefelsäure

Die Säurehydrolyse der Lipoide in wasserfreien methanolischen oder äthanolischen Lösungen führt praktisch bei allen interessieren-

---

[1] Lieferbar durch Fa. Destillationstechnik Stage KG, Köln-Niehl

den Verbindungen zu einer quantitativen Aufspaltung der Fettsäureesterbindungen. Man benutzt meistens eine 5%ige methanolische Schwefelsäure, die sich auf sehr einfache Weise auch in größeren Mengen herstellen läßt und daher besonders bei präparativen Aufarbeitungen Verwendung findet. Allerdings sind ihre Lösungseigenschaften für reine Cholesterinester schlecht, so daß sie sich nicht zu deren Spaltung eignet. Eine Umesterung der Lipoide wird mit gleichem Erfolg auch mit 5%iger methanolischer wasserfreier Salzsäure (s. S. 155) erreicht. Von PETERSON u. Mitarb. (1962) wird Bortrichlorid als Umesterungskatalysator verwendet. Die Autoren beschreiben eine für ein Minimum an Zeit- und Arbeitsaufwand entwickelte Prozedur.

Die nichtfettsäureartigen, lipoidlöslichen Spaltprodukte der Säurehydrolyse können durch nachfolgende chromatographische Reinigung abgetrennt werden (s. S. 145 und 152). Die im folgenden wiedergegebene Arbeitsweise empfiehlt sich für die Veresterung größerer Fettsäuremengen. Durch Anwendung von Äthanol an Stelle des Methylalkohols lassen sich die Äthylester gewinnen.

Reagenzien: 5%ige methanolische Schwefelsäure: In 100 ml absolut wasserfreies Methanol puriss. läßt man langsam 2,3—3 ml konz. Schwefelsäure unter ständigem Umschwenken einfließen. Die Schwefelsäure darf noch kein Wasser angezogen haben. Da beim Vermischen beider Flüssigkeiten eine große Lösungswärme frei wird, die zum Verspritzen der Säure führen kann, ist bei der Bereitung größte Vorsicht zu beachten.

Petroläther redest., Kp 40—60°; Diäthyläther puriss., peroxydfrei; Natriumsulfat gepulvert, wasserfrei.

Durchführung: Die Lipoide werden in wenigstens der 15fachen Menge 5%iger methanolischer Schwefelsäure 1 bis maximal 2 Stunden unter Rückfluß gekocht. Nach dem Erkalten überführt man die Lösung in einen Scheidetrichter, setzt 1/20 des Volumens Wasser hinzu und extrahiert die Methylester durch mindestens viermaliges Ausschütteln mit Petroläther. Verwendet man statt des Petroläthers eine Mischung aus gleichen Teilen Äther und Petroläther, um den Extraktionsvorgang zu beschleunigen oder um auch stärker polare Ester quantitativ zu erfassen, so erhöht sich damit zugleich der Anteil der Farbstoffe und der autoxydativ veränderten Substanzen im Extrakt[1].

---

[1] Diese stark polaren Oxydationsprodukte kann man am einfachsten dadurch entfernen, daß man den weitgehend eingeengten petrolätherischen Extrakt der Fettsäureester durch eine kurze Kieselgelsäule (Durchmesser/Längen-Verhältnis der Säulenfüllung etwa 1:3; die erforderliche Kieselgelmenge beträgt das 5—10fache der Substanzmenge) gibt und mit 10 bis

Beim Schütteln der Phasen ist daran zu denken, daß es vor allem anfangs durch Verdampfen der Lösungsmittel zur Bildung eines Überdruckes im Scheidetrichter kommen kann. Man sorge deshalb in Zeitabständen für Druckausgleich. Die vereinigten petrolätherischen Auszüge werden mit Wasser neutral gewaschen (mit Indikatorpapier prüfen!) und dann in einem Erlenmeyerkolben über Natriumsulfat getrocknet. Nach wenigstens 4stündigem Stehen kann die Lösung abfiltriert werden. Man wäscht das Filter und das Natriumsulfat am besten mit peroxydfreiem Äther sorgfältig nach. Das Abdestillieren der Lösungsmittel unter N_2 oder CO_2 erfolgt gewöhnlich in einem Rundkolben über eine Destillationsbrücke unter Anlegen eines mäßigen Unterdruckes (Wasserstrahlpumpe) von etwa 50—100 mm Hg. Dabei wird das Gas mit Hilfe einer fein ausgezogenen Glaskapillare auf den Boden der Destillationsblase geleitet, um Siedeverzüge zu verhindern. Schneller geht das Eindampfen der Lösung im Rotationsverdampfer.

Alkalische Umesterung nach LUDDY u. Mitarb. (1960)

Die Umesterung der Lipoide kann auch im alkalischen Milieu mit Natrium- oder Kaliumalkoholat als Reaktionskatalysator vorgenommen werden. Das mit Lipoidlösungsmitteln extrahierte Reaktionsprodukt dieser Umsetzungen enthält neben den Fettsäureestern noch andere Substanzen, die meistens bei der weiteren Aufarbeitung stören und deshalb abgetrennt werden müssen. Hierzu eignen sich am besten chromatographische Verfahren. Neben dem sehr häufig verwendeten Kieselgel hat sich in der letzten Zeit auch Florisil, ein synthetisches Magnesiumsilicat, als Adsorbens bewährt (s. S. 152), dessen Anwendung nur geringe Eluierzeiten erforderlich macht. Die im folgenden beschriebene Methode folgt den Angaben von LUDDY u. Mitarb. (1960).

Die direkte säuren- oder basenkatalysierte Umesterung der Fettsäuren aus den Lipoiden ist sehr zweckmäßig, wenn die Fettsäurekomponenten in Form einfacher Ester, wie der Methyl- oder Äthylester, weiteruntersucht werden. Beispielsweise geschieht das gewöhnlich bei der Gaschromatographie. Aber auch zur Darstellung der Alkylester der Hydroxyfettsäuren empfiehlt sich dieses Vor-

---

20% Äther in Petroläther die Substanz wieder aus der Säule wäscht. Dabei werden alle Beimengungen hoher Polarität — u. a. auch die durch Oxydation aus den Fettsäuren gebildeten Farbstoffe — fest an das Kieselgel adsorbiert. Eine andere Möglichkeit zur Reinigung ist die bereits erwähnte Kurzwegdestillation nach Abb. 19. Hierbei muß man darauf achten, daß die Ester quantitativ in die Vorlage übergehen.

gehen. Die Veresterung der freien Hydroxysäuren führt nämlich in einem u. U. nicht unerheblichen Prozentsatz zu der Bildung zyklischer (a) oder linearer (b) Ester, wenn die Hydroxylgruppe eines Moleküls mit der Carboxylgruppe eines anderen reagiert, oder bei Umsetzung innerhalb des gleichen Moleküls zu den Lactonen (c).

$$R—CH—(CH_2)_n—C = O$$
$$O \qquad O$$
$$O = C—(CH_2)_n—HC—R \qquad\qquad O = C—(CH_2)_n—CH—R$$

a

c

$$HOOC—(CH_2)_n—CH—R$$
$$O$$
$$[O = C—(CH_2)_n—CH—R]_x$$
$$O$$
$$O = C—(CH_2)_n—CHOH—R$$

b

Sollen Epoxyde mit der Konfiguration $—HC\overset{O}{—}CH—$ erfaßt werden, so ist die alkalische Umesterung die Methode der Wahl, da es bei saurer Reaktion leicht zur Ringöffnung kommt.

Reagenzien: 0,4n Natrium- oder Kalium-Alkoholatlösung: Metallisches Natrium oder Kalium wird unter Petroläther in kleine Stücke zerschnitten und Schnitzel für Schnitzel in wasserfreies Methanol eingeworfen. Durch Titration stellt man den Alkaligehalt der Lösung fest und bringt ihn durch Methanolzusatz auf eine Konzentration von 0,4n.

0,5n methanolische Schwefelsäure (Vorsicht bei der Bereitung!); Petroläther redest., Kp 40—60°; Diäthyläther puriss., peroxydfrei; Natriumsulfat wasserfrei, gepulvert.

Herstellung des Säulenfüllmaterials: Kieselgel Mallinckrodt 100 mesh wird mit Hyflo Supercel-Filterhilfe im Verhältnis von 80:20 vermischt und in einer genügend großen Kristallisierschale in einer Schichtdicke von etwa 1 cm 2 Stunden lang im Trockenschrank bei 100° getrocknet. Das Material läßt man in einem ungefüllten Exsikkator abkühlen und gibt dann auf dessen Boden soviel Wasser, daß es 4% des Adsorbensgewichtes entspricht. Nach

Stehen über Nacht bringt man das Gel in eine luftdicht verschließbare Flasche und schüttelt gut um; es ist nun gebrauchsfertig.

Durchführung: *a) Umesterung.* 10—50 mg Lipoide bringt man
in 5 ml Petroläther gelöst zusammen mit 60 ml 0,4n Alkoholatlösung in einen Rundkolben von 250 ml Inhalt, der mit einem
Rückflußkühler und einem zweiten Schliffansatz versehen ist.
Durch diesen Ansatz wird eine ausgezogene Glaskapillare so eingeführt, daß deren Spitze in die Lösung eintaucht, und sauerstofffreier Stickstoff in feinen Blasen hindurchgedrückt. Alle verwendeten Glasgeräte sollen zum Feuchtigkeitsausschluß vor Gebrauch in
einem Exsikkator aufbewahrt werden. Die Reaktionslösung wird
90 Minuten lang im Rückfluß gekocht. Dann gießt man durch den
Kühler in den noch heißen Kolben etwas mehr 0,5n methanolische
Schwefelsäure, als zur Neutralisation der Lösung erforderlich ist.
Nach Zugabe von 20 ml Wasser schüttelt man in einem Scheidetrichter die erkaltete Lösung dreimal mit je 15 ml Petroläther aus,
mit denen jeweils vorher der Kolben ausgewaschen wurde. Die vereinigten petrolätherischen Auszüge werden mit Wasser (15 ml-
Portionen) gegen Kongorotpapier neutral gewaschen, über Natriumsulfat getrocknet und auf einem Wasserbad durch Aufblasen von
Stickstoff bis auf wenige ml eingeengt.

β) Chromatographische Reinigung der Methylester. Die eingeengte Methylesterlösung wird quantitativ auf eine Chromatographiesäule gebracht, die 10 g Kieselgel (wie oben beschrieben hergestellt)
in einem Durchmesser/Höhen-Verhältnis der Säulenfüllung von
1:10 enthält (Apparative Anordnung s. Abb. 3 oder 4). Das Adsorbens wird als petrolätherische Suspension in das Chromatographierohr gefüllt und der überstehende Petroläther vor der Substanzaufgabe abgelassen. Mit 300 ml einer 1%igen Lösung von Äther in
Petroläther eluiert man die Methylester bei einer Strömungsgeschwindigkeit von 225 ml/Stunde (Anlegen eines Überdruckes am
Säulenkopf ist erforderlich). Bei nicht vollständiger Umesterung ist
die Methylesterfraktion mit nichtgespaltenen Cholesterinestern
verunreinigt. Das freie Cholesterin und andere polare Spaltprodukte
bleiben in der Säule zurück. Das Eluat dampft man unter Stickstoff
ein.

Verseifung der Lipoide

Bei alkalischer Reaktion können die Fettsäuren eines Lipoidgemisches auch als Seifen abgespalten werden. Diese früher zur
Isolierung der Fettsäuren meistens angewendete Technik gestattet
es, durch Ausschütteln des verseiften Ansatzes mit Petroläther das
wasserunlösliche Unverseifbare (z. B. Cholesterin) von den wasser

löslichen fettsauren Natrium- oder Kaliumsalzen abzutrennen. Etwaige in den Petroläther mitübergegangene Seifen werden durch Auswaschen mit verdünntem Methanol wieder zurückgewonnen. Durch Ansäuern der Seifenlösung erhält man die freien Fettsäuren. Da die langkettigen, gesättigten Seifen bei Zimmertemperatur in fester Form vorliegen und dann leicht in Petroläther emulgieren, trennt man sie bei der Aufarbeitung größerer Lipoidmengen (0,5 g und mehr) zweckmäßigerweise vor der Extraktion des Unverseifbaren durch Filtration ab und arbeitet sie gesondert auf (Methode B).

Als Methode C wird eine Mikrotechnik beschrieben, die zur Durchführung von Reihenversuchen geeignet ist. Sie wurde als allgemeine Arbeitsweise zur Aufarbeitung kleinster Substanzmengen aus dem Bedürfnis heraus entwickelt, konsequent die Möglichkeiten auszunutzen, die durch die im letzten Jahrzehnt eingeführten Mikromethoden zur Trennung und Untersuchung der Lipoide gegeben sind, und mit minimalen Substanzeinsätzen auszukommen. Behält man die in der Laborpraxis übliche Arbeitstechnik bei, so treten mit fortschreitender Verminderung der Substanzmengen zwei Fehlerquellen immer stärker in Erscheinung: 1. Reduziert man die Lösungsmittel- und Reagenzvolumina entsprechend dem zur Verfügung stehenden Untersuchungsmaterial, dann beginnen sich die durch Benetzung der Glasoberflächen — insbesondere der Verbindungsschliffe, Hähne und Stopfen — bedingten Substanzverluste bemerkbar zu machen. 2. Verdünnt man die Probe mit vergleichsweise großen Lösungsmittel- und Reagenzmengen (um die gebräuchlichen, relativ großvolumigen Laborgeräte verwenden zu können), dann reichern sich im Laufe der Aufarbeitung die in ihnen enthaltenen Verunreinigungen an und führen zu falschen Interpretationen (s. z. B. LINDGREN u. Mitarb. 1962). Außerdem sollten die arbeit- und zeitsparenden Vorteile der ausschließlichen Verwendung geringer Volumina nicht aufgegeben werden.

Die Lipoidspaltung durch Verseifung unterscheidet sich grundsätzlich von der basenkatalysierten Umesterung. Während bei letzterer das Alkali als Alkoholat nur zur Katalysierung der Umesterungsreaktion dient und man unter sorgfältigem Wasserausschluß arbeiten muß, setzt sich bei der Verseifung die Natrium- oder Kalilauge unter Salzbildung mit den Fettsäuren um. Ein geringer Wasserzusatz, der die Lösungsverhältnisse nicht stört, dient zur eindeutigen Verlagerung des Reaktionsgleichgewichtes zur Seifenbildung hin.

Im Gegensatz zu den leicht hydrolysierbaren Acylesterbindungen der Glycerinderivate läßt sich die Säureamidbindung der Sphingolipoide und die Enolätherbindung der Plasmalogene in dieser Weise nicht ohne Anwendung von Reaktionsbedingungen lösen, die bei gewissen Lipoidbausteinen — hierzu gehören auch die ungesättigten Fettsäuren — bereits zu irreversiblen Strukturänderungen führen. Aus diesem Grunde schickt man häufig der Verseifung eine Säurespaltung des Lipoidextraktes voraus. Auf die Möglichkeit zur direkten Umsetzung der Seifen zu den Methylestern sei hingewiesen (DOWNING u. Mitarb. 1960). Ein solches Vorgehen kann sich bei der Darstellung der Hydroxyfettsäuremethylester und zur quantitativen gaschromatographischen Untersuchung der flüchtigen niederen Fettsäuren empfehlen.

Reagenzien: n methanolische Natronlauge mit 5%igem Wasserzusatz; Petroläther redest., Kp 40—60°; Diäthyläther puriss., peroxydfrei; Methanol-Wasser-Gemisch 1:1; Salzsäure p. a., ca. 18%ig; Natriumsulfat wasserfrei, gepulvert.

Durchführung: *a) Methode A für kleine Mengen.* 10—500 mg Lipoide werden zusammen mit 30 ml n methanolischer Natronlauge 60 bis 90 Minuten lang bei einer Badtemperatur von 70—80° unter Rückfluß gekocht. Nach Erkalten der Lösung extrahiert man das Unverseifbare durch viermaliges Ausschütteln mit Petroläther im Scheidetrichter (zuerst mit 20 ml, dann mit je 10 ml). Die vereinigten petrolätherischen Auszüge wäscht man dreimal mit jeweils 10 ml Methanol aus, das mit Wasser im Verhältnis 1:1 verdünnt ist, und trocknet sie über Natriumsulfat. Die methanolischen Waschphasen gibt man zu der methanolischen Seifenlösung, überschichtet diese mit 20 ml Petroläther und setzt die Fettsäuren durch Ansäuern mit wässeriger Salzsäure in Freiheit (mit Indikatorpapier auf stark saure Reaktion prüfen!). Nach etwa 15—30 Minuten langem Stehen schüttelt man die Phasen kräftig durch und trennt sie nach dem Absitzen. Zur erschöpfenden Extraktion der Fettsäuren wird die wässerig-methanolische Lösung dreimal mit je 10 ml Äther-Petroläther (1:1) ausgeschüttelt. Die vereinigten Auszüge werden mit wenig Wasser neutral gewaschen. Dabei entstehen häufig Emulsionen, wenn man einen Lipoidextrakt direkt verseift. Diese enthalten meistens nicht zu vernachlässigende Substanzmengen, und ihre Zerstörung kann schwierig und zeitraubend sein. Man fängt sie am besten gesondert auf, setzt etwas Äther-Petroläther hinzu, sättigt die untere Phase mit Kochsalz und extrahiert anschließend mehrfach mit Äther-Petroläther. Auch diese Auszüge werden neutral gewaschen und gemeinsam mit den zuvor erhaltenen über Natriumsulfat getrocknet. Die vom Trocknungsmittel abgefilterte Lösung wird im Wasserstrahlpumpenvakuum unter N_2

oder CO_2 (Glaskapillare) eingedampft, nachdem Filter und Natriumsulfat mit Äther sorgfältig ausgewaschen wurden.

β) Methode B für größere Mengen. Die Fettstoffe werden mit der 30fachen Menge methanolischer n Natronlauge 90 Minuten lang unter Rückfluß gekocht und die Lösung zum Auskristallisieren der langkettigen, gesättigten Seifen über Nacht im Kühlschrank aufgestellt. Über eine Büchner-Nutsche saugt man von dem mehr oder minder festen Kristallbrei die in Lösung gebliebenen, vorwiegend ungesättigten Fettsäuren ab und emulgiert den Filtrationsrückstand dreimal in Petroläther, um auskristallisiertes, nichtverseifbares Material von den vorwiegend gesättigten Seifen abzutrennen. Den Petroläther saugt man jeweils wieder ab und schüttelt auch die methanolische Lösung der nicht auskristallisierten Seifen drei- bis viermal mit Petroläther aus. Die vereinigten petrolätherischen Extrakte werden zur Entfernung etwaiger in den Petroläther übergegangener Seifen solange mit 50%igem wässerigen Methanol ausgeschüttelt, bis keine Emulsion mehr auftritt. Die petrolätherische Phase läßt man durch wenigstens vierstündiges Stehen über Natriumsulfat trocknen und dampft schließlich unter Stickstoff- oder Kohlendioxydschutz das Lösungsmittel ab.

Die Freisetzung der Fettsäuren geschieht in folgender Weise. Die festen, vorwiegend gesättigten Seifen werden mit Äther überschichtet und mit soviel verdünnter HCl versetzt, daß die Reaktion stark sauer bleibt. Durch Zusatz von etwas Wasser kann man das entstehende, ausfallende NaCl in Lösung halten. Nach 15—30 Minuten langem Stehen ist in der Regel die Umsetzung abgeschlossen, und man schüttelt so oft (etwa 3 bis 4mal) mit weiteren Ätherportionen aus, bis alle Substanz aus der wässerigen Phase entfernt ist. Man denke daran, daß bei der Salzsäurezugabe eine starke Wärmebildung auftritt, die den zugesetzten Äther zum Sieden bringen kann. Daher führe man die Reaktion möglichst im Abzug aus, wenn größere Fettmengen aufgearbeitet werden, und sorge auch beim Ausschütteln durch häufiges Belüften des Scheidetrichters für rechtzeitigen Druckausgleich. Durch Waschen mit Wasser wird die Salzsäure aus dem ätherischen Auszug entfernt und dieser mit wasserfreiem Natriumsulfat getrocknet.

Die methanolische Lösung der vorwiegend ungesättigten Seifen überschichtet man mit Petroläther und säuert mit HCl auf einen pH von 1—2 an. 15 bis 20 Minuten nach der Salzsäurezugabe beginnt man mit der Extraktion der freigesetzten Fettsäuren, nachdem man 1/10 des Volumens Wasser zugefügt hat. Zum Ausschütteln verwendet man entweder reinen Petroläther oder ein Äther-Petroläther-Gemisch von 1:1. Im ersten Fall bleiben die polaren

und oxydativ veränderten Fettsäureanteile zum Teil in der Lösung
zurück und werden nicht miterfaßt. Bei der Extraktion mit Äther-
Petroläther kann man sich auf eine geringere Zahl von Ausschüttel-
vorgängen beschränken, jedoch geht ein großer Teil der Oxydationsprodukte in den Auszug über. Nach erschöpfender Extraktion
der Fettsäuren (3 bis 6 Ausschüttelvorgänge) wird die (äther-)
petrolätherische Phase ebenfalls neutral gewaschen, über Natriumsulfat getrocknet und unter Stickstoff oder Kohlendioxyd das
Lösungsmittel entfernt.

   γ) Methode C: Mikromethode. Als Glasgefäße für alle Arbeitsgänge werden Zentrifugenröhrchen mit angesetztem NS 14,5-
Hülsenschliff verwendet. Ihre Abmessungen richten sich nach der
vorhandenen Zentrifuge (z. B. 95 × 16 mm). Für Lipoidmengen
bis zu maximal 20 mg kommt man mit Reagenzmengen von 2—3 ml
aus; das entspricht einer Füllhöhe von 1,5—2 cm in den Röhrchen.
Zum Überführen der Lösungen eignen sich nur bei wässerigen Flüssigkeiten spitz ausgezogene und mit einem Gummisaugballon versehene Tropfpipetten (Pasteur-Pipetten), die ein Fassungsvermögen von 2—3 ml besitzen sollen. Man kann sie sich leicht aus geeigneten Glasrohren (Durchmesser 7—8 mm) selbst herstellen. Bei der
Handhabung der in der Lipoidchemie vorzugsweise verwendeten
Lösungsmittel mit hohem Dampfdruck gelingt jedoch mit ihnen
selten ein befriedigendes quantitatives Arbeiten. Für diesen Zweck
haben sich die in der Abb. 20 gezeigten Lösungsmittelpipetten bewährt, bei denen die abgesaugte Flüssigkeit in einen seitlichen
Sammelansatz übergeführt wird (EBERHAGEN 1963b). Weiterhin
benötigt man außer den üblichen Glasgeräten und einer Zentrifuge
einen schnellaufenden Magnetrührer mit regelbarer Tourenzahl,
eine Anzahl Rührfische (im einfachsten Fall gewaschene und entfettete, 8 × 1,5 mm große Eisendrahtstücke, die man sich besser in
dünnwandige Glasrohre einschmilzt oder entsprechende, im Handel
erhältliche, kunststoffüberzogene Magnetstäbchen) und eine Gaseinleitungshaube D nach Abb. 21.

   Bis maximal 10 mg Lipoide werden in dem Zentrifugenröhrchen
bei möglichst tiefer Temperatur und unter Sauerstoffausschluß eingedampft (Rotationsverdampfer) und 60 bis 90 Minuten lang mit
1—2 ml 0,5n methanolischer NaOH unter Rückfluß gekocht. Die
abgekühlte Lösung überschichtet man mit 1 ml Petroläther. Mit
Hilfe eines Rührstäbchens, das entsprechend der Abb. 21 durch
einen an einen kleinen Elektromotor B gekoppelten Magneten C an
der Phasengrenze in schnelle Rotationen versetzt wird, durchmischt
man beide Flüssigkeiten derart, daß der Petroläther bis auf den
Gefäßboden getrieben wird und nicht mehr als Phase erkennbar ist.

Natürlich kann man auch vom Boden des Zentrifugenröhrchens
her rühren (Rührmagnet C in Richtung der Längsachse des Zentrifugenröhrchens gegen dessen Boden gerichtet), wenn das Rührstäbchen eine genügende Größe besitzt. Zum Schutz vor Oxydation hat
man dabei auf das Zentrifugenglas die Gaseinleitungshaube D auf

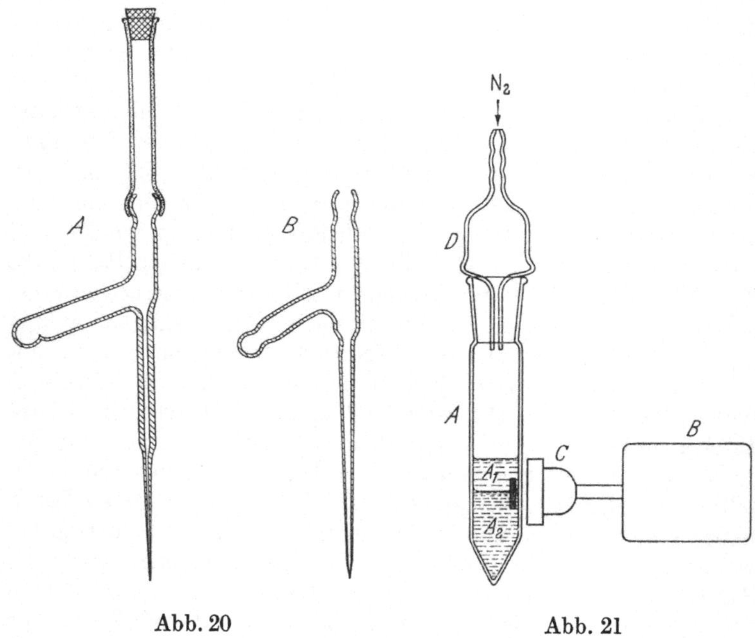

Abb. 20   Abb. 21

Abb. 20. Pipette zum Arbeiten mit niedrigsiedenden Lösungsmitteln (EBERHAGEN 1963b).
Das Modell B ist aus einem T-förmigen, gläsernen Schlauchverbindungsstück (Rohrdurchmesser 10—12 mm) in der Weise hergestellt, daß das eine Ende des durchgehenden Glasrohres
zur Spitze ausgezogen, das im rechten Winkel angesetzte Rohrstück hingegen zugeschmolzen
wird. Zweckmäßigerweise biegt man diesen Seitenansatz etwas zur Pipettenspitze hin. Als
Saugvorrichtung dient ein Gummischlauch, dessen obere Öffnung mit einem Stopfen verschlossen wird. Das Modell A zeigt einen Vorschlag zur Anfertigung durch den Glasbläser.
Das Kapillarrohr läßt man sich am besten noch nicht ausziehen, sondern macht dieses später
selbst. Auch ist darauf zu achten, daß der seitliche Sammelansatz unmittelbar an den kapillären Abschnitt anschließt, wodurch die vollständige Überführung der Lösungsmittel in diesen
Ansatz hinein sehr erleichtert wird. — Die Bedienung der Pipetten geschieht folgendermaßen:
Mit dem Gummisauger zieht man in die Pipette so viel von der beispielsweise ätherischen
Lösung auf, daß man eben noch eine ausreichende Saugkapazität zur Überführung der Lösung
in den seitlichen Pipettenschenkel behält. Dabei ist dieser nach unten geneigt. Dann bringt
man die Pipette mit dem Ansatz nach unten fast in die Waagerechte und saugt das in ihr befindliche Flüssigkeitsvolumen in den Ansatz hinein. Der Vorgang kann wiederholt werden, bis
der Sammelansatz fast gefüllt ist. Die Handhabung wird bei dem vom Glasbläser angefertigten Modell wesentlich erleichtert, da hier nur ein geringes Totvolumen zwischen der Ansaugkapillare und dem Sammelansatz vorhanden ist. Zum Entleeren dreht man den Sammelansatz
nach oben und bläst die Pipette aus. Eine halbzirkuläre Einschnürung am Ende des Sammelansatzes ist vorteilhaft, um mitaufgezogene Wassertropfen zurückzuhalten.

Abb. 21. Apparative Anordnung zur Lipoidextraktion im Mikromaßstab. A Zentrifugenröhrchen mit den beiden Phasen A₁ und A₂. B Elektromotor, dessen Rotor mit dem Rührmagneten
C verbunden ist. D Gaseinleitungshaube.

gesetzt, durch die ein geringer Stickstoffstrom getrieben wird. Die Strömungsgeschwindigkeit wird an Hand eines einfachen Blasenzählers kontrolliert, damit durch den Gasstrom kein Lösungsmittel abgeblasen wird.

Nachdem das Phasensystem 1–3 Minuten lang durchgemischt ist, läßt man die Phasen trennen. Der Vorgang kann durch Zentrifugieren sehr beschleunigt werden, wenn sich hartnäckige Emulsionen gebildet haben. Die petrolätherische obere Schicht wird mit der Lösungsmittelpipette möglichst vollständig abgesaugt. Dabei ist darauf zu achten, daß keine Substanz auf die Schliffflächen des Zentrifugenröhrchens gelangt. Mit 0,5 ml frischem Petroläther spült man die Innenwand des Röhrchens sorgfältig ab und entfernt diesen wieder mit der Lösungsmittelpipette. Den Extraktionsvorgang wiederholt man zwei weitere Male. Zur vollständigen Erfassung der Lipoide genügen drei Extraktionsvorgänge, wie es sich in Wiederauffindungsversuchen ergab. Die petrolätherische Lösung des Unverseifbaren, die in einem Zentrifugenröhrchen gesammelt wurde, wäscht man unter Anwendung der Magnetrührrertechnik zweimal mit je 1 ml Methanol-Wasser 1:1 aus und vereinigt die unteren Phasen, die man mit einer Pasteurpipette abziehen kann, mit der methanolischen Seifenlösung. Die obere Phase mit dem Unverseifbaren überspült man quantitativ in einen 10 ml-Meßkolben und führt an einem aliquoten Teil eine Cholesterinbestimmung durch.

Die methanolische Seifenlösung wird vorsichtig mit HCl angesäuert. Nach 10 Minuten werden die Fettsäuren dreimal mit jeweils 1 ml Petroläther oder Äther-Petroläther 1:1 unter Anwendung der Magnetrührrertechnik extrahiert. Nach jedem Absaugen der oberen Phase spült man — wie oben beschrieben — das Zentrifugenröhrchen innen mit 0,5 ml Petroläther sorgfältig aus. Die petrolätherischen Phasen werden wieder in einem Zentrifugenröhrchen mit Schliff gesammelt und mit Wasser neutral gewaschen (jeweils 1 ml). Dann trocknet man die Lösung durch Zugabe einer Spatelspitze wasserfreien Natriumsulfats. Zur Beschleunigung dieses Prozesses rührt man anfangs die Lösung mit dem Magnetrührer 5—10 Minuten lang durch. Zum Eindampfen überführt man die Lösung in ein neues Röhrchen, nachdem zum Zusammendrücken des Natriumsulfats kurz zentrifugiert wurde. Das Natriumsulfat wird zweimal mit 1—2 ml peroxydfreiem Äther nachgewaschen. Die petrolätherische Lösung dampft man bei Zimmertemperatur in einem Rotationsverdampfer oder über eine kleine Destillationsbrücke unter Durchleiten von CO_2 oder N_2 mittels einer fein ausgezogenen Glaskapillare im Wasserstrahlpumpenvakuum ein. Um alle Substanz auf den Gefäßboden zu bringen und damit zum Schutz vor oxydativen Veränderungen die Oberfläche derselben zu verkleinern, benetzt man mit etwa 3 Tropfen Petroläther oder Chloroform die Röhrcheninnenwand und zentrifugiert ab. Jetzt kann man bis zur weiteren Verwendung die Fettsäuren in petrolätherischer Lösung unter CO_2 aufbewahren oder nach Abdampfen des Lösungsmittels den Röhrcheninhalt im Vakuumexsikkator im Dunkeln über KOH getrocknet gewichtsmäßig erfassen.

Umesterung der Cholesterinester nach EBERHAGEN (1963a)

Die Gewinnung der Fettsäuren aus reinen Cholesterinesterfraktionen macht wegen deren schlechten Lösungseigenschaften in methanolischen Lösungen gewisse Schwierigkeiten. Eine Verseifung mit methanolischer Natronlauge oder eine Umesterung mit methanolischer HCl durch Erhitzen selbst über längere Zeiträume führt nur zu unvollständigen und schwankenden Ausbeuten. Bei Verwendung von Methylacetat als Lösungsvermittler in einer methanolischen, salzsauren Lösung der Cholesterinester gelingt hingegen ohne Anwendung verschärfter Reaktionsbedingungen eine quantitative Darstellung der Fettsäuremethylester. Das Cholesterin bzw. Cholesterinacetat wird anschließend chromatographisch abgetrennt.

Reagenzien: Methylacetat puriss. redest.; 5%ige wasserfreie, methanolische Salzsäure (Beschreibung der Herstellung auf S. 155); Petroläther redest. Kp 40—60°; Diäthyläther puriss., peroxydfrei; Florisil 60—100 mesh (Fa. C. Roth, Karlsruhe); Natriumsulfat wasserfrei, gepulvert.

Durchführung: *a) Umesterung.* Etwa 10—50 mg Cholesterinester werden in 20 ml Methylacetat gelöst und 40 ml 5%ige methanolische Salzsäure zugesetzt. Dabei kommt es zur Trübung der Lösung, die beim Erhitzen wieder verschwindet. Die Mischung wird 1½—2 Stunden bei etwa 70° im Rückfluß gekocht. Nach Zugabe von 20 ml Wasser wird die erkaltete Lösung viermal mit je 20 ml Petroläther oder Äther-Petroläther 1:1 ausgezogen, der Extrakt neutral gewaschen, über Natriumsulfat getrocknet und schließlich vom Trockenmittel abfiltriert. Filter und Natriumsulfat werden mit Äther gut nachgewaschen und das Lösungsmittel unter N_2 oder CO_2 im Wasserstrahlpumpenvakuum abdestilliert.

β) Chromatographische Abtrennung des Cholesterins. Den Verdampfungsrückstand löst man in 1—2 ml Petroläther und gibt ihn quantitativ auf eine Florisil-Säule, die man sich folgendermaßen hergestellt hat: 20 g Florisil 60—100 mesh werden in einem 100 ml-Becherglas mit Petroläther verrührt, bis alle Luftblasen aus dem Material getrieben sind. Die Aufschlämmung füllt man in ein 25 cm

langes Chromatographierohr mit einer lichten Weite von 1,6 cm,
das als Boden eine eingeschmolzene Glasfritte besitzt. Das Packen
einer Florisil-Säule ist vorteilhafterweise sehr unkritisch; sollte sie
Luftblasen enthalten, so füllt man das Rohr vollständig mit Petroläther, verschließt die obere Öffnung mit einem Glasstopfen und
dreht es um 180°. Sobald alles Material sedimentiert ist, bringt man
die Säule wieder in die Ausgangsstellung zurück und achtet darauf,
daß das Florisil im Petroläther gleichmäßig zu Boden sinkt. Leichtes Klopfen, das den Vorgang beschleunigt, ist in der Regel nicht
einmal erforderlich.

Durch Elution mit 200 ml Petroläther werden das bei der Umesterung entstandene Cholesterinchlorid und Bicholestadien sowie
etwaige nicht umgesetzte Cholesterinester, mit 600 ml 3%igem
Äther in Petroläther die Methylester und mit 800 ml 50%igem
Äther in Petroläther oder mit 400 ml 10%igem Methanol in Äther
das freie und das zum Acetat umgesetzte Cholesterin aus der Säule
gewaschen. Da die Durchflußgeschwindigkeit ziemlich schnell gewählt werden kann (250 bis 300 ml/Std.), erfordert die Trennung
keinen großen Zeitaufwand.

Zur halbquantitativen Verfolgung des Trennverlaufes gibt man
aus jedem zweiten Röhrchen 0,01 ml des in einem Fraktionssammler
aufgefangenen Eluats möglichst punktförmig auf kieselgelbeschichtete Glasscheiben, wie man sie zur Dünnschichtchromatographie verwendet. Durch Ansprühen mit 50%iger Schwefelsäure
und anschließendem Erhitzen der Platten erst bis zum Erscheinen
der für Cholesterin und seiner Abkömmlinge charakteristischen
Rotfärbung auf 110°, dann weiter bis zur vollständigen Verkohlung
der Substanzen auf 160° kann man neben dem Nachweis der Substanz zugleich einen spezifischen Test anstellen. Alle Lösungsmittel
entsprechend vereinigter Fraktionen werden unter Stickstoff oder
Kohlendioxyd bei möglichst niedrigen Temperaturen abgedampft.

Gewinnung der freien Fettsäuren aus einem Lipoidgemisch
nach HORNSTEIN u. Mitarb. (1960)

Die Abtrennung der freien Fettsäuren aus einem Lipoidextrakt
kann chromatographisch (McCARTHY u. DUTHIE 1962), durch Behandlung mit einem Ionenaustauscher (BIEGLER u. Mitarb. 1960)
oder aber durch Ausschütteln mit stark verdünnter Lauge erfolgen.
BÖTTCHER u. Mitarb. (1959) haben die letztere Möglichkeit benutzt
und schütteln 100 ml einer petrolätherischen Lösung der phosphatidfreien Lipoide aus 10—20 ml Serum zweimal mit 10 ml 0,05n
wässeriger KOH aus, waschen die wässerigen Phasen mit den zu

den Seifen umgesetzten freien Fettsäuren dreimal mit jeweils 10 ml Petroläther aus, zentrifugieren dabei zur Trennung der Phasen (evtl. nach Äthanolzusatz) und vereinigen die petrolätherischen Lösungen mit denen der Gesamtlipoide. Die petrolätherische Lösung wird neutral gewaschen und über Natriumsulfat getrocknet, das Waschwasser mit der alkalischen Seifenlösung vereinigt, diese angesäuert und zur Extraktion der Fettsäuren dreimal mit 25 ml Petroläther ausgeschüttelt. Mit dieser Arbeitsweise werden nicht in jedem Fall die freien Fettsäuren vollständig erfaßt.

Die nachstehend beschriebene Isolierung der freien Fettsäuren durch Bindung an einen Ionenaustauscher nach HORNSTEIN u. Mitarb. (1960) ist zur anschließenden gaschromatographischen Untersuchung derselben ausgearbeitet und führt direkt zu den Methylestern. Bei allen Methoden zur Gewinnung der freien Fettsäuren wird eine vorherige Abtrennung der Phosphatide empfohlen, da diese die Aufarbeitung stören.

Reagenzien: Amberlite Anionenaustauscher IRA-400. Vorbehandlung: 10 g Austauscherharz werden mit Hilfe eines Magnetrührers 5 Minuten lang mit 25 ml n NaOH gerührt, der Überstand wird verworfen und das Harz wiederholt mit destilliertem Wasser und dann zur Entwässerung dreimal mit je 35 ml wasserfreiem Äthanol und dreimal mit je 25 ml Petroläther ausgewaschen.

Petroläther redest. Kp 40—60°; 5%ige wasserfreie methanolische HCl (Herstellung siehe nächste Seite); Natriumsulfat wasserfrei, gepulvert.

Durchführung: *a) Abtrennung der freien Fettsäuren.* 100 mg phosphatidfreier Lipoidextrakt werden in 40—50 ml Petroläther gelöst und 5 Minuten lang mit 10 g vorbehandeltem Ionenaustauscher in einem 250 ml Erlenmeyerkolben verrührt (Magnetrührer). Nach dem Sedimentieren des Harzes wird die überstehende Lösung abgegossen und der Ionenaustauscher zur Entfernung der nichtfettsäureartigen Lipoide dreimal in gleicher Weise mit jeweils 25 ml Petroläther ausgewaschen.

β) Methylveresterung. 25 ml wasserfreie methanolische Salzsäure wird zum Austauscherharz gegeben und die Suspension mit einem Magnetrührer 25 Minuten gerührt. Die überstehende Lösung saugt man über eine Glasfrittennutsche ab. Das Harz wird dann noch zweimal jeweils 5 Minuten lang mit weiteren 15 ml-Portionen methanolischer HCl in der gleichen Weise behandelt. Die methanolischen Lösungen vereinigt man und extrahiert die Methylester nach Zugabe von 10 ml Wasser erst mit 50 ml und dann zwei weitere Male mit je 20 ml Petroläther. Die vereinigten petrolätherischen Phasen werden säurefrei gewaschen und über Natriumsulfat getrocknet. Das Lösungsmittel destilliert man unter Stickstoff vorsichtig ab.

Veresterung der Fettsäuren mit methanolischer Salzsäure

Das gebräuchlichste Reagenz zur Überführung der freien Fettsäuren in die Methyl- oder Äthylester ist eine 5%ige methanolische bzw. äthanolische HCl-Lösung. Bei der Veresterung großer Fettsäuremengen wird wegen der einfachen Herstellung häufig eine 5%ige methanolische Schwefelsäure verwendet (Herstellung derselben und Durchführung der Veresterung siehe S. 142), jedoch läßt sich die methanolische Salzsäurelösung in größerer Reinheit und unter völligem Wasserausschluß herstellen. STOFFEL u. Mitarb. (1959) haben eine Mikroveresterungsmethode mit methanolischer Salzsäure beschrieben. Es sei darauf hingewiesen, daß die auf S. 149 angegebene Mikromethode zur Verseifung der Lipoide sich nach entsprechender Umänderung ebenso zur Veresterung der Fettsäuren eignet.

Reagenzien: 5%ige methanolische Salzsäure: Sie kann, ähnlich wie auf S. 156 beschrieben, durch Einleiten von Chlorwasserstoffgas aus einer Vorratsbombe in gekühltes, wasserfreies Methanol oder aber in der folgenden Weise gewonnen werden: In einen Destillierkolben von 1 Liter Inhalt, der etwa 20 g Kochsalz p. a. enthält und ein angeschmolzenes kurzes Überleitungsrohr besitzt, läßt man aus einem gasdicht mit der Apparatur verbundenen Vorratsgefäß konzentrierte Schwefelsäure einfließen. Das frei werdende Chlorwasserstoffgas leitet man aus dem Überleitungsrohr durch zwei mit konzentrierter Schwefelsäure gefüllte Waschflaschen hindurch und dann mit einem spitz ausgezogenen Einleitungsrohr unter Feuchtigkeitsausschluß in stark gekühltes (Kältemischung) wasserfreies Methanol p. a. ein. Die Eintropfgeschwindigkeit der Schwefelsäure wird so einreguliert, daß das Chlorwasserstoffgas gerade noch vollständig vom Methanol absorbiert wird. Nach gewisser Zeit beginnt die Gasentwicklung nachzulassen; durch vorsichtiges Erwärmen der Reaktionsmischung im Kolben erreicht man wieder eine befriedigende Entwicklungsgeschwindigkeit. Durch Titration kann der HCl-Gehalt der methanolischen Lösung ermittelt werden. In der Regel genügt aber das Auswiegen der Gewichtszunahme. Es empfiehlt sich aus praktischen Gründen, eine sehr viel konzentriertere Lösung herzustellen und diese mit wasserfreiem Methanol auf die HCl-Endkonzentration von 5% zu verdünnen. Im Kühlschrank aufbewahrt ist die Lösung längere Zeit lagerfähig.

Petroläther redest. Kp 40—60°; Diäthyläther puriss., peroxydfrei; halbgesättigte wässerige Natriumbicarbonatlösung; Natriumsulfat wasserfrei, gepulvert.

Durchführung: Die Fettsäuren werden mit der wenigstens
20fachen Menge 5%iger methanolischer HCl 60 bis 90 Minuten lang
unter Rückfluß gekocht. Im übrigen verfährt man zur Extraktion
der Methylester in der gleichen Weise, wie es bei der Umesterung
mit methanolischer Schwefelsäure auf S. 142 beschrieben ist. Kleine
Mengen nichtumgesetzter Fettsäuren lassen sich durch zweimaliges
Waschen der vereinigten petrolätherischen Extrakte mit einem
Zehntel des Petroläthervolumens an halbgesättigter wässeriger
Natriumbicarbonatlösung entfernen. Die petrolätherische Phase
wird dann neutral gewaschen, über Natriumsulfat getrocknet und
unter Stickstoff oder Kohlendioxyd eingedampft.

Veresterung der Fettsäuren mit methanolischer Bortrifluorid-
Lösung nach METCALFE u. SCHMITZ (1961)

Die Verwendung von Bortrifluorid als Veresterungskatalysator
gestattet eine außerordentliche Beschleunigung der Reaktion;
diese Arbeitsweise eignet sich daher sehr zur serienweisen Veresterung der Monocarbonsäuren. Bei entsprechender Technik kann die
ganze Prozedur in 10 Minuten beendet sein. Die Ausbeuten liegen
für die langkettigen Fettsäuren um 80 bis 90%.

Reagenzien: Methanolische Bortrifluoridlösung: 1 Liter wasserfreies Methanol p. a. wird in einer Zweiliterflasche abgewogen und
in ein Eisbad gebracht. Aus einer Vorratsbombe leitet man mit
Hilfe eines Glasrohres solange Bortrifluorid ein, bis das Methanol
125 g aufgenommen hat (Abzug). Dabei soll das Gas vor dem Einbringen und nach dem Herausnehmen des Einleitungsrohres strö-
men, um ein Eintreten der Lösung in die Bombe zu vermeiden. Die
methanolische Lösung läßt sich längere Zeit aufbewahren.

Petroläther redest. Kp 40—60°.

Durchführung: Bis zu 200 mg Fettsäuren werden in einem
Reagenzglas mit 3 ml der methanolischen Bortrifluoridlösung ver-
setzt und ungefähr 2—5 Minuten zum Sieden erhitzt. Die erkaltete
Lösung bringt man mit 30 ml Petroläther quantitativ in einen
Scheidetrichter und schüttelt nach Zusatz von 20 ml Wasser kräftig
durch. Sobald sich die Phasen getrennt haben, läßt man die
untere Schicht ablaufen; die obere gibt man durch ein trockenes
Filter in ein 50 ml-Becherglas, in dem man das Lösungsmittel durch
Aufblasen von CO_2 oder N_2 bei 60° abdampft. Besser geht man aber
bei der Extraktion der Ester in der zwar zeitraubenderen, jedoch in

quantitativer Hinsicht meistens befriedigenderen Weise vor, wie sie auf S. 142 angegeben ist.

Sind in dem zu veresternden Gemisch auch Fettsäuren mit weniger als 10 C-Atomen enthalten, so wird von den Autoren bei der Gewinnung der Ester ein anderes Vorgehen empfohlen. Nach dem Kochen der Reaktionslösung gibt man 20 ml Wasser zu den Ansätzen und saugt die sich daraufhin als Öl auf der Flüssigkeitsoberfläche abscheidenden Ester vorsichtig mit einer spitz ausgezogenen Pipette ab. Wasserspuren in der Substanz werden durch Zentrifugieren entfernt.

Veresterung der Fettsäuren mit Diazomethan

Ein einfach und rasch durchzuführendes Verfahren zur Überführung der Fettsäuren in die Methylester ist auch die Veresterung mit Diazomethan; es eignet sich besonders für Reihenversuche mit sehr geringen Fettsäuremengen. Nachteilig ist die Giftigkeit des gasförmigen Diazomethans und seine Neigung zur Bildung außerordentlich störender Polymerisationsprodukte. Durch Beachtung gewisser Vorsichtsmaßnahmen läßt sich die Polymerisationstendenz weitgehend unterdrücken. Da der als Ausgangsprodukt der Diazomethandarstellung meistens benutzte Nitrosomethylharnstoff neuerdings im Handel erhältlich ist, erübrigt sich eine Beschreibung seiner Darstellung (s. GATTERMANN-WIELAND 1959). SCHLENK u. GELLERMANN (1960) stellen sich das Diazomethan aus dem ebenfalls käuflichen N-Methyl-N-nitroso-p-toluolsulfonamid her und geben eine detaillierte Beschreibung ihrer Arbeitstechnik. Diese Verbindung wird auch in der methyl-^{14}C-markierten Form geliefert (Fa. New England Nuclear Corp., Boston 18, Mass. USA) und kann zur Herstellung der ^{14}C-Methylester verwendet werden.

Reagenzien: Nitrosomethylharnstoff (Fa. Fluka, Buchs, Schweiz); Diäthyläther puriss., peroxydfrei; 40%ige wässerige KOH-Lösung; KOH p. a.

Durchführung: *a) Herstellung der Diazomethanlösung.* Man trägt etwa 3—5 g Nitrosomethylharnstoff in kleinen Portionen in 100 ml Äther ein, der mit 300 ml stark gekühlter 40%iger wässeriger Kalilauge unterschichtet ist. Die Spaltung wird in einem 250 ml-Scheidetrichter unter gelegentlichem Umschwenken im Abzug vorgenommen. Nach 5—10 Minuten hört die Gasentwicklung auf, und die Reaktion ist beendet. Man läßt die tiefgelbe ätherische Phase durch ein trockenes Faltenfilter in einen Erlenmeyerkolben laufen, der einige Plätzchen Ätzkali enthält, und stellt diesen dann zum Trocknen der Lösung für etwa 3 Stunden in einen Kühlschrank.

β) Veresterung. Nur eine frisch bereitete Diazomethanlösung darf verwendet werden. Sie wird bei einer Badtemperatur von etwa 40—45° über eine Destillationsbrücke mit langem, geraden Wasserkühler in die eisgekühlte Vorlage destilliert, die eine 1—5%ige ätherische oder petrolätherische Lösung der Fettsäuren enthält. Sobald der Inhalt der Vorlage keine Gasentwicklung mehr zeigt und sich nicht mehr entfärbt, wird der Kolben zur Vervollständigung der Reaktion noch etwa 30 Minuten lang im Kühlschrank aufgestellt. Das Lösungsmittel und das überschüssige Diazomethan destilliert man im Stickstoffstrom ab. Der Diazomethanüberschuß kann aber auch durch Zugabe einer stark verdünnten ätherischen Essigsäurelösung beseitigt werden.

b) Gruppentrennungen der Fettsäuren

Die Auftrennung von Fettsäuregemischen kann im Rahmen einer präparativen Aufarbeitung oder zur Isolierung bzw. Anreicherung bestimmter Komponenten oder zur Ausschaltung von Interferenzen bei der anschließenden analytischen Untersuchung erforderlich sein. Die Wahl der dabei anzuwendenden Arbeitsweise wird weitgehend durch die Problemstellung der Untersuchung bestimmt. Geht es um eine möglichst schonende Abtrennung der ungesättigten Anteile aus größeren Fettsäuremengen, so kommt eine Tiefkühlkristallisation oder die Bildung der Harnstoffeinschlußverbindungen in Frage. Eine ältere, aber noch gelegentlich benutzte Trennmethode ist das Auskristallisieren der gesättigten Säuren als Bleisalze (TWITCHEL 1921; HILDITCH 1949). Die ebenfalls früher häufig wegen der einfachen Durchführung angewendete Bildung der Bromkörper aus den ungesättigten Fettsäuren mit anschließender Auftrennung nach dem Lösungsverhalten führt bei der Regenerierung der Fettsäuren zu Umlagerungen der Doppelbindungen, vor allem zu cis-trans-Isomerien. Nach JANTZEN u. Mitarb. (1961) sollen derartige Veränderungen bei den zu den Hg(II)-Acetoxy-methoxyaddukten umgesetzten und daraus wieder zurückgewonnen ungesättigten Fettsäuren nicht eintreten. Für diese Quecksilberderivate sind chromatographische Trennverfahren auch im Mikromaßstab ausgearbeitet worden. Sollen nur die gesättigten Fettsäuren untersucht werden, dann entfernt man die ungesättigten durch Oxydation mit Kaliumpermanganat.

Auf chromatographischem Wege lassen sich die Fettsäuren relativ einfach in die gesättigten und die verschieden ungesättigten Verbindungen auftrennen. Diese Verfahren sind im Abschnitt II, 8e besprochen. Hydroxyfettsäuren gewinnt man am besten durch Adsorption an Florisil.

Fraktionierung durch Tiefkühlkristallisation

Durch Kristallisation der Fettsäuren oder ihrer Ester in organischen Lösungsmitteln bei verschiedenen Temperaturen — BROWN u. Mitarb. (s. KOLB u. BROWN 1955) sowie PRIVETT u. Mitarb. 1958 haben die Lösungsverhältnisse eingehend untersucht — gelingt eine weitgehende Anreicherung bestimmter Anteile aus Fettsäuregemischen unterschiedlichster Zusammensetzung. In der Praxis hat sich vor allem das Ausfrieren der freien Fettsäuren aus Aceton bewährt. Das Verfahren A empfiehlt sich bei präparativen Aufarbeitungen, das Verfahren B zur groben Entfernung der gesättigten Fettsäuren bei Einsätzen von 50—100 mg und das Verfahren C (erforderliche Mindestmenge 200—500 mg), wenn eine möglichst quantitative Zerlegung in die gesättigten und ungesättigten Bestandteile verlangt wird. Die Vollständigkeit der Auftrennung nach C ist an unterschiedlichsten Gemischen untersucht worden. Dabei haben sich folgende Verhältnisse ergeben: In der Fraktion der gesättigten Fettsäuren lassen sich noch maximal 1—2% der gesamten Ölsäure neben entsprechend größeren Anteilen der längerkettigen Monoenhomologen und die Hälfte der vorhandenen Myristinsäure nachweisen, in der Fraktion der ungesättigten Fettsäuren etwa 0,5—1% Palmitinsäure und die restliche Myristinsäure. Methode C eignet sich besonders gut für eine Fettsäuretrennung im Anschluß an die auf S. 148 angegebene Verseifung. Eine zweckmäßige Versuchsanordnung für die Tiefkühlkristallisation zeigt Abb. 22.

Eine andere Möglichkeit zur Fraktionierung der Fettsäuregemische ist die Kristallisation der Fettsäuren aus alkoholischen Harnstofflösungen. Dabei schließt der auskristallisierende Harnstoff die Fettsäuren wabenförmig ein und schützt sie damit zugleich gegen oxydative Veränderungen. Der Einschluß geht in Abhängigkeit von der Kettenlänge und der Ungesättigtheit der Fettsäuren vonstatten (s. SCHLENK 1954). Eine Technik zur Trennung von Fettsäureeinsätzen von 10—100 mg geben LEUPOLD u. EBERHAGEN (1958) an.

Reagenzien: Aceton wasser- und aldehydfrei; Petroläther redest. Kp 40—60°; Natriumsulfat wasserfrei, gepulvert.

Durchführung: *a) Methode A zur Auftrennung großer Mengen* (SHINOWARA u. BROWN 1940). Das Fettsäuregemisch wird — gegebenenfalls unter Erwärmen — in der 15—20fachen Menge Aceton in einem Becherglas gelöst und die Mischung langsam auf Zimmertemperatur abgekühlt. Nach mehrstündigem Stehen saugt man den Niederschlag in der Anordnung nach Abb. 22 ab. Den Rückstand kristallisiert man aus Aceton (Lösungsverhältnis 1:15) um. Die vereinigten Filtrate werden auf ein Substanz-Lösungsmittel-Verhältnis von 1:15 eingeengt und langsam auf 0° abgekühlt. Nach Stehen über Nacht im Kühlschrank saugt man den Überstand mit Hilfe einer vorgekühlten Glasfrittennutsche ab. Das Kristallisationsprodukt wird wieder aus der 15-fachen Acetonmenge umkristallisiert, die Mutterlaugen werden vereinigt, auf ein Ver-

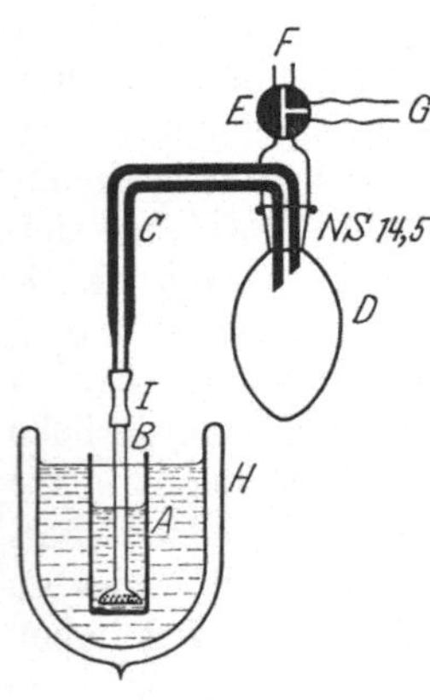

Abb. 22. Versuchsanordnung zum Absaugen der Mutterlauge von einem Niederschlag bei tiefer Temperatur. A enthält die zu kristallisierende Lösung, die in einem mit Aceton-Trockeneis-Kältegemisch gefüllten Dewargefäß H aufgestellt ist und nach der Kristallisation mit Hilfe des Filterstäbchens B abgesaugt wird. Das Filterstäbchen ist durch einen flexiblen kurzen Kunststoff- oder Gummischlauch I mit der Absaugvorrichtung verbunden, welche aus der Überleitungskapillare C, dem Dreiwegehahn E und einem NS 14,5-Kernschliff besteht. D ist ein als Vorlage dienender Rund- oder Spitzkolben. An G wird der zum Absaugen erforderliche Unterdruck (Wasserstrahlpumpe) angelegt.

hältnis der Substanz zum Lösungsmittel von 1:15 gebracht und in einer Aceton-Trockeneis-Kältemischung möglichst langsam unter ständigem Umrühren bis zur ersten Trübung, dann rascher vollends auf —20° gekühlt. Zur Abkürzung dieses Verfahrens kann man bis zur Kristallbildung schnell abkühlen und dann vorsichtig erwärmen, bis sich die Lösung eben klärt. Darauf beginnt man erneut, aber dieses Mal äußerst vorsichtig, mit der Abkühlung bis zur beginnenden Trübung und weiter bis zur gewünschten Temperatur. Nach fünfstündigem Stehen entfernt man die überstehende Lösung und kristallisiert den Niederschlag so oft aus Aceton um, bis der Überstand nur noch schwach gelblich gefärbt ist und sich gut absetzt. Letzteres ist ein Zeichen dafür, daß das Kristallisationsprodukt praktisch frei von höher ungesättigten Fettsäuren ist. Die Kristallisationsfraktionen bei 0°, —20°, —40° und —70° können im Vakuumexsikkator über Schwefelsäure getrocknet werden. Die Jodzahl der Fraktionen bis —20° soll unter 10 liegen, die der Fraktionen bis —70° 100 nicht wesentlich überschreiten.

β) Methode B zur Auftrennung kleiner Mengen. Die Fettsäuren werden in der 15fachen Acetonmenge in Röhrchen mit flachem Boden (innerer Durchmesser etwa 14 mm, Höhe 65—70 mm) evtl. unter Erwärmen gelöst, die Lösungen eine halbe Stunde bei Zimmertemperatur, eine weitere halbe Stunde im Kühlschrank bei 0°

bis $+5°$ und schließlich 3 Stunden bei $-20°$ in einer Aceton-Trok-
keneismischung aufgestellt. Mit einem vorgekühlten Filterstäbchen
(Modell 91 G 4, Fa. Schott & Gen., Mainz) saugt man die überstehende Lösung ab und wäscht das Kristallisationsprodukt durch
leichtes Heben und Senken des Filterstäbchens solange mit Aceton
von $-20°$ nach, bis die Waschlösung nur noch schwach gelb gefärbt
ist, wenigstens aber zweimal. Die auskristallisierten Fettsäuren
können im Vakuumexsikkator über Schwefelsäure getrocknet werden. Das Filtrat wird unter Stickstoff oder Kohlendioxyd eingedampft, der Rückstand in Petroläther aufgenommen, die petrolätherische Lösung über Natriumsulfat wenigstens 4 Stunden lang
getrocknet und schließlich unter Stickstoff- oder Kohlendioxydschutz wieder eingedampft.

$\gamma)$ *Methode C zur quantitativen Auftrennung* (KLENK u. EBER-
HAGEN 1962a). Die als Seifen bei Zimmertemperatur bzw. $0°$ ausgefallenen (vorwiegend gesättigten) und die als Seifen in Lösung gebliebenen (vorwiegend ungesättigten) Fettsäuren werden getrennt
nach folgendem Schema in der 12—15fachen Menge wasserfreien
Acetons zur Kristallisation aufgestellt:

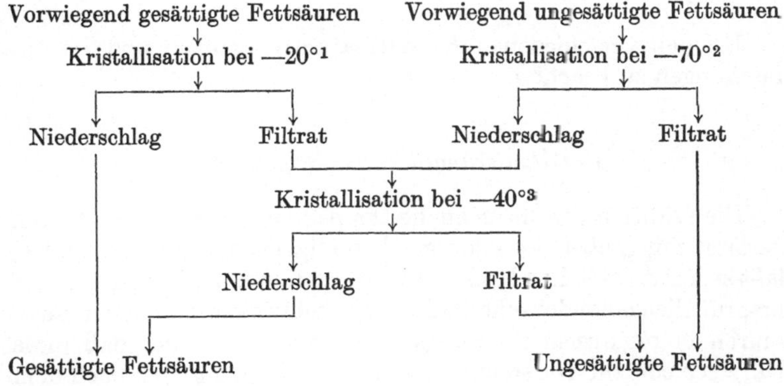

[1] Die Substanzlösung in Aceton wird für etwa 1 Stunde erst in einem
Kühlschrank und dann für weitere 3 Stunden in einem Aceton-Trockeneis-
Gemisch von $-20°$ aufgestellt. Häufig genügt auch ein Aufbewahren der
Lösung über Nacht im Gefrierfach eines Kühlschrankes. Das Kristallisationsprodukt ist sorgfältig mindestens zweimal mit vorgekühltem Aceton
nachzuwaschen: Nach Zugabe des Waschacetons Inhalt des Kristallisa-
tionsgefäßes durch schnelles Heben und Senken des Filterstäbchens durchmischen, dann den Überstand absaugen.

[2] Die Lösung kann sofort auf die angegebene Endtemperatur gebracht
werden. Absaugen der überstehenden Lösung nach vierstündiger Aufbewahrung bei $-70°$ ohne Nachwaschen der auskristallisierten Fettsäuren.

Geht man von einem Gesamtfettsäuregemisch aus, so kristallisiert man in prinzipiell gleicher Weise in der folgenden Reihenfolge:

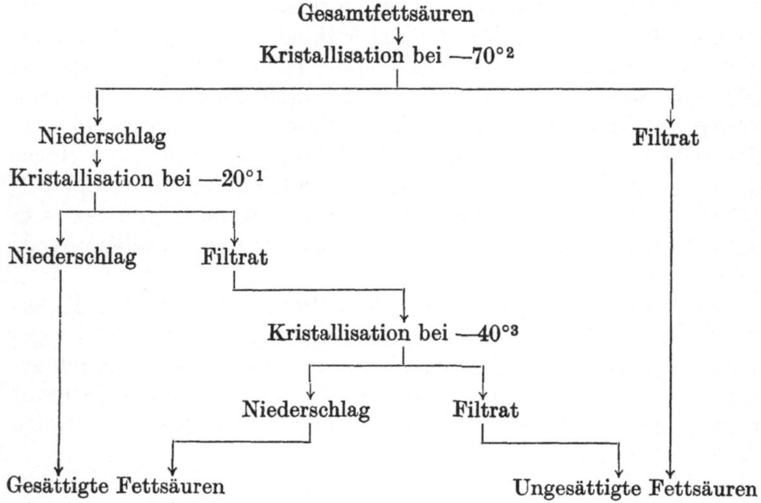

Bei den verschiedenen Kristallisationsvorgängen sind die Anmerkungen zu beachten.

Fraktionierung über die Bromkörper

Die Addition von Brom an die Doppelbindungen der Fettsäuren verläuft mit großer Reaktionsgeschwindigkeit nahezu quantitativ, läßt sich mit einfachen Hilfsmitteln durchführen und verändert das ursprünglich einander sehr ähnliche Löslichkeitsverhalten der Fettsäuren in organischen Lösungsmitteln so weitgehend, daß diese Unterschiede zur Auftrennung von Fettsäuregemischen nach dem Grad der Ungesättigtheit benutzt werden können. Die Löslichkeit der Polybromide verschiedener Fettsäuren in einigen Lösungsmitteln ist in der Tab. 21 angegeben.

Bei der Bromierung entstehen allerdings neben den schwer löslichen Bromverbindungen jeder ungesättigten Fettsäure immer

---

[3] Das in Aceton gelöste Fettsäuregemisch wird in eine Kältemischung gestellt, deren Temperatur nach jeweils einer halben Stunde schrittweise auf 0°, —20°, —30° und schließlich auf —40° erniedrigt wird. Auf —40° wird es 3 Stunden lang gehalten. Das Kristallisationsprodukt ist mit vorgekühltem Aceton nachzuwaschen.

auch leichter lösliche, so daß die Trennung unvollständig bleibt. Ein weiterer und schwerwiegender Nachteil dieser Trennmethode ist die Tatsache, daß es bei der Regenerierung der Fettsäuren aus den Bromadditionsverbindungen zu einer unter Umständen beträchtlichen Umlagerung der Doppelbindungen — vor allem zu cis-trans-Isomerien — kommt, die das Verfahren ungeeignet erscheinen läßt, wenn jede Änderung der Molekülstruktur oder der physikalischen Eigenschaften vermieden werden soll.

Tabelle 21. *Lösungsverhalten einiger bromierter Fettsäuren in organischen Lösungsmitteln* nach KLENK (1955)

Bromierte Fettsäure	Schmelzpunkt	Löslichkeit in		
		Petroläther	Äther	Benzol, siedend
18:1	flüssig	löslich	löslich	löslich
18:2	114°	nicht lösl.	löslich	löslich
18:3	180°	nicht lösl.	nicht lösl.	löslich
20:4	240°	nicht lösl.	nicht lösl.	nicht lösl.
22:6		nicht lösl.	nicht lösl.	nicht lösl.

Methode A dient allgemein zur präparativen und analytischen Darstellung der Polybromide, sowie zur Abtrennung oder Gewinnung der ungesättigten Fettsäuren im Makro- und Mikromaßstab, Methode B nach KLENK (1955) zur Darstellung der höchstungesättigten Fettsäuren.

MORETTI u. POLINOVSKI (1954), HOWTON (1955), sowie ORY u. Mitarb. (1959) beschreiben chromatographische Trennungen der bromierten Fettsäuren auf Kieselgelsäulen bzw. Glasfaserpapier. SGOUTAS u. KUMMEROW (1963) trennen die Bromderivate der Stearinsäure dünnschichtchromatographisch.

Reagenzien: Brom p. a.; Zinkstaub p. a.; Methanol p. a.; Benzol p. a.; Petroläther redest. Kp 40—60°; Diäthyläther puriss., peroxydfrei; 5%ige methanolische Salzsäure.

Durchführung: *Methode A.* In einem Zentrifugenglas löst man 1—50 mg Fettsäuren oder Fettsäuremethylester in 1—2 ml Äther, gibt nach Abkühlen des Röhrchens auf —10° (Aceton-Trockeneis-Mischung) tropfenweise eine 2%ige Bromlösung in Äther bis zur bleibenden Gelbfärbung hinzu und dampft bei einer Badtemperatur nicht über 30° im Stickstoffstrom das überschüssige Brom und den Äther ab. Den Rückstand löst man möglichst vollständig in einigen Tropfen heißen Benzol und bringt ihn auf eine kurze Kieselgelsäule, deren Dimensionierung unkritisch ist. Durch Eluierung mit

Petroläther oder schneller mit 5% Äther in Petroläther kann der gesättigte Anteil des Fettsäuregemisches gewonnen werden.

Methode B. Zu der etwa 5%igen und auf —10° gekühlten ätherischen Lösung eines Fettsäuregemisches, dessen gesättigte Bestandteile vielleicht bereits durch ein anderes Verfahren (z. B. Tiefkühlkristallisation) abgetrennt worden sind, tropft man unter Rühren Brom bis zur bleibenden Gelbfärbung. Zur leichteren Dosierung ist es empfehlenswert, statt des Broms bromgesättigten Äther zu verwenden. Nach etwa 30—60 Minuten langem Stehen zentrifugiert man den Niederschlag ab und wäscht ihn dreimal mit Petroläther und dann solange mit Äther aus, bis er vollkommen weiß ist und der Äther keine Substanz mehr aufnimmt. Dazu zentrifugiert man den Niederschlag jeweils auf den Boden des Gefäßes und kann dann den Überstand leicht durch Absaugen entfernen. Aus der petrolätherischen Phase gewinnt man die gesättigten Fettsäuren und die Dibromide der Monoensäuren, aus der ätherischen vorwiegend das Linolsäuretetrabromid. (Zur weiteren Reinigung des Linolsäuretetrabromids löst man den nach Abdampfen des Äthers verbleibenden Rückstand in heißem Essigester. Nach Zugabe von heißem Benzol kristallisiert beim langsamen Abkühlen das Linolsäuretetrabromid aus, das man durch Wiederholung dieser Prozedur weiter reinigen kann.)

Der ätherunlösliche Rückstand enthält das Hexabromid der Linolensäure und die Polybromide der hochungesättigten C_{20}- und C_{22}-Säuren. Man kocht ihn 5 bis 15 Minuten lang mit einigen ml Benzol aus und filtriert die Lösung heiß ab. Aus dem Filtrat gewinnt man das Linolensäurehexabromid durch Umkristallisieren; die anderen Polybromide verbleiben als unlöslicher Rückstand. Alle Bromkörper sind rein weiße Substanzen.

Zur Rückgewinnung der Fettsäuren aus den Bromverbindungen suspendiert man diese in ausreichender Menge Methanol und kocht sie 2—3 Stunden unter Rückfluß mit der doppelten Menge Zinkstaub. Nach dem Abkühlen wird filtriert, der Rückstand mit Methanol ausgewaschen und das Filtrat mit verdünnter Salzsäure versetzt. Verwendet man an Stelle des Methanols eine 2n methanolische Salzsäurelösung, so braucht man die Bromide ohne Zinkstaub nur 1 Stunde lang zu kochen. Nach Zugabe von Wasser werden die ungesättigten Fettsäuren, die jetzt hauptsächlich in der Esterform vorliegen, mit Petroläther-Äther 1:1 erschöpfend extrahiert. Die neutral gewaschene petrolätherische Lösung wird über Natriumsulfat getrocknet und unter N_2 oder CO_2 das Lösungsmittel abdestilliert.

Fraktionierung als Quecksilber(II)-Addukte
nach JANTZEN u. Mitarb. (1961)

Die Anlagerung von Hg(II)-Acetat an die Doppelbindungen der ungesättigten Fettsäuren geht in methanolischer Lösung nach folgender Reaktion vor sich:

$$R\text{—}CH = CH\text{—}R' + CH_3OH + (CH_3COO)_2Hg \longrightarrow$$

$$R\text{—}\underset{\underset{CH_3COO\text{—}Hg}{|}}{CH} - \underset{\underset{O\text{—}CH_3}{|}}{CH}\text{—}R' + CH_3COOH$$

Im Gegensatz zu verschiedenen anderen Anlagerungsverbindungen der ungesättigten Fettsäuren bildet sich bei der Aufspaltung die ursprüngliche Molekülstruktur vollständig wieder zurück (TRAYLOR u. BAKER 1963); cis-trans-Isomerien sind nicht beobachtet worden.

Neben der Verteilung in bestimmten Lösungsmittelsystemen haben sich zur Auftrennung der Hg(II)-Addukte in erster Linie chromatographische Verfahren bewährt, die deshalb auch hier nur beschrieben werden. Während die Chromatographie in Aluminiumoxyd- oder Kieselgelsäulen in der Regel eine Zerlegung in die Addukte der gesättigten, einfach ungesättigten und mehrfach ungesättigten Fettsäuren gestattet (JANTZEN u. ANDREAS 1961), gelingt bei der Anwendung der Dünnschichtchromatographie noch die zusätzliche Abtrennung der Diensäuren (MANGOLD u. KAMMERECK 1961). Über ein Verfahren zur papierchromatographischen Trennung der Addukte berichten INOUYE u. Mitarb. (1955). Bei unbefriedigenden Trennergebnissen ist häufig die Adduktbildung nicht quantitativ erfolgt. Die Methode eignet sich sehr gut für kleinste Substanzeinsätze.

Reagenzien: Quecksilber(II)-acetat p. a.; Methanol p. a.; Chloroform p. a.; Benzol puriss.; Petroläther redest. Kp 40—60°; Diäthyläther puriss., peroxydfrei; Salzsäure konz. p. a.; Natriumsulfat wasserfrei, gepulvert.

Zur säulenchromatographischen Trennung der Addukte: Kieselgel Mallinckrodt 100 mesh (oder Aluminiumoxyd Woelm neutral p_H 7,40 oder Kieselgel Riedel de Haen für die Verteilungschromatographie p_H 7,20); Eisessig p. a.; Acetessigester puriss.; n-Butanol puriss.; Äthanol 95%ig; Diphenylcarbazid puriss.; KOH p. a.

Zur dünnschichtchromatographischen Trennung der Addukte: n-Propanol puriss.; Petroläther p. a. Kp 60—70°; Eisessig p. a.

Durchführung: *a) Die Darstellung der Acetoxymercuri-methoxy-Verbindungen der ungesättigten Fettsäuren* (JANTZEN u. ANDREAS

1961). Man erreicht eine vollständige Anlagerung durch Anwendung eines 100%igen Überschusses an Hg(II)-acetat, dessen Menge sich nach der Faustregel berechnen läßt: g Fettsäuremethylester × Jodzahl / 40. Für Monoensäuren wie für Serumfettsäuren genügen bereits ²/₃ dieser Menge. Für jeweils 20 mg Ester ist 1 ml Methanol zur Lösung erforderlich. Die errechnete Menge Quecksilberacetat wird zur methanolischen Lösung der Methylester gegeben und durch Rühren mit einem Magnetrührwerk darin gelöst. Nach 2—3tägigem Stehen im Dunkeln unter Stickstoff dampft man die Lösung im Vakuum bei Badtemperaturen unterhalb von 30° ein (Rotationsverdampfer), nimmt den Rückstand in Benzol auf und filtriert das Unlösliche ab. Das Benzol wird vorsichtig wieder abdestilliert; dabei gehen noch vorhandene Methanol- und Essigsäurereste azeotrop in die Vorlage über. Die Hg(II)-Addukte nimmt man dann in dem 25fachen Volumen Benzol auf, als es der ursprünglich eingesetzten Estermenge entspricht und setzt die Lösung zur chromatographischen Trennung ein.

MANGOLD (1962) gibt folgende Modifikation der Adduktbildung an: Als Reagenz wird eine Lösung von 14 g Quecksilber(II)-acetat in 250 ml Methanol verwendet, die weiterhin noch 2,5 ml Wasser und 1 ml Eisessig enthält. Zur Darstellung der Addukte vermischt man 40 ml mit 1 g der Probe, wenn die Jodzahl der Fettsäureester unter 100 liegt. Für Gemische mit höherer Jodzahl setzt man pro g Substanz 0,4 × JZ ml Reagenz ein. Das Reaktionsgemisch wird unter Stickstoff in einer Flasche im Dunkeln aufgestellt. Ungesättigte all-cis-Verbindungen sind in 12 Stunden, trans-Verbindungen in etwa 2 Tagen umgesetzt. Nach Beendigung der Reaktion wird der größte Teil des Methanols bei < 30° im Vakuum eingedampft. Der Rückstand wird in 10—20 ml Chloroform gelöst, die Lösung zur Entfernung des überschüssigen Quecksilberacetats mehrmals mit Wasser gewaschen und über wasserfreiem Natriumsulfat getrocknet.

β) Regenerieren der ungesättigten Fettsäuremethylester aus den Addukten (JANTZEN u. ANDREAS 1961). Die Adduktlösungen werden nach der chromatographischen Auftrennung bei möglichst niedriger Temperatur (< 50°) eingedampft. Der Rückstand wird mit 10 ml Methanol, 5 ml Petroläther und 1 ml konz. Salzsäure (diese Mengen sind ausreichend für max. 1 g Substanz) eine Stunde lang bei Zimmertemperatur in Stickstoffatmosphäre geschüttelt. Die Ester werden dann mit Petroläther aus der methanolischen Lösung ausgezogen, nachdem man vorher noch 10 ml Wasser zugegeben hatte, die vereinigten Petrolätherextrakte neutral gewaschen und über Natriumsulfat getrocknet.

γ) Säulenchromatographische Trennung der Addukte (JANTZEN u. ANDREAS 1961). Die zur Füllung der Chromatographiesäule erforderliche Menge Adsorbens läßt sich aus g Methylester × JZ / 3 = g Füllmaterial berechnen. Folgende Handelswaren sind erprobt: Kieselgel Mallinckrodt, Kieselgel Riedel de Haen zur Verteilungschromatographie und Aluminiumoxyd Woelm neutral. Die Chromatographiesäule soll ein Längen:Durchmesser-Verhältnis von 10:1 haben. Das Elutionsschema hat folgende Reihenfolge:

Elutionsmittel	Eluierte Fettsäureaddukte
Benzol	Gesättigte Fettsäureester
Benzol-Äther 1:1 Äther	Einfach ungesättigte Fettsäureester
n-Butanol-Äthylacetat 1:1 oder Äthylacetat mit 5%igem Essigsäurezusatz	Zweifach ungesättigte Fettsäureester
Methanol mit 5%igem Essigsäurezusatz	Mehrfach ungesättigte Fettsäureester

Das Benzol-Äther-Gemisch wird angewendet, um ein Reißen der Säule zu vermeiden. Im allgemeinen genügt ein Ätherdurchsatz von 2 Säulenvolumen zur vollständigen Eluierung der Monoaddukte. Die Diaddukte lassen sich nicht so scharf von den höheren Anlagerungsverbindungen trennen. n-Butanol-Äthylacetat eluiert die Diaddukte ziemlich schnell; die Triaddukte wandern langsamer. Da die Trennung zwischen beiden nicht vollständig ist, fängt man die letzten, mit Diphenylcarbazon nur schwach reagierenden Eluatanteile als kleine Zwischenfraktion gesondert auf. Die höheren Addukte werden durch Elution mit Methanol-Eisessig gewonnen. Meistens ist aber, wie bereits erwähnt, eine Auftrennung der Di-, Tri- und Polyaddukte nicht erreichbar; diese Verbindungen werden dann mit den Essigsäure enthaltenden Eluentien als eine Fraktion aus der Säule gewaschen.

Der Nachweis der Addukte gelingt am einfachsten durch Auffangen eines Eluattropfens auf Filterpapier, das mit Diphenylcarbazonlösung besprüht und dann getrocknet ist. Intensiv violette Färbung zeigt die Anwesenheit der Hg-Verbindungen an. Das Reagenzpapier hält sich nur wenige Tage. Die Diphenylcarbazonlösung stellt man sich durch 10 Minuten langes Erhitzen von 1 Teil KOH und 1 Teil Diphenylcarbazid in 1000 Teilen 95%igem Äthanol her. Es entsteht eine purpurrote Lösung, die auf einen Filterpapierbogen aufgesprüht wird.

δ) Dünnschichtchromatographische Trennung der Addukte (MANGOLD u. KAMMERECK 1961). Auf 20 × 20 cm-Kieselgeldünnschichtplatten können Substanzmengen bis zu 10 mg eingesetzt werden. Mit dem Fließmittelsystem Petroläther (Kp 60—70°)-Diäthyläther 4:1, das in 90—120 Minuten 15—18 cm weit auf der Platte laufen soll, trennt man die dicht hinter der Lösungsmittelfront wandernden gesättigten Fettsäuremethylester von den an der Startlinie verbleibenden Quecksilberaddukten ab. Die Auftrennung in die verschiedenen Addukte gelingt durch anschließende Entwicklung der Chromatogramme mit n-Propanol, das einen 1%igen Eisessigzusatz enthält. Nach 3—4 Stunden befindet sich die Fließmittelfront in 12—14 cm Höhe. Man erzielt in der Regel eine einwandfreie Zerlegung der Estergemische in die Mono-, Di- und Tri- bzw. Polyaddukte. Die gesättigten Ester verschiedener Kettenlänge befinden sich zwischen den beiden Lösungsmittelfronten. Zum Nachweis der Quecksilberaddukte besprüht man die Platten mit einer 0,1%igen äthanolischen Diphenylcarbazonlösung (Herstellung wie oben); die gesättigten Ester können in üblicher Weise mit Joddämpfen, Rhodamin B oder Dichlorfluorescein sichtbar gemacht werden.

Zur Wiedergewinnung der Fettsäureester kratzt man die substanzhaltigen Kieselgelbezirke mit einem Spatel in ein Zentrifugenröhrchen und verrührt das Material 15—30 Minuten lang (Magnetrührer) mit 5 ml 5%iger methanolischer Salzsäure (95 Teile Methanol + 5 Teile konz. HCl). Das Kieselgel wird scharf abzentrifugiert, die überstehende Lösung abgesaugt und der Bodensatz noch einmal in der gleichen Weise behandelt. Die vereinigten methanolischen Lösungen versetzt man mit 10—20 ml Wasser und schüttelt die durch die Methanol-Salzsäure-Behandlung zugleich aus dem Kieselgel extrahierten und aus den Addukten freigesetzten Fettsäureester zwei- bis dreimal mit Äther-Petroläther 1:1 aus. Die petrolätherischen Lösungen werden neutral gewaschen und über Natriumsulfat getrocknet.

Entfernung der ungesättigten Bestandteile
durch Permanganatoxydation nach PIKAAR u. NIJHOF (1958)

Zur Gewinnung der gesättigten langkettigen Fettsäuren werden die ungesättigten Gemischanteile durch Behandlung mit alkalischer Permanganatlösung oxydativ abgebaut und die Spaltprodukte auf Grund ihrer Wasserlöslichkeit von den gesättigten Fettsäuren mit mehr als 8—10 C-Atomen abgetrennt. Die angegebene Methode geht von 2 ml Blutserum aus, dessen Fettsäuren durch Verseifung des Lipoidextraktes gewonnen werden. Das Unverseifbare ist zuvor entfernt worden.

Reagenzien: Petroläther Kp 40—60° redest.; 4,7%ige wässerige Kaliumpermanganatlösung; 6n Kalilauge p. a.; 6n Schwefelsäure p. a.; Natriumbisulfit p. a.; Natriumsulfat wasserfrei, gepulvert.

Durchführung: 5—10 mg Fettsäuren, wie man sie beispielsweise bei der titrimetrischen Bestimmung der Gesamtfettsäuren im Blutserum gewinnen kann, werden in einigen Tropfen Äthanol evtl. unter Erwärmen gelöst und nacheinander 1 ml 6n KOH, 27 ml dest. Wasser und 2 ml 4,7%ige $KMnO_4$-Lösung zugegeben. Nach 15minutigem Rühren (Magnetrührer) läßt man die Mischung etwa 1 Std. lang stehen und versetzt sie dann mit 2 ml 6n Schwefelsäure und soviel Bisulfit in Substanz, bis der Überschuß an Permanganat beseitigt und die Lösung entfärbt ist. Die gesättigten Fettsäuren werden durch dreimaliges Ausschütteln mit je 10 ml Petroläther extrahiert. Die vereinigten petrolätherischen Auszüge wäscht man vorsichtig mit wenig Wasser neutral, trocknet sie über Natriumsulfat und dampft schließlich das Lösungsmittel ab.

Abtrennung der Hydroxyfettsäuren
nach KISHIMOTO u. RADIN (1959)

Durch Chromatographie mit Florisil, einem synthetischen Magnesiumsilicat, als Adsorbens lassen sich die hydroxylsubstituierten Fettsäuremethylester leicht von den übrigen Fettsäureestern abtrennen. Da es bei der Veresterung der freien Hydroxyfettsäuren durch Reaktion der Hydroxylgruppe mit der Carboxylgruppe des gleichen oder eines anderen Moleküls zum Auftreten von Lactiden, Lactonen oder Estoliden kommen kann, umgeht man deren Bildung entweder durch direkte Methylumesterung der Ausgangssubstanzen nach S. 141 oder 143 oder durch Umwandlung der bei einer Verseifung entstehenden fettsauren Salze zu den Methylestern nach DOWNING u. Mitarb. (1960).

Als maximale Beladung der Florisil-Säulen hat sich eine Menge von 10—15 mg Ester pro Gramm Adsorbens ergeben. Die Säulen sollen ein Durchmesser:Längen-Verhältnis von 1:10 aufweisen. Auch Kieselgelsäulen lassen sich zur Abtrennung der 2-Hydroxyfettsäuren verwenden; die weitere Reinigung kann über die Kupferchelate erfolgen (KISHIMOTO u. RADIN 1963). Von MILBURN u. TRUTER (1962) wird ebenfalls eine Arbeitsweise zu ihrer Gewinnung angegeben.

Reagenzien: Florisil 70—100 mesh; Petroläther Kp 40—60° redest.; Diäthyläther puriss., peroxydfrei.

Durchführung: 80—100 mg Ester werden in 20 ml Petroläther gelöst und in ein mit 8 g Florisil gefülltes Chromatographierohr (1,1 cm Durchmesser) gegeben. Einzelheiten über die Herstellung der Chromatographiesäule finden sich auf Seite 152. Die gesättigten Methylester werden durch 1,6 Liter Petroläther, die Hydroxyfettsäureester gemeinsam mit Cholesterin durch 1,2 Liter Petroläther -Äther 9:1 eluiert.

c) Trennung durch Destillation

Eine altbewährte Möglichkeit zur Zerlegung eines komplexen Fettsäuregemisches bietet die fraktionierte Destillation. Zur Übersicht siehe KIRSCHBAUM (1960) oder RÖCK (1960). Wenn auch dieses Trennverfahren in technischer Hinsicht einen gewissen Aufwand erfordert und häufig wegen der sehr kleinen nur zur Verfügung stehenden Substanzmengen nicht anwendbar ist, so sollen doch einige praktisch wichtige Gesichtspunkte besprochen und Hinweise gegeben werden.

Während sich bei ausschließlichem Vorliegen der gesättigten, unverzweigten Fettsäuren mit geradzahliger Kettenlänge durch wirksame Destillationskolonnen im allgemeinen bereits eine Reindarstellung einzelner Komponenten erreichen läßt, liegen die Verhältnisse bei den ungesättigten Säuren nicht nur wegen der teilweise sehr geringfügigen Siedepunktsunterschiede bedeutend ungünstiger. Die Polyenfettsäuren sind relativ thermolabile Substanzen und zeigen in unterschiedlichem Ausmaß bereits bei Temperaturen über 150—200° Umlagerungen der Doppelbindungen. Weiterhin besteht die Gefahr einer Zersetzung der Substanzen. Diese Erscheinungen bedingen eine Begrenzung der Heizbadtemperatur. Um die Substanzen dennoch in die Dampfphase überzuführen, muß man die Destillation bei stark vermindertem Druck (10^{-1} bis 10^{-2} Torr) durchführen. Das hat wiederum einen Abfall der Trennleistung der Destillationskolonne zur Folge. Eine entsprechende Verlängerung der Kolonne erhöht aber ihren Reibungswiderstand für die durchzusetzenden Dämpfe und läßt den Druck in der Destillationsblase wieder ansteigen. Man kommt bei der Dimensionierung der variablen Parameter sehr bald zu einer Grenze, oberhalb der eine weitere Steigerung der Trennwirkung nur unter erheblichem Aufwand realisiert werden kann.

Für die destillative Zerlegung kleiner Substanzmengen sind ungefüllte, gerade Rohre mit geringem Durchmesser als Rektifizierkolonnen am geeignetsten; speziell für diese Zwecke gefertigte Apparaturen kommen mit Einsätzen von 1—5 g aus (KLENK u. EBERHAGEN 1962b), bei Anwendung von sog. Schleppersubstanzen auch mit noch geringeren Mengen. Füllkörperkolonnen haben einen zu hohen Druckverlust zwischen Kolonnenkopf und Destillationsblase und besitzen einen zu großen Arbeitsinhalt, so daß kleinere Substanzmengen nicht mehr getrennt werden können. Zur Fraktionierung gesättigter Gemische sind Drehbandkolonnen sehr wirksam, die bei Drucken von 1—20 Torr betrieben werden. Ungesättigte Fettsäureester lassen sich besser im leeren Rohr oder durch Ringspaltkolonnen (CRAIG 1937; JANTZEN u. WIECKHORST 1954) bei 10^{-2} Torr und Blasentemperaturen bis max. 200° trennen. Eine interessante Variante, die sich tatsächlich für Substanzmengen von 1—100 mg, aber leider wohl nur für gesättigte Fettsäuren eignet, ist die Horizontaldestillation im Gasstrom (JANTZEN u. WITGERT 1939).

In der Praxis gelingt es nur selten, durch alleinige Anwendung der Destillationstechnik aus einem komplexen Fettsäuregemisch einzelne Komponenten mit großer Reinheit zu isolieren. Man erhält vielmehr in der Regel Fraktionen, die aus Fettsäuren mit gleicher Kettenlänge, aber mit unterschiedlichem Gehalt an Doppelbindungen bestehen. Derartige einfache Gemische lassen sich dann aber beispielsweise durch verteilungschromatographische Verfahren weiter zerlegen. Heute wendet man zur Isolierung einzelner Fettsäuren aus kleinen Substanzgemischen meistens die präparative Gaschromatographie an. Näheres darüber findet sich auf S. 183ff. Erwähnt werden soll noch, daß die Fettsäuren wegen ihrer Dimerisierungsneigung zweckmäßigerweise in Form der Methylester destilliert werden.

d) Gegenstromverteilung

Eine außerordentlich schonende Methode zur Trennung der Fettsäuren ist die Gegenstromverteilung (s. RAUEN u. STAMM 1953, AHRENS 1955). Ihr Prinzip beruht — wie das aller verteilungschromatographischen Verfahren — auf dem Nernstschen Verteilungssatz und besteht in der fortlaufenden Extraktion einer in der stationären Phase gelösten Substanz durch die mobile Phase, die ihrerseits anschließend durch eine neue stationäre Phase ausgewaschen wird. Eine zweckmäßige Konstruktion der Mischgefäße und deren Aneinanderreihung zu motorgetriebenen, automatisch arbeitenden Verteilungsbatterien (CRAIG 1944; 1949) gestattet eine häufige Wiederholung dieses Vorganges. Die an sich nicht sehr großen Verteilungsdifferenzen der verschiedenen Substanzkomponenten in den beiden Phasen werden auf diese Weise vervielfacht und in unterschiedliche Wanderungsgeschwindigkeiten entlang der Verteilungsapparatur umgesetzt.

Als Lösungsmittelsystem für die Gegenstromverteilung der Fettsäuren hat sich n-Heptan als obere, mobile Phase und Acetonitril-Eisessig-Methanol 1:1:1 (ungesättigte Fettsäuren) oder Dimethylformamid-Eisessig-Methanol 1:1:1 (gesättigte Fettsäuren) als untere stationäre Phase bewährt (AHRENS u. CRAIG 1952b). Um den Trennungsvorgang nicht unübersichtlich werden zu lassen und um Überlappungen zu vermeiden, empfiehlt sich vor allem der Einsatz von Gemischen, die sich in ihrer Zusammensetzung nur hinsichtlich der Kettenlänge oder der Zahl der $C=C$-Doppelbindungen unterscheiden. Komponenten, die in ihrer Struktur dadurch voneinander abweichen, daß die um 2 C-Atome kürzere Fettsäure auch eine Doppelbindung weniger enthält (z. B. Linolsäure — Palmitoleinsäure — Myristinsäure), verhalten sich verteilungschromatographisch fast gleichartig und wandern mit gleicher Geschwindigkeit. Die Gegenstromverteilung der Fettsäureester hat keine so guten Trennergebnisse gebracht.

Je nach der Größe der Einzelelemente können Substanzmengen von 0,1 bis zu vielen Grammen eingesetzt werden. Die apparative Einrichtung sollte zur Erreichung befriedigender Trenneffekte wenigstens 200 Verteilungselemente besitzen.

e) Säulenchromatographische Trennungen

Fast alle Methoden zur säulenchromatographischen Zerlegung der Fettsäuregemische wurden zur analytischen Bestimmung der Fettsäurezusammensetzung entwickelt. Sie sind heute durch die stürmische Entwicklung der oft mit maximaler Auflösung arbeitenden Gaschromatographie derart überholt, daß sich eine eingehende Erörterung dieser Verfahren erübrigen würde. Für die präparative Auftrennung einfacher Gemische hingegen können sie durchaus noch in Erwägung gezogen werden. Eine kritische Übersicht über die Verfahren geben FONTELL u. Mitarb. (1960).

Neben der Trennung auf Kautschuk- (BOLDINGH 1950) und Polyäthylen-Säulen (GREEN u. Mitarb. 1955) ist die Umkehrphasenchromatographie nach HOWARD u. MARTIN (1950) („reverse phase chromatography") vielfach mit gutem Erfolg angewendet worden. Hierbei werden die Substanzen zwischen einem stationären Paraffinfilm und einer mobilen wässerigen Methanol- oder Acetonphase verteilt. Zur Erzielung einer erfolgreichen Trennung gelten dabei die gleichen Forderungen bezüglich der Zusammensetzung der Ausgangsgemische, wie es bei der Gegenstromverteilung bereits ausgeführt wurde. Nähere Angaben über die Herstellung derartiger Säulen finden sich bei KAPITEL (1956). Durch entsprechende Vergrößerung der Säulenabmessungen gelingt die Trennung weit größerer Substanzmengen, als dort angegeben ist.

HIRSCH (1963) hat eine automatisch registrierende Einrichtung mit großer Trennleistung beschrieben, die im Handel erhältliches Sojabohnenöl-Polymerisat als stationäre Phase enthält und ebenfalls nach dem Umkehrphasenprinzip arbeitet. Eine Auftrennung der Fettsäuregemische allein nach dem Grad der Ungesättigtheit gelingt auf Kieselgelsäulen, die einen Zusatz von Silbernitrat enthalten (DE VRIES 1962).

B. Analytische Verfahren

a) Chemische Bestimmungen

Unter den stöchiometrisch zu erfassenden Eigenschaften der Fettsäuren stehen die Ermittlung der Jodzahl und des Äquivalentgewichtes im Vordergrund und sind in fast jedem Laboratorium durchführbar. Auf andere Untersuchungen, die entweder nur von speziellem Interesse sind oder einen zu großen Aufwand bedingen, kann nicht eingegangen werden, wie z. B. die Bestimmung der Dienzahl, der Rhodanzahl, der Wasserstoffaufnahme, der Wasserdampfflüchtigkeit und des Gehaltes an Oxy- und Peroxy-Gruppen. Hierfür sei auf einschlägige Standardwerke verwiesen (z. B. KAUFMANN 1958).

Eine einfache und empfindliche kolorimetrische Arbeitsweise zur quantitativen Erfassung von 0,05—0,5 μMol freier langkettiger Fettsäuren hat kürzlich DUNCOMBE (1963) beschrieben. Sie eignet sich z. B. sehr gut zur Bestimmung von Proben, die aus Chromatogrammen eluiert wurden. Der Gehalt an Hydroxyfettsäuren kann durch Ausfällung derselben als Kupferchelate und kolorimetrische Bestimmung des Kupfers im Präcipitat ermittelt werden (KISHIMOTO u. RADIN 1963).

Die Methoden zur Strukturuntersuchung der ungesättigten Fettsäuren beruhen auf der oxydativen Aufspaltung der Kohlenstoffkette an den Stellen der $C=C$-Doppelbindung mit anschließender quantitativer Bestimmung der chromatographisch getrennten Spaltprodukte. Als Oxydationsmittel werden dabei heute nur noch Kaliumpermanganat und Ozon verwendet. Bei der Permanganatoxydation entstehen als Spaltprodukte Dicarbonsäuren mit 4 bis

15 C-Atomen, sowie kurzkettige Monocarbonsäuren ($C_3 — C_9$). Die Dicarbonsäuren stammen vom Carboxylende der Kohlenstoffkette, die Monocarbonsäuren vom Methylende. Malonsäure als mittelständiges Spaltprodukt wird unter den Versuchsbedingungen zu Essigsäure und CO_2 abgebaut. Da die Spaltung in der Regel im alkalischen Milieu durchgeführt wird, kommt es leicht zu Verschiebungen der Doppelbindungen und damit zum Auftreten von Fragmenten, die um ein C-Atom verkürzt oder zu lang sind. Eine brauchbare Arbeitsweise beschreibt VON RUDLOFF (1956).

Bei der Ozonidspaltung sind derartige Verlagerungen der Doppelbindungen unter den von KLENK u. BONGARD (1952) angegebenen Versuchsbedingungen nicht oder nur in minimalem Umfang zu befürchten. Die Ozonide, die sich aus den ungesättigten Fettsäuren unter der Einwirkung von Ozon gebildet haben, können oxydativ mit Peressigsäure zu mittel- bis langkettigen Dicarbonsäuren, Malonsäure und kurzkettigen Monocarbonsäuren, reduktiv durch Behandlung mit Wasserstoff oder Triphenylphosphin entsprechend zu Säurealdehyden, Malondialdehyd und einfachen Aldehyden gespalten werden. Für alle Spaltprodukte sind chromatographische Trennverfahren entwickelt worden (s. KLENK u. KREMER 1960; PRIVETT u. NICKELL 1962).

Die Verteilung von biosynthetisch eingeführtem ^{14}C und ^{3}H in den Fettsäuren läßt sich durch schrittweise Verkürzung der Kohlenstoffkette vom Carboxylende her nach DAUBEN u. Mitarb. (1953) bzw. nach BRADY u. Mitarb. (1960) ermitteln. Letztere geben auch eine Mikrodecarboxylierungsmethode zur Isolierung des $1\text{-}^{14}C$-Atoms an. α-Hydroxyfettsäuren lassen sich durch Behandlung mit Permanganat decarboxylieren (HAVERKAMP-BEGEMANN u. Mitarb. 1950). Ein C_2-Abbau von der Carboxylgruppe her kann nach GINGER (1940) durchgeführt werden.

Bestimmung des Äquivalentgewichtes

Die Äquivalentgewichtsbestimmung unterscheidet sich prinzipiell nicht von der titrimetrischen Bestimmung der Gesamtfettsäuren und dient zur Ermittlung des mittleren Molekulargewichtes einer Fettsäureprobe, falls das alleinige Vorliegen von Monocarbonsäuren vorausgesetzt werden darf. Enthält das Fettsäuregemisch noch ungesättigte Anteile, so ist eine vorherige Hydrierung der Substanz nach S. 199 vorzunehmen.

Reagenzien: 0,01n methanolische KOH; Benzol puriss., redest.; 0,5%ige äthanolische Phenolphthaleinlösung; Palmitinsäure puriss. zur Titereinstellung.

Durchführung: 4—6 mg des zu untersuchenden Fettsäuregemisches werden auf einer Mikrowaage eingewogen, in ein Röhrchen mit flachem Boden (Durchmesser etwa 2—2,5 cm) gegeben und in 2 ml Benzol gelöst. Dann setzt man einige Tropfen der Phenolphthaleinlösung hinzu, erhitzt das Röhrchen vorsichtig auf einer Heizplatte und titriert aus einer Mikrobürette, deren Auslauf man zu einer feinen Spitze ausgezogen hat, mit der 0,01n KOH bis zum Auftreten einer gegen einen weißen Hintergrund eben erkennbaren Rotfärbung, während mit Hilfe einer Kapillare CO_2-freier Stickstoff durch die Lösung getrieben wird. Der Stickstoff wird am besten einem Gasometer entnommen und durch zwei mit 30%iger KOH gefüllte Waschflaschen geleitet. Er dient zur Verdrängung des CO_2 aus dem Titrierraum und zur raschen Durchmischung der Vorlage. Durch die erhöhte Temperatur läuft die an der Röhrchenwandung emporgespritzte Lösung wieder vollständig in das Röhrchen zurück. Bei Substanzen, die sich schlecht in der Kälte lösen lassen, erhitzt man die benzolische Lösung gewisse Zeit auf der Heizplatte und läßt den Stickstoff erst einige Minuten hindurchperlen, ehe der Indikator zugesetzt und titriert wird.

Berechnung:

$$\text{Äquivalentgewicht} = \frac{\text{Einwaage in mg} \times 100}{\text{ml } 0{,}01\text{n KOH-Verbrauch} \times \text{Faktor KOH-Lösung}}$$

Einstellen der 0,01n KOH-Lösung: Etwa 4—6 mg genau abgewogene, reinste Palmitinsäure (Molekulargewicht 256,26) werden in 2 ml Benzol gelöst und mit der Lauge titriert:

$$\text{Faktor KOH} = \frac{100 \times \text{Einwaage in mg}}{256{,}26 \times \text{ml KOH-Verbrauch}}$$

Bestimmung der Jodzahl

Die Jodzahl gibt die Menge Jod in g an, die an die in 100 g Substanz enthaltenen Doppelbindungen addiert werden. Bei der Bestimmung nach ROSEMUND u. KUHNHENN (1923) findet man zwar bei stark ungesättigten Substanzen zu niedrige Werte, sie liefert aber bei Jodzahlen bis 100 auch beim Cholesterin sehr verläßliche Angaben und erfordert relativ geringe Substanzeinsätze. Mit äußerst wenig Material kommt die Methode von TRAPPE (1938) aus. SCHMIDT-NEILSON (1944) hat eine Arbeitsweise für Fettmengen von 10 μg angegeben.

Jodzahlbestimmung nach ROSEMUND u. KUHNHENN (1923)

Reagenzien: Pyridin puriss.; Chloroform puriss., über $CaCl_2$ redest.; Eisessig p. a.; 10%ige Essigsäure; 0,1%ige wässerige Methylorangelösung; Brom p. a.; konz. Schwefelsäure p. a.; genau 0,1n arsenige Säure.

Durchführung: *α) Herstellung der Bromlösung.* 8,0 g Pyridin und 10,0 ml konzentrierte Schwefelsäure läßt man unter Kühlen in je 20 ml Eisessig einlaufen. Beide Lösungen werden dann vorsichtig vereinigt, zu dieser Mischung 8,0 g Brom in 20 ml Eisessig gelöst zugesetzt und das Volumen mit Eisessig auf 1 Liter aufgefüllt. Die Lösung ist nahezu 0,1n.

β) Titereinstellung. 2 ml arsenige Säure läßt man aus einer Mikrobürette in einen Jodzahlkolben (Erlenmeyerkolben mit 10 bis 25 ml Inhalt und angesetztem NS 14,5-Schliff) einfließen, säuert mit ca. 1 ml verdünnter Essigsäure an und verdünnt mit 2—3 ml Wasser. Dann setzt man 1 ml Chloroform zu, in dem später auch die zu untersuchende Substanz gelöst wird, da keine Gewähr dafür besteht, daß das Lösungsmittel immer in einwandfreiem Zustand ist und selbst kein Brom verbraucht. Der Kolbeninhalt wird nun mit einigen Tropfen der 0,1%igen Methylorangelösung deutlich rosa gefärbt und unter Schütteln mit der zu bestimmenden Bromlösung vorsichtig bis zur Farblosigkeit titriert.

γ) Bestimmung. Man wiegt 20—40 mg Substanz mit niedriger Jodzahl oder 10—20 mg Substanz mit höherer Jodzahl in einen trockenen Jodzahlkolben in der Weise ein, daß man feste Stoffe auf einer Glasscherbe transportiert, ölige hingegen aus einer dünnen Glaskapillare eintropft, und löst sie in 1 ml Chloroform. Aus einer Bürette gibt man dann solange Bromlösung hinzu, bis diese nicht mehr entfärbt wird und dann weitere ⅓ dieses Volumens. Bei Jodzahlen zwischen 60 und 100 werden insgesamt etwa 2 bis 2,5 ml Bromlösung benötigt. Der Erlenmeyerkolben wird sofort verschlossen. Trübt sich die Mischung nach dem Umschwenken, so versetzt man sie noch mit einigen Tropfen reinen Eisessig. Nach 15—20 Minuten langem Stehen im Dunkeln ist die Bromaddition abgeschlossen. Der Kolbeninhalt wird nun mit 5—6 ml Wasser verdünnt, gut durchgeschüttelt und zu dem im Überschuß vorhandenen Brom etwas mehr arsenige Säure zugegeben, als zum Verschwinden der Bromfärbung nötig ist. Dabei ist sorgfältig darauf zu achten, daß der Kolben nur immer kurzfristig geöffnet wird, um kein Brom zu verlieren. Die Lösung wird jetzt mit 1—2 Tropfen Methylorange-Indikator versetzt. Verschwindet die Rosafärbung wieder, so muß weitere arsenige Säure nachgegeben und wieder mit der Methylorangelösung gefärbt werden. Die rosarote Lösung wird mit der eingestellten Bromlösung unter ständigem Umschütteln bis zur Farblosigkeit vorsichtig zurücktitriert. Bei sehr geringer Substanzeinwaage oder bei Jodzahlen unter 30 können die Werte in Abhängigkeit von der vorgelegten Brommenge etwas schwanken.

Berechnung:

$$\text{Jodzahl} = \frac{\text{ml Bromlösung} \times \text{Faktor} - \text{ml As}_2\text{O}_3\text{-Lösung}}{\text{Substanzeinwaage in mg}} \times 1269$$

Jodzahlbestimmung nach TRAPPE (1938)

Reagenzien: Methanol p. a.; Chloroform puriss., über $CaCl_2$ redest.; Natriumbromid p. a.; Brom p. a.; 1%ige wässerige Stärkelösung; 2%ige wässerige Kaliumjodidlösung; genau 0,005n und 0,002n wässerige Natriumthiosulfatlösung.

Durchführung: *a) Herstellung der Bromlösung.* 1 ml Brom wird in 100 ml natriumbromidgesättigtem Methanol gelöst. Diese Stammlösung wird der besseren Haltbarkeit wegen in einer dunkelgefärbten Flasche aufbewahrt. 2,3 ml dieser Lösung füllt man mit ebenfalls natriumbromidgesättigtem Methanol auf 100 ml auf. 2 ml der nun gebrauchsfertigen Bromlösung müssen 9—10 ml einer 0,002n Thiosulfatlösung verbrauchen. Ist das nicht der Fall, so sind die Reagenzien verunreinigt gewesen und haben selbst Brom addiert.

β) Durchführung. 0,2—2,0 mg Substanz werden in einem 25 ml-Erlenmeyerkolben mit eingeschliffenem Glasstopfen in 1 ml Chloroform gelöst und genau 2,0 ml des 0,01n Bromreagenzes zugegeben, wobei es zu einer teilweisen Ausfällung von NaBr kommt. Die Lösung läßt man 2—4 Stunden im Dunkeln unter gelegentlichem Umschütteln stehen. Das nicht verbrauchte Brom wird durch Zugabe von 1 ml der 2%igen KJ-Lösung gebunden und das dabei in Freiheit gesetzte Jod nach Zugabe von 2 Tropfen Stärkelösung mit 0,002n Thiosulfat zurücktitriert. Die KJ-Lösung ist in einer braunen Schliffstopfenflasche über einem Tropfen Quecksilber aufzubewahren; sie muß völlig farblos sein.

Stehen größere Substanzmengen zur Verfügung, kann man auch die 2,5fache Menge in 1 ml Chloroform lösen, 2,5 ml einer etwa 0,02n Bromreagenzlösung (5 ml Bromstammlösung mit natriumbromidgesättigtem Methanol auf 100 ml auffüllen) hinzugeben und mit 0,005n Thiosulfatlösung gegentitrieren.

Zu beachten ist, daß die eingesetzten Fettmengen so bemessen sein müssen, daß der Bromverbrauch nicht kleiner als 12% und nicht größer als etwa 60% der zugegebenen Brommenge ist, da sonst im ersten Falle zu hohe, im zweiten zu niedrige Werte gefunden werden.

Berechnung:

$$\text{Jodzahl} = \frac{(\text{ml Thiosulfat Probelösung} - \text{ml Thiosulfat Leerwert})}{\text{Substanzeinwaage in mg}} \times \text{Faktor Thiosulfatlösung} \times 100 \times F$$

Als Faktor F ist bei Titration mit 0,002n Thiosulfatlösung 0,2538, bei Titration mit 0,005n Thiosulfatlösung 0,6345 für mg gebundenes Jod einzusetzen.

b) Chromatographische Untersuchungen

Eines der wichtigsten und dabei bequemsten Verfahren zur Ermittlung von Fettsäurenzusammensetzungen ist die von JAMES u. MARTIN (1952) eingeführte und in den letzten Jahren zu großer technischer Vollkommenheit entwickelte Gaschromatographie geworden. Da sie Schnelligkeit und Einfachheit in der Durchführung mit einem sonst unerreichten qualitativen und quantitativen Aussagevermögen vereint, ist sie in kurzer Zeit die Untersuchungsmethode der Wahl auf dem Fettsäuregebiet geworden. Allerdings wird die Anschaffung der erforderlichen Geräte nicht überall möglich sein; schon aus diesem Grund kann auf eine Beschreibung der papier- und dünnschichtchromatographischen Trennverfahren nicht verzichtet werden.

Papierchromatographische Untersuchung der Fettsäuren
nach KAUFMANN u. NITSCH (1954; 1955), sowie WAGNER u. Mitarb. (1955)

Die langkettigen Fettsäuren lassen sich papierchromatographisch am besten durch die Umkehrphasentechnik trennen, bei der ein dünner Kohlenwasserstofffilm auf das Papier gebracht und das Chromatogramm mit wässerigen Lösungsmitteln entwickelt wird. Für die Auftrennung in diesem System gilt das schon bei der Besprechung der Gegenstromverteilung Gesagte: Fettsäuren, die sich dadurch voneinander unterscheiden, daß die um zwei Kohlenstoffatome reichere Komponente auch eine Doppelbindung mehr im Molekül enthält, lassen sich nicht voneinander abtrennen („kritische Paare" z. B. Palmitinsäure–Ölsäure, Linolensäure–Arachidonsäure). Durch vergleichende Chromatographie der nativen und der hydrierten (Hydrierung s. S. 199, sowie KAUFMANN u. CHOWDHURY 1958), bromierten (Bromierung s. S. 162) (KAUFMANN u. NITSCH 1956; BALLANCE u. CROMBIE 1958) oder sonstwie veränder-

ten (KAUFMANN u. ARENS 1958; NODA u. Mitarb. 1956; INOUYE u.
Mitarb. 1956) Fettsäuren kommt man aber doch häufig zu einer
eindeutigen Aussage, vor allem, wenn bereits eine Vortrennung
vorausgegangen ist. Auf die quantitative Auswertung der angefärbten Chromatogramme ist viel Mühe verwendet worden; die Ergebnisse waren nicht immer befriedigend (SEHER 1956; INOUYE u.
Mitarb. 1957; KAUFMANN u. DESHPANDE 1958; SMIRNOV u. Mitarb.
1960). Durch engen Kontakt der entwickelten Chromatogramme
mit Röntgenfilmen (Einbinden zwischen zwei Glasplatten passen-
der Größe und etwa vierwöchige Lagerung unter Lichtausschluß)
lassen sich radioaktiv markierte Fettsäuren sehr einfach qualitativ
und halbquantitativ erfassen. Zur Erhöhung der Nachweisempfindlichkeit ist hier empfohlen worden (VAN TUBERGEN u. MARKHAM
1961), die Chromatogramme mit Äthanol zu besprühen und einsei-
tig mit Heißluft zu trocknen. Beim Abdampfen des Lösungsmittels
wandert ein Teil der radioaktiven Substanzen zusammen mit dem
Lösungsmittel zur erhitzten Papierfläche, an welche dann die Film-
emulsion angelegt wird.

Reagenzien: Chromatographiepapier Schleicher & Schüll 2043 b;
90%ige Essigsäure p. a.; Kohlenwasserstoffdestillationsfraktion Kp
190—220° oder Undecan (Fa. Haltermann, Hamburg); gesättigte
Kupferacetatlösung; 1,5%ige Kaliumcyanoferrat(II)-Lösung;
0,25%ige alkoholische Rubeanwasserstofflösung, der auf 100 ml
5 ml konz. Ammoniaklösung zugesetzt ist.

Durchführung: *a) Vorbereitung des Papiers.* Das Chromatographiepapier Schleicher & Schüll 2043 b wird 1. in der Laufrichtung (= lange Bogenseite 60 cm; kurze Bogenseite 58 cm) in Streifen von 50 cm Länge und 14 cm Breite geschnitten, (von der Startlinie ausgehend in Abständen von etwa 3 cm bis nahe an den freien
Rand mit einer Rasierklinge Einschnitte in das Papier zur Trennung der Laufbahnen gemacht), 2. am freien Rand, von dem die
mobile Phase gleichmäßig abtropfen soll, mit 1,5 cm tiefen keilför-
migen Einkerbungen versehen, 3. mit etwa 2 g der Kohlenwasserstoffraktion gleichmäßig in senkrechter Lage des Papiers besprüht
und 4. der Überschuß der Papierimprägnierung mit Warmluft
(Haartrockner) wieder abgeblasen, bis die auf dem Papier befindliche Kohlenwasserstoffmenge unmittelbar vor dem Einhängen in
das Chromatographiegefäß noch 1,0 ± 0,1 g wiegt. In einer Entfernung von 5 cm vom oberen Rand, der bei der Entwicklung der
Chromatogramme in eine mit der mobilen Phase gefüllten Wanne
eintaucht, trägt man vor oder nach dem Aufsprühen der Imprägnierung die in Benzol oder Chloroform gelösten Substanzen mit
einer spitz ausgezogenen Blutzuckerpipette in einer Gesamtmenge

von 50—100 μg pro Einzelkomponente des Fettsäuregemisches möglichst punktförmig auf.

β) Entwicklung des Chromatogramms. Die mobile Phase stellt man sich folgendermaßen her: 500 ml 90%ige Essigsäure werden bei der Temperatur, bei der das Chromatogramm später entwickelt wird, 15 Minuten lang mit 25 ml der Kohlenwasserstoffraktion geschüttelt. Nach vollständiger Phasentrennung gibt man zur unteren Schicht weitere 20 ml 90%ige Essigsäure, um die schon bei verhältnismäßig geringen Temperaturschwankungen einsetzende Phasenentmischung zu verhindern. 25 Stunden vor Entwicklungsbeginn soll die Atmosphäre im Chromatographiegefäß mit mobiler Phase gesättigt sein. Das Chromatogramm wird absteigend und durchlaufend entwickelt. Die Laufzeit ist temperaturabhängig und beträgt zur Trennung der Laurin- bis Palmitinsäure normalerweise weniger als 20 Stunden, zur Trennung der längerkettigen Fettsäuren 20—45 Stunden.

γ) Anfärbung des Chromatogramms. Nach der Entnahme aus dem Entwicklungsgefäß trocknet man die Papiere etwa 2 Stunden lang bei 80—100° und gibt sie zur Umsetzung der Fettsäuren zu den Kupferseifen in ein Bad, dem 20 ml gesättigte Kupferacetatlösung pro 1000 ml Wasser zugesetzt sind. Nach gründlichem Abtropfen wird das überschüssige Kupferacetat 15 Minuten lang in einem mit ca. 10 Liter Wasser gefüllten Trog ausgewaschen. Das Wasser soll mit 1 ml Essigsäure angesäuert sein, um die Bildung basischer Kupfersalzniederschläge auf dem Papier zu verhindern. Das Chromatogramm muß stets von allen Seiten vom Wasser umspült sein. Zur Umwandlung der Kupferseifen in die braunroten Kupferferrocyanidkomplexe taucht man es dann kurze Zeit in eine 1,5%ige Kaliumcyanoferrat(II)-Lösung, bis die Substanzflecke erscheinen. Den Überschuß an Kaliumferrocyanid wäscht man unter fließendem Wasser aus.

Empfindlicher ist der Kupfernachweis mit Rubeanwasserstoff (BALLANCE u. CROMBIE 1958): Nach der Darstellung der fettsauren Cu-Salze und dem folgenden Auswaschen werden die Chromatogramme getrocknet und mit einer Lösung von 100 mg Rubeanwasserstoff in 40 ml 95%igem Äthanol angesprüht, der 2 ml konzentrierte Ammoniaklösung beigemischt sind. Die Substanzflecke werden jetzt grünschwarz sichtbar.

Ein Mißerfolg der Anfärbung ist entweder auf eine ungenügende (Chromatogramme werden im Ganzen rotbraun bzw. grün verfärbt) oder zu ausführliche (es lassen sich überhaupt keine Substanzen nachweisen) Wässerung der Papiere nach der Cu-Seifenbildung zurückzuführen.

Dünnschichtchromatographische Untersuchung der Fettsäuren
nach MANGOLD (1959; 1961), bzw. MALINS u. MANGOLD (1960)

Mit wesentlich geringerem Zeitaufwand im Vergleich zur Papierchromatographie lassen sich die Fettsäuren dünnschichtchromatographisch trennen. Auch hier erzielt man mit einem Umkehrphasensystem sehr gute Trennergebnisse. Ein anderer Vorteil der Dünnschichtchromatographie ist die Möglichkeit, auf einer Platte mit Substanzmengen in der Größenordnung bis zu 20 mg arbeiten zu können, ohne entscheidende Einbußen der Trennleistung in Kauf nehmen zu müssen. Nach der Lokalisation lassen sich die Substanzen anschließend durch einfaches Abkratzen der in Frage kommenden Plattenpartien und Elution des Kieselgels mit einem geeigneten Lösungsmittel (Äther, Chloroform) wiedergewinnen und weiteruntersuchen. Einzelheiten zur allgemeinen Arbeitstechnik finden sich auf S. 51 ff.

Reagenzien: Siliconöl 10 c St (Fa. Dow Corning, Midland, Mich. USA) oder Siliconöle 50 c St und 1,5 c St (Fa. Wacker–Chemie, München 22); Äther puriss., peroxydfrei; Petroläther puriss., redest., Kp 40—60°; Eisessig p. a.; Acetonitril puriss., redest.; Ameisensäure p. a.; Peressigsäure puriss.

Durchführung: *α) Hydrophobieren der Dünnschichtplatten.* Die trockene Kieselgelplatte wird in eine 5%ige Lösung von Siliconöl 10 c St (oder 7%ige Lösung von Siliconöl 50 c St oder 1,5 c St) in Petroläther getaucht und das leichtflüchtige Lösungsmittel anschließend durch Aufblasen eines Luftstromes entfernt. Bei der Imprägnierung, die am besten in einer Photoentwicklerschale aus Glas vorgenommen wird, ist darauf zu achten, daß Platte und Imprägnierungsgemisch die gleiche Temperatur haben. Die Platte muß zuvor wirklich trocken sein und langsam in die Lösung eingetaucht werden. Die hydrophobierten Platten sind lagerfähig.

β) Entwicklung. Für die Trennung der Fettsäuren und deren Methylester hat sich das Fließmittel Eisessig–Wasser 3:1 oder 17:3, für die Methylester der langkettigen Fettsäuren Eisessig–Acetonitril–Wasser 2:14:5 und zur Abtrennung der gesättigten von den ungesättigten Fettsäuren Eisessig–Ameisensäure–Wasser 2:2:1 bewährt. Im letzteren Falle chromatographiert man bei 4—6°. Alle Fließmittel müssen mit dem Siliconöl äquilibriert sein. In dem Gemisch Eisessig–Peressigsäure–Wasser 15:2:3 werden im Laufe der Trennung die ungesättigten Fettsäuren oxydiert; die stark polaren Oxydationsprodukte wandern mit der Fließmittelfront.

γ) Anfärbung. Die getrennten Fettsäuren können nach den auf S. 53 gemachten Angaben sichtbar gemacht und von den Platten wiedergewonnen werden. Die Fettsäurefraktionen enthalten beträchtliche Siliconölmengen, die evtl. anschließend z. B. durch Verseifen entfernt werden müssen.

Dünnschichtchromatographische Trennung
der Fettsäuremethylester nach dem Grad der Ungesättigtheit
nach MORRIS (1962)

Auf elegante Weise kann man durch einen Silbernitratzusatz zur Adsorbensschicht eine Trennung der Fettsäuremethylester nach der Zahl der Doppelbindungen erzielen. Bei diesem Verfahren macht man sich die Neigung der Olefine zunutze, mit verschiedenen Schwermetallen Koordinationskomplexe zu bilden. Das Ausmaß

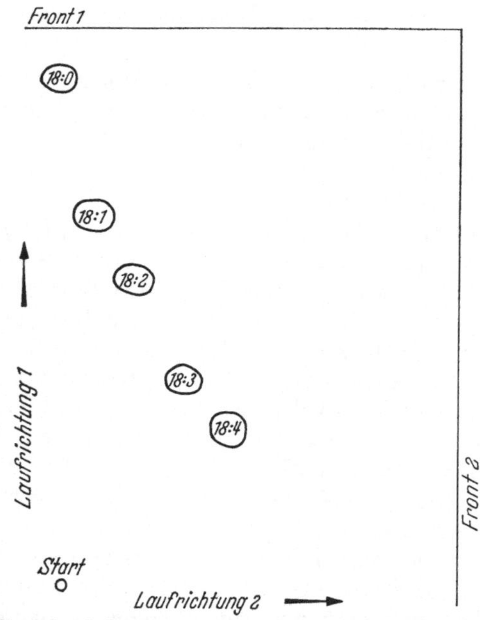

Abb. 23. Zweidimensionale Entwicklung eines C_{18}-Fettsäuremethylestergemisches in Laufrichtung 1 nach MORRIS (1962), in Laufrichtung 2 nach MANGOLD (1959, 1960).

des Silbernitratzusatzes spielt oberhalb eines Minimalwertes von etwa 5% keine Rolle.

Eine nahezu vollständige Auftrennung eines Fettsäuremethylestergemisches erreicht man durch zweidimensionale Entwicklung der Chromatogramme, wenn man das Verfahren von MORRIS (1962) mit der Technik von MANGOLD (1959; 1961) kombiniert.

Reagenzien: Gesättigte wässerige Silbernitratlösung; Diäthyläther puriss., peroxydfrei; n-Hexan puriss.

Zur zweidimensionalen Entwicklung benötigt man weiterhin die beim vorstehenden Trennverfahren aufgeführten Reagenzien.

Durchführung: *a) Eindimensionale Entwicklung* (MORRIS 1962). Die Imprägnierung der Schicht mit Silbernitrat kann entweder durch Besprühen einer normalen Kieselgel G-Platte mit der gesättigten wässerigen Silbernitratlösung erfolgen oder man rührt das Beschichtungsmaterial von vornherein mit Silbernitrat-Kieselgel-Wasser im Verhältnis 1:4:10 an. Die Platten werden 2 Stunden bei 110° getrocknet und bis zum Gebrauch im Dunkeln aufbewahrt. Die Fettsäuremethylester werden aufsteigend je nach der Zahl der Doppelbindungen im Molekül mit 10 bis 20% Diäthyläther in Hexan entwickelt.

β) Zweidimensionale Entwicklung (EBERHAGEN, unveröffentlicht). Die mit Kieselgel G beschichtete 20 × 20 cm-Platte wird, wie oben beschrieben, in einer Breite von etwa 2,5 cm vom Rand her mit gesättigter $AgNO_3$-Lösung besprüht (dabei den Rest der Platte abdecken!), das Estergemisch in diesem Bereich aufgetragen und mit 20 bis 30% Äther in Petroläther entwickelt. Dann imprägniert man die Platte mit Siliconöl und entwickelt sie um 90° gedreht mit dem Silbernitratstreifen nach unten in dem äquilibrierten Fließmittel Acetonitril-Wasser-Eisessig 14:5:2 nach MANGOLD (1959; 1960). Die sichtbar gemachten Komponenten werden an Hand von Testgemischen identifiziert. Die Abb. 23 gibt ein einfaches Beispiel des erzielten Trenneffektes.

Gaschromatographische Untersuchung

Die Technik der Gas-Flüssig-Chromatographie benutzt die unterschiedliche Verteilung der Fettsäuren im dampfförmigen Zustand zwischen einer mobilen Gasphase (Trägergas) und einem lipophilen, großflächigen Flüssigkeitsfilm (Imprägnierung des Säulenfüllmaterials). Dabei kann man von einer destillativen Trennung nach dem Siedepunkt (unpolare Imprägnation mit praktisch nichtflüchtigen Kohlenwasserstoffen) bis zu einer kombinierten destillativ-verteilungschromatographischen Trennung mit ausgeprägtem Wirksamwerden chemischer Affinitäten (Imprägnierung mit stark polaren Polyestern oder anderen Polymerisaten) kommen. Die Theorie des Trennvorganges sowie allgemeine apparativ-technische Fragen können hier nicht erörtert werden (siehe KEULEMANS u. CREMER 1959; KAISER 1960; BAYER 1962). Die folgenden Ausführungen beziehen sich ausdrücklich nur auf die Untersuchung der langkettigen Fettsäuren; empfehlenswerte Darstellungen geben James (1960) und Burchfield u. Storrs (1962).

Die ausgeprägte Neigung der freien Fettsäuren, im dampfförmigen Zustand zu dimerisieren, führt zu asymmetrischen Banden im Gaschromatogramm mit nur allmählich auslaufenden Profilen („tailing"). Deshalb hat sich die gaschromatographische Auftrennung der Fettsäuren als Methylester weitgehend durchgesetzt. Natürlich kann man auch die freien Säuren zur Analyse einsetzen, wenn die Tendenz zur gegenseitigen Dimerisierung durch Zusatz einer bei den Versuchsbedingungen nichtflüchtigen anorganischen (Metcalfe 1960) oder auch organischen (James u. Martin 1952; Raupp 1959) Säure zur stationären Phase unterdrückt wird; jedoch erfordert der niedrigere Dampfdruck der freien Fettsäuren gegenüber den Methylestern die Anwendung höherer Arbeitstemperaturen (Stuve 1961) und verstärkt damit die Gefahr einer Substanzveränderung im Laufe der Analyse. Methoden zur Methylveresterung sind an anderer Stelle (s. S. 152ff) beschrieben. Morris u. Mitarb. (1960) besprechen verschiedene Fehlermöglichkeiten im Analysenergebnis, die durch innermolekulare Veränderungen der Fettsäuren und durch Reaktion derselben mit den meistens als Säulenimprägnierung verwendeten Polyestern auftreten können. Einzelheiten über bewährte Analysenbedingungen und über die Auswertung des Analysenergebnisses finden sich im Abschnitt Betriebsbedingungen (S. 192) bzw. Qualitative und quantitative Auswertung der Chromatogramme (S. 193).

Die apparative Einrichtung erfordert zur Erzielung optimaler Trennleistungen einen erheblichen technischen Aufwand, zumal man durch den hohen Siedepunkt der langkettigen Fettsäuren in einem Temperaturbereich von 150—210° arbeiten muß. Erfolgt die Thermostatisierung der Säule nur über eine noch sehr häufig eingebaute einfache Ein-Aus-Schaltung, so machen sich die dadurch bedingten periodischen Temperaturschwankungen im Ofenraum (2—5°) nicht nur bei der notwendigerweise hohen Empfindlichkeit des Detektorsystems (s. u.) in der Anzeige störend bemerkbar, sondern diese führen außerdem zu einer schnellen Verschlechterung der Trennqualität der Chromatographiesäulen sowohl durch beschleunigtes Abdampfen der stationären Polyesterphase an sich als auch durch Erhöhung der Depolymerisierungsneigung derselben. Neben den isotherm geheizten Thermostaten werden von der Industrie Geräte angeboten, bei denen die Ofentemperatur im Laufe der Analyse nach einem wählbaren Programm verändert werden kann. Dadurch erreicht man eine wesentliche Verkürzung der Analysenzeit und eine Erweiterung des Chromatographiebereiches.

Wert ist auch auf das Vorhandensein eines getrennt von der Säule bis auf wenigstens 300° temperierbaren Probenverdampfers besonders dann zu legen, wenn man die Substanzen als Lösungen (1—2%ig in Aceton, Methanol oder Chloroform) auf die Säule bringt. Das Einführen einer Substanz in das Gerät als Lösung hat bei höhersiedenden Verbindungen gegenüber der Substanzaufgabe ohne Lösungsmittel den Vorteil, daß durch die momentane Verdampfung des Lösungsmittels im Probenverdampfer eine maximale Oberflächenvergrößerung der zu trennenden Gemische und damit eine schnelle und gleichzeitige Überführung aller Substanzbestandteile in die Gasphase erreicht wird. Der Innenraum des Probenverdampfers sollte aus Glas sein, um eine mögliche Veränderung der Substanzen an Metallflächen bei hohen Temperaturen zu vermeiden. Als im Routinebetrieb zweckmäßigste Art der Probeneinführung in den Gasraum möchten wir die Injektion der Substanzen bzw. Substanzlösungen mit Hilfe einer Mikrospritze (z. B. Mikroliter-Spritzen der Fa. Hamilton Co., Whittier Cal. USA; in Deutschland zu beziehen u. a. bei Fa. Virus KG, Bonn) durch ein temperaturbeständiges Diaphragma hindurch ansehen.

Der Gaschromatograph sollte zum Substanznachweis mit einem der äußerst empfindlichen Ionisationsdetektoren (Flammenionisationsdetektor, β-Strahlenionisationsdetektor) ausgerüstet sein. Die dadurch ermöglichten sehr geringen Substanzeinsätze führen zu einer oft entscheidenden Verbesserung des Trenneffektes (pfropfartige Substanzaufgabe, Verringerung der Diffusionsstrekken und Erhöhung der Stoffaustauschgeschwindigkeit zwischen stationärer und mobiler Phase mit entsprechender Verkleinerung der Bandenbreiten), sie gestatten die Anwendung der optimalen Trennsäulen niedriger Belegung und erlauben schließlich eine beträchtliche Senkung der Arbeitstemperaturen (Verlängerung der Lebensdauer der Trennsäule, Verbesserung der Anzeige durch Verringerung der Abdampfrate der stationären Phase). Auf jeden Fall aber muß darauf geachtet werden, daß neben der meistens gewährleisteten Konzentrationsproportionalität der Detektoranzeige auch die Substanzproportionalität (d. h. alle Komponenten werden mit gleicher Empfindlichkeit angezeigt) unter den gewählten Versuchsbedingungen gegeben ist, wenn nicht mit entsprechenden Korrekturfaktoren gearbeitet wird.

Von großem Nutzen sind Einrichtungen zur präparativen Gewinnung einzelner Gemischanteile, die dann noch weiter untersucht werden können. Allerdings bereitet die Kondensation der Fettsäuren bei der Chromatographie größerer Substanzmengen u. U. außerordentliche Schwierigkeiten, da es dann häufig zur Bil-

dung beständiger Aerosole kommt (HAJRA u. RADIN 1961). Das
Sammeln der Substanzen in Röhrchen, die mit dem Gasauslaß des
Chromatographen verbunden werden und lose mit entfetteter
methanol- (JAMES 1960) oder toluolfeuchter (MEINERTZ u. DOLE
1962) Watte gefüllt sind, bleibt oft unvollständig und ein Behelf.
Auf die Möglichkeit zur gleichzeitigen Erfassung der Radioaktivität
sei hingewiesen (KARMEN u. TRITCH 1960; JAMES u. PIPER 1961;
POPJÁK u. Mitarb. 1959, 1962; KARMEN u. Mitarb. 1962; LIESER u.
Mitarb. 1962; MEINERTZ u. DOLE 1962; DRAWERT u. BACHMANN
1963). Hierauf wird an anderer Stelle noch einmal eingegangen
(S. 240 ff).

Die Trennsäule bedingt durch ihre Dimensionierung und ihre
Füllung in erster Linie die Qualität des Analysenergebnisses. Üblicherweise werden gepackte Säulen verwendet; die hier gemachten
Ausführungen beziehen sich nur auf diese. Eine theoretische Übersicht über ungefüllte Säulen („Golay-Säulen") mit größerem Innendurchmesser, die sich vorzüglich auch für die Laborpraxis eignen,
geben JENTZSCH u. HÖVERMANN (1963). Der innere Durchmesser
analytischer Säulen beträgt 3—6 mm; ihre Länge von 1—2 m
stellt einen Kompromiß dar zwischen den Forderungen nach vollständiger Auftrennung der Komponenten, kurzer Analysendauer
und auswertbarer Bandenbreite bzw. -höhe der letzten im Chromatogramm erscheinenden Komponente. Am besten werden Säulen
aus Glas verwendet; bei Metallsäulen besteht die Gefahr einer kata-
lytischen Zersetzung von Substanz und evtl. von stationärer Phase.

Als inertes Trägermaterial für die stationären Phasen eignet
sich vorzüglich auf DIN 0,15—0,20 (entsprechend 80—100 mesh)
ausgesiebtes, alkali- und säuregewaschenes Kieselgur, wie es in
guter Qualität im Handel angeboten wird. Will man die Reinigung
des Kieselgurs selbst vornehmen — sei es, daß keine derart vorbe-
handelten Präparate zur Verfügung stehen oder sei es, weil das verwendete Trägermaterial noch störende Adsorptionsaktivitäten besitzt, die sich in einer Schwanzbildung („tailing") bei den an sich
symmetrischen Komponentenbanden im Chromatogramm äußern
— so kann man hierzu nach den Angaben von ORR u. CALLEN
(1958) verfahren. Gemahlenes Ziegelmehl oder Schamottemehl
(Firebrick bzw. Sterchamol) besitzen nur eine vergleichsweise geringe mechanische Festigkeit.

Die Auswahl der stationären Trennphase richtet sich nach dem
jeweiligen Trennproblem. Im allgemeinen wird man zur Trennung
der Fettsäuremethylester polare Phasen gegenüber den unpolaren
vorziehen, da letztere die ungesättigten Fettsäuren gleicher Kettenlänge nur unvollständig auftrennen. Als unpolare Phasen verwen-

det man die festen Kohlenwasserstoffe und Siliconverbindungen mit sehr niedrigem Dampfdruck, die in der Hochvakuumtechnik als Dichtungsfette benutzt werden. Siliconöle können bei Flammenionisationsdetektoren zu Störungen in der Anzeige führen, da sie nur unvollständig verbrannt und die Verbrennungsrückstände an den Elektroden abgelagert werden.

Die am häufigsten verwendeten, von ORR u. CALLEN (1958) zur gaschromatographischen Trennung der Fettsäuremethylester eingeführten polaren Phasen sind synthetische Polyester aus kurzkettigen Dicarbonsäuren und niedermolekularen Diolen (zweiwertigen Alkoholen). Ihr Polaritätsgrad — und damit die mit ihnen erzielbare Trennleistung — hängt von der Zahl der eingeführten Esterbindungen, also von der Kettenlänge der Alkohol- und der Säuregruppen ab. Durch Einbau zusätzlicher mehr oder minder polarer Reste läßt sich eine weitere Abstufung der Polarität erreichen. Da heute eine Vielzahl derartiger Polyesterphasen im Handel erhältlich ist, kann auf eine Beschreibung ihrer Herstellung verzichtet werden. CRAIG u. MURTY (1959), sowie JAMES (1960) haben ausführliche Arbeitsanweisungen zur Synthese von Polyestern mit Äthylenglykol, Diäthylenglykol oder 1,4-Butandiol als alkoholischen und Bernsteinsäure oder Adipinsäure als sauren Reaktionspartner gegeben. Die Trenneigenschaften weiterer polarer Phasen beschreiben LIPSKY u. Mitarb. (1959), HORNSTEIN u. Mitarb. (1959), BÖTTCHER u. Mitarb. (1959) und CRAIG (1960).

Ein erheblicher Nachteil der Polyester ist ihre geringe Stabilität; sie neigen unter den einzuhaltenden Bedingungen zur Depolymerisierung. Noch im Material enthaltene Polymerisationskatalysatoren aus dem Syntheseprozeß unterstützen diesen Vorgang und müssen deshalb entfernt werden, zumal sie auch auf die zu trennenden Substanzgemische einwirken können. Die Eliminierung kann mit Hilfe von Ionenaustauschern geschehen (CORSE u. TERANISHI 1960) oder durch ausgiebiges Waschen der Polyesterlösungen in Chloroform mit Wasser. Ein ständiges Depolymerisieren und Abdampfen von stationärer Phase verändert nicht nur die Eigenschaften der Trennsäule, sondern führt auch zu einer Verschlechterung des Substanznachweises in den empfindlichen Ionisationsdetektoren, die dadurch evtl. nicht mehr im linearen Proportionalbereich arbeiten und weiterhin eine instabile Nullinie zeigen. Von vornherein in den Polyestern enthaltene niedermolekulare und daher relativ flüchtige Polymere kann man durch Ausfällung mit Petroläther abtrennen (CRAIG u. MURTY 1959). Dazu werden etwa 30 g Polyester in 300 ml Aceton gelöst und unter ständigem Rühren 110 ml Petroläther zugesetzt. Der auftretende Niederschlag wird scharf abgesaugt, mit Petroläther ausgewaschen und im Vakuumexsikkator über Schwefelsäure getrocknet. In der Tab. 22 sind einige wichtige Materialien zusammengestellt. Die Firmenangabe soll nur zur ersten Information dienen; im übrigen bieten die meisten Hersteller von Gaschromatographen auch ein reichhaltiges Programm derartiger Hilfsstoffe, bereits imprägnierter Füllmaterialien und fertig gefüllter Trennsäulen an.

Die Imprägnierung des Trägermaterials mit der stationären Phase nach ZUBYK u. CONNER (1960). In der Praxis hat sich eine Imprägnierung des Trägers bis zu maximal 40% bewährt. Geringe Belegungen (3—5%) ergeben kürzere Verweilzeiten und kleinere Diffusionsstrecken der Substanzen innerhalb der stationären Phase und damit schnellere und gleichmäßigere Übergänge derselben aus der flüssigen in die Gasphase. Man kommt dadurch zu kürzeren Analysenzeiten und besseren Trenneigenschaften (Selektivität) der Säule. Stärkere Belegungen hingegen erhöhen ihre Belastbarkeit (Kapazität) und ihre Lebensdauer. Im Routinebetrieb bewährte Imprägnierungen für analytische Trennprobleme liegen zwischen 10 und 20%. Eine einfache und bequeme Möglichkeit zum schonenden Aufbringen der stationären Phase auf das Trägermaterial ist die von ZUBYK u. CONNER (1960) angewendete Technik.

Durchführung: In einem Rundkolben (500—1000 ml) vereinigt man entsprechende Mengen Polyester (2 g), Kieselgur (8 g; DIN 0,15—0,20 = 80 bis 100 mesh) und Lösungsmittel (100—200 ml Chloroform), so daß ein dünnflüssiger Brei entsteht. Der Kolben wird mit einem Rotationsverdampfer verbunden und sein Inhalt bei mäßigem Vakuum und unter nur gelindem Erwärmen langsam eingedampft. Zum Schluß bringt man die Heizbadtemperatur auf etwa 80° und destilliert die letzten Lösungsmittelreste bei 1—20 Torr ab. Der Rückstand ist ein mittelgrobes Pulver und darf nicht mehr kleben.

Die Herstellung eines Säulenfüllmaterials mit geringer Belegung nach HORNING u. Mitarb. (1959). Üblicherweise wird die lipophile stationäre Phase auf ein hydrophiles Trägermaterial gebracht (s. oben). Bei nur geringer Belegung des Trägers ist es zweckmäßig, diesen vorher zu lipophilisieren, um eine festere Haftung der Imprägnierung zu erreichen. Außerdem beseitigt man dadurch zugleich restliche Adsorptionsaktivitäten des Trägers, die sich bei derart minimalen Filmdicken störend bemerkbar machen, und erzielt eine reproduzierbare gleichmäßige Filmbildung der Trennflüssigkeit.

Durchführung: *a) Silanisierung* (KAPITEL 1956). Das säure- und alkaligewaschene, getrocknete Kieselgur wird in möglichst dünner

Tabelle 22. *Übersicht über einige wichtige Trägermaterialien und stationäre Phasen*

Bezeichnung	Geeignet zur Auftrennung von	Max. Temperatur	Bezugsquelle
Kieselgur	Inertes Trägermaterial		May & Baker LTD, Dagenham England Perkin-Elmer, Überlingen Merck, Darmstadt
Chromosorb	Inertes Trägermaterial		Johns-Manville, New York USA Applied Science Laboratories Inc., State College Penna. USA Lehmann & Voss, Hamburg
Apiezon L	Gesättigte oder homologe Fettsäuremethylester	225—250°	Applied Science Lab. Inc.
Siliconöle verschiedener Zusammensetzung	Wie Apiezon L, Triglyceride, Sterine, Steroide, Gallensäuren	200—350°	Applied Science Lab. Inc. Merck, Darmstadt May & Baker LTD, Dagenham England
Reoplex 400	Fettsäuremethylestergemische unterschiedlichster Zusammensetzung	200°	Geigy, Cambridge USA Applied Science Lab. Inc. Merck, Darmstadt
Bernsteinsäure-äthylenglykol-polyester	Wie Reoplex 400, Dimethylacetale	225°	Applied Science Lab. Inc.
Adipinsäure-äthylenglykol-polyester	Wie Reoplex 400	225°	Applied Science Lab. Inc.

Schicht in einen Exsikkator gebracht, auf dessen Boden eine flache
Schale mit Dichlordimethylsilan (Fa. Dr. Th. Schuchardt, München) sich befindet. Unter gelegentlichem Umrühren bleibt das Gur
solange darin stehen, bis eine Probe auch nach kräftigem Schütteln
mit Wasser noch auf der Oberfläche desselben schwimmen bleibt
und keine Partikel mehr zu Boden sinken. Dieser Zustand ist nach
etwa einer Woche erreicht. Auch ein 5 Minuten langes Verrühren
des Kieselgurs mit einer etwa 5%igen Lösung von Dichlordimethylsilan in Toluol und anschließendes scharfes Absaugen der Flüssigkeit ist möglich. Das silanisierte Kieselgur wird auf einer Glasfrittennutsche solange mit Methanol gewaschen, bis eine Probe des
Filtrats nicht mehr 0,1n Lauge verbraucht, als das gleiche Volumen
des zum Waschen verwendeten Methanols (Indikator: Bromthymolblau). Dann wird scharf abgesaugt und das Kieselgur zur Entfernung des Methanols bei 150° getrocknet. Das Trocknen soll nicht
länger als notwendig fortgesetzt werden.

β) *Imprägnierung.* In 100 ml einer Lösung des Polyesters in
Aceton werden 7,5 g silanisiertes Kieselgur unter stetem Rühren
eingetragen. Die Suspension wird zur Einstellung des Adsorptions-
gleichgewichtes 10 Minuten lang weitergerührt. Dann wird das feste
Material abfiltriert, im Filter leicht ausgedrückt oder abzentrifugiert und ohne nachzuwaschen bei 110° getrocknet. Man erzielt eine
20%ige Imprägnation mit einer 8%igen Polyesterlösung, eine
9%ige mit einer 4%igen Lösung, eine 4%ige mit einer 2%igen
Lösung.

Das Füllen der Trennsäule. Die Technik beim Füllen der Säule
beeinflußt die Qualität des Trennergebnisses ganz wesentlich. Es ist
vor allem darauf zu achten, daß das Füllmaterial gleichmäßig und
ohne zu entmischen eingebracht und fest genug gepackt wird, damit sich im Laufe der Zeit keine Hohlräume und Kanäle in der Füllung bilden. Man sollte sich dabei an eine gleichbleibende Arbeitsweise halten. Zweckmäßigerweise stellt man sich jeweils eine Reihe
von Säulen gleichzeitig her und verwendet nur die besten. Sie sind
im Betrieb immer in der gleichen Strömungsrichtung anzuordnen.
Bei symmetrischen Säulen markiert man sich dazu am besten gleichzeitig mit der Kennzeichnung ihrer Füllung den Ein- oder Austritt
des Trägergases.

Durchführung: Durch einen kurzen Trichter, den man mit Hilfe
eines Schlauchstückes mit der Säule verbunden hat, gibt man das
Füllmaterial in die Säule, stellt durch häufiges Aufstoßen auf eine
nicht zu harte Unterlage eine genügende Fülldichte her und ergänzt
das jeweilige Defizit. Die Verwendung eines Vibrators (Massage-
gerät, kräftige Klingel, Motor, dessen Achse mit einem exzentrisch

angebrachten Gewicht verbunden ist) kann dabei von Nutzen sein, ist aber bei verhältnismäßig uneinheitlicher Korngröße des Füllmaterials und bei Säulen mit großem Durchmesser wegen der Entmischungsgefahr der Füllung nicht unbedingt anzuraten.

Erscheint die Füllung kompakt, so verschließt man das eine Säulenende (Gasaustritt) mit entfetteter Glas- oder Quarzwatte und verbindet die andere Seite mit dem Trägergasreservoir. Unter weiterer Vibration wird sukzessive der Gasdruck auf den Arbeitswert erhöht und wiederholt Füllmaterial ergänzt (Vorsicht, zu rascher Druckausgleich mit der Atmosphäre führt zur Zerstörung der Füllung!). In das noch nicht verschlossene Säulenende wird nun ebenfalls entfettete Glas- oder Quarzwatte gestopft, die sich durch V_2A-Drahtwendel in ihrer Lage fixieren läßt. Zur Kontrolle des Füllvorganges kann man die in die Säule eingebrachte Füllmaterialmenge gewichtsmäßig bestimmen. Bei der anschließenden Alterung der Säule — sie wird dazu in die Apparatur eingebaut, ohne die Gasaustrittsseite mit dem Detektor zu verbinden, und 2—4 Tage bei strömendem Trägergas auf einer Temperatur gehalten, die 10—20° oberhalb der späteren Arbeitstemperatur liegt — werden alle flüchtigen Stoffe entfernt, die den Detektor verunreinigen bzw. die Anzeige beeinträchtigen können.

Die Testung der Trennsäule. Die Beurteilung einer Säulenfüllung unter den gegebenen Versuchsbedingungen wird üblicherweise nach folgenden Größen hin vorgenommen. In Analogie zur Bodenzahl, die zur Kennzeichnung des Trennvermögens von Destillationskolonnen dient, haben Martin u. Synge (1941) den Begriff der

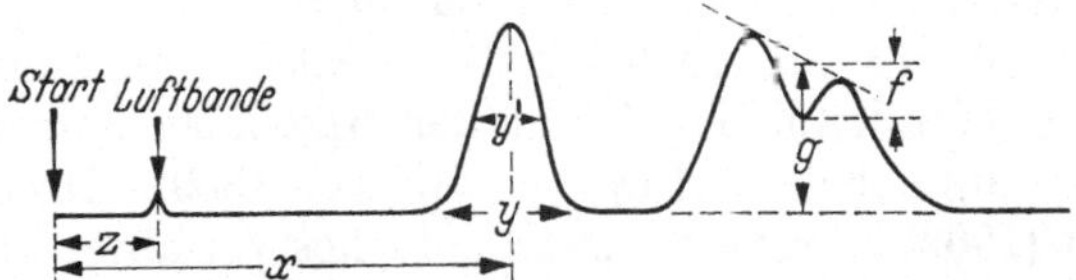

Abb. 24. Wichtige Größen im Chromatogramm. x Gesamtretentionszeit der Substanzbande; y Bandenbreite; y' Bandenbreite auf halber Bandenhöhe; z Durchbruchszeit; x—z Retentionszeit der Substanzbande. Weitere Erläuterungen siehe Text.

Trennstufenzahl in die chromatographische Arbeitsweise eingeführt. Die Trennstufenzahl n wird durch die aus den Chromatogrammen zu entnehmende Beziehung (s. Abb. 24).

$$n = \left(4\,\frac{x}{y}\right)^2$$

oder genauer

$$n = 5,54 \left(\frac{x}{y'}\right)^2$$

ausgedrückt. Trennstufenzahlen von 2000—4000 pro m Säulenlänge sprechen für sehr gute, solche in der Größenordnung um 1000 für gute und solche unter 500 für mäßige bis schlechte Trenneigenschaften der Säule.

Als weitere praktische Größe hat sich die Trennung (Auflösung) eines Stoffpaares mit einander sehr ähnlichen Retentionsvolumina ergeben, wie es beispielsweise im Gemisch Stearinsäuremethylester — Ölsäuremethylester vorliegt:

$$\vartheta\% = \frac{f}{g} \times 100$$

Bei einem ϑ von 50% überlagert sich das Stoffpaar um 12,5%, bei 80% um 3,2%, bei 90% um 0,9% und bei 99% um 0,0001% (KAISER 1960).

Die Betriebsbedingungen. Als Anhaltspunkt für die praktische Durchführung der gaschromatographischen Analyse von Gemischen, die Fettsäuren (als Methylester) mit einer Kettenlänge von 10 bis 24 Kohlenstoffatomen enthalten, seien die Arbeitsbedingungen zusammengestellt, wie sie sich bei Verwendung verschiedenster Gerätetypen bewährt haben: Säulenabmessungen 100—150 (120) $\times$ 0,4—0,5 cm, Säulenfüllung 20% Polyester auf Chromosorb DIN 0,15—0,20 (80—100 mesh), Durchflußgeschwindigkeit des Trägergases 80—120 ml pro Minute bei einem Druckabfall von 1,0 bis 1,25 kg/cm^2 längs der Säule, Temperatur des Probenverdampfers 250—300°, Säulentemperatur 180—200°, Detektortemperatur 210 bis 225°.

Die Fettsäuren werden, wie schon erwähnt, am besten in Form der Methylester chromatographiert, da zur Untersuchung der freien Säuren um 20—40° höhere Arbeitstemperaturen angewendet werden müssen. Man kann sie auch zu den Alkoholen reduzieren und dann diese untersuchen (LINK u. Mitarb. 1959). HORROCKS u. CORNWELL (1962) haben ein relativ einfaches Verfahren angegeben, wie man Glyceride durch Umsetzung mit Lithiumaluminiumhydrid und Acetylierung mit Essigsäureanhydrid in Glyceryltriacetat und die den Fettsäuren entsprechenden Alkylacetate überführen und die Reaktionsprodukte in einem Arbeitsgang gaschromatographisch bestimmen kann. Die Methylester der Hydroxyfettsäuren lassen sich als solche oder besser in methoxylierter oder acetylierter Form chromatographieren (KISHMOTO u. RADIN 1963). MORRIS u. Mitarb. (1960) haben in gewissen Fällen (in Nachbarschaft mit C=C-Doppelbindungen befindliche OH-Gruppen) eine Dehydratisierung der Substanzen während der Analyse festgestellt. DOWNING u. Mitarb. (1960) wandeln die Fettsäuren und Hydroxyfettsäuren zu Kohlenwasserstoffe um und untersuchen diese.

Die qualitative Auswertung der Chromatogramme. Zur Identifizierung der einzelnen Banden kann man ihre Retentionszeiten mit denjenigen vergleichen, die sich aus einem unter gleichen Bedingungen gewonnenen Chromatogramm eines bekannten Methylestergemisches ergeben. Gute Dienste leistet bei dieser Zuordnung die Ermittlung der „Kohlenstoffzahl" nach WOODFORD u. VAN GENT (1960), die bei Einhaltung gewisser Grenzwerte während der Analyse verläßlichere Angaben als das relative Retentionsvolumen gibt. Das relative Retentionsvolumen R_{Vrel} wird durch den Quotienten aus R_V der fraglichen Komponente und R_V einer Bezugssubstanz (z. B. Palmitin- oder Stearinsäuremethylester) ausgedrückt. Die Kohlenstoffzahl ergibt sich dadurch, daß auf Millimeterpapier der Logarithmus R_V von den leicht in den Chromatogrammen zu identifizierenden gesättigten, unverzweigten Fettsäuremethylestern gegen die Zahl der C-Atome in diesen Leitkomponenten aufgetragen wird. Als Verbindungslinie dieser Punkte erhält man ab einer gewissen Kettenlänge eine Gerade (JAMES u. MARTIN 1952). Dem log R_V der übrigen Banden entsprechen nun bestimmte Punkte auf dieser Geraden und damit auch bestimmte Werte auf der „Kohlenstoffzahl"-Ordinate. Eine Reihe solcher Werte finden sich ebenso wie die zugehörigen relativen Retentionsvolumina in den Tabellen 23—25 zusammengestellt.

Durch Zumischen bekannter Substanzen zum ursprünglichen Gemisch läßt sich die Zuordnung fraglicher Komponenten weiter sichern. Im übrigen sollte man eine Substanz auf verschiedenen Säulenfüllungen mit unterschiedlicher Polarität chromatographieren, wenn die Identifizierung einzelner Banden nicht sicher erscheint. In jedem Falle aber ist neben der Untersuchung des nativen Fettsäuregemisches auch die Analyse des Hydrierungsproduktes unter den gleichen Versuchsbedingungen vorzunehmen, da die ungesättigten Fettsäuren fast immer mit den ungeradzahligen und verzweigtkettigen Säuren interferieren (s. auch LANDOWNE u. LIPSKY 1961). Eine Untersuchung der möglichst quantitativ voneinander getrennten gesättigten und ungesättigten Fettsäuren ergibt eindeutige Zuordnungen (KLENK u. EBERHAGEN 1962a). Man kann auch das Chromatogramm der nativen oder hydrierten Gesamtfettsäuren mit einem Chromatogramm vergleichen, bei dem die ungesättigten Anteile durch Oxydation oder Bromierung entfernt wurden (JAMES 1960).

Das Auftreten einer Komponente mit unerwarteter Bandenbreite ist ein Indiz dafür, daß die ihr zuzuordnende Verbindung chemisch einer anderen Stoffklasse angehören muß als die übrigen Vertreter (sehr häufig nicht vollständig entferntes, unverseifbares

Tabelle 23. Relative Retentionsvolumina und Kohlenstoffzahlen gesättigter und ungesättigter Fettsäuremethylester auf polaren stationären Phasen

	Reoplex 400						Bernsteinsäure-äthylenglykolpolyester				Adipinsäureäthylenglykolpolyester					
	185—190°		195—200°		197°		192—195°		196—198°		173,5°		184,5°		197°	
	1	2	3	4	5	6	7	8	9	10	11	12	13	14	15	16
12:0					0,18	12,00	0,14	12,00	0,15	12,00	0,12	12,00	0,14	12,00	0,17	12,00
14:0	0,25	14,00	0,28	14,00	0,32	14,00	0,27	14,00	0,28	14,00	0,25	14,00	0,27	14,00	0,30	14,00
14:1	0,29	14,35	0,30	14,20	0,36	14,40	0,31	14,40	0,33	14,45	0,30	14,45	0,32	14,45	0,34	14,45
14:2	0,34	14,85	0,37	14,90												
15:0	0,36	15,00	0,38	15,00	0,43	15,00	0,38	15,00	0,39	15,00	0,35	15,00	0,37	15,00	0,40	15,00
16:0	0,51	16,00	0,53	16,00	0,57	16,00	0,53	16,00	0,53	16,00	0,50	16,00	0,52	16,00	0,55	16,00
16:1	0,57	16,35	0,59	16,30	0,64	16,45	0,59	16,35	0,61	16,40	0,58	16,40	0,59	16,40	0,63	16,50
16:2	0,71	17,00	0,72	16,95	0,79	17,15	0,66	16,70	0,72	16,95	0,74	17,15	0,75	17,15	0,79	17,25
16:3	0,79	17,30	0,85	17,45	0,90	17,60					0,86	17,60	0,89	17,70	0,90	17,70
16:4	1,00	18,00	1,00	18,00												
17:0	0,71	17,00	0,73	17,00	0,74	17,00	0,72	17,00	0,73	17,00	0,71	17,00	0,72	17,00	0,73	17,00
18:0	1,00	18,00	1,00	18,00	1,00	18,00	1,00	18,00	1,00	18,00	1,00	18,00	1,00	18,00	1,00	18,00
18:1	1,11	18,30	1,11	18,30	1,11	18,35	1,11	18,35	1,11	18,35	1,12	18,35	1,12	18,40	1,12	18,40
18:2	1,31	18,80	1,29	18,75	1,32	18,95	1,34	18,90	1,35	18,95	1,35	18,90	1,35	18,95	1,34	19,00
18:3	1,63	19,40	1,40	19,05	1,66	19,75	1,75	19,70	1,79	19,90	1,76	19,70	1,73	19,75	1,72	19,85
18:4	1,85	19,80	1,80	19,80	1,99	20,25					2,04	20,10	1,99	20,15	1,97	20,25
19:0	1,40	19,00	1,38	19,00	1,32	19,00	1,38	19,00	1,37	19,00	1,41	19,00	1,38	19,00	1,35	19,00
20:0	2,00	20,00	1,90	20,00	1,78	20,00	1,89	20,00	1,86	20,00	1,99	20,00	1,89	20,00	1,82	20,00
20:1	2,18	20,25	2,11	20,35	1,96	20,33	2,10	20,35	2,14	20,40	2,16	20,35	2,09	20,35	2,02	20,35
20:2	2,55	20,70	2,41	20,75	2,24	20,80	2,36	20,70	2,42	20,85	2,48	20,70	2,40	20,75	2,32	20,80
20:3	2,80	21,00	2,65	21,05	2,68	21,40	2,79	21,20	2,89	21,40	3,02	20,90	2,88	21,30	2,76	21,40
20:4	3,03	21,25	2,90	21,30	2,90	21,70	3,10	21,55	3,16	21,70	3,32	21,65	3,17	21,60	3,04	21,70
20:5	3,80	21,90	3,70	22,05	3,67	22,50	3,75	22,10	3,75	22,20	4,33	22,30	4,08	22,34	3,85	22,50
21:0	2,80	21,00	2,60	21,00			2,62	21,00	2,55	21,00					2,46	21,00
22:0	3,95	22,00	3,55	22,00			3,67	22,00	3,48	22,00					3,27	22,00
22:1	4,30	22,25	4,00	22,35			4,00	22,30	4,00	22,40						
22:2	5,06	22,70	4,59	22,75			4,45	22,65	4,50	22,80						
22:3	5,60	23,05	5,11	23,10			5,10	23,05	5,26	23,35						
22:4	6,35	23,40	6,20	23,75	5,01	23,60	5,70	23,45	5,90	23,65	6,17	23,35	5,75	23,45	5,30	23,55
22:5	7,40	23,85	7,20	24,15	5,80	24,10	6,40	23,80	6,80	24,15	7,43	23,85	6,75	23,95	6,09	24,00
22:6	8,10	24,10	7,75	24,45	7,40	24,95			8,00	24,65	9,55	24,60	8,59	24,75	7,75	24,75
23:0	5,55	23,00	4,90	23,00			4,99	23,00	4,79	23,00						
24:0	7,85	24,00	6,75	24,00			6,83	24,00	6,50	24,00					6,14	24,00
24:1	8,50	24,25	7,50	24,30			7,55	24,30	7,40	24,40						
24:2	10,10	24,70	8,75	24,85			8,35	24,60	8,40	24,80						

Tabelle 24. *Relative Retentionsvolumina und Kohlenstoffzahlen gesättigter und ungesättigter Fettsäuremethylester auf unpolaren stationären Phasen*

| | Apiezon M | | | | | | | | Siliconöl 206° | |
| | 173,5° | | 188° | | 197° | | 217° | | | |
	1	2	3	4	5	6	7	8	9	10
12:0	0,055	12,00	0,065	12,00	0,075	12,00	0,10	12,00	0,13	12,00
13:0			0,10	13,00	0,11	13,00				
14:0	0,14	14,00	0,16	14,00	0,17	14,00	0,21	14,00	0,25	14,00
14:1	0,13	13,70	0,15	13,80	0,16	13,75				
15:0	0,23	15,00	0,26	15,00	0,27	15,00				
16:0	0,38	16,00	0,41	16,00	0,42	16,00	0,46	16,00	0,52	16,00
16:1	0,32	15,65	0,35	15,70	0,37	15,65	0,42	15,80	0,47	15,85
16:2					0,36	15,65				
16:3	0,28	15,40	0,31	15,40	0,32	15,40	0,39	15,65		
16:4	0,27	15,30	0,29	15,30	0,31	15,30			0,43	15,60
17:0	0,61	17,00	0,64	17,00	0,65	17,00				
18:0	1,00	18,00	1,00	18,00	1,00	18,00	1,00	18,00	1,00	18,00
18:1	0,82	17,60	0,84	17,65	0,86	17,65	0,88	17,75	0,91	17,80
18:2	0,75	17,45	0,78	17,45	0,79	17,50	0,86	17,70	0,91	17,80
18:3	0,75	17,45	0,78	17,45	0,79	17,50	0,84	17,05	0,91	17,80
18:4	0,66	17,15	0,69	17,20	0,72	17,25	0,77	17,40	0,84	17,50
20:0	2,64	20,00	2,48	20,00	2,37	20,00	2,08	20,00	1,98	20,00
20:1					1,99	19,60			1,79	19,70
20:2					1,76	19,30				
20:3			1,64	19,20	1,64	19,15	1,62	19,30		
20:4			1,46	18,80	1,46	18,90	1,48	19,15	1,51	19,20
20:5			1,46	18,80	1,46	18,90	1,48	19,15	1,51	19,20
22:0									3,91	22,00
22:1									3,69	21,80

13*

Tabelle 25. *Relative Retentionsvolumina und Kohlenstoffzahlen gesättigter Fettsäuremethylester*

| | Apiezon | | | | | | Adipinsäureäthylenglykolpolyester | | | | | |
| | 173,5° | | 182,5° | | 197° | | 173,5° | | 184,5° | | 197° | |
	1	2	3	4	5	6	7	8	9	10	11	12
12:0	0,055	12,00	0,059	12,00	0,075	12,00	0,123	12,00	0,136	12,00	0,165	12,00
13:0	0,088	13,00	0,097	13,00	0,112	13,00	0,178	13,00	0,197	13,00	0,222	13,00
14:0	0,144	14.00	0,154	14,00	0,174	14,00	0,252	14,00	0,272	14,00	0,302	14,00
iso14:0	0,118	13,60	0,129	13,60	0,149	13,65	0,211	13,50	0,233	13,50	0,252	13,45
15:0	0,232	15,00	0,245	15,00	0,272	15,00	0,354	15,00	0,372	15,00	0,401	15,00
anteiso 15:0	0,198	14,65	0,213	14,70	0,233	14,65	0,319	14,70	0,342	14,75	0,367	14,70
16:0	0,380	16,00	0,394	16,00	0,422	16,00	0,502	16,00	0,521	16,00	0,550	16,00
iso 16:0	0,312	15,65	0,329	15,60	0,370	15,70	0,429	15,60	0,449	15,60	0,472	15,55
neo 16:0	0,246	15,10	0,260	15,11	0,282	15,05	0,354	15,00	0,373	15,00	0,402	15,00
17:0	0,615	17,00	0,630	17,00	0,650	17,00	0,706	17,00	0,715	17,00	0,733	17,00
anteiso 17:0	0,523	16,65	0,547	16,75	0,565	16,70	0,645	16,75	0,656	16,70	0,676	16,75
18:0	1,000	18,00	1,000	18,00	1,000	18,00	1,000	18,00	1,000	18,00	1,000	18,00
iso 18:0	0,824	17,60	0,836	17,60	0,845	17,65	0,860	17,60	0,864	17,60	0,858	17,55
neo 18:0	0,650	17,15	0,666	17,10	0,681	17,10	0,710	17,00	0,724	17,05	0,723	16,95
19:0	1,62	19,00	1,59	19,00	1,56	19,00	1,41	19,00	1,38	19,00	1,35	19,00
anteiso 19:0	1,38	18,65	1,38	18,70	1,35	18,70	1,28	18,70	1,26	18,70	1,24	18,75
20:0	2,64	20,00	2,53	20,00	2,37	20,00	1,99	20,00	1,89	20,00	1,82	20,00
iso 20:0					2,02	19,65	1,69	19,50	1,66	19,55	1,59	19,55
neo 20:0					1,62	19,15	1,40	19,00	1,39	19,05	1,35	19,00
21:0					3,65	21,00			2,56	21,00	2,46	21,00
anteiso 21:0					3,18	20,70			2,40	20,70	2,29	20,80
22:0					5,58	22,00					3,27	22,00
iso 22:0					4,71	23,60					2,91	21,55
24:0					13,10	24,00					6,14	24,00
iso 24:0					11,10	23,60					5,32	23,55
neo 24:0					9,00	23,10					4,52	23,00

Anmerkungen zu den Tabellen 23—25

Die ungeradzahligen Spalten geben die auf Stearinsäure bezogenen relativen Retentionsvolumina, die geradzahligen die ihnen entsprechenden Kohlenstoffzahlen wieder. Die Spalten 5 und 11—15 der Tab. 23, die Spalten 1—5 der Tab. 24 und die Spalten der Tab. 25 sind den Angaben von FARQUHAR u. Mitarb. (1959) entnommen.

Die Retentionsvolumina wurden unter folgenden Bedingungen bestimmt: Spalte 1 und 3, Tab. 23: Gaschromatograph Modell 10 der Firma Barber-Colman, Rockford Ill. (USA); Säulenabmessung 120×0,5 cm; Säulenfüllung 20% Reoplex 400 (Fa. Geigy, Cambridge, England) auf Chromosorb 80—100 mesh; Trägergas Argon; Strömungsgeschwindigkeit des Trägergases 125 ml/min.; Druckabfall längs der Säule 1,25 kg/cm²; Temperatur des Probenverdampfers 270°; Substanzaufgabe als 1—2%ige Lösung.

Spalte 5, Tab. 23: Gaschromatograph Eigenbau; Säulenabmessung 140×0,4—0,6 cm; Säulenfüllung 20—25% Reoplex 400 (Fa. Geigy Pharmac., Ardsley, New York, USA) auf säure- und alkaligewaschenem Celite 120—140; Trägergas Argon; Strömungsgeschwindigkeit des Trägergases 30—50 ml/min.; Druckabfall längs der Säule 0,7—1,0 kg/cm²; Substanzaufgabe ohne Lösungsmittel.

Spalte 7 und 9, Tab. 23: Gaschromatograph Fraktometer 116 E der Firma Bodenseewerk Perkin-Elmer, Überlingen; Säulenabmessung 95× 0,4 cm; Säulenfüllung 20% Polyester auf Chromosorb DIN 0,15—0,25; Trägergas Helium; Strömungsgeschwindigkeit des Trägergases 100 bis 120 ml/min.; Druckabfall längs der Säule 1 kg/cm²; Substanzaufgabe als 1—2%ige Lösung.

Spalte 11—15, Tab. 23: wie bei Spalte 5, Tab. 23.

Spalte 1—5, Tab. 24: Säulenfüllung 15%ig belegt, sonst wie bei Spalte 5, Tab. 23.

Spalte 7, Tab. 24: Säulenfüllung 20%ig belegt, sonst wie bei Spalte 1 und 3, Tab. 23.

Spalte 9, Tab. 24: Gaschromatograph der Firma W. G. Pye, Cambridge, England; Säulenabmessungen 120×0,5 cm; Säulenfüllung 20%ige Belegung auf Chromosorb DIN 0,15—0,25; Trägergas Argon; Strömungsgeschwindigkeit des Trägergases 50—60 ml/min.; Druckabfall längs der Säule 0,5 kg/cm²; Temperatur des Probenverdampfers 270°; Substanzaufgabe als 1—2%ige Lösung.

Spalte 1—5, Tab. 25: wie bei Spalte 1—5, Tab. 24.

Spalte 7—11, Tab. 25: wie bei Spalte 5, Tab. 23.

Material), denn die Bandenbreite nimmt innerhalb homologer Reihen mit wachsendem R_V gesetzmäßig zu. Eine direkte chemische oder physikalische Untersuchung der einzelnen Bandensubstanzen wird wegen der sehr geringen Substanzmengen und der schlechten Kondensierbarkeit der langkettigen Fettsäuren leider oft nicht möglich sein (s. hierzu WALSH u. MERRIT 1960, TANDY u. Mitarb. 1961).

Die quantitative Auswertung der Chromatogramme. Hierfür ist Proportionalität zwischen eingesetzter Substanzmenge und Detektoranzeige Voraussetzung. Durch Chromatographie exakt steigend dosierter Substanzmengen und durch Variierung des Gewichtsanteils einer Substanz in einem Zweikomponentengemisch kann man sich darüber einen Überblick verschaffen. Weiter muß festgestellt werden, ob alle Substanzen mit der gleichen Empfindlichkeit angezeigt werden. Aufschlüsse gibt die chromatographische Untersuchung eingewogener Testgemische. Aus den Ergebnissen kann man auch die u. U. erforderlichen Korrekturfaktoren gewinnen (HORROCKS u. Mitarb. 1961; KLENK u. EBERHAGEN 1962a).

Zur eigentlichen quantitativen Auswertung der Chromatogramme hat man verschiedene Möglichkeiten. Abgesehen von der elektronischen oder elektromechanischen Integration kann man

a) die ausgeschnittenen Banden auswiegen,

b) die Bandenhöhe mit der jeweiligen Retentionszeit multiplizieren,

c) die Bandenhöhe mit der jeweiligen Bandenbreite auf halber Bandenhöhe multiplizieren,

d) die Höhe mit der Basis des Dreiecks multiplizieren, das durch die Wendepunkttangenten der Bande und die Grundlinie gebildet wird oder schließlich

e) die Kurveninhalte durch Planimetrieren bestimmen.

Am empfehlenswertesten sind die Verfahren c und d.

Die Summe der Flächeninhalte werden in der Voraussetzung 100% gesetzt, daß 1. das eingesetzte Gemisch vollständig verdampft und 2. alle Gemischanteile erkennbar angezeigt werden. Während bei den Fettsäureestern ersteres fast immer angenommen werden kann, muß letzteres wenigstens fraglich bleiben. Die langkettigen Polyenfettsäuren mit 22 und mehr C-Atomen beispielsweise sind unter den üblichen Verhältnissen in so geringen Konzentrationen vorhanden, daß sie bei einer Säulentemperatur um 190° nicht sicher erkannt und vor allem nicht einwandfrei ausgewertet werden können. Eine Erhöhung der Temperatur verbietet sich neben der Gefahr des Abdampfens und einer evtl. Zerstörung der stationären Phase schon deswegen, weil dann wiederum die kurzkettigen Gemischanteile nicht zu erfassen sind. Hier bringt der Einsatz von Geräten mit programmierter Temperatursteuerung wesentliche Verbesserungen. Weiterhin besteht der Verdacht, daß ein Teil der relativ thermolabilen Polyenfettsäuren im Laufe der Durchwanderung der Chromatographiesäule zerstört wird. Aus diesen Gründen ist die gaschromatographische Untersuchung auch der hydrierten Fettsäuregemische jeweils anzuraten, zumal bei nichtsubstanzproportionaler Anzeige auf jeden Fall die Korrekturfaktoren für die wohl überall zu beschaffenden gesättigten Fettsäuren bestimmt werden können. Da die gesättigten Fettsäuren eine geringere spezifische Bandenbreite als die ungesättigten aufweisen, sind selbst kleine Lignocerinsäuremengen unter den angegebenen Betriebsbedingungen gut zu bestimmen, ganz abgesehen davon, daß sich ja alle ungesättigten Komponenten gleicher Kettenlänge zur entsprechenden gesättigten Säure addieren.

Man geht also bei der Auswertung so vor, daß man zuerst die quantitativen Verhältnisse im hydrierten Gemisch unter Berücksichtigung etwaiger Korrekturfaktoren ermittelt, um dann aus dem Chromatogramm der nichthydrierten Substanz die Verteilung der Säuren mit gleicher Kettenlänge, aber verschiedener Ungesättigtheit zu entnehmen. Dabei wird jetzt die Menge der einzelnen Komponenten dem Flächeninhalt im Chromatogramm direkt proportional gesetzt. Die Fehlermöglichkeiten werden so erheblich eingeschränkt. Von HORNING u. Mitarb. (1964) wird empfohlen, jeweils einmal am Tag ein Standardgemisch genau bekannter Zusammensetzung zu chromatographieren, um apparativ bedingte Fehler rechtzeitig zu erkennen. Bei Anwesenheit kurzkettiger Fettsäuren im Gemisch kommt es in der Regel zu elektiven Verlusten derselben, deren Größe von der angewendeten Aufarbeitungs- und Untersuchungstechnik abhängt (s. auch KAUFMANN u. MANKEL 1963).

Die Hydrierung der Fettsäuremethylester. Die Hydrierung der C=C-Doppelbindungen geschieht üblicherweise durch Schütteln der in einem Lösungsmittel gelösten Lipoide in Wasserstoffatmosphäre mit geeigneten Katalysatoren. Bei der Wahl des Lösungsmittels ist an mögliche Reaktionen mit der darin gelösten Substanz (z. B. Umesterung) zu denken (s. POUKKA u. Mitarb. 1962). Eine interessante Arbeitsweise haben BROWN u. BROWN (1962) entwikkelt, die den Hydrierungskatalysator erst im Reaktionsgefäß aktivieren und dabei gleichzeitig den Wasserstoff aus Borhydrid gewinnen.

Reagenzien: Methanol p. a., wasserfrei; Palladiumkohle (oder Platinoxyd oder Raney-Nickel).

Durchführung: Eine Hydrierapparatur läßt sich nach Abb. 25 von jedem Glasbläser anfertigen. 0,5—100 mg des Fettsäuregemisches werden in 5—10 ml Methanol in dem Hydrierkolben A gelöst. Nach Einbringen des kunststoff- oder glasumzogenen Rührfisches H und einer kleinen Spatelspitze Palladiumkohle verbindet man den Kolben mit der Apparatur. Die Schliffverbindung hat man zuvor nur im oberen Drittel eingefettet. Bei geöffnetem Hahn C wird die Apparatur über den Hahn D mit Wasserstoff durchströmt, bis alle Luft verdrängt ist. Nachdem C wieder geschlossen ist, füllt man durch entsprechende Stellung von D auch die Gasbürette E und hydriert dann evtl. unter leichtem Erwärmen bei rotierendem Rührfisch und Normaldruck 1 bis 2 Stunden, bis kein Wasserstoff mehr aufgenommen wird. Mit einer Pipette kann die Lösung aus dem Kolben wieder entnommen werden. Sie wird abfiltriert und eingedampft. Filter und Filterrückstand sind sorgfältig mit Äther nachzuwaschen.

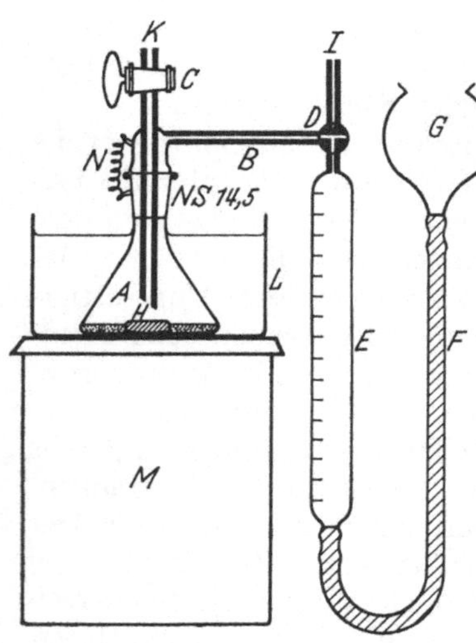

Abb. 25. Hydrierapparatur. A Hydriergefäß: Erlenmeyerkolben von 10—50 ml Inhalt mit angesetztem NS 14,5-Schliff; B Hydrieraufsatz, bestehend aus dem NS 14,5-Kernschliffverbindungsstück für A, Einwegehahn C, Überleitungskapillare B, Dreiwegehahn D, Gasbürette E, Wasserreservoir G und Verbindungsschlauch F; H ist ein in Glas eingeschmolzener Rührmagnet, L ein mit Wasser gefülltes Becherglas zur Temperierung von A; M Magnetrührer.

c) Spektroskopische Untersuchungen

Bestimmung der Polyenfettsäuren aus dem Ultraviolettspektrum

In den natürlich vorkommenden, mehrfach ungesättigten Fettsäuren sind die Doppelbindungen durch eine Methylengruppe voneinander getrennt und lassen sich deshalb spektroskopisch im ultravioletten Wellenbereich nur mangelhaft erfassen. Fettsäuren mit konjugierten Doppelbindungen hingegen besitzen in ihren Ultraviolettspektren jeweils drei charakteristische Absorptionsmaxima, deren spektrale Lage von der Zahl der vorhandenen Doppelbindungen abhängt:

	Absorptionstriplett bei
allcis-Diene	224, 232 und 238 mμ
allcis-Triene	258, 268 und 279 mμ
allcis-Tetraene	288, 301 und 315 mμ
allcis-Pentaene	315, 328 und 346 mμ
allcis-Hexaene	333, 352 und 374 mμ

Es tritt also in den Polyenen vom Typ $R' - (CH = CH)_n - R''$ mit wachsendem n eine bathochrome Wellenlängenverschiebung der Absorptionstripletts ein, die jedoch weitgehend unabhängig von R' und R'' ist. Bei trans-Konfiguration der Doppelbindungen sind die Banden gegenüber den obigen Angaben um geringes zum langwelligen Bereich hin verschoben. Das mittlere Absorptionsmaximum besitzt jeweils den höchsten Extinktionswert. Nach den obigen Angaben überlagern sich die Maxima der unterschiedlich gesättigten Polyene teilweise. Sie liegen im Dien- und Trienbereich so nahe nebeneinander, daß sie unter Umständen nicht mehr zu differenzieren sind. Besonders bei gleichzeitigem Vorhandensein von cis- und trans-Isomeren ist dieses im Dienbereich der Fall.

Die Umlagerung der isolierten Doppelbindungen bei den natürlich vorkommenden Polyenfettsäuren in die konjugierten Formen kann durch stark basische Katalysatoren, durch Erhitzen auf höhere Temperaturen oder enzymatisch erfolgen. Die gebräuchlichen Verfahren arbeiten mit Alkali bei hohen Temperaturen (Übersicht s. HOLMAN 1957). Der Isomerisierungsmechanismus läßt sich bei der Linolsäure folgendermaßen beschreiben:

$$CH_3\text{---}(CH_2)_4\text{---}CH=CH\text{---}CH_2\text{---}CH=CH\text{---}(CH_2)_7\text{---}COOH$$
$$\downarrow \quad (OH^\ominus)$$
$$CH_3\text{---}(CH_2)_4\text{---}CH=CH\text{---}C^\ominus H\text{---}CH=CH\text{---}(CH_2)_7\text{---}COOH$$
$$\downarrow \uparrow$$
$$CH_3\text{---}(CH_2)_4\text{---}CH=CH\text{---}CH=CH\text{---}CH_2\text{---}(CH_2)_7\text{---}COOH$$
$$\text{Konjuen I}$$
$$CH_3\text{---}(CH_2)_4\text{---}CH_2\text{---}CH=CH\text{---}CH=CH\text{---}(CH_2)_7\text{---}COOH$$
$$\text{Konjuen II}$$

Nach diesem Schema sind von einer Polyensäure so viele isomere Konjuene möglich, wie sie Doppelbindungen enthält. Alle isomeren Konjuene absorbieren bei den gleichen Wellenlängen.

Die Isomerisierungsreaktion ist eine Gleichgewichtsreaktion; neben den vollständig durchkonjugierten Verbindungen entstehen immer auch solche, bei denen dieses nur teilweise der Fall ist. Letztere bedingen die zusätzlichen Absorptionen im kürzerwelligen Spektrum. Das Verhältnis der einzelnen Reaktionsprodukte zueinander hängt von der Wahl der Versuchsbedingungen ab, und deshalb ist deren genaue Einhaltung Vorbedingung für eine quantitative Auswertung der Spektren. Die Genauigkeit des quantitativen Ergebnisses bleibt trotz gegenteiliger Darstellungen (JAMES 1960; HERB u. Mitarb. 1960) im Vergleich mit anderen Bestimmungsmethoden etwas unbefriedigend (MICHAELS u. Mitarb. 1959; JINDO 1961; KLENK u. EBERHAGEN 1962a); hervorzuheben ist aber die Spezifität der Aussage. In diesem Zusammenhang muß erwähnt werden, daß Oxydationsprodukte das Vorhandensein geringer Mengen der nächsthöherungesättigten Fettsäure vortäuschen können (SWAIN u. BRICE 1949). Diese Erscheinung ist in erster Linie für den Nachweis der Hexaensäure von Bedeutung.

Es soll hier noch auf einige Modifikationen und Ergänzungen hingewiesen werden, die zur Verbesserung des Analysenergebnisses in der neueren Literatur beschrieben sind. Mit der Unterdrückung oder Kompensation der vor allem bei nur geringen Polyensäurekonzentrationen oft sehr störend in Erscheinung tretenden unspezifischen Hintergrundabsorption beschäftigen sich u. a. die Arbeiten von Leupold u. Eberhagen (1958), Michaels (1958) und Jindo (1961). Über die Verwendung von Kaliumbutanolat und Natriumamid in flüssigem Ammoniak als Isomerisierungsreagenz berichten Sreenivasan u. Brown (1958) bzw. Abu Nasr u. Holman (1955); Ugelstad u. Mitarb. (1963) untersuchen den Einfluß des Lösungsmittels. Enzymatische Verfahren beschreiben MacGee (1959) und Süllmann (1961).

Bestimmung nach Holman u. Burr (1948)

Mit dieser Methode ist in der unten beschriebenen Modifikation für kleine Substanzeinsätze (Klenk u. Lindlar 1955) eine Vielzahl reinster Polyensäurepräparate untersucht worden (Klenk 1961), und es stehen dementsprechend zuverlässige Standardwerte für fast alle bekannten mehrfach ungesättigten Fettsäuren zur Verfügung (Tabelle 26). Die von Herb u. Riemenschneider (1953) angegebene und von der American Oil Chemist's Society empfohlene Methode weicht im wesentlichen nur hinsichtlich der Isomerisierungsdauer von dem von Holman u. Burr beschriebenen Verfahren ab. Da deren quantitative Aussagemöglichkeit auf Extinktionskoeffizienten beruht, die nicht mit derart reinen Polyensäuren gewonnen wurden, möchten wir der modifizierten Methode von Holman u. Burr den Vorzug geben. Auf eine Aufarbeitung der Lipoide zu den Fettsäuren verzichtet die auf S. 342ff. beschriebene Arbeitsweise von Holman u. Hayes (1958); hier werden vielmehr Isomerisierung und Vermessung des Spektrums an dem Gesamtlipoidextrakt durchgeführt. Es finden sich dort weitere methodische Literaturhinweise.

Reagenzien: Methanol p. a., aldehydfrei zur UV-Spektroskopie; Äthylenglykol puriss.; KOH p. a.

Herstellung der KOH-Glykollösung: In 100 ml frisch destilliertem Äthylenglykol (Kp 97° bei 12 Torr) werden 24,1 g KOH unter Erwärmen gelöst. Im Glykol enthaltenes Wasser kann durch langsames Erhitzen innerhalb einer Stunde auf 190° unter Durchleiten eines Stickstoffstromes durch die Lösung entfernt werden. Man erhält eine 21%ige Lösung, die unter Stickstoff im Kühlschrank aufbewahrt wird. Die KOH-Konzentration ist durch Titration zu kontrollieren.

Durchführung: 0,5 ml der KOH-Glykollösung werden in dickwandigen Reagenzgläsern aus hitzefestem Glas (100 × 12,5 mm) 15 Minuten lang auf genau 180° erhitzt. Dabei kann zur gleichmäßigen Durchmischung des Röhrcheninhaltes eine Apparatur nach Abb. 26 Verwendung finden. Die Reaktionslösung soll in jedem Fall durch Einleiten von Stickstoff vor oxydativen Verände-

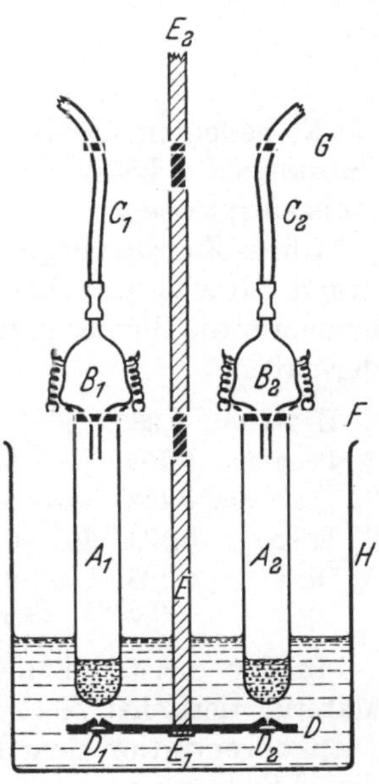

Abb. 26. Isomerisierungsapparatur. A_1 und A_2 Isomerisierungsgefäße. B_1 und B_2 Stickstoffeinleitungshauben, die über die Zuleitungen C_1 und C_2 und einen Blasenzähler mit dem Stickstoffreservoir verbunden sind. E Mittelstab, dessen Ende E_2 mit der Achse eines Laboratoriumsvibrators (z. B. Sartorius-Werke, Göttingen) verbunden und an dessen Ende E_1 die Mischplatte D für die Heizbadflüssigkeit angeschraubt ist. D enthält zur Erzeugung des Mischvorganges zahlreiche Löcher mit konisch aufgetriebenen Rändern, von denen zwei als D_1 und D_2 eingezeichnet sind. F scheibenförmige Halterung mit Bohrungen zur Aufnahme der Isomerisierungsgefäße A und mit Befestigungsringen für die Federn, die die Einleitungshauben B gegen die Röhrchen A drücken und letztere damit in F fixieren. F ist ebenso wie G fest mit dem Mittelstab E verbunden. G scheibenförmige Halterung für die Stickstoffzuleitungen C. H Heizbad, dessen Temperierung durch einen flachen Tauchsieder und Regelung über ein Kontaktthermometer nicht eingezeichnet sind.

rungen geschützt werden. Dann wirft man auf einer Scherbe (gevierteilte Deckgläser für mikroskopische Zwecke 18 × 18 mm, deren Ränder über einer kleinen Flamme glatt nach oben gebogen werden) eine eingewogene Probe der Fettsäuren (1,0 mg) oder der Fettsäuremethylester (1,05 mg) hinein. Nach genau 8 Minuten langem Erhitzen auf 180° wird das Röhrchen rasch unter fließendem Wasser abgekühlt. Mit aldehydfreiem Methanol überträgt man die Reaktionsmischung quantitativ in einen 100 ml-Meßkolben. Die nahezu farblose, klare Lösung kann über Nacht im Kühlschrank aufbewahrt werden. Eine Blindprobe ist in gleicher Weise zu behandeln. Die Messung erfolgt gewöhnlich in Küvetten von 1 cm Schichtdicke in einem Wellenbereich von 220—400 mμ.

Zur Bestimmung bereits vorgebildeter konjugierter Doppelbindungen ermittelt man im gleichen Wellenbereich die Absorption einer 0,01%igen methanolischen Lösung der nicht isomerisierten Fettsäuren.

Berechnung: Die gemessene Gesamtextinktion E bei der Wellenlänge λ setzt sich additiv aus den Einzelextinktionen der Substanzen zusammen:

$$E_\lambda = E_{\lambda_1} + E_{\lambda_2} + \cdots + E_{\lambda_n} = \sum_1^n E_{\lambda_n}$$

$$= e_{\lambda_1} \cdot c_1 + e_{\lambda_2} \cdot c_2 + \cdots + e_{\lambda_n} \cdot c_n = \sum_1^n e_{\lambda_n} \cdot c_n$$

Es bedeuten: e_λ die spezifischen Extinktionskoeffizienten der Substanzen 1 bis n bei der Wellenlänge λ, c die entsprechenden Konzentrationen.

Unter Zugrundelegung der in der Tabelle 26 wiedergegebenen Standardwerte berechnen sich danach die Konzentrationen in einem für die Blutserumlipoide typischen Fettsäuregemisch folgendermaßen:

% Hexaene: $0{,}2865 \cdot E_{374}$

% Pentaene: $0{,}155 \cdot E_{346} - 0{,}217 \cdot E_{374}$

% Tetraene: $0{,}142 \cdot E_{300} - 0{,}127 \cdot E_{346} - 0{,}033 \cdot E_{374}$

% Triene: $0{,}133 \cdot E_{268} - 0{,}119 \cdot E_{300} - 0{,}006 \cdot E_{346} - 0{,}053 \cdot E_{374}$

% Diene: $0{,}106 \cdot E_{234} - 0{,}0835 \cdot E_{268} - 0{,}020 \cdot E_{300} + 0{,}008 \cdot E_{346}$
$- 0{,}0285 \cdot E_{374}$

In den meisten Fällen kann man bei der Untersuchung von Material tierischer Herkunft die Voraussetzung machen, daß die Dienkonzentration dem Linolsäuregehalt, die Trienkonzentration dem Linolensäure- bzw. C_{20}-Triensäuregehalt, die Tetraenkonzentration dem Arachidonsäuregehalt, die Pentaenkonzentration dem C_{20}-Pentaensäuregehalt und die Hexaenkonzentration dem Clupanodonsäuregehalt entspricht.

Es sei darauf hingewiesen, daß die Extinktionsangaben der Tabelle 26 auf 1%ige Lösungen der Polyensäuren umgerechnet sind. Man muß also entweder die gemessenen E-Werte oder alle Koeffizienten des obigen Rechenganges mit 1000 multiplizieren, wenn man 1 mg Substanz zur Bestimmung einsetzt. Eine Kompensation der unspezifischen Hintergrundabsorption erfolgt bei dieser Berechnung nicht. Ergeben sich bei der Messung nur relativ geringe Extinktionsdifferenzen zwischen den Maxima und Minima, dann können diese sich sehr störend bemerkbar machen und zu falschen Ergebnissen führen. Man arbeitet in solchen Fällen vielleicht besser mit größeren Substanzeinwaagen (10 mg) bzw. mit höherkonzentrierten Meßlösungen (0,05—0,1%) oder trennt die gesättigten Fettsäureanteile vor der Isomerisierung ab. Alle Angaben zur rechnerischen Eliminierung der Hintergrundabsorption laufen darauf hinaus, daß man z. B. rechnerisch eine Tangente an die beiden benachbarten Minima legt und als tatsächliche Extinktion die Strecke zwischen dem Absorptionsmaximum und dem Schnittpunkt der Minimatangente mit dem durch den Bandenscheitelpunkt auf die Grundlinie gefällten Lot annimmt (BRICE u. SWAIN 1945; MAY 1952; RAMSAY 1952).

Zu erheblichen Abweichungen von den tatsächlichen Verhältnissen kommt es immer dann, wenn Blindwert und Substanzprobe nicht tatsächlich völlig gleichartig behandelt worden sind. So kann eine der beiden Lösungen stärker als die andere unspezifische Chromophore vor allem durch oxydative Vorgänge während der Isomerisierung gebildet haben, wie es in der Abb. 27 erläutert wird. Kurve B zeigt den in dieser Hinsicht häufigsten Fall mit einer stärkeren unspezifischen Absorption der Probelösung, Kurve C eine stärkere Färbung der Blindlösung und Kurve A, wie das Spektrum tatsächlich aussehen sollte. Aus diesem Grunde empfiehlt es sich auch, nicht nur die Extinktionen einiger Bandenmaxima zu bestimmen — zur Zeiteinsparung geschieht das häufig —, sondern die Messungen auf alle Maxima und auch auf die Minimapunkte auszudehnen, um so einen Anhalt für das vollständige Kurvenbild zu bekommen. Zeigen die Lösungen bereits vom Augenschein her unterschiedliche Färbungen, so ist die Isomerisierung auf jeden Fall zu wiederholen, wenn eine Berechnung der Polyenkonzentrationen angeschlossen werden soll.

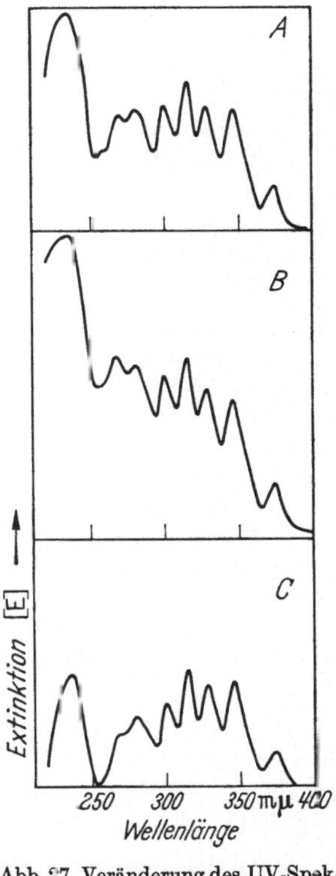

Abb. 27. Veränderung des UV-Spektrums konjugierter Polyenfettsäuren (A) durch eine erhöhte unspezifische Absorption in der Probelösung (B) oder in der Vergleichslösung (C).

Tabelle 26. *Extinktionen reiner, nach* HOLMAN u. BURR (1948) *in der Modifikation von* KLENK u. LINDLAR (1955) *alkaliisomerisierter Polyenfettsäuren* (nach EBERHAGEN u. DEBUCH 1964)

	Spezifische Extinktionen $[E]\,^{1\,\%}_{1\,cm}$ bei den Wellenlängen (mμ)				
	234	268	300	346	374
C$_{16}$ — Diensäure	975	—	—	—	—
— Triensäure	675	760	—	—	—
— Tetraensäure	415	550	1180	—	—
C$_{18}$ — Diensäure	890	—	—	—	—
— Triensäure	535	870	—	—	—
— Tetraensäure	560	560	650	—	—
C$_{20}$ — Diensäure	620	—	—	—	—
— Triensäure	614	665	—	—	—
— Tetraensäure	460	490	760	—	—
— Pentaensäure	410	350	510	700	—
C$_{22}$ — Diensäure	—	—	—	—	—
— Triensäure	600	610	—	—	—
— Tetraensäure	375	400	470	—	—
— Pentaensäure	400	400	500	645	—
— Hexaensäure	645	580	520	488	350

Untersuchung im Infrarotspektrum

Aus den Infrarotspektren der Fettsäuren kann man wichtige Aufschlüsse über das Vorhandensein bestimmter Atomgruppierungen im Molekül erhalten (s. KAUFMANN u. Mitarb. 1959; O'CONNOR 1961). Da die Durchführung derartiger Messungen wohl meistens in Speziallaboratorien erfolgt und die Auswertung der Spektren dem erfahrenen Fachmann vorbehalten bleiben wird, kann auf die Beschreibung der theoretischen und methodischen Grundlagen verzichtet werden (s. BRÜGEL 1957). Zur ersten Information über die Aussagemöglichkeiten dieser Methode soll eine Zusammenstellung der wichtigsten Schlüsselbanden in Abb. 28 dienen. Die festen gesättigten Fettsäuren werden im allgemeinen als KBr-Preßlinge aufgenommen, die ungesättigten als flüssiger Film zwischen Kochsalzplatten.

Wenn auch die Vermessung gewisser Absorptionsbanden — wie beispielsweise der CH-Deformationsschwingung der trans-C=C-Doppelbindung bei 10,3 μ — zu quantitativen Bestimmungsmethoden ausgebaut und, wie in diesem Fall, allen anderen Verfahren hinsichtlich der Aussagespezifität und der Einfachheit in der technischen Durchführung überlegen ist, so vermittelt doch im

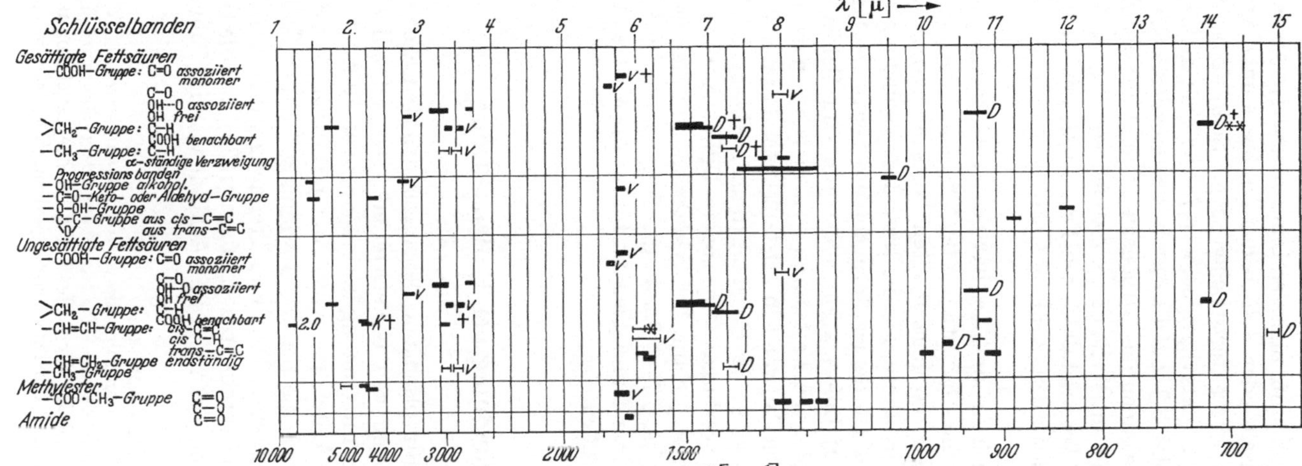

Abb. 28. Wichtige Schlüsselbanden für die spektroskopische Untersuchung der Fettsäuren im infraroten Wellenbereich. Es bedeuten: V Valenzschwingungen; 2.0 zweite Oberschwingung; † Bande kann zur quantitativen Bestimmung herangezogen werden; * Bande verschwindet bei mittelständigen Doppelbindungen in langkettigen Fettsäuren; ** Bande erscheint ab 4 CH₂-Gruppen in der Kette. Die Intensität der Banden ist folgendermaßen angegeben: —— schwach, ━━ mittel und ━━ stark.

allgemeinen das IR-Spektrum in erster Linie qualitative Aussagen durch das Vorhandensein oder Fehlen der für bestimmte Atomgruppenschwingungen charakteristischen sog. Schlüsselbanden. Die Schwingungen der Carboxylgruppe bei 5,7—5,8 μ für die C=O-Gruppierung und bei 3,3, 3,7 und 10,7 μ für die assoziierte OH ... O-Gruppierung kennzeichnen die Carbonsäuren, und aus der Zahl der Progressionsbanden im Wellenlängenbereich von 7,4 bis 8,5 μ kann die Kettenlänge bei kristallisierten Fettsäuren mit mehr als 12 C-Atomen ermittelt werden (Zahl der C-Atome $= 2 \times$ Bandenzahl $+$ 2).

Weiterhin lassen sich Art und Ausmaß des Verzweigungsgrades in vielen Fällen durch die Absorptionen bei 6,8—6,9, 7,25, 7,8 und 8,0 μ erkennen. Die für die ungesättigten Fettsäuren wichtigste Bande ist die bereits erwähnte, für die trans-Doppelbindung charakteristische bei 10,3 μ. Die der cis-Form entsprechende überlagert sich leider mit der OH-Deformationsschwingung im Gebiet um 10,7 μ. Da die ungesättigten Fettsäuren sich meistens nur unter erheblichem technischen Aufwand in kristallisierter Form aufnehmen lassen, mißt man sie in der Regel als dünnen Flüssigkeitsfilm und nimmt die damit verbundene geringere Differenzierung des Spektrums notgedrungen in Kauf. Methylester erkennt man neben der C=O-Schwingung bei 5,7—5,8 μ an den Absorptionen bei 8,0, 8,3—8,4 und 8,5 μ und an dem Fehlen der für die assoziierten OH-Gruppen typischen Banden.

9. Untersuchung der Gallensäuren*

Das Vollblut bzw. Blutplasma des lebergesunden Menschen enthält nur geringe Mengen von Gallensäuren[1]. Das schränkt die Möglichkeiten zu ihrer Auftrennung im präparativen Maßstab ein, da sich viele der entwickelten Trennverfahren nur für größere Substanzeinsätze eignen, wie sie bei der Gewinnung aus der Gallenflüssigkeit u. ä. möglich sind. Die alten Trennungsgänge basieren auf der Feststellung von WIELAND u. SEIBERT (1939), daß die Oxycholansäuren basisch reagieren und ihre Acidität von der Zahl der

---

* Von B. FROSCH und H. WAGENER.

[1] In diesem Abschnitt werden folgende Abkürzungen verwendet: C für Cholsäure, DC für Desoxycholsäure, CDC für Chenodesoxycholsäure, UDC für Ursodesoxycholsäure und LC für Lithocholsäure. Die Glycinkonjugate werden durch Vorsetzen von G, die Taurinkonjugate durch Vorsetzen von T bezeichnet.

Hydroxylgruppen im Molekül abhängt. So lassen sich aus einer ätherischen Lösung der Gallensäuren mit 15%iger Salzsäure die Cholsäure und mit 25%iger HCl die beiden Dihydroxycholansäuren extrahieren, während die Lithocholsäure fast vollständig im Äther zurückbleibt. Heute werden wohl ausschließlich chromatographische Methoden zu ihrer Isolierung angewendet. AHRENS u. CRAIG (1952a) gelang mit Hilfe der Gegenstromverteilung eine nahezu vollständige Auftrennung der in Frage kommenden Gallebestandteile ohne Veränderung der Substanzen. Mit den von ihnen angegebenen Lösungsmittelsystemen versuchten in der Folgezeit verschiedene Autoren eine säulen- oder papierchromatographische Zerlegung der Gemische zu erreichen. Machten schon die Papier- und neuerdings die Dünnschichtchromatographie durch Elution entsprechender Chromatogrammbezirke und anschließende kolorimetrische Bestimmung eine quantitative Analyse im Mikromaßstab möglich, so erleichterte zusätzlich die Gaschromatographie die Erfassung der verschiedenen Cholansäurederivate.

Zum qualitativen und quantitativen Nachweis der Gallensäuren sind zahlreiche Farbreaktionen ausgearbeitet worden. Viele von ihnen beruhen auf dem altbekannten kolorimetrischen Nachweis von Pettenkofer, der jedoch relativ unspezifisch ist. Die Absorptionsmessung mit monochromatischem Licht im ultravioletten, sichtbaren oder infraroten Wellenbereich hat aber spezifische qualitative und quantitative Aussagen möglich gemacht.

A. Präparative Verfahren

a) Gewinnung als freie Gallensäuren
nach BERGSTRÖM u. SJÖVALL (1954), sowie ISAKSSON (1954)

Die Gallensäuren dienen dem tierischen Körper als Emulsionsbildner und Lösungsvermittler für andere Lipoide. Da sie mehrere hydrophile Gruppen enthalten, ergeben die üblichen Extraktionsmethoden zur Gewinnung der Serumlipoide keine quantitativen Ausbeuten. Zur Extraktion freier Gallensäuren aus dem Serum hat sich das nachfolgende Verfahren bewährt. Dabei wird das Serumeiweiß durch Äthanol ausgefällt. Die Gallensäuren werden alkalisch hydrolysiert und nach Ansäuern mit Äther ausgeschüttelt. Die Abtrennung der Lipoide erfolgt durch Verteilung zwischen 70%igem Äthanol und Petroläther.

Reagenzien: Äthanol 70%ig; Äthanol absolut; n Natronlauge p.a.; 2,5n Salzsäure p. a.; Diäthyläther p. a.; Petroläther redest., Kp 40—70° C.

Durchführung: Die Serumprobe (2 ml) wird mit dem fünffachen Volumen absoluten Äthanol versetzt. Der durch Zentrifugieren abgetrennte klare Überstand wird dekantiert, der Eiweißniederschlag mehrfach mit Äthanol nachgewaschen. Die vereinigten Äthanolextrakte werden im Vakuum zur Trockene gebracht, mit 30 ml n Natronlauge versetzt und 5 Stunden lang im Rückfluß gekocht. Anschließend wird mit 50 ml dest. Wasser versetzt, die Lösung durch tropfenweises Zugeben von 2,5n Salzsäure angesäuert und dreimal mit je 50 ml Äther extrahiert. Die vereinigten Ätherextrakte werden mit dest. Wasser gewaschen, bis sie säurefrei sind, und zur Trockene eingedampft. Dann erfolgt eine dreimalige Verteilung des Verdampfungsrückstandes zwischen 100 ml 70%igem Äthanol und Petroläther (Mischungsverhältnis 1:1). Die vereinigten äthanolischen Extrakte werden zur Trockene gebracht und das Ausgangsvolumen jeweils durch Zugabe von 70%igem Äthanol wieder eingestellt. Bei diesem Vorgehen werden die Gallensäuren des Blutes nahezu quantitativ als freie Gallensäuren gewonnen. Der Endextrakt enthält allerdings als Verunreinigungen noch geringe Lipoidmengen, die vor der weiteren Aufarbeitung durch chromatographische Verfahren abgetrennt werden müssen.

b) Säulenchromatographische Trennung

Die gebräuchlichsten Verfahren zur säulenchromatographischen Auftrennung von Gallensäuregemischen verwenden ein Umkehrphasensystem nach dem von HOWARD u. MARTIN (1950) angegebenen Prinzip oder die von AHRENS u. CRAIG (1952a) zur Gegenstromverteilung erprobten Lösungsmittelgemische mit verdünnter wässeriger Essigsäure als stationärer Phase in der Säule. Auch die Chromatographie von Gallensäuremethylestern in Kieselgelsäulen gibt eine verwertbare Trennung (WOOTTON 1953). Durch Kombination der verschiedenen Methoden kommt man zu einer weitgehenden Auftrennung der Gemische. Aluminiumoxydsäulen eignen sich vor allem zur Reinigung der Gallensäuren (GRIESSMANN u. FALCK 1948), wobei die Gallensäuren unmittelbar vor den Gallenfarbstoffen wandern und entweder aus der zerschnittenen Säule oder mit 0,1n Sodalösung durchlaufend eluiert werden können.

BERGSTRÖM u. SJÖVALL (1951) arbeiteten mit einem Umkehrphasensystem. Ihre Methodik wurde später von NORMAN (1953) verbessert. Je nach den angewendeten Elutionsmitteln lassen sich dabei TC, GC und C oder TC, TDC und TLC oder GLC, C und GDC oder GC und C voneinander trennen. HAUTON (1962) verwendet zur Elution ein Gradientenverfahren und kann auf diese Weise reine

Tri-, Di- und Monohydroxycholansäuren als freie Gallensäuren gewinnen. SJÖVALL (1953) beschreibt die Trennung freier Gallensäuren.

MOSBACH u. Mitarb. (1954a) geben eine verteilungschromatographische Säulentechnik an, die sich auf die Untersuchungen von AHRENS u. CRAIG (1952a) zur Verteilung der Gallensäuren zwischen wässerigen Essigsäurelösungen und lipophilen Lösungsmittelgemischen als mobile Phase stützt. Sie erreichen eine Auftrennung in LC, DC, α-Hyodesoxycholsäure, C und Dehydrocholsäure, mit einem anderen Fließmittelgemisch die Abtrennung der LC von Stearinsäure.

Schwierigkeiten bereitet die Gewinnung reiner Testsubstanzen, vor allem der konjugierten Gallensäuren. Die im Handel erhältlichen Proben sind alle mehr oder weniger uneinheitlich und müssen vor der Verwendung gereinigt werden. Da die präparative Darstellung von konjugierten Gallensäuren aus biologischem Material mühevoll und hinsichtlich der Reinheit der Endprodukte unsicher ist, stellt man sich die Konjugate zweckmäßigerweise selbst her. Dazu werden von den gereinigten freien Gallensäuren die Tri-n-butylamin-Salze gewonnen. In Äthylchlorocarbonat entstehen daraus die gemischten Anhydride, die nach Zugabe von Glykokoll bzw. Taurin die konjugierten Gallensäuren ergeben (BERGSTRÖM u. NORMAN 1953; NORMAN 1955). Die Ausbeuten bewegen sich nach Angabe der Autoren zwischen 45 und 95%. Die nicht umgesetzten freien Gallensäuren müssen säulenchromatographisch abgetrennt werden, was erfahrungsgemäß aber keine großen Schwierigkeiten macht, da bei Verwendung gereinigter Gallensäuren als Ausgangssubstanz die anfallenden Gemische von konjugierten und freien Gallensäuren große R_F-Unterschiede besitzen.

Werden z. B. für Stoffwechselbilanzuntersuchungen radioaktivmarkierte Verbindungen benötigt, so kann man sich diese nach den von BERGSTRÖM u. Mitarb. (1953) angegebenen Verfahren herstellen. Die Markierung von C, DC, CDC und LC mit ^{14}C oder ^{13}C in der Carboxylgruppe erfolgt dabei über eine Nitrilsynthese mit entsprechend markiertem Cyanid.

Umkehrphasenchromatographie zur Trennung freier und konjugierter Gallensäuren nach NORMAN (1953)

NORMAN (1953) beschreibt die Trennung konjugierter und freier Gallensäuren mit verschiedenen lipophilen stationären Phasen und wässerigen Methanollösungen oder reinem Wasser als Eluentien. Die stationäre Phase wird durch silanisiertes Kieselgur in der Säule gehalten. Mit den in der Tab. 27 wiedergegebenen Phasensystemen sind folgende Trennungen möglich: System (A): TC, GC und C, System (C): GC, C und GDC, System (D): TC, TDC und TLC, System (G): GC und C. Die Dimensionierung der Trennsäule und der Lösungsmittelvolumina ist für Substanzmengen von 15—20 mg geeignet.

Tabelle 27. *Phasensysteme zur Trennung der Gallensäuren* nach NORMAN(1953)

	Mobile Phase	Stationäre Phase
System (A)	180 ml Methanol 120 ml dest. Wasser	45 ml Chloroform 5 ml Heptan
System (C)	150 ml Methanol 120 ml dest. Wasser	50 ml iso-Octanol 50 ml Chloroform
System (D)	300 ml dest. Wasser	100 ml n-Butanol
System (G)	55 ml dest. Wasser 255 ml Methanol	50 ml Heptan

Reagenzien: Hyflo-Supercel Filterhilfe (Serva Entwicklungslabor, Heidelberg); Dichlordimethylsilan puriss. (Wacker-Chemie, München; Fluka AG, Buchs-Schweiz); Methanol p. a.; Chloroform p. a.; Heptan puriss. redest.; Iso-Octanol puriss, redest.; n-Butanol puriss.

Durchführung: Die Silanisierung des Hyflo-Supercel ist auf S. 188 beschrieben. Die jeweiligen in der Tab. 27 aufgeführten Phasensysteme werden durch wenigstens 15 Minuten langes Schütteln im Scheidetrichter bei der Temperatur, die später auch während der chromatographischen Trennung eingehalten wird, äquilibriert. Dann verrührt man sorgfältig 4,5 g des silanisierten Kieselgurs mit 4 ml der stationären Phase, schwemmt es in der mobilen Phase zu einem dünnflüssigen Brei auf und gießt diesen in eine 300 mm lange Säule entsprechend der Abb. 3 oder 4, die einen Innendurchmesser von 12 mm besitzen soll. Wenn die überstehende Lösung eben vollständig in die Säulenfüllung eingesickert ist, trägt man die in 1—2 ml mobiler Phase oder evtl. reinem Methanol gelöste Substanz vorsichtig auf die Säulenoberfläche auf und beginnt mit der Elution durch das Fließmittel. Das Eluat fängt man in geeigneten Portionen (2—4 ml) unter Verwendung eines Syphons auf und bestimmt titrimetrisch den Gehalt in den Einzelfraktionen.

Umkehrphasenchromatographie zur Trennung der freien Gallensäuren nach SJÖVALL (1953)

SJÖVALL schlägt zur Auftrennung der freien Gallensäuren eine ähnliche Technik mit Chloroform-Heptan 9:1 als stationärer und 60%igem wässerigen Methanol als mobiler Phase vor. Normalerweise verwendet er zur Bindung der stationären Phase 4,5 g silanisiertes Hyflo-Supercel. Als maximale Säulenfüllung gibt er 80 g Supercel an und kann dann in einem Durchlauf 0,6 g Gallensäuren trennen. Wie im vorstehenden Verfahren werden die eluierten Gallensäuren titrimetrisch bestimmt. Zur Reinheitsuntersuchung der isolierten Komponenten kann die Dünnschichtchromatographie (s. S. 219) herangezogen werden.

Verteilungschromatographie zur Trennung der freien Gallensäuren nach MOSBACH u. Mitarb. (1954a)

Die säulenchromatographische Zerlegung von Gallensäuregemischen ist weiterhin mit 70%iger wässeriger Essigsäure als stationärer Phase und Petroläther-Isopropyläther als Eluens möglich. Während des Trennvorganges wird die Polarität des Fließmittels durch Erhöhung des Isopropyläthergehaltes gesteigert. Dabei ergibt sich folgendes Trennschema:

Eluens:	*Eluierte Komponenten:*
Petroläther	Lithocholsäure
40% Isopropyläther in Petroläther	Desoxycholsäure, α-Hyodesoxycholsäure
60% Isopropyläther in Petroläther	Cholsäure, Dehydrocholsäure

Mit dem Fließmittelgemisch 95%iges Methanol–n-Heptan gelingt die Trennung von LC und Stearinsäure, mit einem Petroläther-Isopropyläthergemisch mit zunehmender Isopropylätherkonzentration (40—60%) lassen sich DC und C voneinander, mit Petroläther allein Fettsäuren von den Gallensäuren abtrennen. Die quantitative Bestimmung der eluierten C, DC und CDC erfolgt durch Messung ihrer UV-Absorption in 65%iger Schwefelsäure.

Konjugierte und freie Gallensäuren kann man nach GÄNSHIRT u. Mitarb. (1960) säulenchromatographisch trennen, wenn man als Trägermaterial Kieselgel Merck Nr. 7733, als mobile Phase für freie Gallensäuren Toluol-Eisessig-Wasser 5:5:1 und für konjugierte Gallensäuren Butanol-Eisessig-Wasser 10:1:1 verwendet.

B. Analytische Verfahren

a) Chemische Bestimmungen

Von den zahlreichen Reaktionen zum Nachweis der Gallensäuren ist zunächst die Pettenkofersche Reaktion zu nennen, bei der Cholsäure nach Versetzen mit Schwefelsäure und Rohrzucker eine rotviolette Farbe entwickelt. Diese Reaktion ist relativ empfindlich, aber unspezifisch. Von den zahlreichen Modifikationen (z. B. REINHOLD u. WILSON 1932; SCHEINFINKEL 1933) sei die spektrophotometrische Bestimmung von DC in Gegenwart anderer Gallensäuren nach SZALKOWSKI u. MADER (1952) erwähnt. Nach Versetzen mit Salicylaldehyd und verdünnter Schwefelsäure entwickelt DC eine charakteristische Absorption mit einem Maximum bei 680 mμ, während die Absorption durch andere Gallensäuren gering ist. Die quantitative Bestimmung von C und CDC beim gleichzeitigen Vorliegen beider Gallensäuren kann nach ABE (1937) bzw. der Modifikation nach KAWAGUCHI (1938) durchgeführt werden. Das Reaktionsgemisch setzt sich aus Phosphorsäure (78 bzw. 89%ig) und einer Vanillin-Alkohollösung zusammen. PRATT u. CORBITT (1952) untersuchten ebenfalls die Phosphorvanillinreaktion und entwickelten auf Grund der unterschiedlichen Absorption von DC und C bei 545 bzw. 475 mμ ein Verfahren, diese beiden Gallensäuren gleichzeitig durch Messung der beiden Maximalextinktionen zu bestimmen.

RAUE (1926) wandte erstmalig die von HAMMARSTEN (1925) eingeführte Reaktion an, bei der Cholsäure mit konzentrierter Schwefelsäure eine intensive grünliche Fluoreszenz entwickelt. JENKE u. BANDOW (1937) zeigten, daß die Schwefelsäure-Fluoreszenzreaktion nicht ohne weiteres als spezifischer Nachweis für Gallensäuren gelten darf, da begleitende Stoffe wie Indikan, Cholesterin, Dihydrocholesterin, Ölsäure und Linolsäure die Fluoreszenz stören. In der Modifikation von MINIBECK (1938) wird statt Schwefelsäure ein Eisessig-Schwefelsäure-Gemisch benützt. Fluorimetrische Untersuchungen der Methylester von C, DC, CDC und LC wurden von TURNER u. Mitarb. (1957) durchgeführt. Die nach Zusatz von konzentrierter Schwefelsäure entwickelte Fluoreszenz gestattet Konzentrationen zwischen 1—10 μg mit einer Genauigkeit von 0,5 μg zu erfassen.

Die von BANDOW gefundene charakteristische UV-Absorption von C und DC in Schwefelsäure wurde von MOSBACH u. Mitarb. (1954b) dazu benützt, die beiden Gallensäuren simultan zu bestimmen. Die von KIER (1952) angegebene Originalmethode wurde dadurch ergänzt, daß die beiden Gallensäuren nach 15 Minuten langem Erhitzen in 65%iger Schwefelsäure verschiedene Maximalabsorptionen besitzen. Allerdings wird darauf hingewiesen, daß die CDC bei dem angewandten Verfahren die gleiche Absorption wie die DC besitzt, was eine Anwendung auf biologisches Material, in dem diese beiden Gallensäuren gleichzeitig vorkommen, ausschließt. Die Bestimmung von CDC in Gegenwart von C, DC und LC kann nach Isaksson (1954) mit Hilfe einer modifizierten Liebermann-Burchard-Reaktion vorgenommen werden. CDC zeigt, mit Äthyl-acetat-konz. Schwefelsäure (15:1) vermischt, nach Zugabe von Essigsäureanhydrid eine spezifische Extinktion bei 615 mμ, während in diesem Bereich die übrigen Gallensäuren nicht oder nur wenig absorbieren. Allerdings müssen die zur Messung gelangenden Ansätze streng cholesterinfrei sein, da Cholesterin in diesem Bereich eine die CDC übersteigende Absorption aufweist.

Besonders für dünnschichtchromatographische Untersuchungen ist interessant, daß die bisher nicht zu trennenden Dihydroxycholansäuren (CDC und DC bzw. ihre Konjugate) einzeln mit Äthyl-acetat-Schwefelsäure-Essigsäureanhydrid bzw. mit Salicylaldehyd-Schwefelsäure-Eisessig quantitativ bestimmt werden können (Frosch u. Wagener 1964).

Quantitative Bestimmung
nach Gänshirt u. Mitarb. (1960)

Gallensäuren zeigen nach Versetzen mit 65%iger Schwefelsäure und Erwärmen charakteristische Absorptionsspektren nach Abb. 29. Die Reaktionsbedingungen sind zur Erzielung reproduzierbarer Meßwerte exakt einzuhalten; Peroxyde und Fe(III)-Chlorid (aus unreinen Lösungsmitteln) beeinflussen die Ergebnisse (Erikson u. Sjövall 1955). Die spektrophotometrisch zu bestimmenden Extinktionswerte verhalten sich linearproportional der eingesetzten Gallensäuremenge (Abb. 30). Die Methode wurde von Sjövall (1959) auf papierchromatographisch, von Gänshirt u. Mitarb. (1960), sowie von Frosch u. Wagener (1964) auf dünnschichtchromatographisch getrennte Gallensäuren angewendet.

Es muß darauf hingewiesen werden, daß die Methode lediglich für die quantitative Bestimmung rein vorliegender Gallensäuren geeignet ist. Spezielle Fragestellungen, wie z. B. die quantitative Analyse der chromatographisch nur ungenügend zu trennenden und deshalb bei der Bestimmung gemeinsam vorliegenden freien und konjugierten Dihydroxycholansäuren, erfordern ein differenzier-

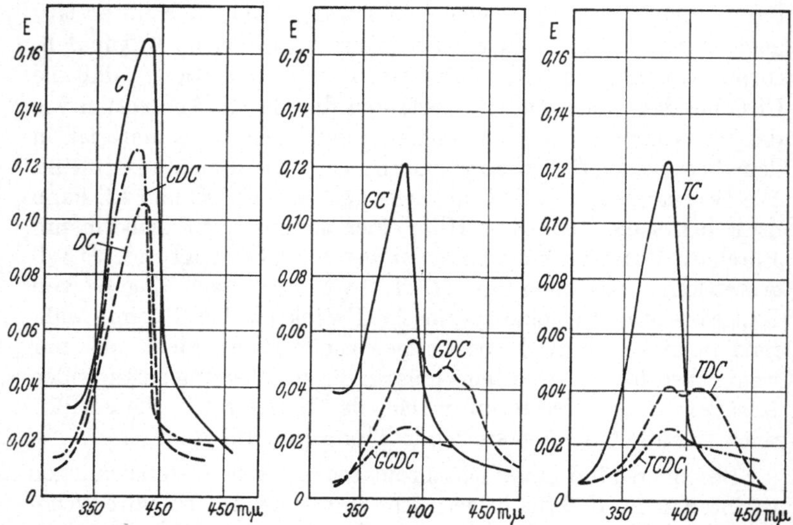

Abb. 29. Absorptionsspektren der Gallensäuren nach Behandlung mit 65%iger Schwefelsäure nach GÄNSHIRT u. Mitarb.(1960). Es wurden jeweils 10 µg zur Bestimmung eingesetzt.

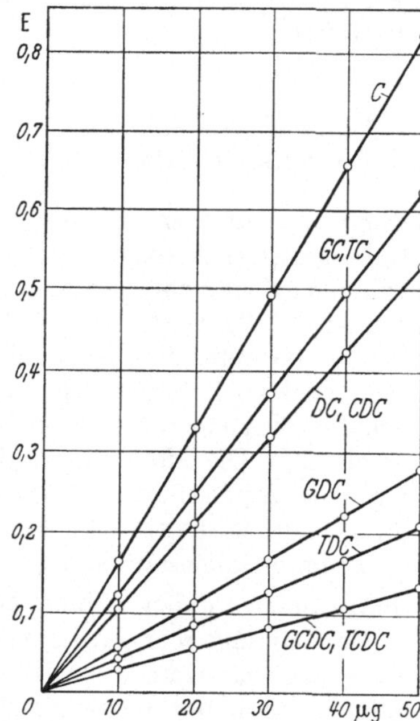

Abb. 30. Beziehungen zwischen der Gallensäuremenge und der Extinktion des Reaktionsproduktes bei 386 mµ nach Behandlung mit 65%iger Schwefelsäure nach GÄNSHIRT u. Mitarb. (1960).

teres Vorgehen (FROSCH u. WAGENER 1964; FROSCH u. Mitarb. 1964).

Reagenzien: Schwefelsäure p. a., 65%ig; Äthanol p. a., 70%ig.

Durchführung: Von den zu untersuchenden Gallensäuren werden äthanolische Lösungen hergestellt (20 mg Substanz auf 10 ml 70%igen Äthanol, so daß in 0,01 ml 20 μg Substanz enthalten sind) und davon entsprechende Mengen (z. B. 10 bis 80 μg) mit einer Agla-Mikrometerspritze in Zentrifugengläschen übergeführt. Nach Abdampfen des Äthanols werden 3 ml 65%ige Schwefelsäure zugegeben. Nach einstündigem Erwärmen auf 60° erfolgt die Ablesung gegen gleich behandelte Leerwerte. Da bei diesem Vorgehen C, CDC, DC, GCDC, GDC, TC, TCDC und TDC ein Absorptionsmaximum zwischen 380 und 395 mμ besitzen, hat es sich bewährt, die Ablesungen bei 386 mμ durchzuführen. Nach Aufstellen von Eichkurven können in gleicher Weise gallensäurehaltige Lösungen unbekannter Konzentration untersucht werden.

b) Chromatographische Untersuchungen

Papierchromatographisch kann mit n-Propylalkohol-Monoäthanolamin-Wasser bzw. Ammoniak 90:5:5 bzw. 90:2:8 die Trennung von DC, Dehydrocholsäure, C und Norcholansäure (KRITCHEVSKY u. KIRK 1952), mit Toluol-Eisessig-Wasser 40:40:8 (BEYREDER u. RETTENBACHER-DÄUBNER 1953) die Trennung von TC, GC, DC, C und Dehydrocholsäure erzielt werden. Seit 1953 erschienen von SJÖVALL u. Mitarb. eine Reihe von Arbeiten, aus deren Erfahrungen SJÖVALL (1959) eine zusammenfassende Darstellung über die papierchromatographische Trennung der Gallensäuren gegeben hat. HAMILTON u. DIECKERT (1959) trennten eine Reihe von Gallensäuren auf kieselgelimprägniertem Papier mit den Fließmitteln Benzol-Äthanol 100:5, 100:9 oder 100:11. Hervorzuheben sind bei dieser Technik die schnelle Laufzeit und die Möglichkeit zur Anfärbung der Chromatogramme mit agressiven Lösungen.

GÄNSHIRT u. Mitarb. (1960) benutzten die Dünnschichtchromatographie zur Trennung einiger beim Menschen vorkommender Gallensäuren. Auf den Dünnschichtplatten lassen sich freie und konjugierte Gallensäuren, nicht dagegen aber die beiden konjugierten Dihydroxycholansäuren voneinander trennen. WAGENER u. FROSCH (1963) arbeiteten ein zweidimensionales Verfahren zur Trennung freier und konjugierter Gallensäuren auf einer Dünnschichtplatte aus, das DC und CDC als freie Gallensäuren trennt. Eindimensional können freie und konjugierte Gallensäuren ebenfalls ohne Trennung der Dihydroxycholansäuren chromatographiert werden (HOFMANN 1962b; FROSCH u. WAGENER 1963). Die Trennung der beiden Isomere DC und CDC gelingt nach ENEROTH (1963) mit Trimethylpentan-Äthylacetat-Essigsäure 10:10:20 oder nach HAMILTON (1963) mit Isooctan-Isopropyläther-Eisessig 2:1:1. Wie bei der Papierchromatographie können die dünnschichtchromatographisch getrennten Gallensäuren eluiert und dann quantitativ bestimmt werden.

Die gaschromatographische Trennung der beim Menschen vorkommenden Gallensäuren wurde von VANDENHEUVEL u. Mitarb. (1960) und BLOMSTRAND (1961), einer Vielzahl substituierter freier Cholansäuren von SJÖVALL u. Mitarb. (1961) durchgeführt. Die in der Menschengalle vorkommenden Gallensäuren werden bei dem von BLOMSTRAND angegebenen Verfahren extrahiert, hydrolysiert und als Methylester untersucht. Als Trägermaterial wird Celite (80/100 mesh), als stationäre Phase Silicon-Elastomer benutzt. Da bei hohen Temperaturen (245—280°) gearbeitet werden muß, ist eine Anwendung der Methode zur Analyse der konjugierten Gallensäuren noch nicht gelungen.

Papierchromatographische Trennung
nach SJÖVALL (1959)

Reagenzien: Äthanol 99,5%ig und 96%ig, redest.; Eisessig p. a. 97—99%ig; Ameisensäure p.a. 98—100%ig, redest.; Äthylenchlorid puriss.; Isoamylacetat puriss.; n-Heptan puriss.; 0,5n Salzsäure p. a.

Durchführung: Whatman 3 MM Filterpapier wird in Streifen geeigneter Größe geschnitten und in folgender Reihenfolge vorgewaschen: 400 ml 96%iges Äthanol, 400 ml 0,5n Salzsäure, 400 ml dest. Wasser, 400 ml 96%iges Äthanol, 150 ml Isoamylacetat und 400 ml 96%iges Äthanol. Vor dem Gebrauch werden die Streifen bei 100° C getrocknet. Das zu analysierende Gallensäuregemisch (bzw. Nativgalle oder Duodenalsekret) wird punktförmig auf eine Startlinie aufgetragen, die sich bei der aufsteigenden Chromatographie 30 mm oberhalb, bei der absteigenden 25 mm unterhalb des Streifenendes befinden soll. Die Wahl der mobilen und stationären Phasen richtet sich nach den zu trennenden Gallensäuren:

System G_a für die Trennung von Glycinkonjugaten, wenn GCDC und GDC nicht gleichzeitig vorhanden sind: Aufsteigende Entwicklung; Laufzeit 6—8 Stunden; mobile Phase 70% Äthylenchlorid in Heptan; stationäre Phase 70% Eisessig in Wasser. Die Streifen werden vorher 6—8 Stunden mit den beiden Phasen äquilibriert.

System G_d für die Trennung von Glycinkonjugaten, wenn GCDC und GDC gleichzeitig vorhanden sind: Absteigende Entwicklung; Laufzeit etwa 18 Stunden; mobile Phase 50% Äthylenchlorid in Heptan; stationäre Phase und Äquilibrierung wie bei G_a.

System T_a für die Trennung der TC von den beiden taurinkonjugierten Dihydroxycholansäuren: Aufsteigende Entwicklung; Laufzeit 20 Stunden; mobile Phase 85% Isoamylacetat in Heptan; stationäre Phase 70% Ameisensäure in Wasser. Die Streifen sollen ½ Stunde vor der Entwicklung mit den beiden Phasen äquilibriert werden.

System T_d für die Trennung der taurinkonjugierten Dihydroxycholansäuren: Absteigende Entwicklung; Laufzeit etwa 40 Stunden; mobile Phase 80% Isoamylacetat in Heptan; stationäre Phase wie bei G_a; Äquilibrierung wie bei T_a.

System F_a zur Trennung freier Gallensäuren, wenn CDC und DC nicht gleichzeitig vorhanden sind: Aufsteigende Entwicklung; Laufzeit etwa 6 Stunden; mobile Phase 40% Äthylenchlorid in Heptan; stationäre Phase wie bei G_a. Die Streifen sollen 16 Stunden vor Chromatographiebeginn mit den Phasen äquilibriert werden.

System F_d zur Trennung der freien Gallensäuren, wenn CDC und DC gleichzeitig vorhanden sind: Absteigende Entwicklung; Laufzeit etwa 18 Stunden; mobile Phase 20% Äthylenchlorid in Heptan; stationäre Phase wie bei G_a; Äquilibrierung wie bei F_a.

Mit den aufgeführten Trennsystemen gelingt eine weitgehende chromatographische Trennung der wichtigsten beim Menschen bekannten freien und konjugierten Gallensäuren. Lediglich die Trennung der taurinkonjugierten CDC und DC ist schwierig und gelingt nur, wenn von beiden Gallensäuren relativ große Mengen vorliegen.

Nach der chromatographischen Entwicklung werden die Gallensäureflecke durch Besprühen des Leitchromatogramms mit einer 15%igen äthanolischen Phosphormolybdänsäurelösung lokalisiert, ausgeschnitten und mit Äthanol eluiert. Die quantitative Bestimmung der eluierten Gallensäuren erfolgt nach S. 215.

Dünnschichtchromatographische Trennung
nach GÄNSHIRT u. Mitarb. (1960)

Reagenzien: Kieselgel G für die Dünnschichtchromatographie; Essigsäure p. a.; Toluol p. a.; n-Butanol; Schwefelsäure p. a., 65%ig; Phosphormolybdänsäure-Reagenz (5%ige Lösung in Äthanol-Äther 1:1).

Durchführung: Die Herstellung der Dünnschichtplatten erfolgt nach STAHL. Das Mischungsverhältnis Kieselgel-Wasser beträgt

1:2. Die lufttrockenen Platten werden vor dem Auftragen durch
20 Minuten langes Erhitzen auf 100° C aktiviert. Das Auftragen der
zu trennenden Gallensäuregemische erfolgt mit einer Agla-Mikrometerspritze 2,5 bis 3 cm oberhalb des unteren Plattenrandes. Freie
Gallensäuren werden in der Oberphase von Toluol-Eisessig-Wasser
5:5:1, konjugierte Gallensäuren in Toluol-Eisessig-Wasser 10:10:1
aufsteigend getrennt. Die Laufzeiten betragen bei einer Laufstrecke
von 16 cm 1,5 bis 4 Stunden. Die Platten werden an der Luft getrocknet und die getrennten Gallensäuren durch Besprühen der
Leitchromatogramme mit Phosphormolybdänsäure lokalisiert. Die
gallensäurehaltigen Kieselgelbereiche werden mit einer Rasierklinge
abgetragen, in Zentrifugengläschen gebracht und mit 3 ml 65%iger
Schwefelsäure versetzt. Die Gallensäuren werden während des anschließenden einstündigen Erwärmens auf 60° unter gelegentlichem
Umrühren eluiert. Danach erfolgt die spektrophotometrische Bestimmung nach S. 215.

Bei diesem Vorgehen werden die Trihydroxycholansäuren rasch
von den Dihydroxycholansäuren getrennt. Da sich jedoch letztere
nicht voneinander trennen, erfordert ihre spektrophotometrische
Bestimmung nach der Schwefelsäurereaktion ein gesondertes Vorgehen oder den Einsatz spezifischer Nachweisreaktionen für die bei
der Bestimmung gemeinsam vorliegenden DC und CDC bzw. ihrer
Konjugate (FROSCH u. WAGENER 1964).

Gaschromatographische Trennung
nach SJÖVALL u. Mitarb. (1961)

Zur gaschromatographischen Trennung der Gallensäuren gelten
in besonderem Maße die zur Gaschromatographie der Fettsäuren
gemachten kritischen Bemerkungen (s. S.183ff). Bei den Gallensäuren
schränken weiterhin die erforderlichen hohen Säulentemperaturen
die Auswahl der Trennflüssigkeiten wesentlich ein, da nur thermo-
stabile Materialien verwendet werden können. SJÖVALL u. Mitarb.
(1961) benutzen einen synthetischen methyl- und phenylsubsti-
tuierten Silicongummi als stationäre Phase in der Trennsäule; sie
untersuchten die Trenneffekte zweier Chargen mit unterschiedlichem Phenylgruppengehalt an insgesamt 34 Gallensäuren oder
ihrer Derivate. Die Tab. 28 gibt die dabei ermittelten relativen
Retentionszeiten der wichtigsten natürlich vorkommenden Vertreter als Methylester wieder. Angaben zur quantitativen Auswertung
der Chromatogramme wurden nicht gemacht.

Reagenzien: Gas-Chrom P, 100—120 mesh (Fa. Applied Science
Laboratories; Fa. Serva Entwicklungslabor, Heidelberg) oder ähnli-

ches Kieselgel; Salzsäure konz.; Dimethyldichlorsilan (Fa. Schuchardt, München); Aceton p. a.; Toluol p. a.; Methanol p. a.; Silicongummi SE 52 (Fa. Applied Science Lab., State College, Pa., USA; Fa. Serva, Heidelberg).

Tabelle 28

Relative Retentionsvolumina einiger Gallensäuremethylester bei der gaschromatographischen Trennung mit Silicongummi SE 52 als stationärer Phase bezogen auf Desoxycholsäuremethylester nach Sjövall u. Mitarb. (1961). *Einzelheiten der Trennbedingungen s. Text. Es wurden zwei SE 52-Chargen verwendet, die sich im Gehalt an Phenylgruppen unterschieden.*

Untersuchte Gallensäure	Relative Retentionszeit	
	20*	35*
12α-Hydroxycholansäure	0,42	0,38
3α-Hydroxycholansäure	0,54	0,49
3α, 12α-Dihydroxycholansäure	1,00	1,00
3α, 7α-Dihydroxycholansäure	1,16	1,18
3α, 7β-Dihydroxycholansäure	1,12	1,16
3α, 7α, 12α-Trihydroxycholansäure	2,30	2,32

* Mol% Phenylgruppen in der stationären Phase

Durchführung: *α) Herstellung des Säulenfüllmaterials.* 40 g Gas-Chrom werden mehrmals mit konz. HCl und dann mit dest. Wasser gewaschen, bis das Waschwasser neutral ist. Das nochmals mit Aceton gewaschene Kieselgur wird 1—2 Stunden bei 80° getrocknet. Anschließend wird das Trägermaterial 15 Minuten mit einer 5%igen Lösung von Dimethyldichlorsilan in Toluol behandelt. Nach erneutem Neutralwaschen wird wieder bei 80° getrocknet. 0,5 g SE 52 werden in 100 ml Toluol gelöst und mit 20 g silanisiertem Kieselgel versetzt. Nach 15 Minuten wird die überschüssige Lösung abgesaugt und das imprägnierte Trägermaterial 1—2 Stunden bei 80° getrocknet. Dieses Material wird in die Säulen (z. B. 180 × 0,6 cm) gefüllt (s. S. 190).

β) Analysebedingungen. Die Gallensäuren werden als Methylester (Herstellung mit Diazomethan s. S. 157) in 0,5—1%iger Lösung in Aceton unter folgenden Bedingungen chromatographiert: Säulentemperatur 215—220°; Verdampfertemperatur 260—290°; Detektortemperatur 235°; Trägergasdurchfluß 40—70 ml/Minute.

c) Spektroskopische Untersuchung

Infrarotspektrographische Analysen von Gallensäureestern wurden von Wootton (1953) durchgeführt. Ein von ihm entwickeltes Verfahren, Kurvenbilder bekannter Gemische mit solchen unbekannter Konzentrationen zu vergleichen, gestattet die simultane quantitative Analyse der chromatographisch schwierig zu trennenden Dihydroxycholansäuren (DC und CDC). Auf dieselbe Weise können C und LC bestimmt werden.

10. Bestimmung der Radioaktivität in markierten Lipoiden*

Als radioaktive Indikatoren für die Blutlipoide kommen nahezu ausschließlich Kohlenstoff-14 (^{14}C), Tritium (^{3}H) und Phosphor-32 (^{32}P) in Frage. Daneben hat nur noch der Schwefel-35 (^{35}S) eine gewisse Bedeutung. In Tab. 29 sind die wichtigsten physikalischen Eigenschaften der vier Isotope zusammengestellt; es handelt sich in allen Fällen um reine Beta-Strahler. Die hier gegebenen Ausführungen beschränken sich daher auf die Zählung von Beta-Strahlern.

Tabelle 29. *Eigenschaften der für Lipoidmarkierungen wichtigen Radioisotope*

Element	Isotop	Halbwertszeit	Strahlungsart	Maxim. Energie MeV
Wasserstoff	$^3_1$H	12,26 a	β^-	0,018
Kohlenstoff	$^{14}_6$C	5760 a	β^-	0,155
Phosphor	$^{32}_{15}$P	14,2 d	β^-	1,71
Schwefel	$^{35}_{16}$S	87,2 d	β^-	0,167

^{32}P läßt sich wegen seiner harten Betastrahlung ziemlich einfach nachweisen, doch ist für Problemstellungen mit ausgedehnten Versuchszeiten die kurze Halbwertszeit nachteilig. ^{14}C, ^{3}H und ^{35}S gehören zu den ausgesprochen weichen Betastrahlern, deren Bestimmung zu beträchtlichen Schwierigkeiten führt, vor allem bei sehr niedrigen Aktivitäten. Die Bedeutung der Elemente Kohlenstoff und Wasserstoff hat aber die Entwicklung der Meßtechnik für ihre Radioisotope erheblich gefördert, so daß heute empfindliche, zuverlässige und einfache Methoden auch für Routinemessungen in jedem Anwendungsbereich zur Verfügung stehen.

a) Allgemeine Bemerkungen zur Radioaktivitätsmessung

Ausführliche Darstellungen der physikalischen Vorgänge, apparativen Einrichtungen und arbeitstechnischen Verfahren finden sich in den Monographien von CALVIN u. Mitarb. (1949), FAIRES u. PARKS (1961) sowie bei SCHWIEGK u. TURBA (1961). Hier sollen nur

---

* Von G. KREMER

die praktisch wichtigsten Punkte angeführt werden. Physikalische Einheit für die Aktivität, d. h. für die pro Zeiteinheit zerfallenden Atome, ist das Curie (C) mit $3{,}7 \cdot 10^{10}$ Zerfällen pro Sekunde $= 2{,}2 \cdot 10^{12}$ Zerfällen pro Minute. Häufiger werden die kleineren Einheiten verwendet: 1 mC (Millicurie) $= 10^{-3}$ C $= 2{,}2 \cdot 10^{9}$ Zerfälle/min.; 1 μC (Mikrocurie) $= 10^{-6}$ C $= 2{,}2 \cdot 10^{6}$ Zerfälle/min.; 1 nC (Nanocurie) $= 10^{-9}$ C $= 2{,}2 \cdot 10^{3}$ Zerfälle/min.; 1 pC (Picocurie) $= 10^{-12}$ C $= 2{,}2$ Zerfälle/min.

Ganz allgemein beruht der Nachweis radioaktiver Strahlung auf der Wechselwirkung der Strahlung mit Materie. Den am häufigsten verwendeten Methoden liegen folgende Vorgänge zugrunde: 1. Ionisation von Gasen (Zählrohr, Ionisationskammer), 2. Erzeugung von Lichtblitzen in Phosphoren (Szintillationszähler).

Bei der Auswertung von Meßergebnissen ist unabhängig von der Methode grundsätzlich zu beachten, daß

1. der radioaktive Zerfall ein statistischer Vorgang ist und die Ergebnisse von Radioaktivitätsmessungen demnach den Gesetzen der Statistik unterliegen, wobei in der Praxis die Gaußsche Fehlerverteilung zugrunde gelegt wird,

2. jede Meßanordnung ohne Meßpräparate einen Nulleffekt anzeigt, der vom Meßergebnis abgezogen werden muß,

3. jede Meßanordnung eine endliche Totzeit hat, die sie nach einer Impulsregistrierung für eine gewisse Zeit unempfindlich macht.

Außer diesen generellen Korrekturen sind für jede Anordnung noch spezifische Korrekturen notwendig, die man aber teilweise dadurch umgeht, daß man auf Absolutmessungen verzichtet und die unter gleichen, gut reproduzierbaren Bedingungen erhaltenen Relativwerte vergleicht.

Es ist üblich, die Genauigkeit einer Radioaktivitätsmessung durch Angabe des mittleren statistischen Fehlers (Standardabweichung σ) zu kennzeichnen. In der Regel werden zwei Ergebnisse als verschieden angesehen, wenn ihre Differenz größer ist als die dreifache Standardabweichung.

Bei der Messung hoher Aktivitäten beeinflußt die Totzeit τ der Meßanordnung (auch als Auflösungszeit bezeichnet) das Ergebnis. Bei jeder Impulsregistrierung ist die Anordnung für τ Sekunden unempfindlich, so daß bei einer Impulshäufigkeit von R' Impulsen/min. insgesamt $R' \cdot \tau$ Sekunden Zählzeit verloren gehen. Wenn R' die beobachtete Impulsrate und R die wahre Impulsrate bedeuten, so folgt: $R = \dfrac{R'}{1 - R'\tau}$. $R'\tau \times 100$ gibt demnach den Zählverlust in Prozent an. (τ wird in der Regel in μsek. angegeben; es muß aber natürlich auf Minuten umgerechnet werden, wenn die Impulsrate in min.$^{-1}$ angegeben wird.) Mit Hilfe einer Meßreihe mit steigenden Mengen einer bekannten Aktivität kann man leicht feststellen, bis zu welchen Impulsraten eine Meßanordnung verlustfrei arbeitet.

Zur Kontrolle der Langzeitstabilität einer Meßanordnung und zur Kontrolle der Reproduzierbarkeit der Ergebnisse und der Konstanz des Wirkungsgrades ist die regelmäßige Messung von Standardproben bekannter Aktivität erforderlich. Man sollte es sich zur Regel machen, wenigstens morgens und abends eine Standardmessung durchzuführen und zu protokollieren.

Schließlich sei noch daran erinnert, daß beim Arbeiten mit ^{32}P und ^{35}S vor dem Vergleich von Meßergebnissen wegen der kurzen Halbwertszeiten gegebenenfalls auf die Ausgangsaktivität korrigiert werden muß. Hier empfiehlt sich besonders die laufende Einschaltung von Standardmessungen. Den Standard stellt man sich aus derselben Charge her, die für den Versuch verwendet wird, so daß man ohne langwierige Rechnungen aus der gemessenen Aktivitätsabnahme des Standards den Korrekturfaktor gewinnt.

b) Radioaktivitätsmessung mit Zählrohren

Zählverfahren

Wegen seines einfachen und übersichtlichen Aufbaues, der relativ niedrigen Anschaffungskosten und der geringen Betriebskosten ist das Zählrohr noch immer das am häufigsten verwendete Meßgerät. Proportional- und Geiger-Müller-Zählrohre haben grundsätzlich den gleichen Aufbau. Das Geiger-Müller-Zählrohr arbeitet im Auslösebereich, d. h. der durch Gasverstärkung gelieferte hohe Entladungsimpuls ist von der Zahl der Primärionen unabhängig. Dementsprechend kann der elektronische Aufwand gering gehalten werden: Es ist kein empfindlicher Verstärker und keine hochstabilisierte Detektorspannung erforderlich. Der große Nachteil ist die lange Totzeit von etwa 100 μsek., die schon bei verhältnismäßig kleinen Zählraten eine entsprechende Korrektur erforderlich macht. Beim Proportionalzählrohr liegt sie in der Größenordnung von 1 μsek.; auch aus diesem Grund werden diese Zählrohrtypen heute bevorzugt, obwohl eine höhere und konstante Hochspannung und eine gute elektronische Verstärkung notwendig ist. Bei ihnen ist der Entladungsimpuls proportional der primär erzeugten Ionenzahl.

Während die Messung von ^{32}P unabhängig vom Zählrohrtyp kaum Schwierigkeiten bereitet, müssen für die Messung von ^{14}C und

^{35}S Durchflußzählrohre ohne oder höchstens mit ultradünnen Fenstern eingesetzt werden. Die meistens festen Proben werden dazu als dünne Filme in kleinen Metallschälchen unter das Zählrohr gebracht. Mäßige Tritiumaktivitäten können nur in der Gasphase zuverlässig mit dem Zählrohr bestimmt werden.

Korrektur der Selbstabsorption

Für vergleichbare und reproduzierbare Messungen ist es nicht erforderlich, daß man alle Faktoren, die den Wirkungsgrad der Meßanordnung (Geometrie, Rückstreuung, Absorption) beeinflussen, genau ermittelt. Es kommt vielmehr darauf an, die Meßbedingungen konstant zu halten. Dabei ist die Probenherstellung von ausschlaggebender Bedeutung, da mit zunehmender Schichtdicke des Präparates ein Teil der aus den unteren Schichten ausgesandten Betastrahlen in den oberen Schichten wieder absorbiert wird, so daß die Aktivität zu klein gemessen wird. Mißt man ein radioaktives Präparat mit verschiedenen Schichtdicken bei gleicher Flächenausdehnung (s. Abb. 31), so nimmt die gemessene Aktivität nur anfangs proportional zur Präparatmenge zu (unendlich dünne

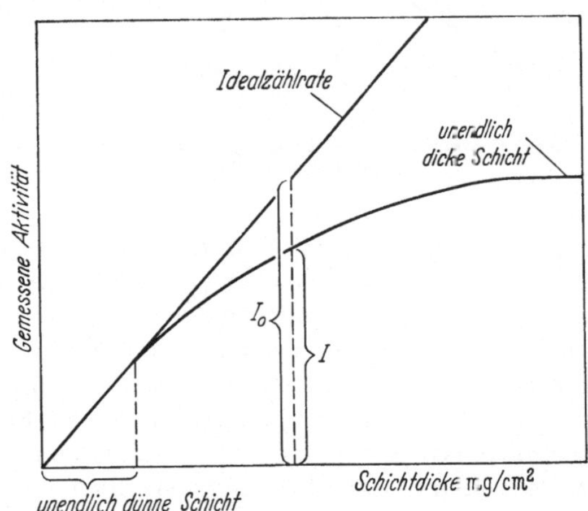

Abb. 31. Sättigungskurve für energiearme Beta-Strahler.

Schicht). Die Zunahme wird immer geringer, so daß schließlich ein Sättigungswert erreicht wird. Bei der „unendlich dicken Schicht" wird der Meßeffekt unabhängig von der Schichtdicke und damit von der Präparatmenge. Nur beim Messen in unendlich dünner und in unendlich dicker Schicht mißt man unabhängig von der Schichtdicke.

Im dazwischen liegenden Bereich muß eine Korrektur $f_s = \dfrac{I}{I_0}$ angebracht werden, die sich aus der Berechnung des Verhältnisses von Meßeffekt zu Idealzählrate ergibt. Die Anstiegstangente der Sättigungskurve gibt dabei den Meßeffekt in idealer, dünner Schicht, d. h. ohne Selbstabsorption, an. Da die Selbstabsorptionskurven des gleichen Betastrahlers für verschiedene Lipoide identisch sind, genügt die Ermittlung der Korrekturfaktoren mit einer markierten Verbindung. In Abb. 32 ist $1/f_s$ (mit diesem Wert ist der Meßeffekt zu multiplizieren!) für kleine Schichtdicken ^{14}C-

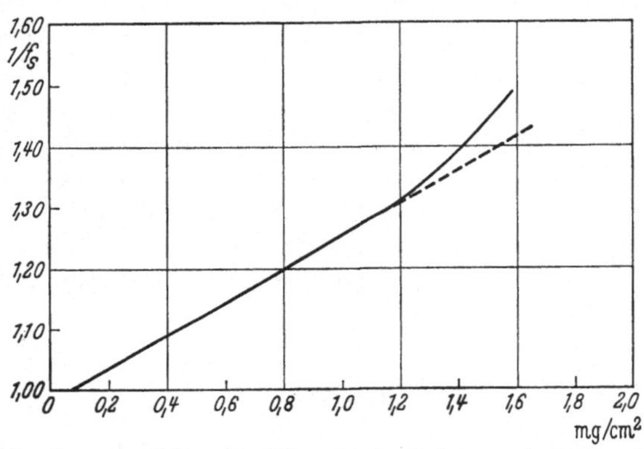

Abb. 32. Selbstabsorptionsfaktor für ^{14}C-markierte Fettsäuren in kleinen Schichtdicken (nach PASCAUD 1962).

markierter, langkettiger Fettsäuren dargestellt. Man sollte für f_s keine Daten aus der Literatur übernehmen, da die Unterschiede der Meßanordnung oft zu ganz erheblichen Abweichungen führen.

Es sei auch auf das Hendler-Verfahren (HENDLER 1959) hingewiesen, das von der Feststellung ausgeht, daß die gemessene spezifische Aktivität F (Imp./min./mg) dem Gewicht der Probe umgekehrt proportional ist. Alle gefundenen spezifischen Aktivitäten werden dazu auf einen Standard S_{korr} umgerechnet:

$$S_{korr} = F \cdot S_{gef}$$

Der Korrekturfaktor F ist dem Gewicht proportional und kann leicht durch Messung der spezifischen Aktivitäten einiger verschieden schwerer Proben unter Standardbedingungen ermittelt werden. Eine der Proben dient als Bezugsstandard S_{korr}; $F = \dfrac{S_{korr}}{S_{gef}}$ wird gegen die Substanzmenge aufgetragen. Schon mit wenigen Proben erhält man eine zuverlässige Korrekturgerade.

Für die Radioaktivitätsmessung von Blutlipoiden stehen in der Regel nur sehr geringe Substanzmengen zur Verfügung, so daß eine Messung in unendlich dicker Schicht selten in Frage kommt. Die allgemein schwierige Präparation dünner Schichten ist aber gerade mit Lipoiden einfach und zuverlässig zu erreichen, da Lipoide leicht als gleichmäßige, dünne Filme aufgetragen werden können. Man wird deshalb wegen der geringen Substanzmengen häufig im Bereich der unendlich dünnen Schicht arbeiten.

Herstellung der Zählproben

Für die Präparation wird die Verwendung von etwa 1 bis 2 mm starken Kupferscheiben empfohlen, die in die üblichen Meßschälchen eingesetzt werden. Die Kupferplättchen lassen sich mit Salpetersäure zuverlässig reinigen und haben eine gleichmäßige, gut benetzbare Oberfläche.

Die eingewogene Substanz wird in einem geeigneten Lösungsmittel (meist Chloroform, Chloroform-Methanol, Methanol oder Petroläther je nach Löslichkeit) gelöst und mit einer Mikropipette ein aliquoter Teil auf das Plättchen so gleichmäßig wie möglich aufgetragen. Die geeignete Substanzmenge errechnet man aus Selbstabsorptionskurve und Plättchenoberfläche. Bei einem üblichen Plättchendurchmesser von 2,5 cm bleibt man bei ^{14}C-Messungen und bei Verwendung eines fensterlosen Zählrohres mit Mengen bis zu etwa 0,3 mg im Bereich der unendlich dünnen Schicht. Man unterstützt die schnelle Verdampfung des Lösungsmittels durch Verwendung einer mäßig warmen Heizplatte oder einer Infrarotlampe. Auch die Verwendung einer einfachen Drehscheibe, die mit etwa 15 bis 20 Umdrehungen pro Minute rotiert, wird empfohlen. Häufig muß auch anstatt eines aliquoten Teiles die gesamte Substanzmenge aufgetragen und nach der Präparation gewogen werden. Dabei ist sorgfältig darauf zu achten, daß die Substanz nicht durch Fremdsubstanz (Indikatoren, Salze) verunreinigt ist.

Nichtflüchtige, flüssige Verbindungen, z. B. ungesättigte Fettsäuren können gleichermaßen gut in sehr dünner Schicht gemessen werden. Die Methylester der langkettigen Fettsäuren sind allerdings merklich flüchtig. So beträgt die Aktivitätsabnahme durch Verdampfung bei Präparaten von Palmitinsäuremethylester etwa 5% pro Tag. Solche Präparate müssen nach Möglichkeit unverzüglich gemessen werden. Leichter flüchtige Fettsäuren überführt man am besten in die Alkalisalze.

Die beschriebenen Verfahren sind für die Messung tritiummarkierter Substanzen ungenau und unzuverlässig. Für genaue Tritiumbestimmungen mit Zählrohren kommt daher nur die Zählung in der Gasphase in Frage, die auch für hochempfindliche ^{14}C-Bestimmungen ausgezeichnet geeignet ist. Das zu messende Gas wird in das Zählrohr gebracht und so unter Ausschaltung von Störeffekten (wie Selbstabsorption oder ungleichmäßige Schichtdicken) mit höchstem Wirkungsgrad gemessen. Die zu messenden Verbindungen müssen zunächst in geeignete Gase übergeführt werden (Wasserstoff, Acetylen oder Methan für Tritiummessungen; CO_2 für ^{14}C-Messungen), was natürlich einen erheblichen zusätzlichen Aufwand vor allem an Zeit bedeutet. Für Routinemessungen sind die Verfahren der Gaszählung schlecht geeignet, doch haben sie sich für präzise Einzelbestimmungen ausgezeichnet bewährt und sind methodisch sehr gut durchgearbeitet (SIMON u. Mitarb. 1959; SCHWIEGK u. TURBA 1961).

c) Radioaktivitätsmessung mit flüssigen Szintillatoren

Die Messung schwacher Beta-Strahler mit flüssigen Szintillatoren ist in verhältnismäßig kurzer Zeit die am häufigsten angewandte Methode zur Aktivitätsbestimmung geworden. Vor allem die Lipoide sind in idealer Weise für die Flüssigkeitsszintillationszählung geeignet, weil letztere 1. die einfache und zuverlässige Präparation auch kleiner und kleinster Substanzmengen ermöglicht, 2. die Bestimmung sehr niedriger Aktivitäten mit hoher Empfindlichkeit gestattet, 3. für alle in Frage kommenden Isotope einschließlich Tritium gleich gut verwendbar ist und 4. die Messung zweier Isotope in einer Probe möglich macht. Charakteristisches Merkmal der Flüssigkeitsszintillationszählung ist die vollständige Vermischung von Probe und Detektor als wesentliche Grundlage für Geometrieunabhängigkeit und Empfindlichkeit. Empfehlenswerte Darstellungen zur eingehenden Information geben BELL u. HAYES (1958), SCHARPENSEEL (1959), SCHRAM u. LOMBAERT (1963) sowie ROTHCHILD (1963).

Zählverfahren

In einem System — bestehend aus der radioaktiven Probe, einer fluoreszenzfähigen Substanz und einem geeigneten Lösungsmittel — wird Kernstrahlungsenergie über die Lösungsmittelmolekeln auf die fluoreszenzfähige Substanz übertragen und in Lichtenergie umgewandelt. Die entstehenden Photonen werden auf der lichtempfindlichen Kathode eines Photovervielfachers gesammelt und in Elektronen umgewandelt. Diese werden vervielfacht und erzeugen einen elektrischen Impuls, dessen Stärke proportional der Zahl der Photonen und damit der Energie der erregenden Kernstrahlung ist. Der Impuls wird verstärkt, die Höhe des verstärkten Impulses analysiert und, falls im gewünschten Bereich liegend, registriert.

In der Praxis werden überwiegend Geräte mit Koinzidenzanordnung verwendet. Die in der Probe erzeugten Lichtblitze werden dabei von zwei Photovervielfachern gesehen. Eine Registrierung erfolgt nur, wenn beide Photovervielfacher einen zeitlich zusammenfallenden („koinzidenten") Impuls erzeugen und dieser innerhalb des ausgewählten Energiebereiches liegt. Durch diesen Kunstgriff wird der hohe und schwankende Beitrag des in beiden Photomultipliern unabhängig auftretenden thermischen Rauschens zum Nulleffekt praktisch vollständig eliminiert und auch Störungen durch induzierte Phosphoreszenz weitgehend ausgeschaltet. Obwohl bei modernen Geräten aufgrund des hohen Koinzidenzauflösungsvermögens der Nulleffekt nur noch unwesentlich von der Umgebungstemperatur abhängt, arbeitet man dennoch zur Erzielung eines optimalen Wirkungsgrades vorzugsweise in gekühlten Systemen bei Temperaturen zwischen 0° und 5°, da der Szintillationsprozeß selbst temperaturabhängig ist und die Zählausbeute mit steigender Temperatur abnimmt. Die Verwendung von Spektrometern ist erforderlich, um durch geeignete Einstellung des oberen und unteren Diskriminators Nulleffekteinflüsse ausschließlich auf den gewünschten Energiebereich zu begrenzen und größtmögliche Werte von E^2/B (E = Zählausbeute in %, B = Nulleffektrate) und eine hohe Stabilität zu erzielen. Die Verwendung mehrerer Kanäle ist zwar nicht erforderlich, ist aber vor allem bei vollautomatischem Betrieb zu empfehlen, weil sie die wechselweise Messung zweier Isotope ohne Änderung der Instrumenteneinstellung erlaubt, die direkte Messung doppelt markierter Proben ermöglicht und eine Kontrolle von Wirkungsgradänderungen gestattet.

An ein gutes, flüssiges Szintillatorsystem müssen folgende Anforderungen gestellt werden: 1. hohe Fluoreszenzausbeute, 2. gute Durchlässigkeit für das eigene Fluoreszenzlicht, 3. kurze Abklingzeit, 4. eine Emissionswellenlänge, die der spektralen Empfindlichkeit der Photovervielfacher entspricht und 5. gute Löslichkeit für die radioaktive Substanz. Die Zusammensetzung der Zählprobe kann schematisch wie folgt dargestellt werden:

Zählprobe

flüssiger Szintillator   radioaktive Substanz

Lösungsmittel   primärer Szintillator

sekundärer Szintillator

Als primären Szintillator verwendet man in der Regel 2,5-Diphenyloxazol (I), abgekürzt PPO. Da das Emissionsmaximum mit 390 mμ nicht optimal der spektralen Empfindlichkeit der üblichen Photovervielfacher entspricht, setzt man zur Zählprobe noch einen sekundären Szintillator zu, der seine Anregungsenergie vom primären Szintillator übernimmt und bei etwas größerer Wellenlänge (430 mμ) wieder abgibt („wave length shifter"). Als sekundären Szintillator verwendet man 1,4-Di-[2-(5-phenyloxazolyl)]-benzol — abgekürzt POPOP — vorwiegend in Form des Dimethyl-derivates (Dimethyl-POPOP) (II).

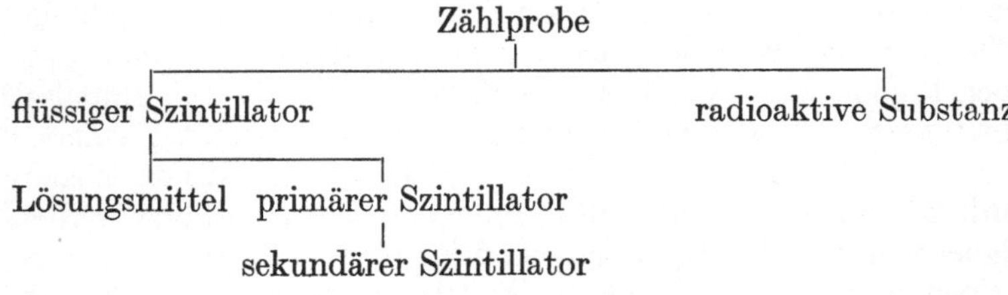

(I)   (II)

Tabelle 30

Eignung von Lösungsmitteln für die Flüssigkeitsszintillationszählung nach HAYES u. Mitarb. (1955).

Lösungsmittel	relative Impulshöhe (3 g PPO/1000 ml)
Xylol	1,07
Toluol	1,00
Triäthylbenzol	0,96
Benzol	0,85
Hexan	0,27
1,4-Dioxan	0,10
Äthylalkohol	0

Die Güte des Szintillatorsystems wird entscheidend vom Lösungsmittel beeinflußt, da das Lösungsmittel aktiv am Szintillationsprozeß beteiligt ist, indem es die Strahlungsenergie aufnimmt und auf den Szintillator überträgt. Das Lösungsmittel muß also nicht nur Probe und Szintillator gut lösen, sondern zugleich eine optimale Energieübertragung gewährleisten. Die letzte Bedingung wird nur von einigen aromatischen Lösungsmitteln erfüllt (Tab. 30), während Alkohole und Wasser ebenso wie die meisten gebräuchlichen Lösungsmittel ungeeignet sind.

Bestimmung von Löscheffekten

Die ausgezeichnete Verwendbarkeit der Flüssigkeitsszintillationszählung für die Messung von Lipoiden beruht auf der durchweg guten Löslichkeit dieser Verbindungsklasse in Toluol, dem fast ausschließlich benutzten Lösungsmittel. Wenn Löslichkeitsschwierigkeiten auftreten, werden häufig andere Lösungsmittel zugesetzt, obwohl die Zusätze den Wirkungsgrad zunächst herabsetzen. Als Beispiel wird in Abb. 33 die Abnahme der relativen Impulshöhe

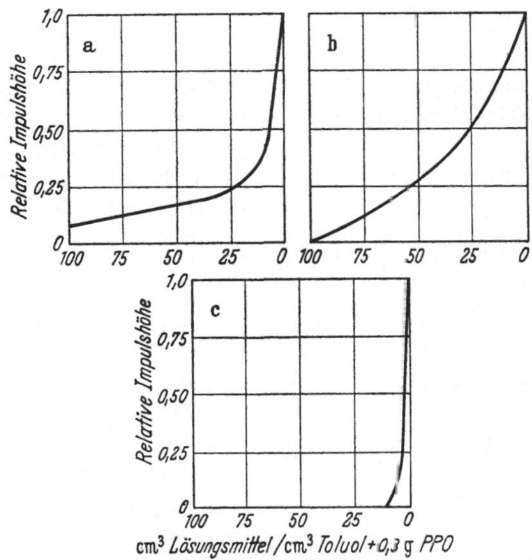

Abb. 33. Abnahme der relativen Impulshöhe bei steigenden Zusätzen von a) Aceton, b) Äthanol, c) Pyridin zu Toluol (jeweils für 3 g PPO/1000 ml) nach HAYES u. Mitarb. (1955).

(als Maß für den Wirkungsgrad) für Gemische verschiedener Verbindungen mit Toluol dargestellt. Zum Teil lassen sich die negativen Effekte durch Zusatz von Naphthalin wieder ausgleichen. Davon wird vor allem bei der Verwendung von 1,4-Dioxan Gebrauch gemacht, das für die Messung von wässerigen Lösungen viel benutzt wird. Auf die Reinheit der Lösungsmittel ist sorgfältig zu achten.

Der Wirkungsgrad wird nicht nur durch schlechte Lösungsmittel, sondern häufig schon durch kleine Konzentrationen vieler anderer Verbindungen herabgesetzt (Abb. 33c). Diese Effekte werden allgemein unter dem Begriff der Fluoreszenzlöschung („Quen-

Tabelle 31. *Einteilung löschender aliphatischer Verbindungen nach funktionellen Gruppen* (KERR u. Mitarb. 1957).

Verdünner	Mäßige Löscher	Starke Löscher
R—H	R—COOH	R—SH
R—F	R—NH$_2$	R—OCOCO—R
R—OR	R—CH = CH—R	R—CO—R
(RO$_3$)PO	R—BR	R—COX
R—CN	R—S—R	R—NH—R
R—OH		R—CHO
R—COO—R		R$_2$N—R
R—Cl		R—NO$_2$

ching") zusammengefaßt. Verschiedene Substanzen („Quencher") stören den Szintillationsprozeß, da sie entweder wegen ihrer Eigenfarbe Licht absorbieren (optische Löschung) oder weil sie Energie absorbieren, ehe diese auf den Szintillator übertragen worden ist (chemische Löschung). Mit steigender Konzentration der löschenden Verbindung nimmt die Zählrate ab (s. Abb. 34). Es liegen umfassende Untersuchungen über den Löscheffekt vor, die eine näherungsweise Klassifizierung der Verbindungen zulassen (Tab. 31).

Die Lipoide können praktisch als nichtlöschende Substanzen betrachtet werden (vgl. auch Abb. 34a), doch kann die Farblöschung vor allem bei Gesamtlipoid- und Phosphatidmessungen durchaus beträchtlich sein.

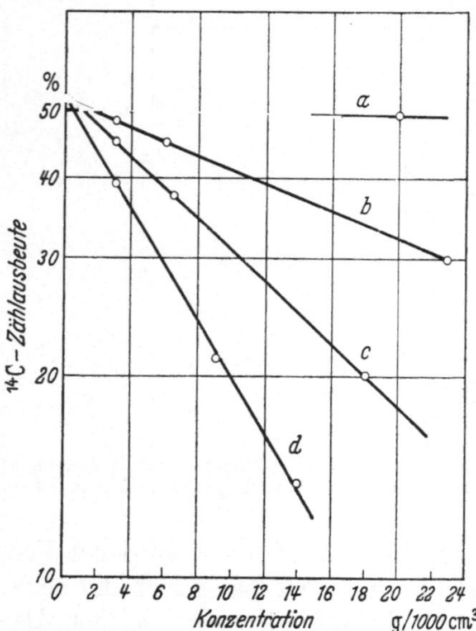

Abb. 34. Quench-Kurven von a) Cholesterin, b) Acetanhydrid, c) Brombenzol, d) Diäthylamin nach KERR u. Mitarb. (1957).

Auch das Unverseifbare ist häufig schwach gelb gefärbt und sollte bei der Messung kontrolliert werden. Löscheffekte können leicht erkannt und korrigiert werden, und zwar überwiegend durch Verwendung innerer Standards oder durch Bestimmung der Kanalverhältnisse. Steigt beim Verdünnen einer Probe die Zählrate an, liegt einwandfrei Löschung vor, während normalerweise die Zählrate nur geringfügig von der Verdünnung abhängt.

Durch die Löschung werden die Impulse verkleinert, das Impulsspektrum also nach links, d. h. zu niederenergetischen Werten, verschoben. Aus Abb. 35 können einige nützliche Folgerungen gezogen werden. Zugleich wird auch deutlich, warum man bei der Flüssigkeitsszintillationszählung mit Spektrometern arbeitet.

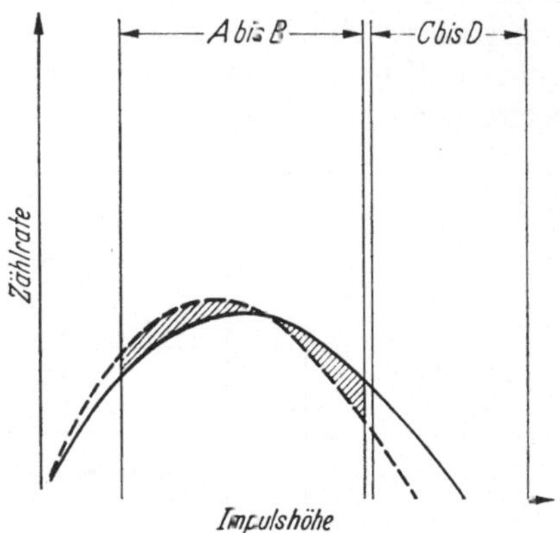

Abb. 35. Verschiebung des Impulsspektrums durch Löschung. —— ungelöschtes Spektrum, – – – – Spektrum bei Löschung. A unterer Diskriminator, Kanal 1; C unterer Diskriminator, Kanal 2; D oberer Diskriminator, Kanal 2; B oberer Diskriminator, Kanal 1.

Legt man das Maximum in das Zentrum eines breiten Kanales A—B, so beeinflussen kleine Verschiebungen — seien sie durch Löschung oder durch Stabilitätsschwankungen verursacht — die Zählrate nur geringfügig, solange die schraffierten Flächen annähernd gleich groß bleiben. Das Arbeiten im „Ausgleichsbereich" („balance point operation") bietet also die beste Gewähr für gute Stabilität. Hat man einen zweiten Zählkanal C—D zur Verfügung, der so gelegt wird, daß er an A—B anschließt, so ändert sich, wie leicht ersichtlich, die Zählrate in diesem Kanal merklich, wenn Löschung erfolgt.

Dieser Effekt ist mit Erfolg zur qualitativen und quantitativen Kontrolle der Löschung verwendet worden (BAILLIE 1960; BRUNO u. CHRISTIAN 1962; BUSH 1963; SCHMIDT 1963). Zur qualitativen Kontrolle stellt man mit einer ungelöschten Probe die beiden Kanäle so ein, daß man ein leicht überschaubares Verhältnis der beiden Zählraten erhält, z. B. 10:1, 2:1 oder 1:1. Löschende Proben werden dann mit inneren Standards korrigiert (siehe unten). Zur quantitativen Anwendung stellt man eine Serie von Standards mit steigendem Zusatz löschender Substanzen her und trägt den Wirkungsgrad gegen die Kanalverhältnisse auf. Wenn man nun für jede Messung das Kanalverhältnis ermittelt, so kann aus der Korrekturkurve der Wirkungsgrad abgelesen werden (Abb. 36).

Es ist darauf zu achten, daß zur Ermittlung der Kanalverhältnisse die Nettozählraten verwendet werden. Wird der Nulleffekt
nicht abgezogen, erhält man vor allem bei relativ kleinen Aktivitäten ganz erheblich verfälschte Werte. Bei mäßigen Löscheffekten
sind die Korrekturkurven von der Natur der löschenden Substanz
weitgehend unabhängig. Bei starken Löscheffekten werden die

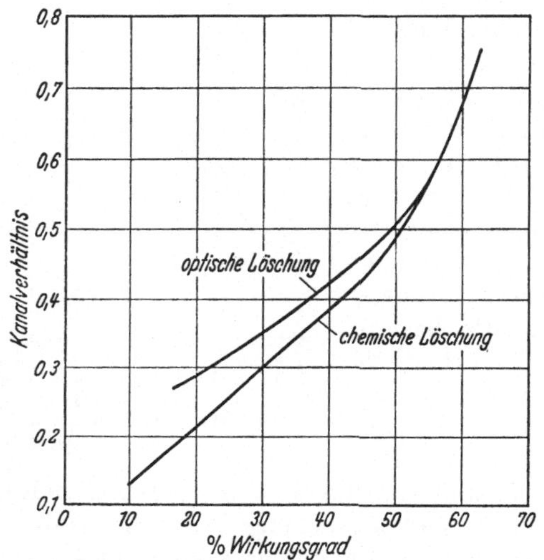

Abb. 36. Löschkurven für ^{14}C nach BAILLIE (1960).

Korrekturen ohnehin zu ungenau. Auch für Tritium ist die Genauigkeit geringer, da relativ großen Wirkungsgradänderungen nur kleine
Änderungen der Kanalverhältnisse gegenüberstehen. Das Verfahren
ist vor allem für große Serien gleichartiger Proben gut geeignet.

Ein anderes, zuverlässiges Verfahren ist die Korrektur mit
einem inneren Standard (SCHMIDT 1963). Dazu gibt man nach der
Zählung zur Probe ein möglichst kleines Volumen einer Lösung bekannter Aktivität und wiederholt die Zählung. Die zugesetzte Akti-
vitätsmenge muß in einem vernünftigen Verhältnis zur Zählrate
der Probe stehen und soll ein Verhältnis von 10:1 nicht übersteigen.
Die Korrektur erfolgt nach der Beziehung

$$\frac{S' - R}{S} \cdot I = I_{korr}$$

Darin bedeuten S′ die Zählrate von Probe + innerem Standard
(S′ — R = Zählrate des inneren Standards), R die Bruttozählrate
der Probe, S den Sollwert des Standards und I die Nettozählrate der
Probe.

Alle angeführten Methoden versagen bei starken Löscheffekten, die allerdings bei der Messung von Lipoiden nicht zu erwarten sind. Bei der Messung von Erythrocyten oder Vollblut muß aber mit Schwierigkeiten gerechnet werden, vor allem bei der Tritiumbestimmung. In diesen und ähnlichen Fällen zieht man die vollständige Verbrennung der Probe mit Sauerstoff nach SCHÖNINGER (1955) in ihren verschiedenen Modifikationen vor (KALBERER u. RUTSCHMANN 1961; KELLY u. Mitarb. 1961; FEINE 1963), die auch für Vollblut (EASTHAM u. Mitarb. 1962) geeignet ist. Das Probenmaterial wird im Platinnetz in einem sauerstoffgefüllten Kolben rückstandslos zu CO_2 und Wasser verbrannt. Bei ^{14}C-Bestimmung wird das $^{14}CO_2$ in Äthanolamin absorbiert und kann wie das tritiierte Wasser in einem geeigneten flüssigen Szintillator (siehe unten) zur Messung gebracht werden. Auch zur Bestimmung von ^{35}S werden häufig Oxydationsmethoden verwendet (JEFFAY u. Mitarb. 1960; OKITA u. Mitarb. 1957).

Gleichzeitige Bestimmung von ^3H und ^{14}C

Ein wesentlicher Vorzug der Flüssigkeitsszintillationszählung liegt in der Möglichkeit, doppelt markierte Proben zu messen, vorausgesetzt, der Energieunterschied ist ausreichend groß. ^3H und ^{14}C sowie ^3H und ^{32}P und ^{14}C und ^{32}P können sehr gut simultan bestimmt werden, während die Messung von ^{14}C und ^{35}S in einer Probe nicht möglich ist. Bei Doppelbestimmungen sind zwei unabhängige Zählkanäle von großem Vorteil, doch kann man die Messung auch mit einem Einkanalgerät durchführen, wenn man zweimal bei verschiedenen Einstellungen zählt (KABARA u. Mitarb. 1963). Während man das Isotop mit höherer Energie leicht unabhängig von der Komponente mit der niederen Energie zählen kann (mit modernen Geräten mißt man ^{14}C mit 55—60%igem Wirkungsgrad praktisch unabhängig vom gleichzeitig vorhandenen Tritium), ist es theoretisch unmöglich, das höherenergetische Isotop aus dem niederenergetischen Kanal zu eliminieren. Aufgrund der Fehlerstatistik ist es deshalb erforderlich, bei Doppelmarkierungen auf ein günstiges Verhältnis der beiden Isotope zu achten. So sollte das Verhältnis $^3H/^{14}C$ möglichst nicht kleiner als 1 sein und die gemessene Aktivität den doppelten Nulleffekt nicht unterschreiten. Außerdem ist die optimale Instrumenteneinstellung vom verwendeten Szintillatorsystem abhängig. Die günstigsten Meßbedingungen müssen daher jeweils sorgfältig ermittelt werden (HEMPEL 1964). Weite Verbreitung hat neuerdings die analytische Anwendung von Tritium- und ^{14}C-Doppelmarkierungen für die hochempfindliche

Bestimmung von Steroiden gefunden (KLIMAN u. PETERSON 1960). Der außerordentliche Erfolg der Methode könnte auch für die Analyse von Blutlipoiden in Zukunft einige Bedeutung haben.

Herstellung der Zählproben

Die Präparation der Lipoide für die Flüssigkeitsszintillationszählung ist denkbar einfach. Die eingewogene Probe wird in das Meßgefäß eingebracht und in 5 bis 10 ml flüssigem Szintillator gelöst. Kleine Substanzmengen, die vollständig zur Messung gebracht werden sollen, können bequem mit der Szintillatorlösung quantitativ in das Meßgefäß übergespült werden. Für leicht in Toluol lösliche Lipoide (z. B. Fettsäuren, Phosphatide, Cholesterin) reichen 5 ml Szintillator völlig aus, es sei denn, daß man geringe Färbungen (z. B. bei Rohlipoiden) durch starke Verdünnung kompensieren möchte. Die Meßgefäße sind standardisiert und fassen bis zu 20 ml. Es ist unbedingt erforderlich, daß nur Gefäße aus kaliumarmem Spezialglas verwendet werden, da der natürliche Gehalt normaler Gläser an Kalium-40 zu einem erheblichen Anstieg des Nulleffektes führt. Deshalb werden auch vielfach Meßgefäße aus Polyäthylen verwendet, die allerdings nur einmal benutzt werden können und außerdem für das Lösungsmittel etwas durchlässig sind, so daß die Proben nicht unbegrenzt lange aufbewahrt werden können. Für die Messung von Phosphatiden sind Meßgefäße aus Polyäthylen häufig deswegen von Vorteil, weil polare Lipoide an Glasoberflächen adsorbiert werden können (SNYDER u. STEPHENS 1962).

Die Vielseitigkeit der Methode spiegelt sich in der Vielzahl der beschriebenen Szintillatormischungen wieder, doch sollen hier nur einige bewährte Standardsysteme mitgeteilt werden. Für die Lipoidmessung wird man in der Regel immer den einfachen Toluolszintillator verwenden, dessen Lösungsvermögen, falls erforderlich, durch geringe Zusätze von absolutem Alkohol, Dioxan oder Äthylenglykoldimethyläther und ähnlichen Lösungsmitteln verbessert werden kann.

Reagenzien: Toluol p. a.; PPO „Scintillation Grade"; Dimethyl-POPOP oder POPOP „Scintillation Grade".

Die Szintillatorsubstanzen werden von Herstellern von Szintillationszählgeräten vertrieben.

Ansetzen der Szintillatorlösung: 5 g PPO und 0,3 g POPOP werden mit 1000 ml Toluol versetzt und bis zur vollständigen Lösung geschüttelt. Die Lösung ist in einer dunklen Flasche aufzubewahren. Es empfiehlt sich, bei jedem neuen Ansatz den Wirkungsgrad mit einer radioaktiven Standardsubstanz zu ermitteln. Auch die zur

Löslichkeitsverbesserung gegebenenfalls verwendeten sekundären Lösungsmittelzusätze müssen sorgfältig gereinigt sein. Die Verwendung von p. a.-Qualitäten ist zu empfehlen.

Für die Messung von Wasser, wässerigen Lösungen, Urin und Plasma hat die Braysche Lösung (BRAY 1960) weite Verbreitung gefunden.

Reagenzien: PPO „Scintillation Grade"; Dimethyl-POPOP oder POPOP „Scintillation Grade"; Naphthalin, rekrist.; Methanol p. a.; Äthylenglykol. reinst, redest.; p-Dioxan, reinst zur Chromatographie.

Ansetzen der Szintillatorlösung: 4 g PPO, 0,2 g POPOP und 60 g Naphthalin werden mit 100 ml Methanol, 20 ml Äthylenglykol und p-Dioxan zu 1000 ml gelöst. Die Lösung ist in einer dunklen Flasche kühl aufzubewahren. Es ist unbedingt darauf zu achten, daß nur peroxydfreies Dioxan verwendet wird; im Zweifelsfalle destilliert man über KOH. Die Mischung nimmt bis zu 10% Wasser auf und gibt auch für Tritium ausgezeichnete Zählausbeuten.

Häufig ist eine Gesamtradioaktivitätsbestimmung in Vollblut oder Serum erforderlich. Derartige Proben werden mit einer toluollöslichen, starken Base vollständig hydrolysiert und dann wie üblich in flüssigem Szintillator gelöst und gemessen. Besonders bewährt hat sich für die Messung von Vollblut und Serum eine 1m methanolische Lösung von Hyamin ([p-Diisobutyl-kresoxy-äthoxy-äthyl]-dimethyl-benzyl-ammoniumhydroxyd), die gut in Toluol löslich ist. Auch zur Lösung von Proteinen, Lipoproteiden, Aminosäuren oder lyophilisierten Geweben sowie zur Absorption von $^{14}CO_2$ kann die Base ausgezeichnet verwendet werden. 1 ml methanolische Hyaminlösung löst in der Kälte 0,1 ml Serum (CHEN 1958). Man setzt den üblichen Toluolszintillator zu und gegebenenfalls etwas Äthanol, um alles Wasser in Lösung zu bringen. Die Probe wird gezählt und mit einem inneren Standard korrigiert. Diese Methode ist schnell, einfach und genau. Für Vollblut wird folgende Methode empfohlen (HERBERG 1960): 0,1 bis 0,5 ml Blut (für Tritiummessungen 0,1—0,3 ml) werden im 20 ml-Zählglas mit 3 ml 1m methanolischer Hyaminlösung versetzt und bis zur Lösung geschüttelt. Zur weitgehenden Dekolorisierung werden bis zu 10 Tropfen 30%iges H_2O_2 zugegeben. Zur Vermeidung von Photolumineszenz kann mit wenigen Tropfen konz. HCl angesäuert werden; jedoch ist zu beachten, daß bei ^{14}C-markierten Präparaten unerwünscht CO_2 freigesetzt werden kann, so daß man, statt anzusäuern, häufig besser bis zum Abklingen der Lumineszenz (2—3 Stunden) wartet. Jede Messung muß korrigiert werden, da die Proben trotz gleicher Behandlung unterschiedliche Färbungen aufweisen können. Leerwerte zur Nulleffektmessung sind in gleicher Weise herzustellen wie die Proben. Die Zählausbeuten betragen für ^{14}C 40—50%, für ^{3}H 8—12%.

d) Radiochromatographie

Bestimmung der Radioaktivität auf Papier- und Dünnschichtchromatogrammen

Die Leistungsfähigkeit der chromatographischen Methoden und die Nachweisempfindlichkeit der radioaktiven Tracertechnik hat zu einer weiten Verbreitung ihrer kombinierten Anwendung geführt. Zur Messung der Aktivitätsverteilung auf Papierchromatogrammen stehen auch für schwache Betastrahler verschiedene Methoden zur Verfügung. Zur kontinuierlichen Messung werden die gegebenenfalls in Streifen zerschnittenen Chromatogramme an dem mit einer variablen Blende versehenen, meist fensterlosen Zählrohr mit konstanter Geschwindigkeit vorbeigeführt und die Radioaktivität über ein Ratemeter mit einem Schreiber registriert. Bei ausreichend hohen Aktivitäten ist das Verfahren schnell und einfach; die Zählausbeuten sind allerdings mäßig und für Tritium in der Regel kaum ausreichend. Die Gefahr, kleine Aktivitäten nicht zu erfassen, ist groß.

Ganz allgemein ist für eine genauere Bestimmung kleiner Aktivitäten die Anwendung diskontinuierlicher Verfahren zweckmäßiger (obgleich aufwendiger und zeitraubender), zumal nur sehr geringe Substanzmengen zur Messung gelangen, so daß selbst relativ hohe spezifische Aktivitäten niedrige Zählraten ergeben. Man mißt entweder schrittweise mit Zeit- oder Impulsvorwahlen (zweidimensionale Chromatogrammscanner arbeiten grundsätzlich nach diesem Prinzip) oder man zerschneidet das Chromatogramm und bringt die Abschnitte als Einzelproben zur Messung. Bei der Zählrohrmessung schwankt der Wirkungsgrad je nach der Absorption der Strahlung durch das Chromatographiepapier. Auch hier hat sich für die Lipoide die Flüssigkeitsszintillationszählung als die mit Abstand empfindlichste Methode vor allem für Tritium bewährt. Das Papierscheibchen wird in einem Meßgefäß mit wenigen ml Toluolszintillator versetzt und gemessen. Da das Chromatographiepapier in Toluol völlig transparent ist, wird die Zählausbeute nicht beeinträchtigt; außerdem geht die Substanz durchweg in Lösung (WANG u. JONES 1959; GEIGER u. WRIGHT 1960). Fehlermöglichkeiten, wie sie für in Toluol nur partiell lösliche oder unlösliche Substanzen vor allem bei Tritiummessungen bestehen (LOFTFIELD

1963), sind hier nicht zu erwarten. Bei Verwendung eines vollautomatischen Szintillationszählers mit Zurückweisung inaktiver Proben können auch große Papierchromatogramme verhältnismäßig schnell gemessen werden.

In zunehmendem Maße wird die Papierchromatographie von der Dünnschichtchromatographie verdrängt. Auch hier ist die Radioaktivitätsmessung von besonderem Interesse. Für die kontinuierliche Messung mit Durchflußzählrohren ist eine brauchbare Anordnung beschrieben worden (SCHULZE u. WENZEL 1962), die bereits im Handel erhältlich ist (Laboratorium Prof. Berthold, Wildbad).

Für exakte diskontinuierliche Messungen benutzt man vorzugsweise wieder die Flüssigkeitsszintillationszählung, zumal das Trägergel keinen Löscheffekt zeigt. Unpolare Lipoide können direkt im Toluolszintillator gemessen werden, doch ist es zweckmäßig, für Lipoide ganz allgemein folgendes Verfahren anzuwenden (SNYDER u. STEPHENS 1962): Das Probenmaterial wird vorsichtig mit einem scharfen Spatel in das Zählglas geschabt und in 15 ml Gelszintillator suspendiert, um eine Sedimentation des Trägermaterials zu verhindern. Den Gelszintillator erhält man durch Zugabe von 4% Carb-O-Sil (hochdisperses Siliciumdioxyd) zu dem üblichen Toluolszintillator; beim Schütteln bildet sich ein klares, thixotropes Gel. Durch die Suspension der Probe wird man völlig unabhängig davon, ob und in welchem Maße die markierte Substanz am Trägermaterial adsorbiert bleibt oder nicht (s. aber LANDS u. HART 1964). Für die Messung langkettiger, freier Fettsäuren ist es allerdings unbedingt erforderlich, daß das Trägergel mit Essigsäure angesäuert ist. Wurde die chromatographische Trennung ohne Eisessig durchgeführt, gibt man 0,05 ml Eisessig direkt ins Zählglas, da sonst die Zählausbeute erheblich abnimmt. Tritiumproben werden zweckmäßig vor der Zählung 30 Minuten lang in der Kühltruhe adaptiert. Die Methode ist schnell, genau und zuverlässig, auch für doppelt markierte Substanzen. Im Testversuch wurde die eingesetzte Aktivität zu 100% wiedergefunden.

Die radiochemische Reinheit der untersuchten Verbindungen ist für die kritische Auswertung der Ergebnisse von außerordentlicher Bedeutung. Minimale Verunreinigung durch Substanzen mit hoher spezifischer Aktivität können zu folgenschweren Fehlschlüssen führen. Es sei hier nachdrücklich darauf hingewiesen, daß auch die papier- oder dünnschichtchromatographische Trennung vor allem bei komplexen Lipoidgemischen keine absolute Gewähr für radiochemische Reinheit bietet. Besonders beim Arbeiten mit ^{32}P ist große Vorsicht geboten (BADER 1962). Chromatographisch einheitliche Zonen, die auch bei kontinuierlicher Aktivitätsmessung nur einen korrespondierenden Peak zeigen, (bei diskontinuierlicher Messung ist ohnehin keine Auflösung möglich, es sei denn, daß man die Zonen weiter sorgfältig unterteilt) können eine völlig ungleichmäßige Aktivitätsverteilung aufweisen und sind demnach in Wirk-

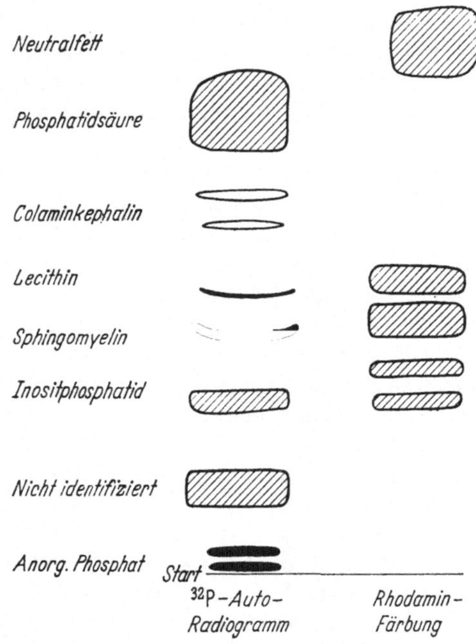

Abb. 37. Autoradiographie eines chromatographisch getrennten ³²P-markierten Lipoidgemisches. Bei Lecithin und Sphingomyelin ist ganz deutlich die Diskrepanz zwischen angefärbter und radioaktiver Zone zu erkennen (nach E. FERBER, unveröffentlicht).

lichkeit komplex (E. FERBER, private Mitt.) (Abb. 37). In Zweifelsfällen ist daher eine sehr sorgfältige Analyse der Aktivitätsverteilung durchzuführen. Ein zuverlässiges Kriterium ist die Autoradiographie (ARONOFF 1956), die hier in einfacher Weise durch Exponieren des Chromatogrammes in engem Kontakt mit Röntgenfilm durchgeführt werden kann.

Bestimmung der Radioaktivität
in gaschromatographisch getrennten Lipoidbestandteilen

Die Fettsäuren der Blutlipoide werden heute vorwiegend gaschromatographisch analysiert (s. Abschnitt II, 8). Bei anderen Lipoiden bzw. ihren Bausteinen findet diese Methode in zunehmendem Maße Beachtung. Zuverlässige Methoden der Radiogaschromatographie sind deshalb von besonderer Bedeutung.

Zur kontinuierlichen Messung haben sich die Verfahren bewährt, bei denen die getrennten Komponenten unmittelbar nach Austritt aus dem Detektor kontinuierlich verbrannt werden. ^{14}C kommt als $^{14}CO_2$ zur Messung. Zur Tritiummessung wird zusätzlich das bei der Verbrennung gebildete tritiierte Wasser kontinuierlich reduziert. Für die Messung selbst werden überwiegend zwei Verfahren verwendet, einmal die Durchflußproportionalzählung (JAMES u. PIPER 1961; DRAWERT u. BACHMANN 1963) zum anderen die Durchfluß-

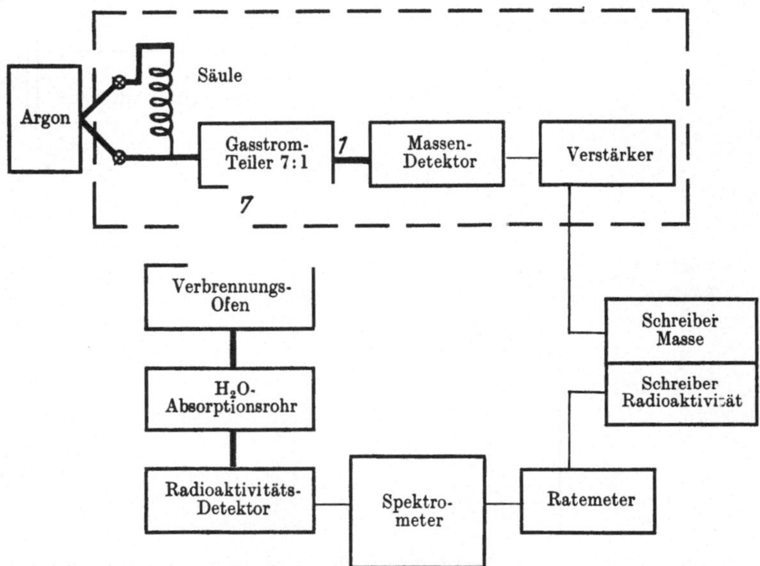

Abb. 38. Blockdiagramm der Anordnung für die kontinuierliche Radioaktivitätsmessung gaschromatographisch getrennter Substanzen mit Anthracen im Durchflußszintillationszähler nach KARMEN u. Mitarb. (1962b).

szintillationszählung mit Anthracen als Szintillator (KARMEN u. Mitarb. 1962b) (Abb. 38). Beide Systeme sind etwa gleich empfindlich ($\sim 10^{-4}\,\mu$C für ^{14}C). Die Anordnung mit dem Szintillationszähler ist aufwendiger und teurer; als Vorteil wird die Unabhängigkeit der Betriebsbedingungen von der Zusammensetzung des Gases angeführt, d. h. einfacher und stabiler Betrieb. In noch größerem Maße als bei anderen chromatographischen Methoden hängt die Anwendbarkeit der kontinuierlichen Verfahren von der spezifischen Aktivität der Substanzen ab. Dazu kommt, daß die Empfindlichkeit durch die relativ kurze Verweilzeit im Durchflußdetektor wesentlich herabgesetzt wird.

Bei der diskontinuierlichen Messung hingegen können auch sehr niedrige Aktivitäten gut erfaßt werden, da eine unbegrenzte Meßzeit zur Verfügung steht. Das empfindlichste Verfahren überhaupt beruht auf der direkten Absorption der aus dem Detektor austretenden Komponenten in 15 ml Toluolszintillator in Standardmeßgläsern (DUTTON u. Mitarb. 1961). Es ist dafür Sorge zu tragen, daß die Verbindung zwischen Einleitungskapillare und Detektor ge-

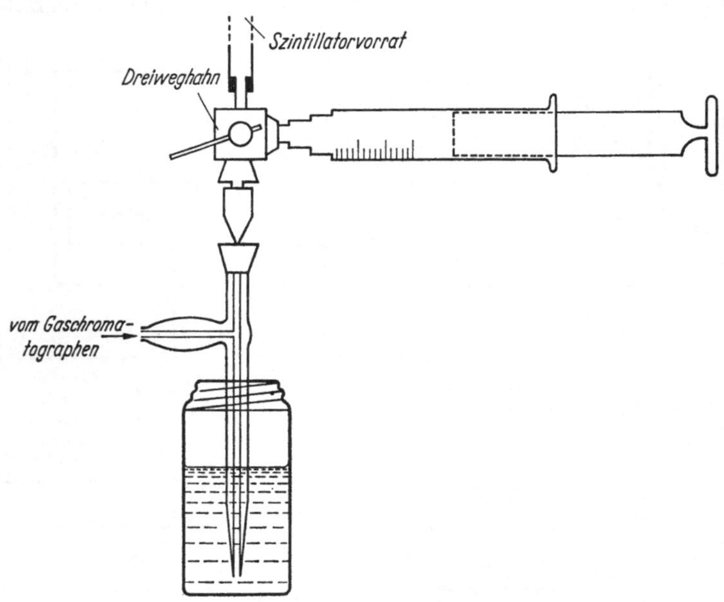

Abb. 39. Anordnung für die Kondensation gaschromatographisch getrennter Fettsäuremethylester im Toluolszintillator.

nügend geheizt wird, um eine vorzeitige Kondensation der austretenden Substanzen zu vermeiden. Ferner muß die Kapillare bei jedem Wechsel mit Szintillator gespült werden. Eine Anordnung, wie in Abb. 39 dargestellt, erfüllt diesen Zweck ohne großen Aufwand.

Bei einem anderen empfindlichen Verfahren werden die Fettsäuremethylester an Anthracenkristalle, die mit 5% Silicon imprägniert sind, adsorbiert (KARMEN u. Mitarb. 1962a; H. BÜHRING, priv. Mitt.). Anthracen ist ein wirksamer Szintillator und ergibt einen 95—100%igen Wirkungsgrad, verglichen mit dem Standard-Toluolszintillator, bei niedrigem Nulleffekt. Das Verfahren ist nicht für Tritium anwendbar, da die schwache Strahlung von der Siliconölimprägnierung nahezu vollständig absorbiert wird. Die Röhrchen können auf einem Fraktionssammler mit geheiztem Verteilerkopf angeordnet werden (Packard Modell 831), doch kann selbstverständlich auch ohne Zusatzgerät gearbeitet werden. Da nur etwa 70% der Substanz im oberen Drittel der Anthracenfüllung kondensiert, die restlichen 30% bereits am oberen Glasrand, ist es

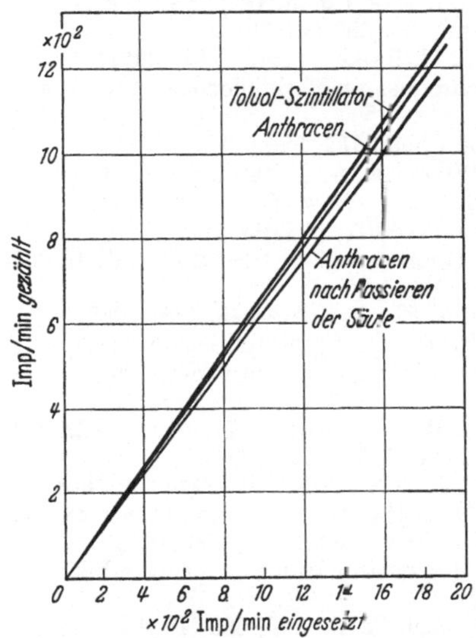

Abb. 40. Zählausbeute von Palmitinsäuremethylester-1-^{14}C in Toluolszintillator oder Anthracen vor und nach Passieren der Säule (nach H. BÜHRING, priv. Mitt.).

erforderlich, mit ca. 0,02 ml Äther nachzuspülen (H. BÜHRING, priv. Mitt.). Bei spezifischen Aktivitäten im Bereich von 0,0025—0,0050 μC/mg beträgt der Verlust reproduzierbar 4—6% nach Passieren der Säule und Adsorption an Anthracen (Abb. 40).

Vor allem bei der Messung niedriger Aktivitäten ist zu beachten, daß durch reversible Adsorption der Fettsäuren an das Trägermaterial mit nachfolgender langsamer Eluierung der Nulleffekt über der Basislinie ständig ansteigt und die Messung nachfolgender Komponenten leicht verfälscht werden kann. Es ist zu empfehlen, auch zwischen den einzelnen Komponenten Fraktionen zu sammeln und so den Nulleffektanstieg fortlaufend zu kontrollieren. Die reversible Adsorption kann verhindert werden durch Vorbehandlung des Trägermaterials mit HCl und KOH, 2% Na-Lacrinat oder Hexamethylendisilazan (BÜHRING 1963).

11. Literaturverzeichnis

ABE, Y.: J. Biochem. **25**, 181 (1937).

ABU-NASR, A. M. u. R. T. HOLMAN: J. Am. Oil Chem. Soc. **32**, 414 (1955).

AGRANOFF, B. W., R. M. BRADLEY u. R. O. BRADY: J. Biol. Chem. **233**, 1077 (1958).

AHRENS jr., E. H.: Proc. Intern. Conf. Biochem. Problems Lipids, Ghent 1955.

—, u. L. C. CRAIG: J. Biol. Chem. **195**, 763 (1952a).

— — J. Biol. Chem. **195**, 299 (1952b).

ARMBRUSTER, O. u. U. BEISS: Naturw. **44**, 420 (1957).

ARONOFF, S.: Techniques of Radiobiochemistry. Iowa State Univ. Press 1956. S. 41.

ARTOM, C.: J. Biol. Chem. **157**, 585 (1945).

ATKIN, L., W. L. WILLIAMS, A. S. SCHULTZ u. C. N. FREY: Fleischman Labs., 810 Grand Concourse, New York, Preprint of Unpublished Method, (1944), ref. nach GYÖRGY, P. (1950).

AVIGAN, J., D. S. GOODMAN u. D. STEINBERG: J. Lipid Res. **4**, 100 (1963).

BADER, H.: Biochim. Biophys. Acta **65**, 178 (1962).

BAILLIE, L. A.: Intern. J. Appl. Radiation Isotopes **8**, 1 (1960). — In: ROTHCHILD, S.: Advances in Tracer Methodology, Vol. 1, S. 86. Plenum Press 1963.

BALLANCE, P. E. u. W. M. CROMBIE: Biochem. J. **69**, 632 (1958).

BANDOW, F.: Biochem. Z. **301**, 37 (1939).

BARRETT, C. B., S. J. DALLAS u. F. B. PADLEY: Chem. and Ind. **1962**, 1050.

BARRON, E. J. u. D. J. HANAHAN: J. Biol. Chem. **231**, 493 (1958).

BARTLETT, G. R.: J. Biol. Chem. **234**, 466 (1959).

BAYER, E.: Gas-Chromatographie. Springer-Verlag, Berlin-Göttingen-Heidelberg 1962.

BEADLE, G. W.: J. Biol. Chem. **156**, 683 (1944).

BEATTIE, F. J. R.: Biochem. J. **30**, 1554 (1936).

BEERENBLUM, J. u. E. CHAIN: Biochem. J. **32**, 286 (1938).

BEERTHUIS, R. K. u. J. H. RECOURT: Nature **186**, 372 (1960).

BELL, C. G. u. N. F. HAYES: Liquid Scintillation Counting. Pergamon Press, London-New York-Paris 1958.

BERGSTRÖM, S. u. A. Norman: Acta Chem. Scand. **7**, 1126 (1953).

—, u. J. SJÖVALL: Acta Chem. Scand. **5**, 1267 (1951).

— — Acta Chem. Scand. **8**, 611 (1954).

— M. ROTTENBERG u. J. VOLTZ: Acta Chem. Scand. **7**, 481 (1953).

BERTRAM, S. H. u. R. RUTGERS: Rec. trav. chim. Pays-Bas Belg. **57**, 681 (1938).

BEYREDER, J. u. H. RETTENBACHER-DÄUBNER: Mh. Chem. **99**, 83 (1953).

BIEGLER, R., E. BÖHLE, W. SCHRADE u. W. ABT: Klin. Wschr. **38**, 532 (1960).

BLANKENHORN, D. H. u. E. H. AHRENS JR.: J. Biol. Chem. **212**, 69 (1955).

— G. ROUSER u. T. J. WEIMER: J. Lipid Res. **2**, 281 (1961).

BLIGH, E. G. u. W. J. DYER: Can. J. Biochem. Physiol. **37**, 911 (1959).

BLIX, G.: Mikrochim. Acta **1**, 75 (1937).

BLOMSTRAND, R.: Proc. Soc. Exp. Biol. Med. **107**, 126 (1961).

BÖHM, P. u. G. RICHARZ: Z. physiol. Chem. **298**, 110 (1954)

BÖTTCHER, C. J. F., F. P. WOODFORD, E. BOELSMA-VAN HOUTE u. C. M. VAN GENT: Rec. trav. chim. Pays-Bas Belg. **78**, 794 (1959).

BOLDINGH, J.: Rec. trav. chim. Pays-Bas Belg. 69, 247 (1950).
BORGSTRÖM, B.: Acta Physiol. Scand. 25, 101 (1952).
— Acta Physiol. Scand. 30, 231 (1954).
— C. NAITO u. P. WLODAWER: Acta Physiol. Scand. 54, 359 (1962).
BOYD, E. M.: J. Biol. Chem. 115, 37 (1936).
BRADBURY, R. G.: Mikrochemie 38, 114 (1951).
BRADY, R. O., R. M. BRADLEY u. E. G. TRAMS: J. Biol. Chem. 235, 3093 (1960).
BRANTE, G.: Acta Physiol. Scand. 18, Suppl. 63, 1 (1949).
BRAY, G. A.: Anal. Biochem. 1, 279 (1960).
BREGOFF, H. M., E. ROBERTS u. C. C. DELWICHE: J. Biol. Chem. 205, 565 (1953).
BRENNER, U., A. NIEDERWIESER, G. PATAKI u. A. R. FAHMYI: Exper. 18, 101 (1962).
BRICE, B. A. u. M. L. SWAIN: J. Opt. Soc. Amer. 35, 532 (1945).
BROCKERHOFF, H.: J. Lipid Res. 4, 96 (1963).
BROOKS, C. J. W. u. J. S. YOUNG: Biochem. J. 84, 53P (1962).
BROWN, C. A. u. H. C. BROWN: J. Am. Chem. Soc. 84, 2829 (1962).
BROWN, J. B. u. D. K. KOLB: in: Progress in the Chemistry of Fats and Other Lipids. Vol. 3, S. 57. Pergamon Press, London 1955.
BROWN, M., D. A. YEADON, L. A. GOLDBLATT u. J. W. DIECKERT: Anal. Chem. 29, 30 (1957).
BRÜGEL, W.: Einführung in die Ultrarotspektroskopie. Verlag Dr. Dietrich Steinkopf, Darmstadt 1957.
BRUNO, G. A. u. J. E. CHRISTIAN: Anal. Chem. 33, 650 (1962).
BÜHRING, H.: J. Chromatog. 11, 452 (1963).
BURCHFIELD, H. P. u. E. E. STORRS: Biochemical Application of Gas Chromatography. Academic Press, New York-London 1962.
BUSH, E. T.: Anal Chem. 35, 1029 (1963).

CALVIN, M., C. HEIDELBERGER, J. C. REID, B. M. TOLBERT u. P. E. YANKWICH: Isotopic Carbon. Techniques in Its Measurement and Chemical Manipulation. J. Wiley & Sons, Inc., New York-Chapman & Hall Ltd., London 1949.
CAROLL, K. K.: J. Lipid Res. 2, 135 (1961).
CARTER, H. E.: Federation Proc. 16, 817 (1957).
CHEN, P. S.: Proc. Soc. Exp. Biol. Med. 98, 546 (1958).
CHENG, A. L. S. u. D. B. ZILVERSMIT: J. Lipid Res. 1, 190 (1960).
CLAYTON, M. M., P. A. ADAMS, G. B. MAHONEY, S. W. RANDALL u. E. T. SCHWARTZ: Clin. Chem. 5, 426 (1959).
CLEMENT, G., J. CLEMENT-CHAMPOUGNY u. A. LOUEDEC: Arch. sci. physiol. 8, 233 (1954).
COLE, P. G., G. H. LATHE u. C. R. J. RUTHVEN: Biochem. J. 54, 449 (1953a).
— — — Biochem. J. 55, 17 (1953b).
COLLINS, F. D. u. L. W. WHEELDON: Biochem. J. 70, 46 (1958).
COOK, R. P.: Cholesterol. Chemistry, Biochemistry, and Pathology. Academic Press, New York-London 1958.
CORMIER, M., P. JOUAN u. L. GIRRE: Bull. soc. chim. biol. 41, 1037 (1959).
CORSE, J. u. R. TERANISHI: J. Lipid Res. 1, 191 (1960).
CRAIG, L. C.: Ind. Engng. Chem. 9, 441 (1937).
— J. Biol. Chem. 155, 519 (1944).
— Fortschr. chem. Forsch. 1, 312 (1949).
CRAIG, B. M.: Acta Chem. Scand. 14, 1442 (1960).
—, u. N. L. MURTY: J. Am. Oil Chem. Soc. 36, 549 (1959).

DAHN, H. u. H. FUCHS: Helv. Chim. Acta **45**, 261 (1962).
DAUBEN, W. G., E. HOERGER u. J. W. PETERSEN: J. Am. Chem. Soc. **75**, 2347 (1953).
DAWSON, R. M. C.: Biochem. J. **75**, 45 (1960).
—, N. HEMINGTON u. J. B. DAVENPORT: Biochem. J. **84**, 497 (1962).
DELSAL, J. L.: Bull. soc. chim. biol. **36**, 1329 (1954).
DESNUELLE, P. u. M. J. CONSTANTIN: Bull. soc. chim. biol. **35**, 382 (1953).
DE VRIES, B.: Chem. and Ind. (London) **1962**, 1049.
DIECKERT, J. W. u. R. REISER: Science **120**, 678 (1954).
— — J. Am. Oil Chem. Soc. **33**, 535 (1956).
DITTMER, J. C., J. L. FEMINELLA u. D. J. HANAHAN: J. Biol. Chem. **233**, 862 (1958).
DOUSTE-BLAZY, L.: C. R. Acad. Sci. Paris **239**, 460 (1954).
DOWNING, D. T., Z. H. KRANZ u. K. E. MURRAY: Australian J. Chem. **13**, 80 (1960).
DRAWERT, F. u. O. BACHMANN: Angew. Chem. **75**, 717 (1963).
DUNCOMBE, W. G.: Biochem. J. **88**, 7 (1963).
DUTTON, H. J.: J. Am. Oil Chem. Soc. **32**, 652 (1955).
—, E. P. JONES, C. P. SCHOLFIELD, W. CHORNEY u. N. J. SCULLY: J. Lipid Res. **2**, 63 (1961).

EASTHAM, J. F., H. L. WESTBROOK u. D. GONZALES: in: Tritium in the Physical and Biological Sciences. Intern. Atomic Energy Agency, Vienna 1962. S. 203.
EBERHAGEN, D.: Z. physiol. Chem. **333**, 179 (1963a).
— Chem. Techn. Ing. **35**, 590 (1963b).
—, H. BETZING: J. Lipid Res. **3**, 382 (1962).
—, u. H. DEBUCH: Aliphatische Carbonsäuren und ihre Derivate. In: H. M. RAUEN: Biochemisches Taschenbuch. Springer-Verlag, Berlin-Göttingen-Heidelberg 1964.
EMERY, W. B., N. McLEAD u. F. A. ROBINSON: Biochem. J. **40**, 426 (1946).
ENEROTH, P.: J. Lipid Res. **4**, 11 (1963).
ERIKSON, S. u. J. SJÖVALL: Arkiv f. Kemi **28**, 303 (1955).

FAIRES, R. A. u. B. H. PARKS: Arbeitsmethoden im Radioisotopen-Laboratorium. F. Vieweg & Sohn, Braunschweig 1961.
FARQUHAR, J. W.: J. Lipid Res. **3**, 21 (1962).
—, W. INSULL JR., P. ROSEN, W. STOFFEL u. E. H. AHRENS JR.: Nutrition Rev. **17**, Suppl. 1 (1959).
FEINE, U.: Atompraxis **9**, 357 (1963).
FEULGEN, R., W. BOGUTH u. G. ANDRESEN: Z. physiol. Chem. **287**, 90 (1951).
FILLERUP, D. L. u. F. J. MEAD: Proc. Soc. Exp. Biol. Med. **83**, 574 (1953).
FISKE, C. H. u. Y. SUBBAROW: J. Biol. Chem. **66**, 375 (1925).
FOLCH, J. u. D. D. VAN SLYKE: Proc. Soc. Exp. Biol. Med. **41**, 514 (1939).
—, I. ASCOLI, M. LEES, J. A. MEATH u. F. N. LEBARON: J. Biol. Chem. **191**, 833 (1951a).
—, S. ARSOVE u. J. A. MEATH: J. Biol. Chem. **191**, 819 (1951b).
—, M. LEES u. G. H. S. STANLEY: J. Biol. Chem. **226**, 497 (1957).
— — Am J. of Diseases Children **97**, 730 (1959).
FONTELL, K., R. T. HOLMAN u. G. LAMBERTSEN: J. Lipid Res. **1**, 391 (1960).
FREEMAN, N. K., F. T. LINDGREN, Y. C. NG u. A. V. NICHOLS: J. Biol. Chem. **227**, 449 (1957).
FROSCH, B. u. H. WAGENER: Z. klin. Chem. **1**, 187 (1963).

FROSCH, B. u. H. WAGENER: Klin. Wschr. **42**, 192 (1964).
— —, E. HENNIG: Mikrochim. Acta **1964**, 620.
FRYER, F. H., W. L. ORMAND u. G. B. CRUMP: J. Am. Oil Chem. Soc. **37**, 589 (1960).

GÄNSHIRT, H., F. W. KOSS u. K. MORIANZ: Arzneimittel-Forsch. **10**, 943 (1960).
GALANOS, D. S. u. V. M. KAPOULAS: J. Lipid Res. **3**, 134 (1962).
GARCIA, M. D., J. A. LOVERN u. J. OLLEY: Biochem. J. **62**, 99 (1956).
GATTERMANN-WIELAND: Die Praxis des organischen Chemikers. Walter de Gruyter & Co., Berlin 1959. S. 234.
GEIGER, J. W. u. L. B. WRIGHT: Biochem. Biophys. Res. Comm. **2**, 282 (1960).
GINGER, L. G.: J. Biol. Chem. **156**, 453 (1944).
GJONE, E., J. F. BERRY u. D. A. TURNER: J. Lipid Res. **1**, 66 (1959).
GLICK, D.: J. Biol. Chem. **156**, 643 (1944).
GOMEZ, C. J., J. GONATAS, S. R. KOREY, S. SAMUELS, A. STEIN, K. SUZUKI, R. D. TERRY u. M. WEISS: J. Neuropath. exptl. Neurology **22**, Nr. 1 (1963).
GREEN, T., F. O. HOWITT u. R. PRESTON: Chem. and Ind. (London) **1955**, 591.
GRIESSMANN, H. u. W. FALCK: Klin. Wschr. **26**, 52 (1948).
GROSSMAN, C. M.: Biochim. Biophys. Acta **36**, 541 (1959).
GYÖRGY, P.: Vitamin Methods I. Academic Press Inc., New York 1950.

HAAHTI, E. O. A., W. J. A. VANDEN HEUVEL u. E. C. HORNING: J. Org. Chem. **26**, 626 (1961).
HABERMANN, E., G. BANDTLOW u. B. KRUSCHE: Klin. Wschr. **39**, 816 (1961).
HACK, M. H.: Biochem. J. **54**, 602 (1953).
HAJRA, A. K. u. N. S. RADIN: J. Lipid Res. **3**, 131 (1961).
— —, J. Lipid Res. **3**, 327 (1962).
HAMILTON, J. G.: Gas-Chrom Newsletter 1, Febr. 1963.
—, u. J. W. DIECKERT: Arch. Biochem. Biophys **82**, 203 (1959).
—, u. R. T. HOLMAN: J. Am. Chem. Soc. **76**, 4107 (1954).
—, J. R. SWARTWOUT, O. N. MILLER u. J. E. MULDREY: Biochem. Biophys. Res. Comm. **5**, 226 (1961).
HAMMARSTEN, O.: Darstellung der Gallensäuren und ihrer wichtigsten Abbauprodukte und ihr Nachweis. In: ABDERHALDEN E.: Handbuch der biol. Arbeitsmethoden. VI. Abt. Berlin u. Wien 1925, Teil 1, S. 211.
HANAHAN, D. J.: Lipide Chemistry. John Wiley & Sons, Inc. New York-London 1960. S. 20.
—, u. J. N. OLLEY: J. Biol. Chem. **231**, 813 (1958).
—, M. B. TURNER u. M. E. JAYKO: J. Biol. Chem. **192**, 623 (1951).
—, J. C. DITTMER u. E. WARASHINA: J. Biol. Chem **228**, 685 (1957).
—, R. M. WATTS u. D. PAPPAJOHN: J. Lipid Res. **5**, 421 (1960).
HANES, C. S. u. F. A. ISHERWOOD: Nature **164**, 1107 (1949).
HARTMAN, L.: Chem. and Ind. (London) **1955**, 1407.
— Analyst **81**, 67 (1956).
— J. Am. Oil Chem. Soc. **39**, 126 (1962).
HAUTON, J. C.: J. Chromatog. **9**, 257, 439 (1962).
HAVERKAMP-BEGEMANN, P., S. G. KEPPLER u. H. A. BOEKENOOGEN: Rec. trav. chim. **69**, 439 (1950).
HAYES, F. N., B. S. ROGERS u. P. C. SANDERS: Nucleonics **13**, 46 (1955).
HEMPEL, K.: Atompraxis **10**, 148 (1964).

HENDLER, R. W.: Science **130**, 772 (1959).
HERB, S. F. u. R. W. RIEMENSCHNEIDER: Anal. Chem. **25**, 953 (1953).
—, P. MAGIDMAN u. R. W. RIEMENSCHNEIDER: J. Am. Oil Chem. Soc. **37**, 127 (1960).
HERBERG, R. J.: Anal. Chem. **32**, 42 (1960).
HILDITCH, T. P.: The Chemical Constitution of Natural Fats. John Wiley & Sons. Inc., New York-London 1956.
HIRSCH, J.: in: Digestion, Absorption Intestinale et Transport des Glycerides chez les Animaux Superieurs. Colloq. Intern. Centre Nat. de la Recherche Scientifique. Paris 1961. S. 11.
— J. Lipid Res. **4**, 1 (1963).
—, u. E. H. AHRENS JR.: J. Biol. Chem. **233**, 311 (1958).
HÖRHAMMER, L., H. WAGNER u. G. RICHTER: Biochem. Z. **331**, 155 (1959).
HOFMAN, A. F.: J. Lipid Res. **3**, 391 (1962a).
— J. Lipid Res. **3**, 127 (1962b).
HOLMAN, R. T.: Measurement of Polyunsaturated Fatty Acids. In: D. GLICK: Methods of Biochemical Analysis. Vol. 4, S. 99ff. Interscience Publ., New York-London 1957.
—, u. G. O. BURR: Arch. Biochem. **19**, 474 (1948).
—, u. H. HAYES: Anal. Chem. **30**, 1422 (1958).
HONEGGER, C. G.: Helv. Chim. Acta **45**, 1409 (1962).
HORNING, E. C., E. A. MOSCATELLI u. C. C. SWEELEY: Chem. and Ind. (London) **1959**, 751.
HORNING, M. G., E. A. WILLIAMS u. E. C. HORNING: J. Lipid Res. **1**, 482 (1960).
HORNING, E. C., E. H. AHRENS jr., S. R. LIPSKY, F. H. MATTSON, J. F. MEAD, D. A. TURNER u. W. H. GOLDWATER: J. Lipid Res. **5**, 20 (1964).
HORNSTEIN, I., L. E. ELLIOTT u. P. F. CROWE: Nature **184**, 1710 (1959).
—, J. A. ALFORD, L. E. ELLIOTT u. P. F. CROWE: Anal. Chem. **32**, 540 (1960).
HORROCKS, L. A. u. D. G. CORNWELL: J. Lipid Res. **3**, 165 (1962).
— —, u. J. B. BROWN: J. Lipid Res. **2**, 92 (1961).
HOWARD, G. A. u. A. J. P. MARTIN: Biochem. J. **46**, 532 (1950).
HOWTON, D. R.: Science **121**, 704 (1955).
HUEBNER, V. R.: J. Am. Oil Chem. Soc. **36**, 262 (1959).
— J. Am. Oil Chem. Soc. **38**, 628 (1961).

INOUYE, Y. u. O. HIRAYAMA: Arch. Biochem. Biophys. **76**, 271 (1958).
— — u. M. NODA: J. Am. Oil Chem. Soc. **32**, 132 (1955).
— — — Bull. Agric. Chem. Soc. Japan **20**, 194, 200 (1956).
— — — J. Agric. Chem. Soc. Japan **31**, 568 (1957).
ISAKSSON, B.: Acta Chem. Scand. **8**, 889 (1954).

JAKY, M.: Fette, Seifen, Anstrichm. **61**, 6 (1959).
JAMES, A. T.: Qualitative and Quantitative Determination of the Fatty Acids by Gas-liquid Chromatography. In: D. GLICK: Methods of Biochemical Analysis. Vol. 8, S. 1ff. Interscience Publ. New York-London 1960.
—, u. A. J. P. MARTIN: Biochem. J. **50**, 679 (1952).
—, u. E. A. PIPER: J. Chromatog. **5**, 265 (1961).
JANTZEN, E. u. H. ANDREAS: Chem. Ber. **94**, 628 (1961).
—, u. O. WIECKHORST: Chemie-Ing.-Techn. **26**, 392 (1954).
—, u. H. WITGERT: Fette u. Seifen **46**, 563 (1939).
—, H. ANDREAS, K. MORGENSTERN u. W. ROTH: Fette, Seifen, Anstrichm. **63**, 685 (1961).

JATZKEWITZ, H.: Z. physiol. Chem. **320**, 134 (1960).
— Z. physiol. Chem, **326**, 61 (1961).
—, u. E. MEHL: Z. physiol. Chem. **320**, 251 (1960).
JEFFAY, H., F. O. OLUBAJO u. W. R. JEWELL: Anal. Chem **32**, 306 (1960)·
JENKE, M. u. F. BANDOW: Z. physiol. Chem. **249**, 16 (1937).
JENSEN, R. G. u. J. SAMPUGNA: J. Am. Oil Chem. Soc. **39**, 309 (1962).
JENTZSCH, D. u. W. HÖVERMANN: Z. Chromatogr. 11, 440 (1963).
JINDO, A.: Arch. Japan. Chir. **30**, 1 (1961).
JURIST, V. u. J. R. FOY: J. Bacteriol. 47, 434 (1944).

KABARA, J. J., N. SPAFFORD, M. A. MCKENORY u. N. L. FREEMAN: in:
   S. ROTHCHILD: Advances in Tracer Methodology. Vol. 1, S. 76. Plenum
   Press 1963.
KAISER, R.: Chromatographie in der Gasphase. Bibliographisches Institut,
   Mannheim 1960.
KALBERER, F. u. J. RUTSCHMANN: Helv. Chim. Acta **44**, 1956 (1961).
KAPITEL, W.: Fette, Seifen, Anstrichm. **58**, 91 (1956).
KARMEN, A. u. H. R. TRITCH: Nature **186**, 150 (1960).
—, L. GIUFFRIDA u. R. L BOWMAN: J. Lipid Res. **3**, 44 (1962a).
—, I. MCCAFFREY u. R. L. BOWMAN: J. Lipid Res. **3**, 372 (1962b).
KAUFMANN, H. P.: Analyse der Fette und Fettprodukte einschließlich der
   Wachse, Harze und verwandter Stoffe. Springer-Verlag, Berlin-Göttin-
   gen-Heidelberg 1958.
—, u. M. ARENS: Fette, Seifen, Anstrichm. **60**, 803 (1958).
—, u. D. K. CHOWDHURY: Chem. Ber. **91**, 2117 (1958).
—, u. M. M. DESHPANDE: Fette, Seifen, Anstrichm. **60**, 537 (1958).
—, u. T. H. KHOE: Fette, Seifen, Anstrichm. **64**, 81 (1962).
—, u. Z. MAKUS: Fette, Seifen, Anstrichm. **61**, 631 (1959).
— — Fette, Seifen, Anstrichm. **62**, 1014 (1960).
—, u. G. MANKEL: Fette, Seifen, Anstrichm. **65**, 179 (1963).
—, u. W. H. NITSCH: Fette, Seifen, Anstrichm. **56**, 154 (1954).
— — Fette, Seifen, Anstrichm. **57**, 473 (1955).
— — Fette, Seifen, Anstrichm. **58**, 234 (1956).
—, u. H. SCHNURBUSCH: Fette, Seifen, Anstrichm. **61**, 523 (1959).
—, F. Volbert u. G. MANKEL: Fette, Seifen, Anstrichm. **61**, 547 (1959).
—, Z. MAKUS u. F. DEICKE: Fette, Seifen, Anstrichm. **63**, 235 (1961a).
— — u. B. DAS: Fette, Seifen, Anstrichm. **63**, 807 (1961b).
KAWAGUCHI, S.: J. Biochem. **28**, 445 (1938).
KELLY, R. G., E. A. PEETS, S. GORDON, u. D. A. BUYSKE: Anal Chem. **2**, 267
   (1961). — In: S. ROTHCHILD: Advances in Tracer Methodology, Vol. 1,
   S. 185. Plenum Press 1963.
KERR, V. N., F. N. HAYES u. D. G. OTT: Intern. J. Appl. Radiation Isotopes
   1, 284 (1957).
KEULEMANS, A. I. M. u. E. CREMER: Gas-Chromatographie. Verlag Chemie,
   Weinheim/Bergstr. 1959.
KIER, L. G.: J. Lab. Clin. Med. **40**, 755 (1952).
KING, E. J.: Biochem. J. **26**, 292 (1932).
KIRSCHBAUM, E.: Destillier- und Rektifiziertechnik. Springer-Verlag,
   Berlin-Göttingen-Heidelberg 1960.
KISHIMOTO, Y. u. N. S. RADIN: J. Lipid Res. **1**, 72 (1959).
— — J. Lipid Res. **4**, 130 (1963).
KLEIN, P. D. u. E. T. JANSSEN: J. Biol. Chem. **234**, 1417 (1959).

KLENK, E.: In: Hoppe-Seyler/Thierfelder, Handbuch der physiologisch- und pathologisch-chemischen Analyse. 10. Aufl. Band III₁, S. 449. Springer-Verlag, Berlin-Göttingen-Heidelberg 1955.
—, Exper. **17**, 199 (1961).
—, u. W. BONGARD: Z. physiol. Chem. **290**, 181 (1952).
—, u. H. DEBUCH: Z. physiol. Chem. **299**, 66 (1955).
—, u. D. EBERHAGEN: Z. physiol. Chem. **328**, 180 (1962a).
— — Z. physiol. Chem. **328**, 189 (1962b).
—, u. W. GIELEN: Z. physiol. Chem. **326**, 144 (1961).
—, u. G. KREMER: Z. physiol. Chem. **320**, 111 (1960).
—, u. F. LINDLAR: Z. physiol. Chem. **299**, 74 (1955).
KLIMAN, B. u. R. E. PETERSON: J. Biol. Chem. **235**, 1639 (1960). — In: S. ROTHCHILD: Advances in Tracer Methodology. Vol. 1, S. 265. Plenum Press 1963.
KOEHLER, A. E. u. E. HILL: J. Biol. Chem. **179**, 1 (1949).
KOLB, D. K. u. J. B. BROWN: J. Am. Oil Chem. Soc. **32**, 357 (1955).
KORZENOVSKY, M., C. P. WALTERS, O. A. HARVEY u. E. R. DILLER: Proc. Soc. Exp. Biol. Med. **105**, 303 (1960).
KRELL, K. u. S. A. HASHIM: J. Lipid Res. **4**, 407 (1963).
KRITCHEVSKY, D. u. M. R. KIRK: J. Am. Chem. Soc. **74**, 4713 (1952).
KUHN, R. u. H. WIEGANDT: Chem. Ber. **96**, 866 (1963a).
— — Z. Naturforsch. **18b**, 541 (1963b).
KUKSIS, A. u. M. J. McCARTHY: Can. J. Biochem. Physiol. **40**, 679 (1962).
KUSHNER, D. J.: Biochim. Biophys. Acta **20**, 554 (1956).

LAMBERT, M. u. A. C. NEISH: Can. J. Res. **28B**, 83 (1950).
LANDOWNE, R. A. u. S. R. LIPSKY: Biochim. Biophys. Acta **47**, 589 (1961).
LANDS, W. E. M. u. P. HART: J. Lipid Res. **5**, 81 (1964).
LAUTER, C. J. u. E. G. TRAMS: J. Lipid Res. **3**, 136 (1962).
LEA, C. H., D. N. RHODES u. R. D. STOLL: Biochem. J. **60**, 353 (1955).
LEBARON, F. N., J. FOLCH u. E. E. ROTHLEDER: J. Biol. Chem. **233**, 1077 (1958).
LEUPOLD, F. u. D. EBERHAGEN: Klin. Wschr. **36**, 484 (1958).
LEVINE, C. und E. CHARGAFF: J. Biol. Chem. **192**, 465 (1951).
LIESER, K. H., H. ELIAS, u. F. SORG: Z. analyt. Chem. **191**, 104 (1962).
LIFSCHÜTZ, I.: Biochem. Z. **282**, 441 (1935).
LINDGREN, F. T., A. V. NICHOLS, N. K. FREEMAN u. R. D. WILLS: J. Lipid Res. **3**, 390 (1962).
LINK, W. E., H. M. HICKMAN, u. R. A. MORRISSETTE: J. Am. Oil Chem. Soc. **36**, 20 (1959).
LIPSKY, S. R., R. A. LANDOWNE u. M. R. GODET: Biochim. Biophys. Acta **31**, 336 (1959).
LOFTFIELD, R. B. in: S. ROTHCHILD: Advances in Tracer Methodology, Vol. 1, S. 121. Plenum Press 1963.
LONG, C. u. D. A. STAPLES: Biochem. J. **80**, 557 (1961).
LOVERN, J. A.: Biochem. J. **51**, 464 (1952).
LUDDY, F. E., R. A. BARFORD u. R. W. RIEMENSCHNEIDER: J. Am. Oil. Chem. Soc. **37**, 447 (1960).

MACGEE, J.: Anal. Chem. **31**, 298 (1959).
MACLACHLIN, P. L.: J. Biol. Chem. **152**, 97 (1944).
MAGEE, W. L., R. W. R. BAKER, u. R. H. S. THOMPSON: Biochim. Biophys. Acta **40**, 118 (1960).
MAHADEVAN, V. u. W. O. LUNDBERG: J. Lipid Res. **3**, 106 (1962).

MAIBAUER, D.: Röntg. Lab. Prax. 14, 147 (1961).
MALINS, D. C. u. H. K. MANGOLD: J. Am. Oil Chem. Soc. 37, 576 (1960).
MANGOLD, H. K.: Fette, Seifen, Anstrichm. 61, 877 (1959).
— J. Am. Oil Chem. Soc. 38, 708 (1961).
— in E. STAHL: Dünnschicht-Chromatographie. Springer-Verlag, Berlin-Göttingen-Heidelberg 1962. S. 180ff.
—, u. R. KAMMERECK: Chem. and Ind. (London) 1961, 1032.
—, u. D. C. MALINS: J. Am. Oil Chem. Soc. 37, 383 (1960).
MARINETTI, G. V.: J. Lipid Res. 3, 1 (1962).
—, u. E. STOTZ: J. Am. Chem. Soc. 76, 1347 (1954).
— — J. Am. Chem. Soc. 77, 6668 (1955).
— — Biochim. Biophys. Acta 21, 168 (1956).
— — Biochim. Biophys. Acta 37, 571 (1960).
—, J. ERBLAND u. J. KOCHEN: Federation Proc. 16, 837 (1957).
—, M. ALBRECHT, T. FORD u. E. STOTZ: Biochim. Biophys. Acta 36, 4 (1959).
MARKS, V.: Clin. Chim. Acta 4, 395 (1959).
MÅRTENSSON, E.: Biochim. Biophys. Acta 70, 1 (1963).
MARTIN, J. B.: J. Am. Chem. Soc. 75, 5483 (1953).
MARTIN, A. J. P. u. R. L. M. SYNGE: Biochem. J. 35, 1358 (1941).
MATTSON, F. H. u. L. W. BECK: J. Biol. Chem. 214, 115 (1955).
—, u. R. A. VOLPENHEIN: J. Lipid Res. 2, 58 (1961).
— — J. Lipid Res. 3, 281 (1962).
MAY, P.: J. de Chim.-Phys. 49, 464 (1952).
MCCARTHY, R. D. u. A. H. DUTHIE: J. Lipid Res. 3, 117 (1962).
MCGUIRE, T. A. u. F. R. EARLE: J. Am. Oil Chem. Soc. 28, 328 (1951).
MCINNES, A. G., N. H. TATTRIE u. M. KATES: J. Am. Oil Chem. Soc. 37, 7 (1960).
MEINERTZ, H. u. V. P. DOLE: J. Lipid Res. 3, 140 (1962).
METCALFE, L. D.: Nature 188, 142 (1960).
—, u. A. A. SCHMITZ: Anal. Chem. 33, 363 (1961).
MICHAELS, G. D.: Am. J. Clin. Nutr. 6, 593 (1958).
—, P. WHEELER, G. FUKAYAMA u. H. P. CHIN: Am J. Clin. Nutr. 6, 604 (1958).
— — —, u. L. W. KINSELL: Ann. N. Y. Acad. Sci. 72, 633 (1959).
MICHALEC, Č.: J. Lipid Res. 4, 110 (1963).
—, u. J. STRAŠEK: J. Chromatog. 4, 254 (1960).
MILBURN, A. H. u. E. V. TRUTER: J. Appl. Chem. 12, 156 (1962).
MINIBECK, H.: Biochem. Z. 297, 29 (1938).
MORETTI, J. u. J. POLONOVSKI: Bull. Soc. Chim. France 1954, 935.
MORRIS, L. J.: Chem. and Ind. (London) 1962, 1238.
— J. Lipid Res. 4, 357 (1963).
—, R. T. HOLMAN u. K. FONTELL: J. Am. Oil Chem. Soc. 37, 323 (1960a).
— — — J. Lipid Res. 1, 412 (1960b).
MOSBACH, E. H., C. ZOMZELY u. F. E. KENDALL: Arch. Biochem. Biophys. 48, 95 (1954a).
—, H. J. KALINSKY, E. HALPERN u. F. E. KENDALL: Arch. Biochem. 51, 402 (1954b).
MULDREY, J. E., O. N. MILLER u. J. G. HAMILTON: J. Lipid Res. 1, 48 (1959).

NELSON, G. J.: J. Lipid Res. 3, 71 (1962).
—, u. N. K. FREEMAN: J. Biol. Chem. 234, 1375 (1959).
NEPTUNE JR., E. M. u. R. S. IDE: J. Lipid Res. 4, 226 (1963).
NERKING, J.: Biochem. Z. 23, 262 (1910).

NICHAMAN, M. Z., C. C. SWEELEY, N. M. OLDHAM u. R. E. OLSON: J. Lipid Res. **4**, 484 (1963).
NODA, M., O. HIRAYAMA u. Y. INOUYE: J. Agric. Chem. Soc. Japan **30**, 106 (1956).
NORMAN, A.: Acta Chem. Scand. **7**, 1413 (1953).
— Arkiv f. Kemi **32**, 331 (1955).
NORRIS, F. W. u. A. DARBRE: Analyst. **81**, 394 (1956).

O'BRIEN, J. S., D. L. FILLERUP, u. J. F. MEAD: J. Lipid Res. **5**, 109 (1964).
O'CONNOR, R. T.: J. Am. Oil Chem. Soc. **32**, 88 (1955).
— J. Am. Oil Chem. Soc. **38**, 648 (1961).
OKITA, G. T., J. J. KABARA, F. RICHARDSON u. G. V. LE ROY: Nucleonics **15**, 111 (1957).
OLLEY, J.: Biochim. Biophys. Acta **10**, 493 (1953).
— in: POPJÁK, G. u. LE Breton, Biochemical Problems of Lipids. Interscience Publ., Amsterdam-New York 1956. S. 49.
OLMSTED, P. S.: Biochim. Biophys. Acta **41**, 158 (1960).
ORR, C. H. u. J. E. CALLEN: J. Am Chem. Soc. **80**, 246 (1958).
ORY, R. L.: J. Chromatog. **5**, 153 (1961).
—, W. G. BICKFORD u. J. W. DIECKERT: Anal. Chem. **31**, 1447 (1959).

PAECH, K. u. M. V. TRACEY: Moderne Methoden der Pflanzenanalyse. 2. Bd., S. 626ff. Springer-Verlag, Berlin-Göttingen-Heidelberg 1955.
PASCAUD, M.: Thèses, Paris (1962).
PETERSON, J. I., H. DE SCHMERTZING u. K. ABEL: National ACS Meeting, Atlantic City, Fall 1962.
PHILLIPS, G. B.: Biochim. Biophys. Acta **29**, 594 (1958).
PIKAAR, N. A. u. J. NIJHOF: Biochem. J. **70**, 52 (1958).
POHLE, W. D. u. V. C. MEHLENBACHER: J. Am. Oil Chem. Soc. **27**, 54 (1950).
POPJÁK, G., A. E. LOWE, D. MOORE, L. BROWN u. F. A. SMITH: J. Lipid Res. **1**, 29 (1959).
— — — J. Lipid Res. **3**, 364 (1962).
POUKKA, R., L. VASENIUS u. O. TURPEINEN: J. Lipid Res. **3**, 128 (1962).
PRATT, E. K. u. H. B. CORBITT: Anal. Chem. **24**, 1665 (1952).
PRIVETT, O. S. u. M. L. BLANK: J. Lipid Res. **2**, 37 (1961).
— — J. Am. Oil Chem. Soc. **40**, 70 (1963).
—, u. C. NICKELL: J. Am. Oil Chem. Soc. **39**, 414 (1962).
—, E. BREAULT, J. B. COVELL, L. N. NORCIA u. W. O. LUNDBERG: J. Am. Oil Chem. Soc. **35**, 366 (1958).
—, M. L. BLANK u. W. O. LUNDBERG: J. Am. Oil Chem. Soc. **38**, 312 (1961).

RADIN, N. S.: Federation Proc. **16**, 825 (1957).
— Glycolipide Determination. In: D. GLICK: Methods of Biochemical Analysis. Vol. 6, S. 163ff. Interscience Publ., New York-London 1958.
—, u. Y. AKAHORI: J. Lipid Res. **2**, 335 (1961).
—, u. J. R. BROWN: Federation Proc. **14**, 266 (1955).
—, F. B. LAVIN u. J. R. BROWN: J. Biol. Chem. **217**, 789 (1955).
—, J. R. BROWN u. F. B. LAVIN: J. Biol. Chem. **219**, 977 (1956).
RAMSAY, D. A.: J. Am. Chem. Soc. **74**, 72 (1952).
RANDERATH, K.: Dünnschicht-Chromatographie. Verlag Chemie, Weinheim/ Bergstr. 1962.
RAUE, F.: Z. klin. Med. **102**, 79 (1926).
RAUEN, H. M. u. W. STAMM: Gegenstromverteilung. Springer-Verlag, Berlin-Göttingen-Heidelberg 1953.

RAUPP, G. P.: Angew. Chem. **71**, 284 (1959).

REINHOLD, J. G. u. D. W. WILSON: J. Biol. Chem. **96**, 637 (1932).

RENKONEN, O.: J. Lipid Res. **3**, 181 (1962).

REITSEMA, R. H.: Anal. Chem. **26**, 960 (1954).

REYLE, A. P., F. SANGER, L. F. SMITH u. R. KITAI: Biochem. J. **60**, 541 (1955).

RHODES, D. N. u. C. H. LEA: Biochem. J. **65**, 526 (1957).

RIEMENSCHNEIDER, R. W.: Chem. and Ind. (London) **1960**, 1593.

RÖCK, H.: Destillation im Laboratorium. Dr. D. Steinkopf Verlag, Darmstadt 1960.

ROSEMUND, K. W. u. W. KUHNHENN: Z. Unters. Nahrung-Genußmittel **46**, 154 (1923).

ROSENBERG, A. u. E. CHARGAFF: J. Biol. Chem. **232**, 1031 (1958).

ROTHCHILD, S.: Advances in Tracer Methodology. Vol. 1. Plenum Press (1963).

ROUSER, G., S. G. WHITE u. D. SCHLOREDT: Biochim. Biophys. Acta **28**, 71 (1958).

—, J. O. BRIEN u. D. HELLER: J. Am. Oil Chem. Soc. **38**, 14 (1961a).

—, A. J. BAUMAN, N. NICOLAIDES u. D. HELLER: J. Am. Oil Chem. Soc. **38**, 565 (1961b).

SAHASRABUDHE, M. R. u. D. G. CHAPMAN: J. Am. Oil Chem. Soc. **38**, 88 (1961).

SCHARPENSEEL, H. W.: Angew. Chem. **71**, 640 (1959).

SCHEINFINKEL, N.: Biochem. Z. **265**, 381 (1933).

SCHLEMMER, W.: Boll. Soc. Ital. Biol. Sperm. **37**, 134 (1961).

SCHLENK, H.: Urea Inclusion Compounds of Fatty Acids. In: Progress in the Chemistry of Fats and Other Lipids. Vol. 2, S. 243. Pergamon Press, London 1954.

—, u. J. L. GELLERMAN: Anal. Chem. **32**, 1412 (1960).

— —, J. A. TILLOTSON u. H. K. MANGOLD: J. Am. Oil Chem. Soc. **34**, 377 (1957).

SCHMIDT, G.: Naturw. **45**, 41 (1958).

SCHMIDT, H. L.: Atompraxis **9**, 349 (1963).

SCHMIDT-NEILSON, K.: Compte rendu des travaux du laboratoire Carlsberg, Serie chimique **25**, 87 (1944).

SCHÖN, H. u. F. GEY: Z. physiol. Chem. **303**, 81 (1956).

SCHÖNHEIMER, R. u. H. DAM: Z. physiol. Chem. **215**, 59 (1933).

SCHÖNINGER, W.: Mikrochim. Acta S. 123 (1955).

SCHOLFIELD, C. R.: J. Am. Oil Chem. Soc. **38**, 562 (1961).

—, u. H. J. DUTTON: J. Biol. Chem. **208**, 461 (1954).

— — F. W. TANNER JR. u. J. C. COWAN: J. Am. Oil Chem. Soc. **25**, 368 (1948).

SCHRAM, E. u. R. LOMBAERT: Organic Scintillation Detectors. Elsevier Publ. Co., Amsterdam-London-New York 1963.

SCHRAMME, A.: Fette u. Seifen **46**, 443 (1939).

SCHULZE, P. E. u. M. WENZEL: Angew. Chem. **74**, 777 (1962).

SCHWIEGK, H. u. F. TURBA: Künstliche radioaktive Isotope in Physiologie, Diagnostik und Therapie. 2. Aufl. Springer-Verlag, Berlin-Göttingen-Heidelberg 1961.

SEHER, A.: Fette. Seifen, Anstrichm. **58**, 498 (1956).

SGOUTAS, D. u. F. A. KUMMEROW: J. Amer. Oil Chem. Soc. **40**, 138 (1963).

SHINOWARA, G. Y. u. J. B. BROWN: J. Biol. Chem. **134**, 331 (1940).

SIMON, H., H. DANIEL u. J. F. KLEBE: Angew. Chem. **71**, 303 (1959).

SINCLAIR, R. G. u. M. DOLAN: J. Biol. Chem. **142**, 659 (1942).

SJÖVALL, J.: Acta Physiol. Scand. **29**, 232 (1953).
— Clin. Chim. Acta **4**, 652 (1959).
—, C. R. MELONI u. D. A. TURNER: J. Lipid Res. **2**, 317 (1961).
SKIDMORE, W. D. u. C. ENTENMAN: J. Lipid Res. **3**, 471 (1962).
SKIPSKI, V. P., R. F. PETERSON u. M. BARCLAY: J. Lipid Res. **3**, 467 (1962).
SLOTTA, K. H. u. J. K. POWERS: Federation Proc. **21**, 293 (1962).
SMIRNOV, B. P., V. A. POPOVA u. R. A. NISKANEN: Biokhimija (Moskau) **25**, 368 (1960).
SNYDER, F. u. N. STEPHENS: Anal. Biochem. **4**, 128 (1962).
SOBEL, A. E. u. M. GOLDBERG: Anal Chem. **25**, 629 (1953).
SOMOGYI, M.: J. Biol. Chem. **117**, 771 (1937).
— J. Biol. Chem. **160**, 61 (1945).
— J. Biol. Chem. **195**, 19 (1952).
SONNE, S. u. H. SOBOTKA: Arch. Biochem. **14**, 93 (1944).
SPERRY, W. M.: Lipide Analysis. In: Methods of Biochemical Analysis, Vol. 2, S. 83. Interscience Publ., New York-London 1955.
— J. Lipid Res. **4**, 221 (1963).
SREENIVASAN, B. S. u. J. B. BROWN: J. Am. Oil Chem. Soc. **35**, 89 (1958).
STAHL, E.: Chemiker-Ztg. **82**, 323 (1958).
— Dünnschichtchromatographie. Springer-Verlag, Berlin-Göttingen-Heidelberg 1962.
STOFFEL, W., F. CHU, E. H. AHRENS jr.: Anal. Chem. **31**, 307 (1959).
STUVE, W.: Fette, Seifen, Anstrichm. **63**, 325 (1961).
SÜLLMANN, H.: Klin. Wschr. **39**, 386 (1961).
SVENNERHOLM, L.: Biochim. Biophys. Acta **24**, 604 (1957).
— Acta Chem. Scand. **17**, 860 (1963).
—, u. H. THORIN: J. Lipid Res. **3**, 483 (1962).
SWAIN, M. L. u. B. A. BRICE: J. Am. Oil Chem. Soc. **26**, 272 (1949).
SWARTWOUT, J. R., J. W. DIECKERT, O. N. MILLER u. J. G. HAMILTON: J. Lipid Res. **1**, 281 (1960).
SWEELEY, C. C. u. E. A. MOSCATELLI: J. Lipid Res. **1**, 40 (1959).
SWELL, L. u. C. R. TREADWELL: J. Biol. Chem. **212**, 141 (1955).
SZALKOWSKI, C. R. u. W. J. MADER: Anal. Chem. **24**, 1602 (1952).

TANDY, R. K., F. T. LINDGREN, W. H. MARTIN u. R. D. WILLS: Anal Chem. **33**, 665 (1961).
TAYLOR, W. E. u. J. M. McKIBBIN: J. Biol. Chem. **201**, 609 (1953).
THERRIAULT, D., T. NICHOLS u. H. JENSEN: J. Biol. Chem. **233**, 1061 (1958).
THOMPSON, E. B., M. W. KIES u. E. C. ALVORD JR.: Biochem. Biophys. Res. Comm. **13**, 198 (1963).
TRAPPE, W.: Biochem. Z. **296**, 180 (1938).
TRAYLOR, T. G. u. A. W. BAKER: J. Am. Chem. Soc. **85**, 2746 (1963).
TURNER, M. D., E. C. OSBORN u. I. D. P. WOOTTON: Biochem. J. **67**, 31 (1957).
TURNER, J. C., H. M. ANDERSON u. C. P. GANDAL: Biochim. Biophys. Acta **30**, 130 (1958).
TWITCHELL, E.: J. Industr. Eng. Chem. **13**, 806 (1921).

UGELSTAD, J., O. A. ROKSTAD u. J. SKARSTEIN: Acta Chem. Scand. **17**, 208 (1963).

VAĆIKOVÁ, A., V. FELT u. J. MALÍKOVÁ: J. Chromatog. **9**, 301 (1962).
VAN BEERS, G. J., H. DE IONGH u. J. BOLDINGH: Isolation of Phospholipids by Dialysis through a Rubber Membrane. In: H. M. SINCLAIR: Essential Fatty Acids, Butterworths Scientific Publication, London 1958. S. 43.

VAN DE KRAMER, I. H., N. A. PIKAAR, A. BOLSSENS-FRANKENA, C. COVEE-PLOEG u. L. VAN GINKEL: Biochem. J. 81, 180 (1955).
VANDEN HEUVEL. W. J. A., C. C. SWEELEY u. E. C. HORNING: Biochem. Biophys. Res. Comm. 1, 33 (1960).
VAN HANDEL, E.: J. Am. Oil Chem. Soc. 36, 294 (1959).
—, u. D. B. ZILVERSMIT: J. Lab. Clin. Med. 50, 152 (1957).
VAN TUBERGEN, R. P. u. R. MARKHAM: 5. Intern. Congr. Biochem., Moskau 1961.
VOGEL, W. C., W. M. DOIZAKI u. L. ZIEVE: J. Lipid Res. 3, 138 (1962).
VON RUDLOFF, E.: J. Am. Oil Chem. Soc. 33, 126 (1956).

WAGENER, H. u. B. FROSCH: Klin. Wschr. 22, 1094 (1963).
WAGNER, H.: Fette, Seifen, Anstrichm. 62, 1115 (1960).
—, L. ABISCH u. K. BERNHARD: Helv. chim. acta 38, 1536 (1955).
—, L. HÖRHAMMER u. P. WOLFF: Biochem. Z. 334, 175 (1961).
WALSH, J. T. u. C. MERRIT: Anal. Chem. 32, 1378 (1960).
WANG, C. H. u. D. E. JONES: Biochem. Biophys. Res. Comm. 1, 203 (1959).
WARNER, H. R. u. W. E. M. LANDS: J. Lipid Res. 4, 216 (1963).
WEICKER, H.: Klin. Wschr. 37, 763 (1959).
WEISS, B.: J. Biol. Chem. 223, 523 (1956).
WEISSBACH, A.: Biochim. Biophys. Acta 27, 608 (1958).
WHEELDON, L. W. u. F. D. COLLINS: Biochem. J. 70, 43 (1958).
WIELAND, H. u. W. SEIBERT: Z. physiol. Chem. 262, 1 (1939).
WILLIAMS, R. J., A. V. STOUT, A. K. MITCHELL u. J. R. McMABAN: University of Texas Publication No. 4137, 31 (1941).
WILLIAMS JR., J. N., C. E. ANDERSON u. A. D. JASIK: J. Lipid Res. 3, 378 (1962).
WITTER, R. F., G. V. MARINETTI, A. MORRISON u. L. HEICKLIN: Arch. Biochem. Biophys. 68, 15 (1957).
WOODFORD, F. P. u. C. M. VAN GENT: J. Lipid Res. 1, 188 (1960).
WOOLLEY, D. W.: J. Biol. Chem. 140, 453 (1941).
WOOTTON, I. D. P.: Biochem. J. 53, 85 (1953).
WREN, J. J.: J. Chromatog. 4, 173 (1960).
—, u. H. K. MITCHELL: Proc. Soc. Exp. Biol. Med. 99, 431 (1958).
WYSOCKI, A. P., O. W. PORTMAN u. G. V. MANN: Arch. Biochem. Biophys. 59, 213 (1955).

ZILVERSMIT, D. B. u. A. K. DAVIS: J. Lab. Clin. Med. 35, 155 (1950).
ZÖLLNER, N.: Z. klin. Chem. 1, 18 (1963).
—, u. K. KIRSCH: Z. ges. exp. Med. 134, 10 (1960).
— — Z. ges. exp. Med. 135, 545 (1962).
—, u. G. WOLFRAM: Klin. Wschr. 40, 1101 (1962).
—, K. KIRSCH u. G. AMIN: Verh. Dtsch. Ges. Inn. Med. 66, 677 (1960).
—, G. WOLFRAM u. G. AMIN: Klin. Wschr. 40, 273 (1962).
ZUBYK, W. J. u. A. Z. CONNER: Anal. Chem. 32, 912 (1960).

III. Spezielle blutchemische Untersuchungsmethoden

1. Bestimmung der Gesamtlipoide*

Unter den Gesamtlipoiden versteht man die Summe aller im Plasma anwesenden Lipoide. Obwohl es sich dabei um ein sehr heterogenes Gemisch handelt, kommt der Gesamtlipoidbestimmung gelegentlich Bedeutung zu, sei es, daß durch Vergleich der Summe aller Einzelanalysen mit der Gesamtlipoidmenge festgestellt werden soll, ob alle Lipoide quantitativ erfaßt wurden, sei es, daß aus der Differenz zwischen Gesamtlipoiden und Einzelanalysen Lipoide berechnet werden sollen, deren Direktbestimmung schwierig ist (z. B. Neutralfett = Gesamtlipoide — [Phosphatide + Cholesterin + Cholesterinester]), sei es, daß man die Bestimmung der Gesamtlipoide beispielsweise mit der sehr wenig Material erfordernden Sulfophosphovanillin-Reaktion anstelle aufwendigerer Lipoidbestimmungen durchführt.

Die beste Methode zur Bestimmung der Serumgesamtlipoide besteht in der Extraktion, Reinigung des Extraktes nach SPERRY (1955), anschließender Trocknung und Wägung. Die Durchführung der gravimetrischen Bestimmung ist aber technisch nicht ganz einfach, so daß erst nach einiger Übung zuverlässige Resultate erzielt werden, außerdem setzt sie größere Mengen Ausgangsmaterial und gewisse apparative Ausrüstungen voraus.

Zuverlässige Ergebnisse erhält man auch mit der Bloorschen Methode (1928), die auf der Oxydation der Lipoide mit Bichromat und anschließender Titration des nichtverbrauchten Bichromats beruht (s. auch S. 290). Gesättigte und ungesättigte Lipoide ergeben nahezu gleiche Werte. Die Methode ist aber für Routinezwecke zu schwierig und zeitraubend.

Färberische Methoden (z. B. nach Papierelektrophorese) und nephelometrische Bestimmungen sind für quantitative Angaben zu ungenau. Für klinische Zwecke geeignet ist die von ZÖLLNER u. KIRSCH (1962) angegebene Modifikation der von CHABROL u. Mit-

---

* Von K. KIRSCH.

arb. (1937; 1949) beschriebenen Sulfophosphovanillin (SPV)-Reaktion. Sie ist für Routineuntersuchungen besonders brauchbar, da sie mit sehr kleinen Lipoidmengen auskommt. Der bei der SPV-Reaktion gebildete rosa Farbstoff ist zwar der eingesetzten Substanzmenge proportional, doch besitzen die verschiedenen Lipoide unterschiedliche Extinktionskoeffizienten. Die Ergebnisse der SPV-Reaktion für Gesamtlipoide sind deshalb nur Näherungswerte, die aber meist mit den gewichtsmäßig bestimmten Werten gut über-

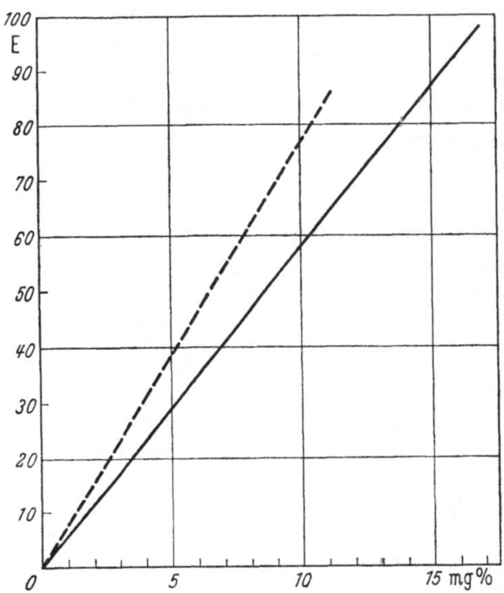

Abb. 41. Eichkurve für Gesamtlipoide ——— und Triolein — — (Spektralphotometer Zeiss, 530 mμ, Schichtdicke 1 cm). Setzt man in die Ordinate den 1 ml Serum entsprechenden E-Wert ein, so ergibt Multiplikation des Wertes auf der Abszisse mit 100 den Gesamtlipoidgehalt in mg%.

einstimmen. Eine direkte Eichung der Methode mit einer einzelnen Eichsubstanz ist wegen der heterogenen Zusammensetzung der Serumlipoide nicht möglich; die Eichkurve muß durch parallele Bestimmungen der Gesamtlipoide mittels Wägung und SPV-Reaktion hergestellt werden. In der Abb. 41 ist eine derartige Eichkurve wiedergegeben; der Vergleichbarkeit wegen sind sowohl Extinktionswerte als auch Lipoidgehalt auf 1,0 ml Serum umgerechnet. Für die Bestimmung der Serumgesamtlipoide sind zwei Modifikationen der Methode möglich, nämlich 1. die Bestimmung aus einem Lipoidextrakt und 2. die Bestimmung direkt aus Serum ohne vorhergehende Extraktion. Wurde für weitere Lipoidanalysen ohnehin ein Lipoidextrakt hergestellt, so ist die 1. Methode vorzuziehen.

a) Gravimetrische Bestimmung

Reagenzien: Methanol p. a.; Chloroform p. a.; Calciumchlorid-lösung, 0,02%ig in Wasser.

Durchführung: Man geht von 4 ml Serum aus und verfährt (mit proportional veränderten Lösungsmittelvolumina) zur Extraktion und Reinigung der Gesamtlipoide wie auf S. 36 beschrieben. Da es nicht möglich ist, letzte Spuren der oberen Phase ohne Verlust der unteren zu entfernen, schüttelt man den „gereinigten Folch-Sperry-Extrakt" noch ein- (bis zwei-)mal mit leerer oberer Phase (s. S. 38) aus. Beim Absaugen der oberen Phase ist sorgfältig darauf zu achten, daß die untere Phase unberührt bleibt. Andererseits muß auch das an der Gefäßwand haftende Wasser abgesaugt werden. Hierzu ist eine Pipette zweckmäßig, deren Spitze zur Seite abgebogen ist.

Mit einem Rotationsverdampfer wird im Vakuum eingeengt; verbleibende Wasserreste werden durch mehrfache Zugabe von kleinen Mengen Äthanol überdestilliert. Der Rückstand wird in ca. 2 ml Chloroform aufgenommen und quantitativ in ein Zentrifugenglas mit NS 14,5-Schliff übergeführt, dessen Leergewicht zuvor nach Trocknen im Exsikkator ermittelt wurde. Das Lösungsmittel wird abgedampft (Rotationsverdampfer) und das Röhrchen anschließend im Exsikkator über Schwefelsäure oder Calciumchlorid im Vakuum bis zur Gewichtskonstanz getrocknet.

Berechnung: Gesamtlipoide $(\text{mg}\%) = \dfrac{\text{Gewicht in mg} \cdot 100}{\text{Serummenge in ml} \cdot 0,8}$

Bei sehr lipoidreichen Seren können kleinere Volumina eingesetzt werden; die gewogene Menge sollte aber wenigstens 10—20 mg betragen.

b) Kolorimetrische Bestimmung mit der Sulfophosphovanillin-Reaktion nach ZÖLLNER u. KIRSCH (1962)

Reagenzien: Konzentrierte Schwefelsäure p. a., Dichte 1,84; o-Phosphorsäure p. a., Dichte 1,7; Vanillin (Merck DAB 6) 0,6%ig in dest. Wasser.

Phosphorsäure-Vanillin-Reagenz, bestehend aus vier Teilen Phosphorsäure und einem Teil Vanillinlösung (in dunkler Flasche bei Zimmertemperatur mindestens zwei Wochen haltbar).

Durchführung: *a) Bestimmung der Gesamtlipoide aus einem Lipoidextrakt.* 0,1 ml der unteren Phase eines nach Sperry (s. S. 38) gereinigten Extraktes (am besten 1,0 ml auf 10,0 ml mit Chloroform vorverdünnen und hiervon 1,0 ml einsetzen) werden in ein kleines, 10 ml fassendes Reagenzglas gegeben. Das Lösungsmittel wird in einem Wasserbad, dessen Temperatur eben über dem Kochpunkt des Lösungsmittels liegt, abgedampft und die letzten Flüssigkeitstropfen durch Aufblasen von Stickstoff entfernt. In gleicher Weise werden die Leerwerte behandelt, die durch die gesamte Bestimmung mitlaufen.

Zum trockenen Rückstand werden 0,2 ml konzentrierte Schwefelsäure gegeben und die Wände des Glases bis etwas oberhalb des vorherigen Lösungsmittelspiegels sorgfältig damit benetzt. Die Gläser kommen 10 Minuten lang in ein kochendes Wasserbad und werden anschließend in einem kalten Wasserbad gekühlt. Dann gibt man 6,0 ml Phosphorsäure-Vanillin-Reagenz dazu (wegen der viskösen Konsistenz des Reagenz am besten aus einer Bürette; dabei auf den Nachlauf achten!) und mischt sofort mit einem, am Ende breitgedrückten Glasstab. Es bildet sich ein rosa Farbton, der nach 30 Minuten seine höchste Farbintensität erreicht und nach 50 Minuten wieder abblaßt. Während dieser Zeit, d. h. zwischen 30 und 50 Minuten nach Reagenzzugabe, wird in einem Spektralphotometer bei der Wellenlänge 530 mμ gegen den Lösungsmittelleerversuch abgelesen. Der Leerversuch muß vorher gegen Wasser kontrolliert werden; sein Extinktionswert sollte unter 0,020 liegen. Bei hohen Leerwerten muß die Reinheit der Glaswaren und der Lösungsmittel nachgeprüft werden.

Berechnung und Ablesen aus der Eichgeraden: Der Extinktionswert wird mit dem Faktor 10 zur Umrechnung auf 1 ml gereinigten Extrakt, mit dem Volumen des gereinigten Extraktes und mit 1,25 zur Umrechnung auf 1 ml Serum multipliziert. Betrug also der Extinktionswert 0,292 und das Volumen des gereinigten Lipoidextraktes 14,1 ml, so ist E für die Ablesung aus der Eichkurve E = 0,292 · 10 · 14,1 · 1,25 = 51,5 und der Gesamtlipoidgehalt betrug 8,8 mg/ml bzw. 880 mg%. Wurde der Lipoidextrakt nur aus 0,4 ml Serum (mit proportional verminderten Lösungsmittelvolumina) hergestellt, so ist das Ergebnis noch mit dem Faktor 2,5 zu multiplizieren.

Selbstverständlich kann auch von anderen Lipoidextrakten oder -lösungen ausgegangen werden, z. B. zur Verfolgung des Elutionsverlaufes bei einer säulenchromatographischen Trennung. Dabei ist aber zu berücksichtigen, daß zwar die meisten kurzkettigen Lösungsmittel keine Reaktion geben, daß das aber bei längerkettigen Alkoholen und bei allen Ketonen der Fall ist. Reste von Äthylalkohol hemmen darüberhinaus die Farbentwicklung. Auf jeden Fall ist deshalb auf ein vollständiges Entfernen der Lösungsmittel zu Beginn der Analyse zu achten.

β) Bestimmung der Gesamtlipoide direkt aus dem Serum ohne vorhergehende Extraktion. Da nichtlipoide Plasmainhaltstoffe die SPV-Reaktion nicht geben, ist eine Gesamtlipoidbestimmung auch ohne vorherige Extraktion möglich. 0,005 ml (5 μl) Serum werden mit einer Mikropipette (z.B. Pipette nach Sanz [Fa. Beckman Instruments, München]) in ein 10 ml fassendes Reagenzglas gegeben. 0,2 ml konz. Schwefelsäure werden so zugegeben, daß durch die Säure Serumreste, die nicht auf den Boden des Glases gelangten, heruntergewaschen bzw. benetzt werden. Dann wird wie in Bestimmung *α*

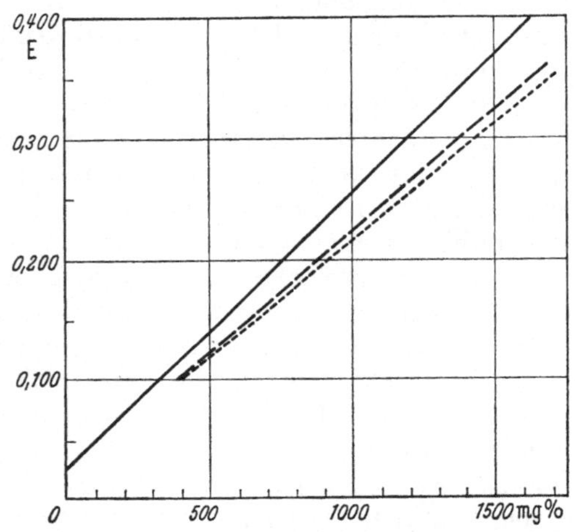

Abb. 42. Eichkurve für Gesamtlipoide bei Bestimmung ohne vorhergehende Extraktion ——— im Spektralphotometer Zeiss bei 530 mμ, — — im Eppendorf-Photometer, Filter 546, – – – – – – im Colorimeter Beckman, Modell C, Grünfilter. Ordinate: Extinktionswerte der Farbreaktion bei Einsatz von 5 μl Serum. Abszisse: Lipoidgehalt des Serums in mg%.

weitergearbeitet. Die dem Extinktionswert entsprechende Lipoidkonzentration wird an einer Eichkurve nach Abb. 42 abgelesen. Die Eichkurve schneidet die Ordinate nicht im Nullpunkt, da die konzentrierte Schwefelsäure mit nichtlipoiden Plasmabestandteilen eine geringe Bräunung ergibt.

Die Bestimmung direkt aus dem Serum ohne vorhergehende Extraktion ist etwas ungenauer als aus einem Lipoidextrakt, jedoch wegen ihrer Einfachheit und Schnelligkeit für orientierende Untersuchungen sowie für Verlaufskontrollen ausgezeichnet geeignet.

γ) Modifikation für Filterphotometer. Das Absorptionsmaximum des mit Vanillin gebildeten Farbkomplexes liegt bei 530 mμ; in Filterphotometern ist deshalb die nächstliegende Wellenlänge zu verwenden. Gegebenenfalls kann statt Vanillin Anisaldehyd verwendet werden, das einen Farbkomplex mit einem Absorptionsmaximum bei 510 mμ ergibt.

Am zweckmäßigsten ist es, durch gleichzeitige Bestimmung der Gesamtlipoide durch Wägung und SPV (bzw. SPA)-Reaktion für das verwendete Filterphotometer eine spezielle Eichkurve anzufertigen. Für die direkte Bestimmung mittels SPV-Reaktion aus dem Serum gibt die Abb. 42 Eichkurven für zwei handelsübliche Photometer.

Falls eine zuverlässige Gesamtlipoidwägung nicht möglich ist, so kann bei der Herstellung der Eichgeraden für die Methode α auf Grund der konstanten Relation zwischen der Eichkurve für die Serumgesamtlipoide und für Triolein folgendermaßen verfahren werden (Abb. 41): Der Quotient von den durch gleiche Mengen Triolein und Gesamtlipoide erzielten Extinktionswerten beträgt 0,76 (ZÖLLNER u. KIRSCH 1962). Eine Eichkurve für Triolein ist demnach um diesen Faktor zu erniedrigen, um als Eichkurve für Gesamtlipoide zu dienen. Praktisch bestimmt man mehrfach die E-Werte für 20 μg und 40 μg Triolein, multipliziert mit 0,76 und rechnet durch Multiplikation mit 100 auf 2 bzw. 4 mg, d. h. auf Werte um, die im Bereich des Lipoidgehaltes von 1 ml Serum liegen. Die Verbindung beider Punkte muß durch den Nullpunkt gehen. Mit Hilfe dieser Eichgeraden kann dann durch Parallelbestimmungen zwischen Methode α und β auch eine Eichgerade für Methode β bestimmt werden.

2. Bestimmung des Lipoidphosphors*

Um den Gehalt des Serums an Phosphatiden festzustellen, bestimmt man den in ihnen enthaltenen Phosphor und rechnet mittels geeigneter Faktoren um. Heute ist nur noch der Faktor 25 üblich, dem ein P-Gehalt der Phosphatide von 4% entsprechen würde. Tatsächlich liegt der P-Gehalt der Phosphatidgemische aus den meisten Organen etwas niedriger (vgl. BRANTE 1949), für Serum läßt sich aus den heute vorliegenden Daten über den Gehalt an Lysoverbindungen ein etwas höherer Prozentsatz (4,3% aus den Angaben von ZÖLLNER u. KIRSCH (1960)) berechnen. Da der Faktor ohnehin nur einen Näherungswert darstellt (er schwankt für die verschiedenen Sphingomyeline und Diacylglycerophosphatide zwischen 22 und 27), sollte er für Vergleichszwecke beibehalten werden; eine präzisere Größe ist die Angabe des Lipoidphosphors.

---

* Von N. ZÖLLNER.

Entscheidend für einwandfreie Lipoidphosphorbestimmungen sind eine saubere Abtrennung von nichtlipoiden, phosphorhaltigen Verbindungen, eine Veraschung ohne Substanzverlust und eine quantitative Phosphatbestimmung. Während die erste dieser drei Vorbedingungen sich leicht erfüllen läßt, werden — vor allem bei gedankenlosem Nacharbeiten an sich guter Methoden — durch Außerachtlassung gewisser Vorsichtsmaßnahmen hinsichtlich der letzten beiden Punkte häufig falsche Ergebnisse gewonnen. Die im folgenden beschriebene Methode, die eine Kombination zwischen der Extraktionsmethode von Folch bzw. Sperry und einer geringfügigen Modifikation der Bestimmung organisch gebundenen Phosphors nach BARTLETT (1959) ist, umgeht die häufigsten Fehlerquellen durch Veraschen bei einer definierten Temperatur unterhalb des Kochpunktes der Schwefelsäure. Dadurch werden Verluste an Substanz und Schwefelsäure vermieden, die bei unkontrolliertem Erhitzen auf einer Gasflamme oft auftreten, Verluste, die nicht nur eine zu geringe Ausbeute an Phosphat bedingen, sondern auch durch Änderung der (kritischen) Acidität der Bestimmungsreaktion die Farbbildung beeinflussen.

Reagenzien: Schwefelsäure 10n; Ammoniummolybdat, 2,5%ige wässerige Lösung; Perhydrol p. a.

Reduktionsmittel: 0,5 g reine α-Amino-2-naphthol-4-sulfonsäure werden unter mechanischem Rühren zu 200 ml einer frisch bereiteten 15%igen (bezogen auf wasserfreie Substanz) Natriumbisulfitlösung gegeben, anschließend noch 1 g wasserfreies Natriumsulfit dazugegeben. Die Lösung wird filtriert und in einer dunklen Flasche im Kühlschrank aufbewahrt; sie ist monatlich frisch zu bereiten.

Stammlösung für den Eichwert: 219 mg KH_2PO_4 in 500 ml 0,1n H_2SO_4 lösen (100 μg P/ml), hiervon eine Verdünnung 1:100 herstellen mit dest. Wasser und diese als Gebrauchslösung verwenden (1 μg P/ml).

Durchführung: Von dem in üblicher Weise hergestellten Folch-Sperry-Extrakt werden 1,0 ml mit Chloroform ad 10,0 ml verdünnt und hiervon 3,0 ml in ein Reagenzglas gegeben. Das Lösungsmittel wird abgedampft. Gründliches Entfernen des Lösungmittels erspart dessen Veraschung; auf eine partielle Zerstörung der Lipoide braucht keine Rücksicht genommen werden, wohl aber auf eventuelles Spritzen. Es werden 0,5 ml 10n Schwefelsäure zugegeben; anschließend wird 4 Stunden lang auf 160° erhitzt. Hierzu dient ein alter Trockenschrank (die in geringer Menge auftretenden Schwefelsäuredämpfe sind aggressiv!). Gegen Verschmutzen durch Staub deckt man die Gläser lose mit Stanniolfolie ab. Parallel mit der

Probe werden (am besten als Tripelversuch) ein Leerwert (nur Schwefelsäure) und ein Eichwert (1 μg P, entsprechend 1,0 ml der Eichwert-Gebrauchslösung) mitgeführt. Nach 4 Stunden wird zur abgekühlten, braunen oder schwarzen Lösung ein Tropfen Perhydrol zugesetzt, ebenso zu den Leer- und Eichwerten. Dann wird erneut auf 160° erhitzt. Nach weiteren 2 Stunden ist die Veraschung bei Einhaltung der angegebenen Mengen vollständig und die Lösung völlig farblos; nur gelegentlich muß ein zweites Mal Perhydrol zugesetzt werden. Für diese Gläser sind auch Eich- und Leerwerte mit der doppelten Menge Perhydrol zu beschicken.

In die abgekühlten Gläser gibt man 4,2 ml bidest. Wasser und 0,4 ml der Ammoniummolybdatlösung, mischt gut durch Schütteln und gibt 0,2 ml Reduktionsmittel dazu (wieder gut mischen). Die Gläser kommen 7 Minuten lang in ein kochendes Wasserbad. Jedes Glas wird mit einer Glaskugel zugedeckt, um Wasserverluste durch Verdampfen zu vermeiden. Anschließend wird im kalten Wasserbad abgekühlt. Die entstandene blaue Farbe ist bei Zimmertemperatur über Stunden konstant. Es wird in einem Spektralphotometer bei der Wellenlänge 830 mμ gegen Wasser abgelesen. Der Leerwert sollte eine Extinktion von 0,020 bis höchstens 0,030 nicht übersteigen und wird von den Extinktionen der Eichwerte und der Proben abgezogen. Natürlich kann man auch den Leerwert erst gegen Wasser kontrollieren und — wenn er niedrig liegt — die Proben direkt gegen den Leerwert ablesen.

Da die Reaktion sehr empfindlich ist, empfiehlt es sich, Veränderungen (z. B. durch phosphathaltige Verschmutzungen) oder Verluste mittels eines nicht mitveraschten Eichwertes und des dazugehörenden Leerwertes zu kontrollieren. Beide Werte sollten mit den durch die Veraschung mitgeführten Eich- und Leerwerten übereinstimmen, zumindest sollten die Differenzen zwischen Eich- und Leerwerten identisch sein. Diese unveraschten Ansätze sind wie folgt zu pipettieren: Leerwert: 0,5 ml Schwefelsäure, 3,9 ml bidest. Wasser, 0,4 ml Ammoniummolybdatlösung, mischen, 0,2 ml Reduktionsmittel, mischen; Eichwert: 0,5 ml Schwefelsäure, 1,0 ml Eichwert-Gebrauchslösung, 2,9 ml bidest. Wasser, 0,4 ml Ammoniummolybdatlösung, mischen, 0,2 ml Reduktionsmittel, mischen. Beide Ansätze kommen zusammen mit den übrigen Gläsern ins kochende Wasserbad.

Berechnung: Die bei dieser Methode gebildete Farbe ist der eingesetzten Phosphormenge nur bis zu Extinktionen von 0,6—0,7 proportional, dann beginnt die Eichkurve von der Geraden abzuweichen. Höher liegende Werte können nach BARTLETT aber ohne Verlust an Genauigkeit mit dest. Wasser verdünnt werden. Dabei darf dann nur noch ein der Verdünnung entsprechender Teil des Leerwertes abgezogen werden; wir ziehen eine Verdünnung mit einem Leerwert vor, wobei die Proportionalität zwischen Farbe und eingesetzter Menge ohne weiteres gewahrt bleibt.

Die Extinktion für 1 μg P liegt bei der Messung im Spektralphotometer Zeiss (830 mμ, Rotzelle) und nach Abzug des Leerwertes bei 0,160 bis 0,180. Daraus ergibt sich die Berechnung für die Serumprobe. Der E-Wert der Probe wird durch den E-Wert des Eichansatzes (beide nach Leerwertabzug) dividiert. Man erhält so die Menge des Phosphors im Bestimmungsansatz in μg. Dieses Ergebnis wird mit dem Faktor $\frac{10}{3}$ zur Umrechnung auf 1 ml gereinigten Extrakt, mit dem Volumen des gereinigten Extraktes und mit 125 zur Umrechnung auf 100 ml Serum multipliziert und mit 1000 zur Umrechnung auf mg dividiert. Betrug also die Extinktion der Probe 0,378 und die des Eichwertes 0,176 und bestand die untere Phase des Folch-Sperry-Extraktes aus 14,1 ml, so ergibt sich folgende Rechnung:

$$\frac{0,378 \cdot 10 \cdot 14,1 \cdot 125}{0,176 \cdot 3 \cdot 1000}$$

$= 12,62$ mg% Phosphor. Zur Umrechnung auf Phosphatide ist dieses Ergebnis mit dem Faktor 25 zu multiplizieren. In diesem Rechnungsbeispiel betragen die Phosphatide also 315 mg%. Bei Seren mit hochliegenden Phosphatidwerten setzt man von dem verdünnten Sperry-Extrakt nur 2 oder 1 ml zur Analyse ein und ändert

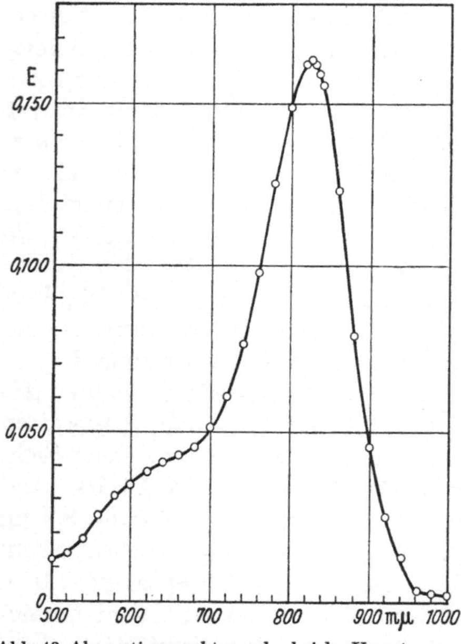

Abb. 43. Absorptionsspektrum des bei der Umsetzung von anorganischem Phosphat zu Phosphormolybdänsäure nach Fiske u. Subbarow gebildeten Farbstoffs.

den entsprechenden Faktor in der Berechnung auf $\frac{10}{2}$ bzw. $\frac{10}{1}$.

Wegen der außerordentlichen Empfindlichkeit der Reaktion ist die Methode gegen Schmutz, aber auch gegen Reste der häufig phosphorhaltigen Spülmittel sehr anfällig. Aus diesem Grunde legen wir routinemäßig gereinigte Gläser über Nacht in Chromschwefelsäure, spülen sehr gründlich mit Wasser und dest. Wasser nach und halten die Gläser in dicht verschlossenen Behältern.

Wo kein Spektralphotometer mit einem Wellenlängenbereich bis ins nahe Ultrarot zur Verfügung steht, kann mit geringeren Extinktionswerten auch bei kürzeren Wellenlängen abgelesen werden (vgl. Abb. 43). Für Filterphotometer verwendet man Rotfilter, für Spektralphotometer wähle man eine Wellenlänge mit der größten Extinktion aus. Außerdem empfiehlt es sich, bei kürzeren Wellenlängen in 2 cm-Küvetten abzulesen, notfalls auch mehr Substanz zur Veraschung einzusetzen.

3. Plasmalbestimmung*

Von LEUPOLD u. BÜTTNER (1953) sowie LEUPOLD u. Mitarb. (1954) ist eine Methode zur Bestimmung der Acetalphosphatide (Plasmalogene) im Serum und im Vollblut angegeben, die auf der Reaktion der durch saure Hydrolyse aus der Enolätherbindung in Freiheit gesetzten langkettigen Fettaldehyde mit fuchsinschwefliger Säure und photometrischer Bestimmung des gebildeten Farbstoffes beruht. FEULGEN u. Mitarb. (1951) hatten zuvor über eine ähnliche Arbeitsweise berichtet. Andere Methoden sind auf S. 69 erwähnt.

Die Bestimmung der Acetalphosphatide mit fuchsinschwefliger Säure kann bei lipämischen und sulfonamidhaltigen Seren gestört sein. Wichtig ist die Verwendung nur von reinen Reagenzien. Da die Erythrocyten einen höheren Acetalphosphatidgehalt als das Serum besitzen, findet man in hämolytischen Seren zu hohe Werte. Den zur Berechnung herangezogenen Koeffizienten liegen Mittelwerte aus Palmital- und Stearalgemischen zugrunde. Als Mittelwerte nüchterner Personen sind von LEUPOLD u. BÜTTNER (1954) im Serum 2,38 ± 0,51 (♂), bzw. 2,71 ± 0,55 (♀) mg%, von LEUPOLD u. Mitarb. (1954) im Vollblut 9,0 ± 0,9 mg% Plasmal gefunden worden.

Reagenzien: Fuchsinschweflige Säure und Verdünnungsflüssigkeit nach Feulgen s. S. 69; Äthanol p. a., absolut.; Essigsäure p. a., 90%ig; Amylalkohol p. a. (Reinigung s. S. 69).

Durchführung: 1 ml Serum wird tropfenweise zu 30 ml Äthanol gegeben, das Ganze 5 Minuten lang geschüttelt und dann durch ein zugedecktes Faltenfilter filtriert. 20 ml des Filtrates werden bei einer Badtemperatur nicht über 55° und bei etwa 100 mm Hg ein-

---

* Von D. EBERHAGEN.

gedampft. Das kann mit einer einfachen Destillationsbrücke unter Verwendung einer nicht zu dünn ausgezogenen Kapillare, die nicht in die Lösung eintauchen soll, oder mit einem Rotationsverdampfer erfolgen. Der Lipoidrückstand wird in 1 ml 90%iger Essigsäure bei 55° durch sorgfältiges Umschwenken gelöst und 45 Minuten lang bei dieser Temperatur in einem Thermostaten inkubiert. Zum abgekühlten Kolbeninhalt werden 10 ml fuchsinschweflige Säure und 25 Minuten später 10 ml Verdünnungsflüssigkeit zugegeben. Mit 10 ml Amylalkohol wird der Farbstoff etwa $\frac{1}{2}$ Stunde lang unter kaltem Wasser ausgeschüttelt, die Amylalkoholphase in einem verschlossenen Zentrifugenglas zentrifugiert und in 1 cm-Küvetten bei 546 mμ photometriert. Als Vergleichsprobe verwendet man einen gleich behandelten Leerwert.

Berechnung: Das Ergebnis wird in mg% Plasmal angegeben. Bei der Messung im Beckman-Spektralphotometer bei 546 mμ oder in einem Photometer mit Filter Hg 546: Plasmalgehalt des Serums in mg% = Extinktion $\times$ 14,1, bei Messung in einem Photometer mit Filter S 53: Plasmalgehalt des Serums in mg% = Extinktion $\times$ 16,4.

Zur Bestimmung in Vollblut werden frische und mit Natriumoxalat ungerinnbar gemachte Blutproben (1 Teil 1,34%ige Natriumoxalatlösung + 14 Teile Vollblut) verwendet. Das Vollblut wird tropfenweise unter Umschütteln zum Äthanol gegeben und dann weiter wie oben beschrieben behandelt. Zur Berechnung des Plasmalgehaltes wird die in einem Spektralphotometer Modell DU der Fa. Beckman Instruments oder im Eppendorf-Photometer bei 546 mμ ermittelte Extinktion mit dem Faktor 14,1 multipliziert, wenn unverdünntes Vollblut eingesetzt wurde. Bei Verdünnung des Blutes mit Oxalatlösung — wie oben angegeben — multipliziert man die Extinktion mit dem Faktor 15,1. Den Plasmalgehalt der Blutkörperchen kann man nach der Formel mg% Blutkörperchenwert = (mg% Vollblutwert — [1—0,01 $\times$ Hämatokritwert] $\times$ mg% Serumwert) $\times$ 100/Hämatokritwert errechnen.

4. Bestimmung des lipoidgebundenen Cholins*

Cholin ist Bestandteil der Serumphosphatide Lecithin, Lysolecithin und Sphingomyelin. Zur Bestimmung muß es bei den meisten Verfahren aus der Bindung an Phosphorsäure freigesetzt werden. Das freie Cholin kann dann als Reineckat (GLICK 1944) oder mit Phosphormolybdänsäure (WHEELDON u. COLLINS 1957) ausge-

---

* Von H. WAGENER.

fällt oder papierchromatographisch erfaßt werden (LEVINE u. CHARGAFF 1951). Die Glicksche Methode ist bereits an anderer Stelle (s. S. 65) geschildert. BÖTTCHER u. Mitarb. (1961) beschreiben ein sehr einfaches Vorgehen, bei dem die cholinhaltigen Lipoide mit cis-Aconitsäureanhydrid versetzt und die auftretende Grünfärbung photometrisch bestimmt wird. Hierbei ist eine vorherige Hydrolyse der Lipoide nicht erforderlich.

a) Cholinbestimmung
nach WHEELDON u. COLLINS (1957)

Reagenzien: 6n HCl; Äthanol; n NaOH; Diäthyläther, peroxydfrei; gesättigte wässerige Phosphormolybdänsäurelösung; iso-Butanol; Aceton; 10n H_2SO_4; 5% Zinnchlorid ($SnCl_2$) in 10n HCl.

Alle verwendeten Reagenzien sollen möglichst p. a.-Qualität besitzen.

Durchführung: Eine 2—12 μMol Cholin enthaltende Lipoidprobe, die etwa dem Gesamtlipoidextrakt aus 0,05—0,1 ml Blutserum entspricht, wird mit einer Mischung von 2 ml 6n HCl und 2 ml Äthanol 18 Stunden lang am Luftkühler auf 100° erhitzt. Das Hydrolysat wird im Vakuum zur Trockene eingedampft, der Rückstand in 2 ml Wasser gelöst und durch Zugabe von n NaOH auf p_H 6—7 eingestellt. Durch Extraktion dieser Lösung mit Diäthyläther werden die Fettsäuren entfernt. Die ausgeschüttelte wässerige Lösung wird filtriert, das Filter mit 5 ml Wasser gewaschen, das Filtrat zur Trockene gebracht und der Rückstand in 2 ml Wasser aufgenommen. 0,5 ml dieses Hydrolysates, die 0,3—3,0 μMol Cholin enthalten sollen, werden in einem 15 ml-Zentrifugenglas mit 0,1 ml einer gesättigten wässerigen Lösung von Phosphormolybdänsäure versetzt. Diese Mischung wird 30 Minuten lang auf 5° gekühlt und dann zentrifugiert. Der Überstand wird dekantiert, der Niederschlag von Cholinphosphormolybdat zweimal mit je 1 ml iso-Butanol gewaschen. Das gewaschene Präcipitat wird dann in 3 ml Aceton gelöst. Zu dieser Lösung werden zur Reduktion des Cholinphosphormolybdats zu Molybdänblau 1 ml 10n H_2SO_4 und 0,05 ml einer 5%igen Lösung von Zinnchlorid in 10n HCl zugegeben. Mit Äthanol wird schließlich auf 10 ml aufgefüllt. Die Extinktion dieser Molybdänblaulösung wird dann bei 630 mμ bestimmt. An Hand einer vorher aufgestellten Eichkurve wird der Cholingehalt ermittelt.

b) Cholinbestimmung
nach Böttcher u. Mitarb. (1961)

Reagenzien: Toluol-Essigsäureanhydrid 1:1; cis-Aconitsäure-anhydrid-Reagenz: 50 mg cis-Aconitsäureanhydrid werden in 40 ml Eisessig gelöst und die Lösung mit Toluol auf 100 ml aufgefüllt.

Alle verwendeten Reagenzien sollen möglichst p. a.-Qualität besitzen.

Durchführung: Mit dieser Methode können sowohl freies Cholin als auch ungespaltene Cholinphosphatide bestimmt werden. Wird sie auf hydrolysierte Cholinphosphatide angewendet, so dürfen die Proben weder Säure noch Alkohol enthalten. Nach Spaltung mit 6n methanolischer HCl muß also mehrmals in Methanol aufgenommen und vollständig wieder eingedampft werden.

Eine 0,3—5 μg quarternären Stickstoff (= 3—50 μg Cholin = 20—300 μg Lecithin = Gesamtlipoidextrakt aus 0,01—0,1 ml Blutserum) enthaltende Lipoidprobe wird in 2 ml Toluol-Essigsäureanhydrid 1:1 gelöst. Dann wird 1 ml des cis-Aconitsäureanhydrid-Reagenz zugesetzt und die Mischung 12 Minuten lang auf 120° (am besten in einem Heizblock) erhitzt. Man läßt die Proben 15 Minuten lang abkühlen und verdünnt sie dann mit Toluol-Essigsäureanhydrid 1:1 auf 4 oder 8 ml. Nach weiteren 15 Minuten wird die Extinktion bei 530 mμ bestimmt und durch Vergleich mit einer Eichkurve die Cholinmenge ermittelt.

c) Cholinbestimmung
nach Levine u. Chargaff (1951)

Reagenzien: 6n methanolische HCl; Diäthyläther, peroxydfrei; 1%ige wässerige Lösung von Cholinchlorid; n-Butanol-Diäthylenglykol-Wasser 4:1:1; 2%ige wässerige Phosphormolybdänsäurelösung; n-Butanol; 0,4%ige Lösung von Zinnchlorid (SnCl₂) in 3n HCl (jeweils frisch ansetzen).

Alle verwendeten Reagenzien sollen möglichst rein sein.

Durchführung: $\alpha)$ *Hydrolyse.* Die Gesamtlipoide oder Phosphatide werden mit 6n methanolischer HCl 3 Stunden lang unter Rückfluß gekocht. Das Hydrolysat wird im Vakuum bei 35° zur Trockene eingedampft. Der Rückstand wird in Wasser aufgenommen und nochmals 1 Stunde lang unter Rückfluß gekocht. Nach dem Abkühlen wird das Gemisch zur Entfernung der Fettsäuremethylester mehrmals mit Äther extrahiert. Dann wird das Hydrolysat zur Entfernung der HCl mehrmals in Wasser aufgenommen und durch

Zugabe von HCl auf p_H 1 eingestellt. Dabei sollen in 1 ml Lösung 2,5—7,5 mg Cholin enthalten sein.

β) *Papierchromatographische Reinigung.* Auf Chromatographiepapier Schleicher & Schüll Nr. 597 (16 × 45 cm) werden je 0,01 ml einer 0,25%igen, 0,5%igen und 1%igen Cholinchloridlösung, die durch Zusatz von HCl auf p_H 1 eingestellt ist, und zweimal 0,01 ml des Phosphatid- oder Gesamtlipoidhydrolysates punktförmig aufgetragen. Die Durchmesser der Startpunkte sollen 0,8 cm nicht überschreiten. Die Chromatogramme werden mit dem Lösungsmittelgemisch n-Butanol-Diäthylenglykol-Wasser 4:1:1 entwickelt. Die Laufzeit beträgt 24 Stunden. Danach werden die Chromatogramme 60 Minuten lang bei Zimmertemperatur und 30 Minuten lang bei 100° getrocknet. Zur Darstellung der Cholinflecke werden die Chromatogramme 1 Minute in 2%ige wässerige Phosphormolybdänsäurelösung eingetaucht und anschließend 5 Minuten in Butanol und 5 Minuten in fließendem Wasser gewaschen. Danach zieht man sie langsam durch eine frische 0,4%ige Lösung von Zinnchlorid in 3n HCl. Durch diese Behandlung entstehen scharf begrenzte dunkelblaue Flecke auf bläulich-weißem Untergrund. Die Chromatogramme läßt man dann 30 Minuten lang auf Filterpapier trocknen. Der R_F-Wert des Cholins beträgt 0,43.

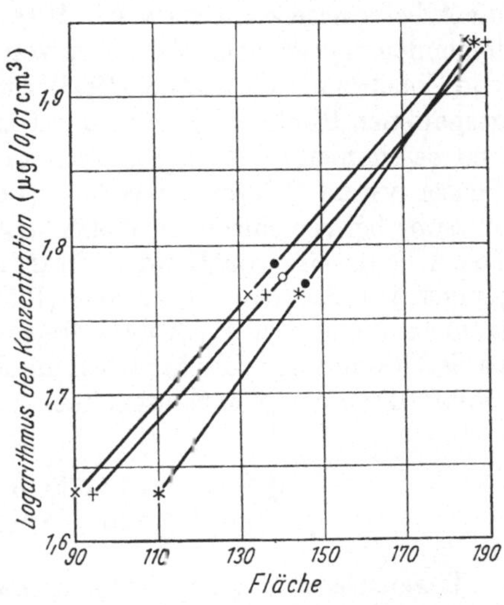

Abb. 44. Eichkurven zur quantitativen Cholinbestimmung nach LEVINE u. CHARGAFF (1951). x, + und * Testcholinmengen, o, ● und ○ Lecithinhydrolysat.

γ) *Quantitative Auswertung der Chromatogramme.* Innerhalb von 3 Stunden nach der Anfärbung wird die Größe der Cholinflecke planimetrisch ermittelt. Da zwischen Fleckgröße und dem Logarithmus der Cholinkonzentration eine lineare Beziehung besteht, kann aus der planimetrisch bestimmten Fleckgröße direkt auf den Cholingehalt der aufgetragenen Hydrolysatmenge geschlossen werden. Abb. 44 zeigt einige aus den mitgelaufenen Testmengen gewonnene Eichkurven. Da die Neigung der Eichgeraden infolge Schwankungen in der Papierbeschaffenheit und der Versuchsbedingungen unterschiedlich ist, müssen bei jeder chromatographischen Bestimmung Testmengen bestimmt werden. Wiederauffindungsversuche ergaben für Cholin allein eine Ausbeute von 99%, für Cholin bei Anwesenheit von Serin und Colamin von 98%.

5. Bestimmung des lipoidgebundenen Serins und Colamins*

Serin und Colamin (Äthanolamin) sind Bestandteile der Kephaline und ihrer Lysoverbindungen, in denen sie mit der Phosphorsäuregruppe verestert sind. Im präparativen Teil auf S. 66 sind schon einige Methoden zu ihrer Bestimmung diskutiert. Dort ist die Arbeitsweise von DITTMER u. Mitarb. (1958) beschrieben. Die im folgenden angegebenen Verfahren von LONG u. STAPLES (1961) und von COLLINS u. WHEELDON (1958) setzen die durch Hydrolyse abgespaltenen Kephalinbasen zu den Dinitrophenylverbindungen um und bestimmen diese photometrisch entweder nach Verteilung im Phasensystem Chloroform-Wasser (LONG u. STAPLES) oder durch Messung bei verschiedenen Wellenlängen (COLLINS u. WHEELDON). Die Arbeitsweise von LONG u. STAPLES ist eine Modifikation derjenigen von AXELROD u. Mitarb. (1953). MAGEE u. Mitarb. (1960) trennen die durch Hydrolyse freigesetzten Aminoverbindungen papierchromatographisch, färben die Flecke mit Ninhydrin an und messen dann deren Farbintensität.

a) Serin- und Colaminbestimmung
nach LONG u. STAPLES (1961)

Reagenzien: 5%ige äthanolische 1-Fluor-2,4-dinitrobenzol-Lösung; Isobutylmethylketon; Chloroform; Methanol; Petroläther Kp. 40—60°; 5%ige wässerige Natriumbicarbonatlösung; n, 2n und 6n HCl; 0,1n NaOH.

Alle verwendeten Reagenzien sollen möglichst rein sein.

Durchführung: *a) Hydrolyse.* Die Probe eines Serumlipoidextraktes nach II,1 mit nicht mehr als 0,4 μMol Colamin und 0,5 μMol Serin wird in einem 10 ml-Zentrifugenröhrchen mit Schliffstopfen zur Trockene gebracht und 0,5 ml 6n HCl zugegeben. Das verschlossene Röhrchen wird 2 Stunden lang auf kochendem Wasserbad erhitzt, dann abgekühlt und mit 0,8 ml Methanol und 1,6 ml Chloroform versetzt. Die Lösung wird sorgfältig durch wiederholtes Aufziehen in einer Pasteur-Pipette durchgemischt und

---

* Von H. WAGENER.

die untere Chloroformphase, in der sich die Fettsäuren, die Fettaldehyde, das Sphingosin und das Cholesterin angereichert haben,
abgezogen und verworfen. Die wässerig-methanolische Phase wird
zweimal in der gleichen Weise mit je 1 ml Chloroform-Methanol
17:3 gewaschen und dann im Luft- oder Stickstoffstrom zur Trok-
kene eingedampft.

β) *Die Bildung der Dinitrophenylderivate.* Den trockenen Rückstand löst man in 1,2 ml Wasser und fügt 0,3 ml 5%ige wässerige
Bicarbonatlösung und 0,1 ml 5%ige äthanolische Fluordinitroben-
zollösung hinzu. Die Probe wird dann 75 Minuten lang auf 75—80°
erhitzt und nach dem Abkühlen 4 ml Chloroform in das Röhrchen
gegeben. Der Inhalt wird kräftig geschüttelt und anschließend zur
Phasentrennung zentrifugiert. 1 ml der oberen Schicht wird zur
Bestimmung des Serins und 3 ml der unteren Schicht zur Bestimmung des Colamins verwendet.

γ) *Die Bestimmung der Serin- und der Colaminkonzentration.*
3 ml Chloroformphase, in der sich das Dinitrophenylcolamin angereichert hat, wird im Luftstrom zur Trockene eingedampft, der
Rückstand in 4 ml 6n HCl gelöst und einmal mit 5 ml Petroläther
extrahiert. Die Petrolätherschicht wird verworfen. Die Extinktion
der stark sauren unteren Phase wird bei 420 mμ in einem Spektralphotometer gemessen und mit einer Standardlösung mit 0,4 μMol
Dinitrophenylcolamin verglichen.

1 ml der wässerigen Schicht, in der sich das Dinitrophenylserin
angereichert hat, säuert man mit 0,5 ml n HCl an und schüttelt sie
in einem Zentrifugenröhrchen mit Schliffstopfen mit 5 ml Isobutylmethylketon aus. Nach Zentrifugieren überführt man 4 ml der
oberen Phase in ein anderes 10 ml-Zentrifugenröhrchen mit Schliffstopfen und gibt 4 ml 0,1n NaOH hinzu. Das Röhrchen wird erneut
kräftig geschüttelt und dann zentrifugiert. 3 ml der unteren alkalischen Phase werden mit 0,5 ml 2n HCl angesäuert. Die Extinktion
dieser Lösung wird ebenfalls bei 420 mμ bestimmt und mit einer
Standard-Dinitrophenylserin-Lösung (0,5 μMol) verglichen.

b) Serin- und Colaminbestimmung
nach Collins u. Wheeldon (1958)

Reagenzien: 1-Fluor-2,4-dinitrobenzol; Triäthylamin; Benzol;
n äthanolische HCl; Hyflo Super-Cel; Dimethylformamid-Äthanol-
n-Butylamin 4:1:0,04; 25%ige Tetramethylammoniumhydroxyd-
Lösung.

Durchführung: 5—30 mg Gesamtlipoide aus einem Serumextrakt nach II,1 werden mit 1 Tropfen (ca. 100 μMol) Fluordini-

trobenzol und 0,1 ml Triäthylamin in 5—10 ml Benzol gelöst und 2 Stunden lang bei 30° inkubiert. Lösungsmittel und tertiäre Base werden im Vakuum (30 mm Hg) bei 80° entfernt, das überschüssige Fluordinitrobenzol wird bei 80° und einem Druck von 0,1 mm Hg an einen Kühlfinger destilliert. Eine 0,1—1,5 μMol entsprechende Menge der mit Fluordinitrobenzol umgesetzten Gesamtlipoide wird in 5 ml n äthanolischer HCl gelöst und 3 Stunden lang unter Rückfluß gekocht. Nach Zusatz von ca. 0,1 g Hyflo Super-Cel wird das Hydrolysat abfiltriert, das Filter mit 5 ml Wasser gewaschen und das Filtrat durch Erhitzen im Vakuum eingedampft. Der Rückstand wird in 10 ml einer Mischung von Dimethylformamid-Äthanol-n-Butylamin 4:1:0,04 gelöst und mit 0,1 ml einer 25%igen Lösung von Tetramethylammoniumhydroxyd versetzt. Nach gutem Durchmischen wird die Extinktion dieser Lösung bei 393 und 500 mμ gemessen.

Berechnung: Wenn E_1 die bei 393 mμ und E_2 die bei 500 mμ gemessene Extinktion darstellt, ergeben sich die Dinitrophenyl-äthanolamin- (e) und Dinitrophenylserinmengen (s) in μMol/10 ml Lösung nach

$$e = 0{,}965\ E_2 - 0{,}157\ E_1$$
$$s = 1{,}05\ E_1 - 0{,}965\ E_2$$

c) Serin- und Colaminbestimmung
nach papierchromatographischer Trennung
nach Magee u. Mitarb. (1960)

Reagenzien: 2n H_2SO_4; 0,1%ige wässerige Methylrot-Lösung; $BaCO_3$; Methyläthylketon-Methylcellosolve-20%ige Essigsäure 40:15:20; Ninhydrin-Lösung (4 mg Zinnchlorid $SnCl_2 \cdot 2\ H_2O$ werden in 5 ml 0,2m Citratpuffer p_H 5,0 gelöst, 0,25 g Ninhydrin dieser Lösung zugesetzt und das Gemisch mit Isopropanol auf 50 ml aufgefüllt); 50%iges Äthanol.

Alle Reagenzien sollen möglichst rein sein.

Durchführung: *a) Hydrolyse.* Eine 0,01—0,10 μMol Serin und 0,01—0,10 μMol Colamin enthaltende Lipoidprobe (entspricht etwa den Gesamtlipoiden aus 0,1—1,0 ml Blutserum) wird in einem Pyrex-Reagenzglas mit 4 ml 2n H_2SO_4 versetzt. Das Reagenzglas wird zugeschmolzen und 12 Stunden lang in einem kochenden Wasserbad erhitzt. Nach dem Abkühlen und Öffnen wird der Inhalt quantitativ in ein 12 ml-Zentrifugenglas gespült. Dann werden 3 Tropfen der 0,1%igen Methylrotlösung zugegeben und zur Neutralisation unter Rühren festes Bariumcarbonat eingetragen. Der Niederschlag wird abzentrifugiert und zweimal mit 2,5 ml

Wasser gewaschen. Die Lösung wird filtriert und mit Wasser auf 10 ml aufgefüllt.

β) Papierchromatographische Trennung. 0,02—0,06 ml des Hydrolysats werden auf Whatman 3 MM-Papier aufgetragen, desgleichen eine Leerwertprobe (4 ml 2n H_2SO_4) und Serin- und Colamintestmengen. Das Chromatogramm wird mit dem Lösungsmittelgemisch Methyläthylketon-Methylcellosolve-20%ige Essigsäure 40:15:20 entwickelt. Dazu werden 2—4 Stunden benötigt. Das Chromatogramm wird an der Luft bei Zimmertemperatur getrocknet, in die Ninhydrin-Lösung getaucht und im Trockenschrank 90 Minuten lang auf 50° erhitzt. Die Substanzflecke (R_F Serin = 0,22, R_F Colamin = 0,47) und gleich große Leerwertflächen werden aus dem Chromatogramm ausgeschnitten, zerkleinert und in Reagenzgläsern 30 Minuten mit 5 ml 50%igem Äthanol extrahiert. Diese Extrakte werden bei 570 mμ gegen einen Leerwert aus 50%igem Äthanol photometriert.

6. Bestimmung des Sphingosins*

Sphingosin ist charakteristischer Bestandteil der Sphingomyeline, Cerebroside und Ganglioside. Von diesen Substanzen sind bisher im Serum nur die Sphingomyeline nachgewiesen worden. Zur Bestimmung des Sphingosingehaltes müssen die Sphingomyeline zur Freisetzung des Sphingosins zuerst hydrolysiert werden. Dieses geschieht bei den älteren Methoden mit gesättigter Bariumhydroxydlösung, bei den neueren mit methanolischer Schwefel- oder Salzsäure. Nach seiner Gewinnung aus dem Hydrolysat kann das Sphingosin auf Grund seines Stickstoffgehaltes (McKIBBIN u. TAYLOR 1949), durch Reaktion mit Bernsteinsäureanhydrid und Titration der Carboxylgruppe der entstandenen N-Succinylbase (WITTENBERG 1955), durch Umsetzung der nach Bleitetraacetatspaltung auftretenden Fettaldehyde mit Schiffschem Reagenz und kolorimetrischer Erfassung des Farbstoffs (SAKAGAMI 1958) und durch Komplexbildung mit Methylorange (LAUTER u. TRAMS 1962), sowie dünnschicht- (SAMBASIVARAO u. McCLUER 1963) oder gaschromatographisch (SWEELEY u. MOSCATELLI 1959) bestimmt werden.

Die chemischen Methoden sind zwar zeitraubender, besitzen aber eine relativ hohe Spezifität, während das Verfahren von LAUTER u. TRAMS wegen seiner einfachen Durchführung heute

---

* Von H. WAGENER.

häufig angewendet wird. Auskunft über das Vorhandensein von sphingosin-analogen Verbindungen gibt die Dünnschichtchromatographie. Hierbei ist allerdings eine quantitative Auswertung noch nicht entwickelt worden. Einen sowohl qualitativen als auch quantitativen Aufschluß gibt die Arbeitsweise von SWEELEY u. MOSCATELLI, bei welcher zuerst die Sphingomyeline säulenchromatographisch isoliert (auf diesen Schritt kann man evtl. verzichten), dann hydrolysiert und die Sphingolipoidbasen nach vollständiger Abtrennung der Fettsäuremethylester durch Behandlung mit Perjodat oxydativ zu den entsprechenden Fettaldehyden abgebaut werden:

$$R—CH—CH—CH_2OH \xrightarrow{\frac{NaJO_4\ oder}{Pb(OCOCH_3)_4}} R—CHO+HCOOH+NH_3+HCHO$$
$$\underset{OH}{|}\ \underset{NH_2}{|}$$

Die Aldehyde werden anschließend gaschromatographisch analysiert. In der Tab. 32 sind die von ihnen im Blutplasma nachgewiesenen Sphingolipoidbasen aufgeführt.

Tabelle 32

Zusammensetzung der Sphingolipoidbasen normaler und pathologischer menschlicher Plasmaproben nach SWEELEY u. MOSCATELLI (1959).

Ausgangsmaterial	Untersuchte Lipoidfraktion	Zusammensetzung in %		
		Dihydro-Sphingosin	Sphingosin	nicht identifizierte Base
Plasma 1	Phosphatide	5	79	16
Plasma 2	Phosphatide	10	68	22
Plasma 3	Phosphatide	6	82	12
Plasma 4	Phosphatide	12	74	14
Mittelwert		8	76	16
Plasma (Atherosklerose)	Sphingomyelin	11	77	12
Plasma (Niemann-Pick)	Sphingomyelin	7	75	18

a) Sphingosinbestimmung
nach MCKIBBIN u. TAYLOR (1949)

Reagenzien: Äthanol-Diäthyläther 3:1, peroxydfrei; Chloroform p. a.; 0,25m $MgCl_2$-Lösung; gesättigte Bariumhydroxydlösung; HCl p. a., konz.

Durchführung: Das Serum wird mit Äthanol-Diäthyläther 3:1 und Chloroform extrahiert. Die vereinigten Extrakte werden im Vakuum unter Stickstoff eingeengt und in einem bestimmten Volumen Chloroform aufgenommen. Eine 0,4—2,0 mMol Lipoid-N entsprechende Menge des Chloroformextraktes wird in ein 250 ml-Zentrifugenglas pipettiert und mit Chloroform auf 80 ml verdünnt. Dann werden 80 ml der 0,25m $MgCl_2$-Lösung zugefügt. Das Glas wird bis zur Emulsionsbildung kräftig geschüttelt. Nach mehrstündigem Stehen bei Zimmertemperatur wird die Emulsion durch Einfrieren, Auftauen und Zentrifugieren beseitigt. Zur vollständigen Reinigung muß dieser Vorgang 6—7mal wiederholt werden. Der gereinigte Lipoidextrakt wird im Vakuum zur Trockene eingeengt. Der Rückstand wird mit 65 ml gesättigter $Ba(OH)_2$-Lösung versetzt und 5 Stunden lang auf einem Sandbad am Rückflußkühler gekocht. Nach Zusatz von 6,5 ml konz. HCl wird das Gemisch weitere 1½ Stunden lang gekocht. Das Hydrolysat wird mit 10 ml Chloroform in einen Schütteltrichter übergeführt. Der Verseifungskolben und der Rückflußkühler werden mit Chloroform und warmem Wasser ausgespült und die Spülmengen ebenfalls in den Schütteltrichter gebracht. Das Volumen der wässerigen Phase soll etwa 75, das der Chloroformphase 20—25 ml betragen. Nach kräftigem Schütteln und Trennung der Schichten läßt man die Chloroformphase in ein 50 ml-Zentrifugenglas abfließen. Das Ausschütteln wird zweimal mit je 10—15 ml Chloroform wiederholt. Die vereinigten Chloroformextrakte werden zentrifugiert und dann in einem Meßkolben mit Chloroform auf ein bestimmtes Volumen aufgefüllt. In aliquoten Teilen dieses Extraktes wird der Stickstoffgehalt nach üblichen Verfahren bestimmt.

Cholin, Colamin und Serin sollen die Bestimmung nicht stören, da Sphingosin (und andere sphingosinähnliche Sphingolipoidbasen) spezifisch und quantitativ extrahiert wird. Zugesetztes Sphingosin wird zu 84,6—101,0% wiedergefunden.

b) Sphingosinbestimmung
nach WITTENBERG (1955)

Reagenzien: 1% Natriumacetat · 2 H_2O in Methanol; Methanol; Bernsteinsäureanhydrid in Aceton, gesättigte Lösung (1,6m); Methylenbromid; Eisessig; Äthanol 95%ig; 0,05 bzw. 0,1n NaOH in Methanol; Phenolrot.

Alle verwendeten Reagenzien sollen möglichst p. a.-Qualität besitzen.

Durchführung: Eine 1—100 μMol Sphingosin enthaltende Probe (zweckmäßig ein nach McKIBBIN u. TAYLOR (1949) aufgearbeiteter Serumlipoidextrakt) wird in 5 ml einer 1%igen methanolischen Lösung von Natriumacetat gelöst und in ein konisches 30 ml-Zentrifugenglas übergeführt. Dann werden im Abstand von 5 Minuten zweimal je 0,5 ml einer gesättigten Lösung von Bernsteinsäureanhydrid in Aceton zugegeben. Nach 10 Minuten werden 1 ml Methylenbromid und 5 Tropfen Eisessig zugefügt. Das Gemisch wird geschüttelt und anschließend mit 25 ml Wasser versetzt. Hierdurch werden die N-Succinylverbindungen ausgefällt. Nach Zentrifugieren wird die Wasserphase abgesaugt. Präcipitat und Methylenbromid werden zweimal mit je 25 ml Wasser gewaschen. Anschließend werden Präcipitat und Methylenbromid in 4 ml 95%-igem Äthanol gelöst und mit 0,05 oder 0,1n NaOH in Methanol mit Phenolrot als Indikator titriert.

c) Sphingosinbestimmung
nach SAKAGAMI (1958)

Reagenzien: Wässerige Bariumhydroxydlösung, gesättigt; HCl, konz.; NaOH; Chloroform; Benzol; Bleitetraacetat; Glycerin; Eisessig; Petroläther Kp 30—60°; Isoamylalkohol.

Schiffsches Reagenz: 1 g Fuchsin wird in 700 ml kochendem Wasser gelöst. Nach dem Abkühlen wird die Fuchsinlösung in einen braunen 1 l-Meßkolben filtriert, mit 50 ml 2n HCl und 5 g $NaHSO_3$ versetzt, gründlich gemischt und mit Wasser auf 1000 ml aufgefüllt. Das Reagenz bleibt im Dunkeln und in der Kälte so lange stehen, bis die Lösung vollkommen entfärbt ist. SO_2-Wasser: Herstellung wie vorstehend, jedoch ohne Fuchsinzusatz.

Alle verwendeten Reagenzien sollen möglichst p. a.-Qualität besitzen.

Durchführung: Ein aliquoter Teil eines Serumlipoidextraktes, der 0,3—2,0 mg Sphingolipoide enthält (entsprechen etwa 1—10 ml Blutserum), wird unter vermindertem Druck zur Trockene eingedampft und mit 10 ml gesättigter $Ba(OH)_2$-Lösung 6 Stunden lang unter Rückfluß gekocht. Dann wird 1 ml konz. HCl zugesetzt und nochmals 1 Stunde lang unter Rückfluß erhitzt. Darauf läßt man das Gemisch abkühlen, alkalisiert mit NaOH und extrahiert das Sphingosin durch mehrmaliges Ausschütteln mit insgesamt 30 ml Chloroform. Der Chloroformextrakt wird im Vakuum zur Trockene gebracht und in einem bestimmten Volumen trockenen Benzol gelöst. Ein Teil der Benzol-Lösung, welcher 0,03—0,5 mg Sphingosin enthält, wird dann mit 10 mg trockenen Bleitetraacetatkristallen versetzt und 10 Minuten lang auf 75° erwärmt. Nach Zusatz von einigen Tropfen Glycerin wird das Gemisch bis zur vollständigen Reduktion des überschüssigen Bleitetraacetats weiter erhitzt. Die abgekühlte Lösung wird dann mit 20 ml Petroläther und 1 ml Wasser versetzt und durchgemischt. Die Petrolätherphase wird abgetrennt und die Extraktion mit 5 ml Petroläther wiederholt. Die vereinigten Petrolätherextrakte werden im Vakuum zur Trockene eingedampft. Der Rückstand wird in 1 ml Eisessig gelöst und mit 10 ml Schiffschem Reagenz versetzt. Anschließend bleiben die Proben 24 Stunden lang stehen. Dann werden 10 ml SO_2-Wasser zugegeben; die Lösung wird gut durchgemischt. Durch Zusatz von 10 ml Isoamylalkohol und kräftiges Schütteln extrahiert man die Farbe. Die durch Zentrifugieren abgetrennte Amylalkoholphase wird gegen eine in gleicher Weise angesetzte, jedoch nicht mit Bleitetraacetat behandelte Probe kolorimetriert (Filter S 55, d = 1 cm).

Berechnung: Die vorhandene Sphingosinmenge (in $\mu g/10$ ml Isoamylalkohol) ergibt sich durch Multiplikation des Extinktionswertes mit dem experimentell ermittelten Faktor 250.

d) Sphingosinbestimmung
nach LAUTER u. TRAMS (1962)

Reagenzien: 0,01n HCl; n H_2SO_4; NaOH; Äthylacetat; 0,1m Acetatpuffer (p_H 3,65); Methylorange-Reagenz: 500 mg Methylorange in 100 ml warmen Wassers lösen und mehrmals mit Chloroform waschen.

Alle Reagenzien sollen möglichst p. a.-Qualität besitzen.

Durchführung: Eine 0,01—0,10 μMol Sphingosin enthaltende Hydrolysatmenge (nach Spaltung der Gesamtlipoide mit methanolischer HCl) wird im Stickstoffstrom zur Trockene gebracht, der Rückstand in 0,01n HCl aufgenommen, mit NaOH alkalisiert, und mit Wasser auf 2 ml aufgefüllt. Diese wässerig-alkalische Lösung wird mit 5 ml Äthylacetat extrahiert. Die Wasserphase wird nach Zentrifugieren entfernt und die Äthylacetatphase zweimal mit je 2 ml Wasser gewaschen. Dann werden 2 ml 0,1m Acetatpuffer, welcher vorher mit Äthylacetat gewaschen wurde, und 0,1 ml des Methylorange-Reagenz zugesetzt. Das Gemisch wird 1 Minute lang geschüttelt und anschließend zentrifugiert. Der in der überstehenden Äthylacetatphase vorhandene Sphingosin-Methylorange-Komplex wird bei 415 mμ photometriert. Als Leerwert dienen 2 ml Wasser, die nach Alkalisieren mit NaOH in gleicher Weise behandelt wurden. Die Empfindlichkeit der Methode kann gesteigert werden, indem 2—4 ml der Äthylacetatphase mit 0,5—2,0 ml n

H₂SO₄ extrahiert werden. Die dann im Säureextrakt vorhandene Farbe wird bei 515 mμ gegen einen entsprechenden Leerwert photometriert. Abb. 45 zeigt Eichkurven für beide Verfahren. Cholin, Galaktosamin und Sialinsäuren sollen die Bestimmung nicht stören.

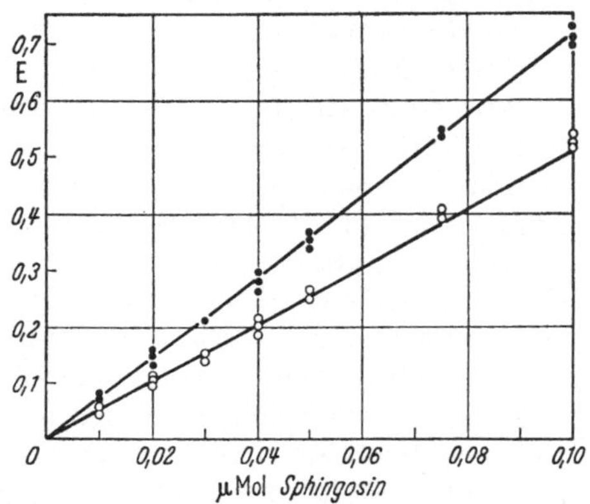

Abb. 45. Eichkurven zur Sphingosinbestimmung nach Lauter u. Trams (1962). o——o Äthylacetatphase, bei 415 mμ gemessen; ●——● Säurephase, bei 515 mμ gemessen nach Extraktion von 2 ml Äthylacetatphase mit 2 ml n H₂SO₄.

e) Dünnschichtchromatographische Trennung der Sphingolipoidbasen nach Sambasivarao u. McCluer (1963)

Reagenzien: 2n methanolische HCl; Petroläther Kp. 40—60°; n NaOH; Diäthyläther, peroxydfrei; Natriumsulfat, gepulvert und geglüht; Chloroform-Methanol 1:1; Chloroform-Methanol-2n Ammoniak 40:1:1; Ninhydrinlösung: 0,2 g Ninhydrin in 95 ml n-Butanol und 5 ml Pyridin lösen.

Alle Reagenzien sollen möglichst p. a.-Qualität besitzen.

Durchführung: Zur Isolierung der Sphingolipoidbasen werden 10—20 mg Gesamtlipoide mit 1—2 ml 2n methanolischer HCl 6—8 Stunden lang hydrolysiert. Danach werden die Fettsäuremethylester durch Ausschütteln mit Petroläther entfernt und die methanolische Lösung im Vakuum eingedampft. Der Rückstand wird in n NaOH aufgenommen, mit Äther extrahiert, die Ätherlösung mit Wasser gewaschen, über Natriumsulfat getrocknet und eingedampft. Ca. 50 μg der in Chloroform-Methanol (1:1) gelösten Probe werden auf 0,25 mm dicken Kieselgelschichten, die durch 30 Minuten langes Erhitzen auf 105° aktiviert wurden, aufgetragen. Die Dünnschichtplatten werden bei 25° mit dem Lösungsmittelgemisch Chloroform-Methanol-2n Ammoniak 40:1:1 entwickelt.

Darauf werden die Platten 5—10 Minuten lang bei Zimmertemperatur getrocknet und mit Ninhydrinlösung besprüht.

Die relativen R_F-Werte der Sphingolipoidbasen (bezogen auf 3-0-Methylsphingosin = 1) betragen für erythro-Sphingosin 0,80, für threo-Sphingosin 0,66, für Dihydrosphingosin 0,61, für Phytosphingosin 0,37.

f) Gaschromatographische Trennung der Sphingolipoidbasen
nach SWEELEY u. MOSCATELLI (1959)

Reagenzien: Chloroform-Methanol 2:1; Kieselsäure zur Chromatographie; Chloroform; Methanol; methanolische HCl (80 ml Methanol + 16 ml konz. HCl); H_2SO_4; Petroläther Kp. 30—60°; KOH, konz.; Diäthyläther, peroxydfrei; Natriumsulfat, gepulvert und geglüht; 0,2m Natriummetaperjodat; Methylenchlorid; Benzol; Glutarsäure-Diäthylenglykol-Polyester auf silanisiertem Celite 545.

Alle Reagenzien sollen möglichst p. a.-Qualität besitzen.

Durchführung: *a) Gewinnung der Sphingomyelinfraktion.* 100 ml Plasma werden mit 20 Vol. Chloroform-Methanol (2:1) extrahiert, das ausgefällte Protein wird abfiltriert und der Extrakt mit 1/10 Vol. Wasser gewaschen. Nach der Phasentrennung wird die Unterphase im Vakuum eingedampft und der Rückstand im Vakuum getrocknet.

Die Gesamtlipoide werden mit einer Kieselgelsäule (20 g Kieselgel für maximal 600 mg Gesamtlipoide) in neutrale und polare Lipoide getrennt. Die Neutrallipoide werden dabei mit 250 ml Chloroform, die Phosphatide mit 400 ml Methanol eluiert. Die Phosphatidfraktion wird durch erneute Kieselgelsäulenchromatographie aufgetrennt, indem mit 250 ml Chloroform und folgenden Chloroform-Methanol-Gemischen eluiert wird: 170 ml eines Gemisches 9:1, 300 ml eines Gemisches 4:1, 370 ml eines Gemisches 1:1 und 150 ml eines Gemisches 1:4.

β) Darstellung und Reinigung der Sphingolipoidbasen. Die mit Chloroform-Methanol 1:4 erhaltenen Sphingolipoide werden zur Trockene eingedampft und 5—6 Stunden lang mit methanolischer HCl unter Rückfluß gekocht (8—10 mg Lipoide/ml methanol. HCl). Nach dem Abkühlen werden einige Tropfen Schwefelsäure zugesetzt und die Lösung dreimal mit 2 Vol. Petroläther zur Entfernung der Fettsäuremethylester ausgeschüttelt. Die methanolische Lösung wird im Vakuum auf die Hälfte eingeengt und im Eisbad mit konz. wässeriger KOH auf p_H 12—13 eingestellt. Dann wird das gleiche Vol. Wasser zugefügt und die Sphingolipoidbasen dreimal mit 2 Vol. Diäthyläther extrahiert. Der Ätherextrakt wird zweimal mit 1/10 Vol. Wasser gewaschen, über Natriumsulfat getrocknet und im Vakuum zur Trockene gebracht.

Diese Basenfraktion wird zur Entfernung von Fettsäuremethylesterspuren auf einer Kieselgelsäule gereinigt: Sie wird in 1—3 ml Chloroform gelöst und auf eine Säule aus 2 g Kieselgel gebracht. Mit 20 ml Chloroform werden dann die Methylester, mit 30 ml Chloroform-Methanol 1:4 die Sphingolipoidbasen eluiert. Aus 100 ml Plasma erhält man auf diese Weise 3—5 mg gereinigte Basen.

γ) Oxydation der Sphingolipoidbasen mit Perjodat. Diese werden in einem 12 ml-Zentrifugenglas in Methanol gelöst (5 mg/ml) und mit 1/5 Vol. frischer 0,2m wässeriger Natriummetaperjodatlösung versetzt. Die Reaktionsmischung bleibt 60 Minuten lang im Dunkeln bei Zimmertemperatur stehen. Während dieser Zeit bildet sich ein kristallines anorganisches Präcipitat. Dann werden 2 Vol. Methylenchlorid und 1/2 Vol. Wasser zugefügt und die Mischung geschüttelt. Die durch Zentrifugieren abgetrennte obere Wasserphase wird mit 2 Vol. Methylenchlorid nachgewaschen. Die vereinigten Extrakte werden filtriert und das Methylenchlorid im Vakuum abgedampft. Durch Zusatz von Benzol und erneutes Eindampfen werden Wasserspuren beseitigt. Aus dem Reaktionsgemisch werden an einer Säule aus 2 g Kieselgel durch Elution mit 25 ml Chloroform die Fettaldehyde erhalten.

δ) Die gaschromatographische Untersuchung der Fettaldehyde erfolgt an silanisiertem und mit Glutarsäure-Diäthylenglykol-Polyester imprägniertem Celite 545 (s. S. 188) bei einer Temperatur

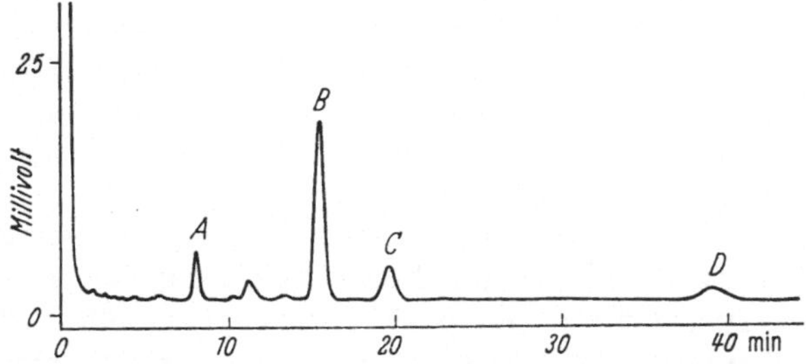

Abb. 46. Gaschromatogramm der Sphingomyelinbasen aus menschlichem Plasma. A Dihydrosphingosin, B Sphingosin, C nicht identifizierte Base, D O-Methylsphingosin (nach SWEELEY u. MOSCATELLI 1959).

von 180° und einem Trägergasdurchfluß von 100 ml/Min. Aufgetragen werden ca. 100 μg Fettaldehydgemisch in 0,001 ml Chloroform.

Bei der beschriebenen Methode kann auf die Isolierung der Sphingolipoidfraktion verzichtet und stattdessen die Gesamtphos-

phatidfraktion mit methanolischer HCl hydrolysiert werden. Abb.
46 zeigt die gaschromatographische Trennung der aus menschlichem Plasma isolierten, mit Perjodat behandelten Sphingomyelinbasen, Tab. 32 ihre Zusammensetzung in normalen und pathologischen menschlichen Plasmaproben.

7. Bestimmung der Lipoidzucker*

Lipoidgebundene Zucker sind Bestandteile der Cerebroside,
Ganglioside und Glykolipoide. Im präparativen Teil auf S. 100 ist
eine allgemeine Methode zur Erfassung des Lipoidzuckers beschrieben, die sich ohne weiteres auf die Gesamtlipoide des Blutserums
oder -plasmas u. ä. anwenden läßt. Die Ganglioside und Glykolipoide
enthalten weiterhin noch Aminozucker, vor allem Hexosamine, die
Ganglioside außerdem Neuraminsäure. Es sei auch an dieser Stelle
darauf hingewiesen, daß die alleinige Bestimmung der Zucker-,
Hexosamin- oder Neuraminsäurekonzentration im Lipoidextrakt
keine Aussagen über die Cerebrosid-, Glykolipoid- oder Gangliosidmenge zuläßt, da die Lipoide einen unterschiedlichen Gehalt an
diesen Bestandteilen haben.

Eine für die Bestimmung von Hexosaminen sehr brauchbare
und zuverlässige Methode hat BLIX (1948) angegeben. Sie beruht
auf der Elson-Morgan-Reaktion (ELSON u. MORGAN 1933) und erfaßt 10—50 μg Hexosamin. Erwähnt sei daneben die ziemlich spezifische Ultramikrobestimmung von EXLEY (1957); sie soll noch die
Erfassung von mμg ermöglichen. Für Galaktosamin und Glucos-
amin werden gleiche Werte erhalten.

Für die Neuraminsäurebestimmung in den Lipoiden hat sich
die Reaktion mit Orcin (KLENK u. LANGERBEINS 1941; BÖHM u.
Mitarb. 1954; SVENNERHOLM 1957b) in der Arbeitsweise nach
BÖHM (1959) bewährt. Fast das gleiche leistet die Resorcin-Methode
nach SVENNERHOLM (1956; 1957a), die auf S. 108 geschildert ist.
Weniger empfindlich und weniger spezifisch sind die sog. direkte
Ehrlichsche Reaktion (WERNER u. ODIN 1952), die Reaktion mit
Diphenylamin (DISCHE 1930; SAIFER u. GERSTENFELD 1957;
WERNER u. ODIN 1952) und die Reaktion mit Tryptophan und
Perchlorsäure (SEIBERT u. Mitarb. 1948; WERNER u. ODIN 1952).

Ausschließlich die freie Neuraminsäure erfaßt die Bestimmung
mit Thiobarbitursäure nach Oxydation mit Natriumperjodat
(AMINOFF 1959, 1961; WARREN 1959). Diese Methode ist etwa
zwölfmal empfindlicher als die obigen Verfahren. Sie eignet sich vor

---

* Von P. BÖHM.

allem für enzymatische Untersuchungen, bei denen die (z. B. durch RDE abgespaltene) freie Neuraminsäure neben der gebundenen ermittelt werden soll; Neuraminsäure-methylglykosid gibt keine Farbreaktion.

Die Bedingungen der Orcin-Methode wurden von BÖHM (1954, 1959) und von SVENNERHOLM (1957b) eingehend studiert. Das Vorhandensein größerer Mengen anderer Zucker kann die Neuraminsäurewerte sowohl bei der Orcin-Methode als auch bei den anderen Methoden — mit Ausnahme der relativ unempfindlichen direkten Ehrlichschen Reaktion und der Thiobarbitursäure-Methode — verfälschen. Auch ist die Farbintensität bei den verschiedenen Neuraminsäurederivaten unterschiedlich. So ergibt N-Glykolyl-neuraminsäure bei der Orcin-Methode höhere Extinktionen als N-Acetylneuraminsäure. Zur Bestimmung der Glykolyl-neuraminsäure neben anderen Neuraminsäurederivaten s. KLENK u. UHLENBRUCK (1957).

Als Testsubstanz steht meistens nur die freie Neuraminsäure zur Verfügung. Zur Bestimmung der gebundenen Neuraminsäure wäre es sehr viel besser, wenn die Substanz, in der die Neuraminsäure bestimmt werden soll, in reiner Form als Testsubstanz zur Eichung der Methode zur Verfügung stünde, da gebundene Neuraminsäure etwas niedrigere Werte ergibt als die freie. SVENNERHOLM (1958) umgeht diese Schwierigkeit, indem er nacheinander hydrolysiert, störende Substanzen (Zucker etc.) mittels Austauschersäule beseitigt und dann die Farbreaktion ausführt; hierdurch wird die Bestimmung spezifischer, aber auch umständlicher.

a) Hexosaminbestimmung
nach BLIX (1948)

Reagenzien: Ehrlichs Reagenz (p-Dimethylaminobenzaldehyd-Lösung): 1,6 g eines reinen Präparates werden in 30 ml konz. HCl gelöst und 30 ml 96%iger Alkohol hinzugegeben (Lösung hat gelbe Farbe).

Acetylacetonlösung: 0,75 ml reines Acetylaceton Kp. 139° werden in 25 ml 1,25n Na_2CO_3 gelöst. Diese Lösung jeden Tag neu ansetzen. 1,25n Na_2CO_3 enthält 66,25 g pro Liter.

Durchführung: *a) Hydrolyse.* Zur abgewogenen Substanzmenge (3—5 mg) oder zu 0,5—1 ml der Substanzlösung werden 6 ml 2n HCl gegeben. Im zugeschmolzenen Reagenzglas wird 14 Stunden lang auf 100° erhitzt. Nach der Hydrolyse wird in ein Reagenzglas abfiltriert. Vom Filtrat pipettiert man 5 ml in ein 10 ml-Meßkölbchen, neutralisiert und füllt auf 10 ml auf.

β) Acetylierung. Von der neutralisierten Lösung werden 2 ml in ein Somogyi-Röhrchen mit Deckel gebracht, 2 ml des Acetylreagenzes hinzugefügt und im Wasserbad 20 Minuten lang auf 96° erhitzt. Zur Bestimmung des Faktors macht man eine Einwaage von 3—4 mg Glucosaminhydrochlorid in 100 ml Wasser. Von dieser Lösung werden ebenfalls 2 ml in ein Somogyi-Glas gegeben, mit 2 ml Acetylaceton versetzt und bei 96° acetyliert. Die zur Bestimmung eingesetzten 2 ml Probelösung sollen nicht mehr als 0,09 und nicht weniger als 0,03 mg Hexosamin enthalten. Wird die Zeit der Acetylierung auf 30 Minuten ausgedehnt, werden verläßliche Resultate mit Mengen bis zu 0,14 mg erhalten.

γ) Kondensation mit p-Dimethylaminobenzaldehyd und photometrische Auswertung. Nach Abkühlen mit kaltem Wasser werden nacheinander unter kräftigem Mischen 10 ml 96%iges Äthanol, 2 ml Ehrlichs Reagenz und dann wieder 10 ml Äthanol zugesetzt. Die Extinktion der Proben wird 45 Minuten später im Photometer bei 546 mμ gemessen. Sie bleibt etwa 12 Stunden lang konstant auf gleicher Höhe.

δ) Berechnung des Hexosamingehaltes.

$$\text{mg Glucosamin} = \frac{E \times F}{d}$$

Es bedeuten: E die Extinktion der Probelösung, d die Schichtdicke der Küvette und F ein Proportionalitätsfaktor, der mit der Glucosaminhydrochlorid-Eichlösung gewonnen wird:

$$F = \frac{\text{mg Glucosaminhydrochlorid in 100 ml Eichlösung} \times 0.8307 \times d}{50 \times E}$$

Der Faktor F soll zwischen 0,350 und 0,525 liegen.

ε) Mikromodifikation. Sind nur sehr kleine Lösungsmengen oder sehr kleine Mengen der zu analysierenden Substanz vorhanden (etwa 0,1 ml Flüssigkeit), so kann die Spaltung mit 3 ml 2n HCl ausgeführt werden. 4 ml dieser Lösung werden mit 4 ml Acetylaceton versetzt und wie oben beschrieben verarbeitet. Nach Abkühlen werden 16 ml Alkohol und 2 ml Ehrlichs Reagenz zugesetzt. Wenn 50 mm Mikroküvetten benutzt werden, können bis zu 5 μg Hexosamin im neutralisierten Hydrolysat bestimmt werden.

b) Neuraminsäurebestimmung
nach Böhm (1959)

Reagenzien: Bials Reagenz: 0,1 g Orcin werden in 40 ml konz. HCl (p. a.) gelöst, 2 ml 1%ige wässerige FeCl$_3$-Lösung p. a.

zugegeben und mit Wasser auf 50 ml aufgefüllt. Das Reagenz ist im Kühlschrank einige Tage haltbar.

Amylalkohol, p. a.

Durchführung: Die Einwaage einer über P_2O_5 bei 61° im Hochvakuum getrockneten Substanz wird in einer bestimmten Wassermenge gelöst bzw. suspendiert; ein aliquoter Teil, der nicht mehr als 150 μg Neuraminsäure enthält, wird im verschließbaren Reagenzglas auf 1 ml mit Wasser ergänzt und mit 1 ml Bialschem Reagenz versetzt. Nach Verschließen des Reagenzglases wird im kochenden Wasserbad 15 Minuten lang erhitzt. Hierbei färbt sich die Lösung rotviolett. Sofort anschließend kühlt man die Probe in Eiswasser ab und schüttelt die Farbe mit 5 ml Amylalkohol aus. Dabei tritt eine charakteristische Farbtonveränderung von rotviolett nach graublau ein. Die beiden Phasen werden durch Zentrifugieren getrennt, nachdem man nochmals in Eiswasser gekühlt hat. Letzteres verhindert eine sonst öfters beobachtete Trübung des Amylalkohols durch feinste Wassertröpfchen, die beim Photometrieren stört. Die Extinktion der amylalkoholischen Lösung wird sofort bei 590 mμ in einem Spektralphotometer gegen einen entsprechenden Leerwert gemessen. An Hand einer Eichkurve lassen sich die gefundenen μg Neuraminsäure ablesen.

Es ist darauf zu achten, daß die Lösung die für Neuraminsäure charakteristische rotviolette Färbung hat, da andere Substanzen in hoher Konzentration eine grünliche Färbung ergeben können. Bei jeder Bestimmung wird eine Testlösung zur Kontrolle mitbestimmt. Die Eichkurve verläuft bis 150 μg N-Acetyl-neuraminsäure geradlinig.

8. Bestimmung des Cholesterins*

Cholesterin gibt eine Reihe von Farbreaktionen (BLADON 1958); keine von ihnen ist jedoch spezifisch. Von diesen Reaktionen sind die nach Liebermann-Burchard (mit Schwefelsäure und Essigsäureanhydrid), Tschugaeff (mit Zinkchlorid und Acetylchlorid in Eisessig) und Lifschütz (mit Eisen-III-chlorid, Essigsäure und Schwefelsäure) für die quantitative Bestimmung geeignet. Die Lifschütz-Reaktion ist doppelt so empfindlich wie die nach Tschugaeff und fünfzehnmal empfindlicher als die Reaktion nach Liebermann-Burchard. Dieses macht die auf der Lifschütz-Reaktion basierende Methode nach ZAK u. Mitarb. (1951) wegen des

---

* Von N. ZÖLLNER.

geringen Bedarfs an Ausgangsmaterial zu der Methode der Wahl. Darüber hinaus hat die Empfindlichkeit dieser Methode aber noch den Vorteil, daß störende Beimengungen stärker hinausverdünnt werden können. Weitere Vorteile der Reaktion mit Eisenchlorid sind die Stabilität des Farbkomplexes, der 2 Stunden lang seine Extinktion kaum ändert, und die einfache Bereitung des Reagenz.

Störende Beimengungen sind organische Substanzen, welche mit den aggressiven Nachweisreagenzien des Cholesterins mehr oder weniger intensive, unspezifische Bräunungsreaktionen geben. Ihretwegen muß Cholesterin bei Methoden, die größere Substanzmengen beanspruchen, zunächst durch Fällung mit Digitonin isoliert werden. Bei den neueren Methoden ist das für Routinezwecke nicht mehr nötig; bei Unterlassung der Digitoninfällung liegen nach eigenen Untersuchungen die Ergebnisse der Zak-Methode im Mittel um 9% zu hoch. Für wissenschaftliche Zwecke bleibt es empfehlenswert, die Digitoninfällung beizubehalten.

Bei der Analyse des Serumcholesterins stört die geringe Spezifität der Nachweisreaktionen nicht, da neben Cholesterin in vergleichbaren Konzentrationen keine anderen Sterine oder Steroide vorkommen. Treten sie dennoch auf (bisher kennen wir nur das Vorkommen von Desmosterin, d. h. Δ^{24}-Cholesterin, bei Triparanolbehandlung), so geben sie (speziell mit der Liebermann-Burchard-Reaktion [Cook u. Rattray 1958]) Farbkomplexe, die sich von denen des Cholesterins unterscheiden. Bestimmung bei verschiedenen Wellenlängen oder mittels mehrerer Farbreaktionen erlaubt die Berechnung der Komponenten in einem Gemisch bekannter Sterine. Für Details sei vor allem auf die Arbeiten von Steinberg u. Mitarb. (1961) verwiesen.

Für die quantitative Durchführung der Liebermann-Burchard-Reaktion empfiehlt sich die Methode von Sperry u. Webb (1950); neuerdings wird die Modifikation von Pearson u. Mitarb. (1953), die anstelle der Schwefelsäure Toluolsulfonsäure verwendet, viel angewandt. Eine brauchbare Methode, die auf der Tschugaeff-Reaktion beruht, haben Schön u. Gey (1956) beschrieben.

Die Farbreaktionen erfassen freies und verestertes Cholesterin in gleicher Weise. Soll nur das freie Cholesterin bestimmt werden, so muß es vorher durch Digitonidfällung isoliert werden. Soll dagegen das gesamte Cholesterin mit Digitonin gefällt werden, so sind die Cholesterinester zunächst zu verseifen, da die an der Esterbindung beteiligte β-Hydroxygruppe an C-3 für die Bildung des Digitonids benötigt wird. Die Differenz aus Gesamtcholesterin und freiem Cholesterin ergibt das Estercholesterin. Aus dem Verhältnis von Estercholesterin zu Gesamtcholesterin wird der Esterquotient berechnet. Er wird für gewöhnlich in Prozenten angegeben und liegt normalerweise um 70%.

Sollen außer Cholesterin keine anderen Lipoide bestimmt werden, so kann man anstelle des Folch-Sperry-Extraktes auch einen Aceton-Alkohol-Extrakt, der leichter herzustellen ist, verwenden. Der Einsatz von Serum direkt, wie er von MacIntyre u. Ralston (1954) beschrieben wurde, gibt dagegen viel zu hohe Werte.

a) Herstellung des Aceton-Alkohol-Extraktes

Reagenzien: Aceton p. a.; Äthanol p. a. bzw. benzinvergällt.

Durchführung: In einen 25 ml-Meßkolben gibt man ca. 15 ml Aceton-Alkohol 1:1, setzt unter Schütteln tropfenweise 0,5 ml Serum zu und füllt bis zur Marke mit dem Lösungsmittelgemisch auf. Anschließend wird durch ein schnellaufendes Filter gegeben. Für die Bestimmung des Gesamtcholesterins allein genügt ein Ansatz von 0,2 ml Serum ad 10 ml mit Aceton-Alkohol; der Niederschlag wird dann abzentrifugiert.

b) Bestimmung des Cholesterins in der klinischen Routine
nach Zak u. Mitarb. (1954) bzw. Zlatkis u. Mitarb. (1953)

Reagenzien: Konz. Schwefelsäure, Dichte 1,84 p. a.; Eisessig p. a., 99—100%ig; 10%ige wässerige Eisen(III)-chloridlösung.

Zur Herstellung des Farbreagenz gibt man in einen 50 ml-Meßkolben zu 5 bis 10 ml Schwefelsäure 0,5 ml Eisenchloridlösung, mischt gut und füllt zur Marke mit Schwefelsäure auf.

Stammlösung für den Eichwert: 33,33 mg Cholesterin p. a. in 100 ml Eisessig lösen. Hiervon eine Verdünnung 1:20 in Eisessig (50 μg Cholesterin/3 ml) als Gebrauchslösung verwenden.

Durchführung: 1,0 ml des Aceton-Alkohol-Extraktes bzw. 1,0 oder 0,5 ml eines Folch-Sperry-Extraktes werden in einem Reagenzglas eingeengt, letzte Reste des Lösungsmittels werden durch Aufblasen von Stickstoff entfernt. Trockenes Cholesterin oxydiert leicht, deshalb wird sofort in 3 ml Eisessig gelöst, am besten in der Wärme (Wasserbad von 60—80°). Das Cholesterin muß auf jeden Fall völlig gelöst sein. Anschließend wird abgekühlt. 2 ml Schwefelsäure-Eisenchlorid-Reagenz werden, zweckmäßigerweise aus einer Bürette, zugegeben. Es wird sofort mit Hilfe eines am Ende abgeplatteten Glasstabes gemischt. Parallel dazu führt man einen Leerwert und einen Eichwert (3ml der Gebrauchslösung) mit. Nach einer Stunde wird bei einer Wellenlänge von 560 mμ (bzw. im Eppendorf-Photometer mit Filter 546) gegen einen Leerwert photometriert.

In der 1 cm-Küvette soll dann die Extinktion des Eichwertes zwischen 0,270 und 0,290 liegen. Der Eichwert ist bis in hohe Extinktionen linear (geprüft bis 200 μg und einer Extinktion von 1,1). Wenn es auch empfehlenswert ist, beim Ablesen in Bereichen von 0,100 bis 0,600 zu bleiben, so können hohe Farbwerte, abgesehen von der Ungenauigkeit bei der Ablesung, noch verwendet werden.

$$\text{Berechnung: } \mu\text{g Cholesterin} = \frac{\text{Extinktion des Meßwertes}}{\text{Extinkton des Eichwertes}} \times 50 \ \mu\text{g}$$

Ist man vom Aceton-Alkohol-Extrakt ausgegangen, so ist dieser Wert mit 5 zu multiplizieren und gibt dann den Serumcholesteringehalt in mg%. Hat man 1,0 ml eines Folch-Sperry-Extraktes verwendet, so multipliziert man den Cholesteringehalt der Probe mit dem Volumen der unteren Phase, mit 1,25 zur Umrechnung auf 1 ml Serum und dividiert durch 10 zur Umrechnung auf mg%.

c) Bestimmung des freien Cholesterins

Reagenzien: 1%ige Digitoninlösung in 50%igem wässerigen Äthanol p. a.; Aceton p. a.; außerdem die unter b aufgeführten Reagenzien.

Durchführung: In ein Zentrifugenglas gibt man 2 ml des Aceton-Alkohol-Extraktes und engt auf etwa 1 ml ein. Der Einsatz größerer Mengen führt zu höheren Farbwerten und kann deshalb bei Hypercholesterinämien aus dem linearen Bereich der Eichkurve herausführen; andererseits werden die Digitonidniederschläge voluminöser und sind leichter zu bearbeiten. Geht man von 1 oder 2 ml eines Folch-Sperry-Extraktes aus, so werden diese erst stark eingeengt und in 1 ml Aceton-Alkohol aufgenommen. Anschließend wird mit 0,5 ml Digitoninlösung gefällt. Nach gutem Mischen läßt man 30 bis 60 Minuten lang unter gelegentlichem vorsichtigen Aufschütteln stehen. Der Niederschlag wird so scharf wie möglich zentrifugiert (z. B. 20 Minuten, 4500 UPM, 5°). Der Überstand wird bei guter Beleuchtung über einem dunklen Untergrund abgesaugt (Wasserstrahlpumpe). Die Gläser werden dann umgekehrt auf Zellstoff gestellt, damit Reste des Aceton-Alkohol-Wasser-Digitonin-Gemisches ablaufen. Zum Waschen gibt man in jedes Glas 4 ml Aceton. Der Niederschlag wird mit einem an dem einen Ende abgeplatteten Glasstab aufgewirbelt, der Glasstab wird vorsichtig herausgenommen und verwahrt. Eine praktische Vorrichtung hierzu ist ein am Tisch oder an einem Regal befestigtes Sperrholzbrett mit schmalen numerierten Einschnitten, in die man die nun auf beiden Seiten abgeplatteten Glasstäbe hineinhängt. Nach mindestens 20 Minuten langem Stehen wird ein zweites Mal zentrifugiert und der Überstand wieder abgesaugt. Da der Niederschlag jetzt leichter aufwirbelt, gelingt es manchmal nicht, den Überstand bis auf die letzten Tropfen zu entfernen, und man muß ein zweites Mal mit Aceton waschen. Der letzte Flüssigkeitstropfen wird durch Aufblasen von N_2 entfernt. Der trockene Niederschlag wird — evtl. durch Erwärmen im Wasserbad (60°) — in 3 ml Eisessig gelöst. Nach Abkühlen gibt man in jedes Glas 2 ml Schwefelsäure-Eisenchlorid-Reagenz und mischt sofort mit dem zu jedem Glas gehörenden Glasstab. Die Messung der Farbintensität erfolgt wie beim Gesamtcholesterin nach etwa 1 Stunde bei 560 bzw. 546 mμ.

Berechnung: Die Menge an freiem Cholesterin in der Probe berechnet sich wieder aus $\dfrac{\text{Meßwert}}{\text{Eichwert}} \times 50$, und zur Umrechnung auf mg% wird noch mit 2,5 multipliziert, wenn man von 2 ml Aceton-Alkohol-Extrakt ausgegangen ist. Beim Folch-Sperry-Extrakt multipliziert man die Cholesterinmenge in der Probe mit dem Volumen der unteren Phase und dividiert durch 2 (wenn man von 2 ml Extrakt ausgegangen ist), multipliziert mit 1,25 zur Umrechnung auf 1 ml Serum und dividiert durch 10 zur Umrechnung auf mg%.

d) Bestimmung des Gesamtcholesterins nach Verseifung der Lipoide

Reagenzien: Kalilauge, 50%ig, wässerig; Phenolphthalein-Indikatorlösung; Essigsäure p. a., 10%ig; weiterhin die unter b) und c) aufgeführten Reagenzien.

Durchführung: 1 ml Aceton-Alkohol-Extrakt wird mit 1 ml Aceton-Alkohol und 2 Tropfen Kalilauge versetzt und die Lösung gründlich gemischt. Am Boden des Glases dürfen keine Laugentropfen mehr zu sehen sein. Beim Folch-Sperry-Extrakt werden 1,0 oder 0,5 ml stark eingeengt, in 2 ml Aceton-Alkohol aufgenommen und nach Zugabe von 2 Tropfen KOH in gleicher Weise behandelt. Die Gläser werden 30 Minuten lang in ein Wasserbad von 37° gebracht. Dann neutralisiert man mit Essigsäure unter Verwendung von Phenolphthalein als Indikator. Nach Eintreten des Farbumschlages gibt man noch 1 Tropfen Essigsäure (nicht mehr!) zu und verfährt nach Zusatz von 1 ml Digitoninlösung im weiteren wie bei der Bestimmung des freien Cholesterins.

9. Bestimmung der Neutralfette *

Die für das Blutserum angegebenen klinisch-chemischen Neutralfettbestimmungen basieren bis auf wenige Ausnahmen auf einer Differenzbestimmung. Die traditionellen Verfahren gehen vom Gesamtlipoidgehalt aus, von dem die Phosphatide, das freie Cholesterin und die Cholesterinester abgezogen werden. Folgende Möglichkeiten werden bevorzugt:

a) die Neutralfettberechnung aus dem gravimetrisch oder oxydocolorimetrisch ermittelten Gesamtlipoidgehalt, dem freien und veresterten Cholesterin und dem Lipoidphosphor,

b) die Neutralfettberechnung aus dem Gesamtfettsäurengehalt, dem Estercholesterin und dem Lipoidphosphor,

c) die Neutralfettberechnung aus den veresterten Fettsäuren, dem Estercholesterin und dem Lipoidphosphor,

d) die Neutralfettberechnung über den chemisch oder enzymatisch bestimmten Glyceringehalt vor und nach Verseifung.

Diese Methoden dienen zur „Pauschalbestimmung der Neutralfette". Eine weitgehende Reinigung bzw. Isolierung erreicht man durch chromatographische Verfahren. Man hat die Wahl zwischen der mehr im präparativen Bereich anzuwendenden säulenchromatographischen und der für sehr kleinen Substanzeinsatz geeigneten dünnschichtchromatographischen Arbeitsweise (s. Abschnitt II, 7). Die eluierten Fraktionen können anschließend quantitativ mit Hilfe der charakteristischen Gruppenreaktionen chemisch oder nach entsprechender Vorbehandlung enzymatisch oder durch Vermessung bestimmter Molekülgruppenschwingungen (vor allem im infraroten Wellenbereich) spektroskopisch erfaßt werden. Neben der Trennung verschiedener Lipoidhauptgruppen gelingt chromatographisch auch deren Subfraktionierung — hier in die Mono-, Di- und Triglyceride.

a) Neutralfettberechnung aus Gesamtfett- und Lipoidwerten

Gravimetrische Gesamtfettbestimmung und Neutralfettberechnung

Von den meisten Autoren werden die Gesamtlipoide gravimetrisch (s. S. 258) bestimmt und davon die Summe aus Cholesterin, Cholesterinestern und Phosphatiden subtrahiert. Die Differenz wird als „Fettrest" (PEZOLD 1959) bzw. großzügiger als „Neutralfette" bezeichnet. Der Ansatz lautet (PAGE u. Mitarb. 1945):

---

* Von M. EGGSTEIN

Neutralfette (mg/100ml) = mg Gesamtlipoide pro 100 ml — (mg
                     freies Cholesterin pro 100 ml +
                     1,68 · mg Estercholesterin pro 100 ml +
                     25 · mg Lipoidphosphor pro 100 ml)

Zur Bestimmung des freien und des veresterten Cholesterins siehe S. 284ff; die Lipoidphosphorbestimmung ist auf S. 261 beschrieben.

Die so für Normalpersonen bestimmten „Neutralfette" schwanken zwischen 0 bis 400 mg% (PAGE u. Mitarb. 1935; LEUPOLD u. WIELAND 1958; BÖHLE u. Mitarb. 1958; u. v. a.); als Mittelwert werden 225 ± 137 mg % bzw. 300 ± 82 mg % bzw. 324 mg % angegeben.

Diese Art der Neutralfettberechnung ist wenig genau. Sie ist abzulehnen, wenn der Gesamtfettbestimmung keine Reinigung der Serumextrakte in der von SPERRY u. BRAND (1955) bzw. FOLCH u. Mitarb. (1951) angegebenen Weise vorausgegangen ist. Selbst dann dürften die Werte noch zu hoch ausfallen, da alle „Spurenfette" den Triglyceriden zugezählt werden.

Oxydocolorimetrische Gesamtfettbestimmung und Neutralfettberechnung nach BRAGDON (1951), modifiziert nach SCHOENEMEYER (1958) und EGGSTEIN

BRAGDON (1951) bestimmt die Gesamtlipoide mit der modifizierten oxydocolorimetrischen Methode BLOORS (1947). Es handelt sich dabei um die oxydative Zersetzung der Fettstoffe zu CO_2 und H_2O mit dem schwefelsauren Bichromat-Reagenz von NICLOUX (BLOOR 1947). 2 Mol Bichromat liefern 3 Mol O_2; dabei schlägt das orangefarbene Reagenz nach grün um. Der Anteil des reduzierten Bichromats wird photometrisch bei 580—610 mμ gemessen. Die Methode ist zehnfach empfindlicher als die gravimetrische Gesamtlipoidbestimmung und in der zusammen mit SCHOENEMEYER (1958) von EGGSTEIN ausgearbeiteten Durchführung einfach und genau (1—2% methodischer Fehler). Der optimale Nachweisbereich liegt bei 0,3—1,0 mg Gesamtlipoide entsprechend einer 0,1—0,2 ml Serum adäquaten Extraktmenge.

Da die eigentliche Nachweisreaktion unspezifisch ist, sind zwei Fehlerquellen zu beachten. Die Bestimmung der Gesamtfette bzw. des Gesamt-Bichromatverbrauches verlangt eine sorgfältige Abtrennung von organischen Verunreinigungen und von Unverseifbarem, soweit es sich nicht um Cholesterin handelt. So sah sich HAVEL (1957) nachträglich veranlaßt, von den errechneten Serum-Triglyceridwerten 100 mg/100 ml jeweils abzuziehen, wenn die Gesamtfettbestimmung direkt im Äthanol-Aceton-Extrakt ohne vorherige Reinigung desselben erfolgte. Weiterhin können die an synthetischen Reinsubstanzen gewonnenen Umrechnungsfaktoren einen prinzipiellen Fehler bedingen. Diese Faktoren wurden experimentell bislang für die verschiedenen Serumlipoidfraktionen nicht bestätigt.

Als Berechnungsgrundlage dient eine mit Stearinsäure als Modellsubstanz angefertigte Eichkurve (Abb. 47); der mit der jeweiligen Probe erzielte Farbumschlag wird in mg Stearinsäure angegeben. Die Berechnung der Gesamtfette in mg/100 ml ist ungenau, denn pro Gewichts-Einheit schwankt der O_2-Verbrauch je

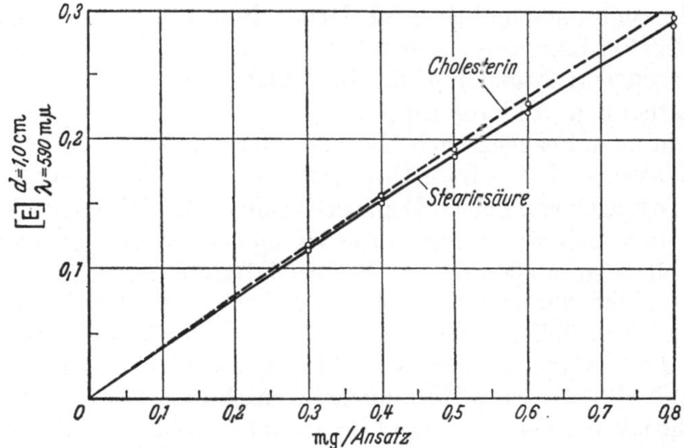

Abb. 47. Abhängigkeit der Extinktion bei 590 mμ von der Stearinsäure- bzw. Cholesterinkonzentration im Ansatz nach Oxydation durch das Nicloux-Reagenz. Die Messungen sind gegen einen entsprechenden Leerwert vorgenommen.

nach Fettzusammensetzung. So benötigen 1 g Cholesterin gut 10% mehr O_2 als 1 g Palmitinsäure, mit anderen Worten: Cholesterin entwickelt eine 10% stärkere Grünfärbung als die gleiche Gewichtsmenge Palmitinsäure. Dasselbe gilt für den Vergleich langkettiger und kurzkettiger Fettsäuren.

Zur eigentlichen Neutralfettberechnung dient folgende Beziehung:

$$\text{Neutralfette (mg/100 ml)} = \frac{1}{17,7} \cdot \text{Bichromatverbrauch pro 100 ml}$$

Serum — (19,1 · mg freies Cholesterin pro 100 ml + 32,1 · mg Estercholesterin pro 100 ml + 380 · mg Lipoidphosphor pro 100 ml).

Der Faktor 1/17,7 dient zur Umrechnung von Fettsäuren auf Triglyceride. Die anderen Faktoren sind mit Hilfe von synthetischen Vergleichssubstanzen bestimmt und ermöglichen die Angabe des „Bichromatwertes" der auf andere Weise bestimmten Einzellipoide.

So reduziert 1 mg Cholesterin 19,1 mg und 1 mg Phosphatide 15,2 mg Bichromat. Nach Umrechnung des Cholesterins auf Cholesterinester mit dem Faktor 1,68 erhält man einen „Bichromatwert" für die Cholesterinester von 32,1. Die Phosphatide werden aus dem Lipoid-Phosphor mit dem üblichen Umrechnungsfaktor 25 und der Bichromatwert mit 380 errechnet. BRAGDON (1951) bestimmte auf diese Weise für 12 jugendliche Normalpersonen einen Triglyceridgehalt im Blutserum von im Mittel 128 ± 52 mg pro 100 ml. Die recht umständlich erscheinende Berechnungsweise wurde in den letzten Jahren von einigen Autoren angewendet (HAVEL 1957).

Reagenzien: Äthanol p. a.; Diäthyläther p. a., peroxydfrei; Petroläther p. a.; Chloroform p. a.

Bichromat-Reagenz nach Nicloux: 10 g $AgNO_3$ p. a. in 20 ml dest. Wasser und 10 g $K_2Cr_2O_7$ in etwa 130 ml dest. Wasser lösen. Beide Lösungen vereinigen. Der ausfallende Silberdichromatniederschlag wird drei- bis viermal mit je 150 ml dest. Wasser gewaschen und schließlich in 500 ml konz. Schwefelsäure p. a. gelöst.

Durchführung: *a) Extraktion und Reinigung der Lipoide.* Blutserum wird in üblicher Weise mit Äthanol-Äther (3:1) extrahiert. Eine 0,2 ml Serum adäquate Extraktmenge wird zur Trockene eingedampft (40°, 3—5 Torr, Vakuumtrockenschrank, 10 ml-Weithals-Meßkolben) und der Rückstand in 10,0 ml Petroläther-Chloroform (7:1) über 4 Stunden gelöst. Davon werden 5,0 ml (entsprechend 0,1 ml Serum) in folgendem, genau einzuhaltenden Arbeitsgang in ein 50 ml-Erlenmeyer-Kölbchen abfiltriert: Petroläther-Chloroform-Extrakt aus einer 5 ml-Vollpipette in das dem Trichter (5,5 cm oberer Durchmesser) gut anliegende (Glasstabdruck) und mit dem Lösungsmittelgemisch gut angefeuchtete Rundfilter (Blauband SS 589) langsam einfließen lassen. Nachspülen mit 3 ml Lösungsmittel. Anschließend wird das Lösungsmittel bis auf den letzten Rest abgedampft (55°, 5—10 Torr, Stickstoffschutz).

β) Nachweisreaktion. Zum trockenen Rückstand gibt man 3,0 ml Bichromat-Reagenz, verschließt mit dünn tubuliertem Hartgummi- oder Plastikstopfen und schüttelt die Ansätze 15 Minuten lang im kochenden Wasserbad. Danach abkühlen und 3 ml dest. Wasser zusetzen. Photometrische Messung nach 10 Minuten bei 580—610 mμ bzw. Filter S 59 im Elko-Photometer der Fa. Zeiss. Stearinsäure und als Vergleich Cholesterin ergeben im Elko II, Filter S 59, 1 cm-Küvette und gegen den Leerwert abgelesen die in der Tab. 33 wiedergegebenen mittleren Extinktionen (s. auch Abb. 47).

Tabelle 33. *Mittlere Extinktionen bei 590 mµ verschiedener Stearinsäure- bzw. Cholesterineinwaagen nach Bichromatoxydation*

mg	Stearinsäure	Cholesterin
0,3	0,1159	0,1178
0,4	0,1527	0,1572
0,5	0,1891	0,1956
0,6	0,2243	0,2338
0,7	0,2589	0,2704
0,8	0,2936	0,3075

b) Neutralfettberechnung aus Gesamtfettsäuren und Lipoidfettsäurewerten

Für die Neutralfettermittlung als Differenz zwischen Gesamtfettsäuren und Lipoidfettsäuren geben THANNHAUSER u. REINSTEIN (1942) folgende Formel an:

Neutralfette (mg/100ml) = 1,04 (mg Gesamtfettsäuren pro 100 ml — [0,72 · mg Estercholesterin pro 100 ml + 17,9 · mg Lipoid-Phosphor pro 100 ml])

Der Faktor 1,04 dient der Umrechnung von Ölsäure auf Triolein, der Faktor 0,72 der Berechnung der cholesteringebundenen Fettsäuren aus dem Estercholesterin und der Faktor 17,9 der Berechnung der Phosphatidfettsäuren aus dem Lipoid-Phosphor.

Der Triglyceridgehalt im Serum Normaler bewegt sich bei dieser Berechnung nach THANNHAUSER (1958) zwischen 0—400 mg%, nach früheren Angaben zwischen 0—200 mg% (THANNHAUSER 1950).

Durch die von ALBRINK (1959) speziell für die Triglyceridermittlung angegebene Mikrotitration (s. S. 316) wurde die Gesamtfettsäurenbestimmung verbessert. Nach Extraktion von 0,5 ml Plasma in Anlehnung an SPERRY u. BRAND (1955) wird mit alkoholischer KOH verseift (1 Stunde, 80°). Die nach dem Neutralisieren (mit HCl) ausfallenden Fettsäuren werden mit Hexan ausgeschüttelt und in einem 2-Phasen-System (hexangelöste Fettsäuren, alkoholische Nilblaulösung als Indikator) mit 0,02n NaOH titriert. Zur Bestimmung von Cholesterin und Lipoidphosphor werden die erforderlichen Extraktmengen abgezweigt. Die Berechnung der Neutralfette erfolgt nach den von PETERS u. MAN (1943) empfohlenen Richtlinien:

$$\text{Neutralfett-Fettsäuren (mAeq/l)} = \text{mAeq Gesamt-Fettsäuren pro l}$$
$$- \Big(\frac{10}{386} \cdot \text{mg Estercholesterin}$$
$$\text{pro 100 ml} + \frac{10 \cdot [(0,8 \cdot 2) + 0,2]}{31}$$
$$\cdot \text{ mg Lipoid-Phosphor pro}$$
$$100 \text{ ml} \Big)$$

Bei Routineanalysen wird in nichtikterischen Seren nur das Gesamtcholesterin bestimmt. Die Cholesterinesterfettsäuren errechnen sich dann nach der folgenden Formel

$$\frac{10 \cdot 0,72 \cdot \text{Gesamtcholesterin (mg/100 ml)}}{386}$$

Die Phosphatidfettsäuren werden in der Annahme, daß 20% monoacide und 80% diacide Phosphatide im Serum vorkommen, aus dem Lipoidphosphor berechnet. Als Normalwerte geben MAN u. ALBRINK (1956) 3,1 $\pm$ 1,5 mAeq/l Triglyceridfettsäuren an, das sind (als Triolein) 91,5 $\pm$ 44 mg Neutralfette pro 100 ml. Dieser Wert stimmt mit unseren Ergebnissen gut überein.

Für die Makromethode werden zur Neutralfettberechnung 4 ml Serum, für die Mikromethode 1—2 ml (incl. Doppelbestimmungen) benötigt. Die Berechnung der Lipoidfettsäuren basiert auch hier auf experimentellen Resultaten und dürfte zumindest im Normalfall den tatsächlichen Verhältnissen weitgehend entsprechen. Die Angabe in Aeq/l ist unverbindlich und bei der Differenzberechnung angebracht. Der titrimetrische Gesamtfettsäurennachweis liefert einen konkreten Wert im entsprechenden Maßsystem. Er ist zuverlässiger als die gravimetrisch oder oxydometrisch gefundenen Gesamtfette. Bei der Berechnung der Neutralfette auf der Basis von Fettsäure-Äquivalenten werden unbewiesene Annahmen vermieden; allerdings gehen die freien Fettsäuren mit in den Wert ein. 10—20% zu hohe Neutralfettwerte können hierdurch erhalten werden. Die Bestimmung beansprucht Zeit und verlangt sehr sorgfältiges Arbeiten bei erheblichem Gerätebedarf. Aus diesen Gründen scheinen die von PETERS u. Mitarb. inaugurierten Neutralfettberechnungen nur selten ausgeübt zu werden.

c) Neutralfettberechnung aus Esterfettsäuren und Lipoidfettsäuren nach EGGSTEIN (1956)

Esterförmig gebundene Fettsäuren lassen sich im Blutserum einfach bestimmen. Sollen sie als Berechnungsgrundlage für die Neutralfette dienen, müssen Umfang und Konstanz, mit der die verschiedenen im Blut vorkommenden Acylester reagieren, bekannt sein. Darauf nicht überprüfte Nachweisreaktionen, nur auf theoretischen Überlegungen fußende Berechnungsschemata oder Korrekturfaktoren (z. B. die Empfehlungen von REINHOLD u. Mitarb. 1963) müssen zu falschen Werten und zu „negativen Neutralfetten" führen und halten einen Vergleich mit anderen — zuverlässigen — Methoden nicht Stand. Das im folgenden zu besprechende Vorgehen erlaubt über eine überprüfte und zuverlässige Esterfettsäurebestimmung eine genauere Neutralfettberechnung als alle bislang aufgezählten Methoden (EGGSTEIN 1960, 1961).

Vereinfachtes (rechnerisches) Verfahren

Die Neutralfette im Serum entsprechen bei dieser Berechnungsweise der Differenz zwischen Gesamtfettsäureestern und den in den Phosphatiden und Cholesterinestern gebundenen Fettsäuren. Letztere können nach unseren Versuchsergebnissen zum Teil oder ausschließlich rechnerisch ermittelt werden. Die Neutralfette werden dann ohne zusätzliche Arbeit im Rahmen des Blutfettstatus erhalten.

Arbeitet man mit Makromethoden, dann werden 0,5—1 ml Serum mit 25 ml Alkohol-Äther (2:1) oder 20 ml Chloroform-Methanol (2:1) extrahiert und 0,1 ml Serum entsprechende Extraktmengen zur Esterfettsäuren- (s. S. 318), Lipoidphosphor- (s. S. 261), Gesamtcholesterin- und Estercholesterinbestimmung (s. S. 284) eingesetzt.

Mikromethoden erlauben einen kompletten Blutstatus (Doppelbestimmungen eingeschlossen) aus 0,1—0,2 ml Serum. Sie unterscheiden sich nicht im Prinzip, wohl aber in der technischen Durchführung, im Substanz- und Lösungsmittelbedarf, im apparativen und zeitlichen Aufwand von den Makromethoden und haben sich letzteren gegenüber als überlegen erwiesen. Zur Lipoidextraktion im Mikromengenbereich werden 0,2 ml Serum tropfenweise zu 3,0 ml Äthanol-Äther (2+1) in einem 5 ml-Erlenmeyerkolben gegeben. Der Ansatz wird im Wasserbad (80°, keine offene Flamme!) zum Sieden gebracht und dann heiß in ein 5 ml-Meßkölbchen filtriert (G4-Fritte mit 2 cm Durchmesser, Stickstoffdruck). Der Eiweißniederschlag auf der Fritte wird zweimal mit je 1,0 ml warmen Äthanol-Äther (2+1) gewaschen und das Lösungsmittelvolumen im Meßkölbchen in einem Wasserbad von 20° mit weiterem Äthanol-Äther (2+1) zur Marke aufgefüllt. Zur jeweiligen Bestimmung kommen (0,01—) 0,02 ml Serum entsprechende Extraktmengen.

Für die Neutralfettberechnung gilt die Beziehung:

Neutralfette (mg/100ml) = mg Esterfettsäuren pro 100 ml —
$$[0{,}764 \cdot \text{mg Estercholesterin pro 100 ml} + 14{,}2 \cdot \text{mg Lipoid-Phosphor pro 100ml}]$$

oder

Neutralfett-Fettsäuren (mAeq/l) = mAeq Esterfettsäuren pro Liter
$$- [0{,}259 \cdot \text{mg Estercholesterin pro 100 ml} + 0{,}481 \cdot \text{mg Lipoid-Phosphor pro 100 ml}]$$

Der Faktor 0,764 zur Berechnung cholesteringebundener Fettsäuren entspricht dem Verhältnis der Molekulargewichte, der Faktor 14,2 zur Errechnung der phosphatidgebundenen Fettsäuren aus dem Lipoidphosphor ist experimentell ermittelt (EGGSTEIN 1956).

Der methodische Fehler bei der Bestimmung der Esterfettsäuren und der Cholesterinester liegt bei je 3%. Durch die Berechnung der Phosphatidfettsäuren kann der Neutralfettwert maximal um 15 bis 30 mg zu hoch oder zu niedrig ausfallen. Im ungünstigsten Fall addieren sich die Fehler, im günstigsten Fall heben sie sich gegenseitig auf. Mit einer Wahrscheinlichkeit von 95% entsprechen nach dem rechnerischen Verfahren ermittelte Werte dem tatsächlichen Neutralfettwert $\pm$ 25 bis 30%.

Erweitertes (analytisches) Verfahren

Isoliert man die Phosphatide und bestimmt man ihre Fettsäuren direkt chemisch, so ist der methodische Fehler wesentlich geringer. Es wird nach dem dargestellten Schema in Abb. 48 verfahren. Dabei werden im Äthanol-Äther- bzw. Chloroform-Methanol-Extrakt (I) von 1—2 ml Serum die Gesamtfettsäureester und die Cholesterinfraktionen bestimmt. Aus dem restlichen, stark eingeengten Fettextrakt lassen sich die Phosphatide mit Aceton-CaCl$_2$ ausfällen (s. S. 41) bzw. Cholesterinfraktionen und Neutralfett mit Aceton-CaCl$_2$ herauslösen.

Im in Chloroform-Methanol (2:1) löslichen Rückstand (II) werden Lipoidphosphor und phosphatidgebundene Fettsäuren bestimmt. Die Neutralfette ergeben sich dann als Differenz aus zwei Esterfettsäurewerten und dem rechnerisch ermittelten Fettsäureanteil der Cholesterinester:

Neutralfette (mg/100ml) = mg Esterfettsäuren pro 100 ml —
$$(0{,}764 \cdot \text{mg Estercholesterin pro 100 ml} + \text{mg Phosphatidfettsäuren pro 100 ml})$$

oder

Neutralfett-Fettsäuren (mAeq/l) = mAeq Esterfettsäuren pro Liter
— [0,259 · mg Estercholesterin
pro 100 ml + mAeq Phosphatidfettsäuren pro Liter]

Der methodische Fehler für die Neutralfettbestimmung liegt bei diesem Verfahren etwa bei 10%, vorausgesetzt, daß die Phosphatidfällung quantitativ gelingt. Im Aceton-Überstand (III) findet

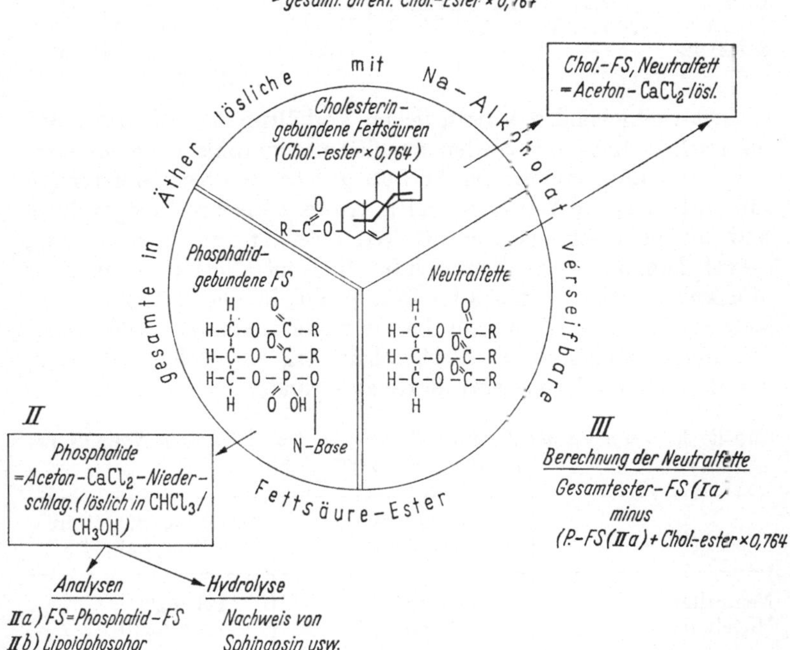

Abb. 48. Schema zur Neutralfettbestimmung im Blutserum über die Esterfettsäuren, die Phosphatidfettsäuren und das Estercholesterin.

man Neutralfette und Cholesterinfraktionen quantitativ wieder (EGGSTEIN 1960). Sie können chromatographisch isoliert und die Neutralfette sehr einfach und direkt als Hydroxamate bestimmt werden. Die säulenchromatographische Aufarbeitung kommt allerdings für Routineanalysen nicht in Frage. Dagegen ist die Phosphatidisolierung zur genauen Bestimmung der Phosphatidfettsäuren neben den Gesamtfettsäuren und Cholesterinestern auch bei größeren Serienuntersuchungen durchführbar.

Bei der Berechnung der Neutralfette aus den Esterfettsäuren und Lipoidfettsäuren stören die freien Fettsäuren nicht. Di- und Monoglyceride werden miterfaßt. Das Äquivalentgewicht von 295 (bezogen auf Methyloleat) für die Neutralfett-Fettsäuren ent-

Tabelle 34. *Die Fettsäurenzusammensetzung der Serum-Neutralfette in Gewichtsprozenten*

Autor	Palmitinsäure	Stearinsäure	Ölsäure	Linolsäure	Triensäuren	Tetraensäuren	Gesamtmenge in mg%
LIPSKY	32,2	5,2	49,2	13,4	—	—	140
JAMES	22—25	6—8	32—37	11—14	—	11—14	—
SCHRADE	—	—	—	11,2 ±0,5	0,9 ±0,1	1,5 ±0,1	155

spricht weitgehend den natürlichen Verhältnissen. Mit der gravimetrischen Methode wurden an chromatographisch gereinigtem, aus Serum dargestellten Neutralfett *gleiche* wie über die Esterfettsäuren bestimmte Werte gefunden. Aus der gaschromatographisch bzw. uv-spektroskopisch ermittelten Fettsäurenzusammensetzung — vgl. Tab. 34 — errechnet sich für die Neutralfett-Fettsäuren ein Molekulargewicht von 273 bis 275, daraus für die Methylester ein solches von 287—289 und für die Neutralfette von 860—867. Unseren Berechnungen (über Methyloleat) lag ein Molekulargewicht von 885 für die Serumneutralfette zu Grunde.

Tabelle 35. *Vergleichende Neutralfettberechnung bei 62 jüngeren Normalpersonen* (nach EGGSTEIN 1960)

	rechnerisch bestimmt	mit chemisch bestimmten Phosphatid-FS
Neutralfett-Mittelwert	111 mg% 3,75 mAeq/l	121 mg% 4,1 mAeq/l
Bereich	25—218 mg% 0,85—7,40 mAeq/l	33—235 mg% 1,12—8,0 mAeq/l

Für klinisch-diagnostische Zwecke genügt u. E. als Neutralfettbestimmung das vereinfachte rechnerische Verfahren. Beim Vergleich der rechnerisch und der nach Phosphatidisolierung ermittelten Neutralfette (Tab. 35) differieren die Mittelwerte nur um 8 bis

9%; die Schwankungsbreiten entsprechen sich. Als Normalbereich für jüngere Personen (EGGSTEIN 1960, 1961) erhielten wir 121 ± 114 mg Neutralfette / 100 ml Serum bzw. 4,1 ± 3,86 mAeq/l Neutralfett-Fettsäuren (M ± 2 σ).

d) Neutralfettberechnung über Glycerin

Chemische Glycerinbestimmungen und Neutralfettberechnung

VAN HANDEL u. ZILVERSMIT (1957) sowie CARLSON u. WADSTRÖM (1956) gaben ein von den bisher beschriebenen Methoden generell verschiedenes Verfahren zur Neutralfettbestimmung im Blutserum an. In kurzer Folge wurden, darauf basierend, verschiedene Modifikationen durch CHENG u. ZILVERSMIT (1960), BUTLER u. Mitarb. (1961), BLANKENHORN u. Mitarb. (1961), MENDELSOHN u. ANTONIS (1961) und JOVER (1963) publiziert, denen 3 Stufen gemeinsam sind, nämlich: 1. Extraktion der Lipoide und chromatographische bzw. adsorptive Abtrennung der Phosphatide, 2. Hydrolyse der isolierten Triglyceride in Fettsäuren und Glycerin und 3. Oxydation des Glycerins und Farbreaktion. Der schwache Punkt des in der Regel recht empfindlichen Glycerinnachweises (Methodik s. S. 132 bzw. 311) liegt in der Unspezifität und Störanfälligkeit der angewendeten Reaktionen. Die Bestimmungen sind zudem ziemlich zeitraubend.

Der Nachweisbereich für die fluorimetrische Methode von MENDELSOHN u. ANTONIS (1961) liegt zwischen 0—20 μg Glycerin oder 0—200 μg Triglyceride mit einer Standardabweichung (σ) von ± 3,9 mg/100 ml. JOVER (1963) vermag colorimetrisch zwischen 30—12000 mg Triglyceride über Glycerin mit einer mittleren Differenz von 4,1 ± 2,2% nachzuweisen.

Die Standardabweichung bei BLANKENHORN u. Mitarb. (1961) wird mit 0,6 mg Glyceridglycerin pro 100 ml Serum für eine Einfachbestimmung (aus 10 Dreifachanalysen errechnet) angegeben.

Es stören beim fluorimetrischen Nachweis bereits Lösungsmittelreste von Methanol und Äthanol, dann Fettsäuren, Sterine, ebenso Glycerophosphat. Dieses Hydrolyseprodukt diacider Glycerophosphatide reagiert auch bei den colorimetrischen Nachweisverfahren, weshalb seine Abtrennung am Anfang sämtlicher chemischer Glyceridglycerinbestimmungen steht.

Die mit den verschiedenen Methoden gefundenen Normalwerte divergieren mehr oder minder. VAN HANDEL u. ZILVERSMIT geben zwischen 37—134 mg (im Mittel 78 mg) Neutralfett/100 ml Serum für junge Männer an. BLANKENHORN u. Mitarb. bestimmten einen

mittleren Glyceridglycerinwert von 12,8 mg/100 ml Serum (Bereich
0,3 bis 17,5 mg/100 ml Serum), woraus sich ein mittlerer Neutralfettwert von 120,5 mg/100 ml Serum und eine Streubreite von 3 bis
167 mg/100 ml errechnet (angenommenes MG für Triglyceride 885).
Die von den beiden Autorenkollektiven angegebenen Normalwerte
weichen also deutlich voneinander ab. Die Differenz kann aber in
dem unterschiedlichen Untersuchungsgut wie in der unterschiedlichen Arbeitsmethodik begründet liegen. Bei kritischer Wertung
möchte ich der von BLANKENHORN u. Mitarb. (1961) empfohlenen
Modifikation zur Reinigung der Glyceridglycerinfraktion den Vorzug einräumen. Die von diesen Autoren angegebenen „Normalwerte" stimmen auch weitgehend mit den von uns (EGGSTEIN 1960,
1961) und von PETERS u. MAN (1943) festgelegten Neutralfettwerten bei jugendlichen gesunden Personen überein.

Enzymatische Glycerinbestimmung und Neutralfettberechnung
nach EGGSTEIN *u.* KREUTZ *(1964)*

Die hier zu besprechende Neutralfettermittlung ist zusammen
mit KREUTZ entwickelt worden (EGGSTEIN 1961; KREUTZ 1962,
1963; EGGSTEIN u. KREUTZ 1964) und unterscheidet sich von den
bisherigen Verfahren grundsätzlich: 1. Entfällt die Fettextraktion
und/oder Isolierung der Neutralfette. 2. Sonstige Fettfraktionen
außer den Triglyceriden „müssen" nicht gleichzeitig bestimmt
werden. 3. Die Nachweisreaktion ist extrem empfindlich, spezifisch
und bestechend genau bei einfacher Durchführung. Sie basiert auf
dem enzymatischen Nachweis von Glycerin nach KREUTZ (1962)
nach alkalischer Verseifung der Serumfette.

Reaktion und Hilfsreaktionen des enzymatischen Glycerinnachweises verlaufen folgendermaßen:

1. Glycerin $+$ ATP $\leftharpoondown (1) \rightharpoonup$ L-$(-)$-Glycerin-1-phosphat $+$ ADP
2. ADP $+$ Phosphoenolpyruvat $\leftharpoondown (2) \rightharpoonup$ ATP $+$ Pyruvat
3. Pyruvat $+$ DPNH $+$ H$^+$ $\leftharpoondown (3) \rightharpoonup$ Lactat $+$ DPN$^+$

---

4. Glycerin $+$ Phosphoenolpyruvat $+$ DPNH $+$ H$^+$ $\rightharpoonup$
L-$(-)$-Glycerin-1-phosphat $+$ Lactat $+$ DPN$^+$

Danach wird 1. Glycerin mit ATP und Glycerokinase (1) zu
α-Glycerophosphat und ADP umgewandelt. Es folgt 2. die durch
Pyruvatkinase (2) katalysierte Hilfsreaktion (bekannt z. B. von der
Kreatin-Phosphor-Kinasebestimmung). Das entstandene ADP
wird mit Phosphoenolpyruvat zu ATP und Pyruvat umgesetzt.
Als letztes setzt 3. die „Indikatorreaktion" ein. Die DPNH-Ab-

nahme bei der durch die Lactatdehydrogenase (3) katalysierten
Reduktion von Pyruvat bildet ein indirektes Maß für das vorge-
legte Glycerin. Die Umwandlung von Glycerin zu α-Glycerophos-
phat geht mit der Oxydation äquimolarer Mengen DPNH einher.
Im Gegensatz zur reduzierten Form des Pyridincofermentes zeigt
DPN+ keine Absorptionsbande bei 340 mμ. Die DPNH-Oxydation
wird über die Extinktionsabnahme bei 340 mμ daher direkt und bis
zum Reaktionsstillstand registriert. Die günstigen Gleichgewichts-
verhältnisse für die Hilfsreaktionen bringen das Reaktionsgeschehen
in weniger als 5 Minuten zu Ende (s. Abb. 49).

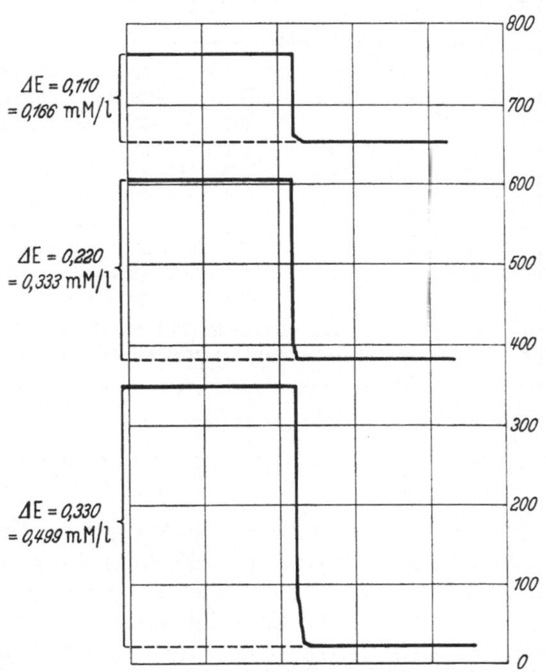

Abb. 49. Direktregistrierung der Glycerinbestimmung im optischen Test. Abhängigkeit von
ΔE zur zugegebenen Glycerinmenge (Volumen 1,04 ml, Δ = 1,0 cm, d = 340 mμ, Photometer
RPQ 20 A Zeiss).

Das Testvolumen bei der Glycerinbestimmung beträgt 1 ml und
enthält in 0,1 m Triäthanolaminpuffer (pH 7,6) 0,4 μMol DPNH,
5 μMol MgCl₂, 2 μMol ATP, 1 μMol Phosphoenolpyruvat, ferner
10 μg Lactatdehydrogenase (3,6 E), 10 besser 20 μg Pyruvatkinase
(1,3 E bzw. 2,5 E). Mit Glycerokinase (5—10 μg pro Testansatz d. s.
0,4—0,8 E) wird nach 1minutiger Vorinkubation die Reaktion ge-
startet.

Drei Punkte gilt es bei dieser Neutralfettbestimmung über das Glycerin zu beachten:

1. Die Hydrolysebedingungen basieren auf den Empfehlungen von ABELL u. Mitarb. (1952), ferner von ALBRINK (1959). Neben Triglyceriden verseifen auch diacide Glycerophosphatide. Dabei entsteht jedoch kein freies Glycerin, sondern das alkalistabile α-Glycerophosphat, daraus zum Teil β-Glycerophosphat. Beide Verbindungen reagieren beim enzymatischen Glycerinnachweis nicht. Die Abhängigkeit der Glyceridhydrolyse von der Zeit zeigt die Abb. 50.

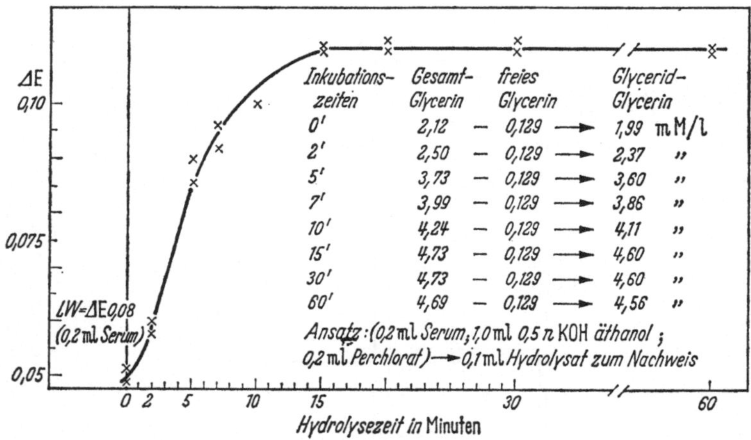

Abb. 50. Abhängigkeit der Gesamtglycerinwerte im Serum von den Hydrolysezeiten. Einsatz zur Hydrolyse 0,2 ml Serum. Versuchsbedingungen s. Text.

2. Die Bestimmung des nach Alkalihydrolyse nachweisbaren Glycerins muß ergänzt werden durch den Nachweis freien Glycerins. Dieses liegt nach KREUTZ (1963) in einer Konzentration von 0,1 mMol/Liter (0,09 $\pm$ 0,035 mMol/Liter) im Serum vor. Die Relation freies Glycerin zu Gesamtglycerin bzw. Glycerid-Glycerin beträgt etwa 1 zu 10 bis 1 zu 20.

3. Höhere Pyruvatkonzentrationen im Serum speziell nach längerem Stehen und ADP-Beimengungen zum ATP-Präparat machen eine längere Vorinkubation und nochmalige DPNH-Zugabe unter Umständen nötig.

Für die *Gesamt*glycerinbestimmung werden 0,2 ml Serum direkt mit 1 ml 0,5n äthanolischer Kalilauge unter Schütteln versetzt und 15—30 Minuten lang bei 70° inkubiert. Nach Neutralisieren mit 0,2 ml 2,5n Perchlorsäure wird in 0,05—0,2 ml Überstand das Glycerin enzymatisch bestimmt. Für den Test genügt eine 0,01 bis

0,03 ml Serum adäquate Probe. Für *freies* Glycerin werden 0,2 ml Serum direkt in den Testansatz eingesetzt. Die untere Nachweisgrenze für Glycerin liegt bei 0,005 μMol, das sind 0,47 μg Glycerin pro Ansatz; die Glycerinkonzentration sollte 0,15 μMol oder 14,1 μg nicht überschreiten.

Die Neutralfettberechnung erfolgt als

$$\text{Glycerid-Glycerin (mM/l)} = \text{mM Gesamtglycerin pro Liter} - \text{mM freies Glycerin pro Liter}$$

oder als

$$\text{Neutralfette (mg/100ml)} = 88,5 \, [\text{mM Gesamtglycerin pro Liter} - \text{mM freies Glycerin pro Liter}]$$

Der Umrechnungsfaktor basiert auf der Annahme eines mittleren Molekulargewichtes von 885 für die Serum-Neutralfette.

Der enzymatische Glycerinnachweis erfüllt u. E. die bei den chemischen Verfahren offenen Forderungen nach Spezifität, geringer Störanfälligkeit und geringem zeitlichen Aufwand bei gleicher Empfindlichkeit. Der Nachweisbereich liegt zwischen 0—0,16 μMol bzw. 0—15 μg Glycerin pro Ansatz (bzw. bis 75 μg/ml oder 0,8 μM Glycerin/ml Substratlösung). Auf den Neutralfettgehalt des Blutes bezogen, lassen sich im Standardansatz (0,2 ml Hydrolysat) bis etwa 500 mg/100 ml oder bis zum 4-fachen Normbereich, durch geringere Hydrolysatzugabe (0,05 ml) ohne Verdünnungsmanipulationen bis 16fach erhöhte Neutralfettkonzentrationen nachweisen. Die in Mehrfachansätzen inclusive Hydrolyse ermittelte Standardabweichung beträgt $\pm$ 2,3 mg Neutralfett/100 ml Serum. Dieser Wert charakterisiert zugleich die Empfindlichkeit der Reaktion.

Die Möglichkeit, direkt im Serum bzw. im alkalischen Serumhydrolysat eine Neutralfettanalyse durchzuführen, erspart die sonst allen Lipoidbestimmungsverfahren vorangestellte Extraktion. Bei spezieller Fragestellung mag dies ein Vorteil sein; wird die Neutralfettbestimmung aber zur Komplettierung des Blutfettstatus oder zur Charakterisierung von Lipoidgruppen durchgeführt, dann kommt man an der analytischen Bearbeitung eines Fettextraktes nicht vorbei. In solchen Fällen kann nach Abdampfen des Lösungsmittels vor oder nach der Triglyceridhydrolyse die enzymatische Glycerinbestimmung ohne Schwierigkeiten angeschlossen werden. Die wasserlöslichen Verseifungsprodukte werden in TRA-Puffer aufgenommen. Selbstverständlich eignen sich Gewebshomogenate in gleicher Weise wie das Serum zur enzymatischen Triglyceridbestimmung über das Glycerin.

Störungen durch unspezifische DPNH-Oxydation lassen sich aus dem Extinktionsverhalten vor Enzymzugabe und nach abgelaufener Glycerokinasereaktion leicht extrapolieren. Die Reaktion wird dadurch absolut spezifisch. Selbstverständlich ist die fertig angesetzte Reaktionslösung nur frisch verwendbar. DPNH und ATP, ebenso die Fermentpräparate und Hilfssubstrate müssen den empfohlenen Konzentrationen bzw. Aktivitäten entsprechen. Zusätzliche DPNH- und Glycerokinase-Zugabe können bei verzögertem Reaktionsablauf nötig sein. Bei der Gesamtglycerinbestimmung wird das Hydrolysat zwar mit wässeriger Perchlorsäure neutralisiert. Es stellt aber immer noch eine rund 75%ige äthanolische Lösung dar, von der 0,05 bis 0,2 ml dem Reaktionsgemisch zugesetzt werden können, ohne daß der enzymatische Reaktionsablauf gestört wird. Größere Mengen — z. B. 0,4 ml Hydrolysat — führen zur Enzymdenaturierung, der Reaktionsansatz wird trüb, die erwartete Extinktionsabnahme unterbleibt (Abb. 51).

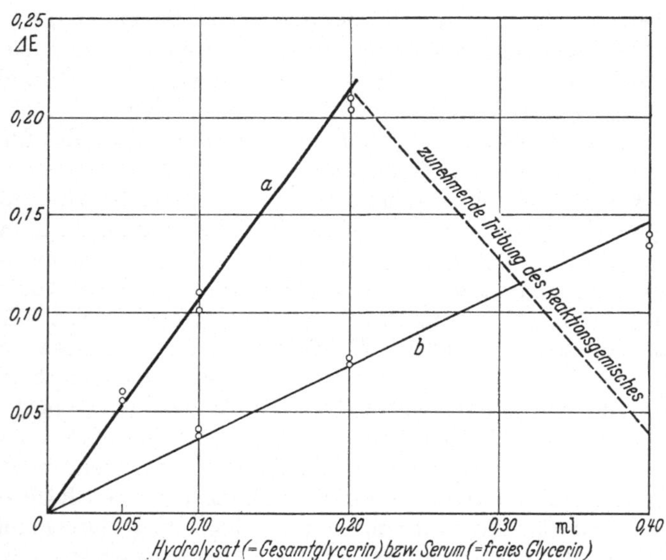

Abb. 51. Gesamtglycerin und freies Glycerin bei steigendem Hydrolysat- (a) und Serumeinsatz (b). Die Abhängigkeit von ΔE zur Substratmenge ist danach für Serum „voll", für Hydrolysat nur begrenzt gewährleistet. Endvolumen 1,005 ml.

Der zeitliche Aufwand für eine Glycerid-Glycerin-Bestimmung ist recht gering. Der Test selbst läuft in 3—6 Min. ab. Von den vorbereitenden Arbeiten nehmen die Hydrolyse (2 Pipettiervorgänge) 15 Minuten Zeit in Anspruch; die Neutralisation erfordert einen weiteren Pipettiervorgang, dazu die Kontrolle des p_H-Wertes mit Spezialindikatorpapier. In 60 Minuten lassen sich bei bereitgestellten Lösungen 10—20 Doppelanalysen durchführen.

Ein Vergleich der über das Glycerin (enzymatische Methode) bestimmten Neutralfette mit den chemisch-rechnerisch (als Hydroxamat) ermittelten Neutralfettwerten ergab eine gute Übereinstimmung (EGGSTEIN u. KREUTZ 1964). Die Abb. 52 zeigt auf der Ordinate die über das enzymatisch bestimmte Glycerin, auf der Abszisse die mit der Hydroxamat-Methode bestimmten Neutralfettwerte. Die Korrelation zwischen diesen beiden völlig differenten Methoden ist charakterisiert durch einen Korrelationskoeffizienten r = + 0,98. Die mittlere Differenz der über das Glycerin erhaltenen und über die Gesamt-Esterfettsäuren und lipoidgebundenen Fettsäuren errechneten Neutralfette liegt bei ± 5%.

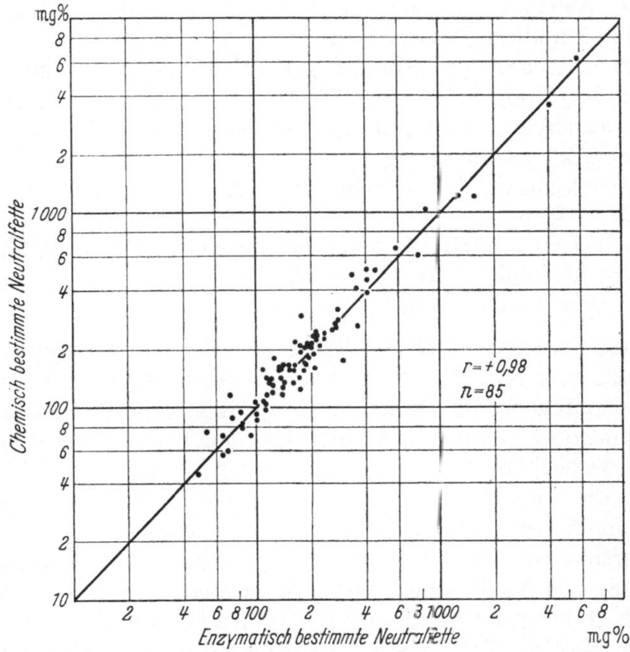

Abb. 52. Vergleichende Darstellung der über Glycerin (enzymatische Methode) und chemisch über die Esterfettsäuren plus Lipoide (einfaches Verfahren) am gleichen Material (85 Seren) gefundenen Neutralfettwerte.

Für jugendliche Personen gelten daher als normal 121±57,9 mg Neutralfett/100 ml Serum d. s. 4,1±1,96 mAeq/l Neutralfett-Fettsäuren oder 12,9 mg Glycerid-Glycerin/100 ml Serum bzw. 1,37±0,65 mM/l mit einer Schwankungsbreite von 0,37—2,67 mM Glycerid-Glycerin pro Liter Serum.

Reagenzien: 0,1 m Triäthanolamin p_H 7,6 [TRA-Puffer]: 18,57 g Triäthanolamin-HCl (Boehringer TRA 15325) in etwa 800,0 ml bidest. Wasser lösen, dann mit n NaOH auf p_H 7,6 einstellen und mit bidest. Wasser auf 1000,0 ml auffüllen.

0,5m $MgCl_2$-Lösung: 17,17 g $MgCl_2 \cdot 6 H_2O$ (p. a., Merck 5833) mit bidest. Wasser auf 100,0 ml auffüllen.

$5 \cdot 10^{-2}$m Phosphoenolpyruvat [PEP]: 23,0 mg Tri-cyclohexyl-ammoniumphosphoenolpyruvat (Boehringer PEP-C 15308) in 1,0 ml bidest. Wasser lösen.

0,02m DPNH-Lösung: 14,0 mg reduziertes Diphosphopyridin-nucleotid (Boehringer DPNH 15142) in 1,0 ml 1%igem wässerigen $NaHCO_3$ lösen.

0,1m ATP-Lösung: 60,0 mg ATP-Na crist. (Boehringer ATP 15028) in 1 ml dest. Wasser lösen.

Pyruvatkinase [PK] (Boehringer PK 15744): 2 mg/ml, spez. Akt. ca. 125 E/mg.

Lactatdehydrogenase [LDH]: (Boehringer LDH 15145) 5 mg/ml, spez. Akt. ca. 360 E/mg.

Glycerokinase [GK]: (Boehringer GK 15746) 1 mg/ml, spez. Akt. ca. 85 E/mg.

0,5n äthanol. KOH: 11,2 ml 25%ige KOH (Merck 5024) mit 95%igem Äthanol auf 100 ml auffüllen.

2,5n Perchlorsäure (aus ca. 70%iger).

Durchführung: *a) Glyceridhydrolyse.* Zur Gesamtglycerinbe-stimmung gibt man zu 1,0 ml 0,5n äthanolischer KOH in einem Mikrozentrifugengefäß (Mikrozentrifugenröhrchen aus Plastik der Fa. Eppendorf Gerätebau GmbH Hamburg, Fassungsvermögen 1,8 ml, verschließbar) tropfenweise unter Umschwenken 0,2 ml Serum. Die Ansätze werden 15—30 Minuten lang verschlossen bei 70° im Wasserbad (Alu-Block) inkubiert. Dann wird mit 0,2 mi 2,5n Perchlorsäure neutralisiert. Prüfen mit Spezialindikatorpapier (p_H 7—8). Der Niederschlag wird 1 Minute lang scharf abzentrifu-giert (z. B. Mikrozentrifuge der Fa. Eppendorf Gerätebau GmbH oder Fa. Hettich, Tuttlingen). Im Überstand (= Hydrolysat) wird Glycerin enzymatisch bestimmt.

β) Optischer Test für Gesamt- und freies Glycerin. Folgende Reagenzien werden eingemessen:

	für Einzelbestimmung	für 10fach Bestimmung
$MgCl_2$	0,01 ml	0,1 ml (5 bzw. 50 μM)
PEP	0,02 ml	0,2 ml (1 bzw. 10 μM)
DPNH	0,02 ml	0,2 ml (0,4 bzw. 4 μM)
ATP	0,02 ml	0,2 ml (2 bzw. 20 μM)

	für Einzelbestimmung	für 10fach Bestimmung
PK	0,01 ml	0,1 ml (20 bzw. 200 μg)
LDH	0,002 ml	0,02 ml (10 bzw. 100 μg)
TRA-Puffer	0,418 ml	4,18 ml (0,5 bzw. 5,0 ml Endvolumen)

Zum Pipettieren der geringen Volumina eignen sich sehr gut die Mikropipetten „Marburg" der Fa. Eppendorf Gerätebau, Hamburg. Erhältlich sind Pipetten für 5, 10, 20, 50, 100, 200, 500, 1000 μl.

Man gibt zu 0,5 ml dieses Reaktionsgemisches in einem Mikrozentrifugengefäß oder MT4-Küvetten 0,3—0,45 ml TRA-Puffer je nach Hydrolysat- bzw. Serumzugabe, dann 0,005 bis 0,2 ml Hydrolysat (entspr. 0,00714—0,0286 ml Serum) für die Gesamtglycerinbestimmung, bzw. 0,2 ml Serum für die Bestimmung des freien Glycerins, so daß ein Endvolumen von 1,0 ml erreicht wird. Im Photometer wird bei einer Wellenlänge von 340 bzw. 334 oder 366 mμ und einer Schichtdicke von d = 1 cm zunächst die unspezifische Extinktionsänderung 1—10 Minuten lang verfolgt. Dann startet man mit 0,005 ml Glycerokinase die eigentliche Reaktion. Nach 5—8 Minuten ist die Glycerokinase-Reaktion beendet.

γ) *Auswertung.* Die durch GK ausgelöste Extinktionsabnahme ΔE muß bei gleichzeitig ablaufender, unspezifischer Extinktionsänderung korrigiert werden, bei registrierenden Geräten graphisch, sonst z. B. nach dem Schema

$$\Delta E = E_2 - E_3 - \Delta E_{(1-2)}$$

Dabei sind: E_2 Extinktion direkt vor GK-Zugabe, E_3 Extinktion 10 Minuten nach GK-Zugabe, $\Delta E_{(1-2)}$ Extinktionsdifferenz bei 10 Minuten langer Vorinkubation.

Berechnung:

A. Gesamtglycerin

Ablesung bei 340 mμ, d = 1 cm, Gesamtvolumen 1,0 ml: 1 μM $\cdot$ cm^{-2} = ΔE 6,22, daraus Faktor 0,161. Volumenkorrektur für die Umrechnung von 0,05 ml Hydrolysat (= 0,00714 ml Serum) auf 1 ml Serum erfolgt mit Faktor 140, bzw. von 0,2 ml Hydrolysat(= 0,0286 ml Serum) auf 1 ml Serum mit Faktor 35. Der Gesamtglyceringehalt beträgt dann in mM/l = ΔE $\times$ 22,54 (0,05 ml Hydrolysat) bzw. $\times$ 5,635 (0,2 ml Hydrolysat), in mg/100 ml = ΔE $\times$ 212 bzw. 53.

Ablesung bei 334 mμ: 1 μM $\cdot$ cm^{-2} = ΔE 6,0, daraus Faktor 0,167. Volumenkorrektur von 0,05 ml Hydrolysat auf 1 ml Serum mit Faktor 140, bzw. von 0,2 ml Hydrolysat auf 1 ml Serum mit Faktor 35. Gesamtglyceringehalt in mM/l = ΔE $\times$ 23,35 bzw. $\times$ 5,83, in mg/100 ml = ΔE $\times$ 220 bzw. $\times$ 54,8.

Ablesung bei 366 mμ: 1 μM $\cdot$ cm^{-2} = ΔE 3,3, daraus Faktor 0,303. Volumenkorrektur von 0,05 ml Hydrolysat auf 1 ml Serum mit Faktor 140, bzw. von 0,2 ml Hydrolysat auf 1 ml Serum mit Faktor 35. Gesamtglyceringehalt in mM/l = ΔE $\times$ 42,4 bzw. $\times$ 10,6, in mg/100 ml = ΔE $\times$ 390 bzw. $\times$ 97,7.

B. Freies Glycerin:

Ablesung bei 340 mμ, d = 1 cm, Gesamtvolumen 1,0 ml: Volumenkorrektur von 0,2 ml Serum auf 1 ml mit Faktor 5. Freies Glycerin in mM/l = ΔE $\times$ 0,805, in mg/100 ml = ΔE $\times$ 7,41.

Ablesung bei 334 mμ: Volumenkorrektur von 0,2 ml Serum auf 1 ml mit Faktor 5. Freies Glycerin in mM/l = ΔE $\times$ 0,835, in mg/100 ml = ΔE $\times$ 7,70.

Ablesung bei 366 mμ: Volumenkorrektur von 0,2 ml Serum auf 1 ml mit Faktor 5. Freies Glycerin in mM/l = ΔE $\times$ 1,515, in mg/100 ml = ΔE $\times$ 13,95.

Defakto liegen nicht 1,0 ml sondern 1,005 ml Endvolumen durch die Glycerokinasezugabe (0,005 oder 0,01 ml) vor. Die angegebenen Faktoren beziehen sich aber auf 1,0 ml Endvolumen (zur Vereinfachung). Damit errechnete Ergebnisse liegen um 0,5% bzw. 1% zu niedrig (Korrekturfaktoren 1,005 oder 1,01).

Bemerkungen: Mit Glycerinverdünnungen angesetzte Testwerte bestätigen die aus dem Extinktionskoeffizient für DPNH errechneten Faktoren. Zur Kontrolle und Einarbeitung empfehlen sich Testansätze mit wässerigen Glycerinlösungen (Bereich 0,01 bis 0,15 μM Glycerin entspr. etwa 1—15 μg Glycerin pro Ansatz).

10. Bestimmung des lipoidgebundenen Glycerins[*]

Glycerin kommt in Neutralfetten (Tri-, Di- und Monoglyceriden) und Phosphatiden (Lecithinen und Kephalinen sowie den entsprechenden Plasmalogenen) vor. Nach Trennung dieser beiden Substanzgruppen und Freisetzung des Glycerins bietet dessen Bestimmung ein gutes Maß für die Neutralfett- bzw. Glycerophosphatidmenge in einer Probe. Als spezifische Methode für die Glycerinbestimmung stehen heute die enzymatischen Methoden von WIELAND (1957) und von EGGSTEIN u. KREUTZ (1964) zur Verfügung. Die chemische Glycerinbestimmung durch Oxydation mit Perjodat und anschließender Farbreaktion des gebildeten Formaldehyds mit Chromotropsäure ist unspezifisch. Für die Bestimmung des Neutralfettglycerins ist sie insofern geeignet, als in entsprechenden

---

[*] Von N. ZÖLLNER

Extrakten außer Glycerin keine mit Perjodat reagierenden Verbindungen vorkommen; für die Bestimmung des Phosphatidglycerins kommt sie nicht in Frage, da in derartigen Fraktionen andere mit Perjodat reagierende Stoffe (Sphingosin, Kephalinbasen, Zucker aus Cerebrosiden, Gangliosiden und Glykolipoiden) nicht sicher auszuschließen sind.

a) Trennung der neutralen Lipoide von den Phosphatiden
modifiziert nach CARLSON u. WADSTRÖM (1959)

Reagenzien: Chloroform p. a.; Methanol p. a.; Kieselgel für Chromatrographie (Mallinckrodt 100 mesh).

Durchführung: Die Chromatographiesäulen bestehen aus unten spitz zulaufenden Glasrohren von 6 mm Durchmesser und 90 mm Höhe, denen am oberen Ende ein 50 ml Reservoir angeschmolzen ist (vgl. Abb. 5). Das Reservoir erleichtert das Nachfüllen der Elutionsmittel und erlaubt es, 10 bis 15 Säulen parallel laufen zu lassen. Die Säulen werden über einem kleinen Pfropfen Glaswolle mit jeweils 0,75 g Kieselgel gefüllt. Gleichmäßige Packung ist durch seitliches Beklopfen der Säule über ihre ganze Länge zu erreichen. Abschließend wird die Oberfläche der Füllung mit einem Scheibchen Filterpapier abgedeckt und die Säule mit 20 ml Chloroform vorgewaschen.

Die untere Phase eines Folch-Sperry-Extraktes aus 1 ml Serum wird auf 2 ml eingeengt und mit Hilfe mehrerer kleiner Portionen Chloroform quantitativ auf die Säule übertragen. Die Seitenwände der Säule und evtl. des Reservoirs werden mit Chloroform abgespült; wenn der Flüssigkeitsspiegel knapp über der Kieselgelfüllung steht, wird soviel Chloroform zugegeben, daß insgesamt 25 ml Chloroform zur Elution verwendet werden. Dabei erscheinen die neutralen Lipoide quantitativ im Eluat; die Phosphatide werden retiniert. Man eluiert sie anschließend mit 25 ml Methanol. Durch Druckluft können alle Vorwasch- und Elutionsschritte beschleunigt werden; die Elutionszeit für 25 ml Lösungsmittel sollte aber nicht kürzer als 30 Minuten sein.

Nach einiger Übung ist die Methode sehr zuverlässig und für Routinezwecke gut geeignet. Dennoch empfiehlt es sich, anfänglich die Trennung dünnschichtchromatographisch nachzuprüfen (s. S. 56). Der Lipoidphosphor muß quantitativ in der Methanolfraktion enthalten sein, was ebenfalls leicht geprüft werden kann; die Chloroformfraktion muß phosphorfrei sein. Eventuell nachweisbare Unschärfen bei der Trennung sind meist entweder auf schlechte Packung der Säule oder auf Fehler bei der Übertragung und beim

Einwaschen des Lipoidextraktes zurückzuführen. Neuerdings hat CARLSON (1963) für die Abtrennung der Neutralfette eine Methode angegeben, bei der er Kieselgel einer Chloroformlösung der Serumlipoide zusetzt; die Neutralfette bleiben dabei in Lösung.

b) Verseifung der Fraktionen
nach SCHMIDT u. Mitarb. (1946) bzw. SCHMIDT (1959)

Reagenzien: Äthanol p. a.; 10n Natronlauge; Petroläther p. a. (Kp 30—50°); 10%ige Essigsäure; 0,67m Schwefelsäure; 0,1m Natriumacetatpuffer p_H 5,0.

Tripalmitin als Triglycerid-Standard. Es ist günstig, den Standard schon durch den Verseifungsschritt mitlaufen zu lassen. Das hierzu benötigte Tripalmitin sollte man aber auf Dünnschicht-chromatographieplatten (Lösungsmittelsystem: 1% Eisessig und 25% Diäthyläther in Petroläther) zuvor auf Reinheit prüfen, denn Verunreinigungen mit Di- und Monoglyceriden sowie freien Fettsäuren können bis zu 40% betragen (CARLSON 1963). In diesen Fällen muß das Tripalmitin zuvor über eine Kieselgelsäule gereinigt werden. Man stellt am besten eine Standardlösung her, die 10 μg Glycerin/ml enthält. 87,63 mg Tripalmitin werden hierfür ad 100 ml in Chloroform gelöst. Davon stellt man sich eine Verdünnung 1:10 her; sie enthält pro ml 87,6 μg Tripalmitin.

Durchführung: Die Säulenfraktionen werden auf 25 ml aufgefüllt; aliquote Teile, meist 5 oder 10 ml, werden in dickwandige Reagenzgläser mit Schliffstopfen pipettiert und im Wasserbad von 60—80° zur Trockene gebracht. Gleichzeitig werden 1 ml der Standardlösung und 1 ml reines Chloroform für den Leerwert mit eingedampft. Man sollte darauf achten, daß die Gläser keinesfalls länger als unbedingt notwendig im Wasserbad bleiben; die letzten Lösungsmittelreste können durch Aufblasen von Stickstoff entfernt werden. Die Lipoide werden dann in 2 Tropfen Äthanol gelöst. Nach Zugabe von 0,9 ml Wasser und 0,1 ml Natronlauge wird durchgemischt. Die Proben bringt man dann über Nacht, wenigstens aber 10 Stunden lang in ein Wasserbad von 37°. Nach CARLSON (1963) genügen für die Neutralfettfraktionen auch schon kürzere Zeiten (30 Minuten bei 60°).

Anschließend wird mit 0,6 ml Essigsäure angesäuert und auf einem Sandbad von 110—150° getrocknet. Die Rückstände werden in 9 ml Petroläther gelöst. Als wässerige Phase für das freigesetzte Glycerin aus der Neutralfettfraktion verwendet man 1 ml 0,67m Schwefelsäure, für das entsprechende Hydrolyseprodukt der Methanolfraktion (vorwiegend Glycerophosphat) 1 ml 0,1m

Natriumacetatpuffer p$_H$ 5,0. Nach Durchschütteln wird die petrolätherische Phase dekantiert; letzte Spuren entfernt man durch Aufblasen von Stickstoff.

c) Bestimmung des Glycerins mittels Perjodatoxydation
nach CARLSON u. WADSTRÖM (1959), bzw. CARLSON (1963)

Zwei Methoden sind hier zu empfehlen, die von HANAHAN u.
OLLEY (1958) angegebene und die nach CARLSON u. WADSTRÖM
(1959) bzw. CARLSON (1963). Die Hanahansche Methode (s. S. 132)
hat den Vorteil niedrigerer Leerwerte; diese liegen bei der Methode
Carlsons zwischen 0,040 und 0,070. Andererseits erzielt man aber
bei der Bestimmung des Glycerins nach Carlson für gleiche
Mengen in gleichen Volumina höhere Extinktionen, so daß im folgenden die Methode nach Carlson beschrieben wird. Beide Methoden ergeben lineare Eichkurven bis zu Extinktionen von 1,0.

Reagenzien: 0,02m Natriumperjodatlösung (1,15 g Perjodsäure
werden in 225 ml dest. Wasser gelöst und mit 0,2n Natriumhydroxyd mit Methylrot als Indikator neutralisiert); 0,2m Natriumarsenitlösung (1,8 g Natriumhydroxyd und 4 g arsenige Säure werden
in 200 ml dest. Wasser gelöst).

Chromotropsäure-Reagenz (300 ml konz. Schwefelsäure werden
mit 150 ml dest. Wasser gemischt und gekühlt. 1 g Chromotropsäure (4,5-dihydroxynaphthalin-2,7-disulfonsaures Natriumsalz,
Fa. E. Merck, Darmstadt) wird in 100 ml dest. Wasser gelöst, filtriert
und zur verdünnten Säure gegeben. Das Reagenz muß in einer
dunklen Flasche aufbewahrt werden. Ergibt es zu hohe Leerwerte,
so ist es zu verwerfen).

Glycerin-Standardlösung (50 mg redest. Glycerin werden mit
dest. Wasser ad 100 ml verdünnt. Zum Gebrauch eine Verdünnung
1:50 (entspr. 10 μg/ml) mit 0,684m Schwefelsäure herstellen. Die
H$_2$SO$_4$-Konzentration in der Verdünnung ist nun 0,67m. Beide
Glycerinlösungen sind im Kühlschrank aufzubewahren. Die
Glycerin-Standardlösung ist nur nötig, wenn kein Tripalmitin-
Standard durch die Verseifung mitgeführt wird oder falls man mit
einem Eichwert speziell die Perjodatoxydation prüfen will).

Durchführung: Zur Bestimmung des Glycerins in der Neutralfettfraktion, das nach der oben beschriebenen Hydrolyse in 1,0 ml
0,67m Schwefelsäure enthalten ist, werden 0,3 ml der schwefelsauren Lösung im Duplikat in Reagenzgläser pipettiert, 0,1 ml
0,02m Natriumperjodatlösung hinzugefügt und durch Schütteln
gemischt. Dann läßt man die Gläser 10 Minuten lang stehen. Nach

Zugabe von 0,1 ml 0,2m Natriumarsenitlösung schüttelt man die Gläser nochmals durch und läßt sie weitere 5 Minuten lang stehen. In jedes Glas kommen nun 2,5 ml Chromotropsäure-Reagenz (am besten aus einer Bürette oder automatischen Pipette). Da das Reagenz lichtempfindlich ist, empfiehlt es sich, bei seiner Zugabe in einem Raum ohne direktes Tageslicht zu arbeiten. Auch sind derartige Reagenzglasständer zu verwenden, daß die Gläschen vor direktem Lichteinfall geschützt sind. Die Gläser werden sorgfältig geschüttelt und 30 Minuten lang in ein kochendes Wasserbad gestellt. Nach Abkühlen auf Zimmertemperatur wird in einem Spektralphotometer bei Wellenlänge 570 mμ, in einem Photometer mit Filter 578 in der 1 cm-Küvette gegen Wasser abgelesen. Standard und Leerwert werden während des gesamten Analysenganges entsprechend behandelt, falls man sie nicht schon mitverseift hat. Der Standard besteht aus 0,3 ml der Glycerin-Verdünnung, der Leerwert aus 0,3 ml 0,67m Schwefelsäure. Letzterer gibt eine Extinktion von 0,04 bis 0,07 und wird von den Extinktionen der Eichwerte und Proben abgezogen. Die Extinktion für 3 μg Glycerin nach Leerwertabzug liegt bei 0,39.

Berechnung: Der Glyceringehalt der Probe in μg beträgt

$$\frac{\mu\text{g Standard} \cdot \text{Extinktion Probe}}{\text{Extinktion Standard}}.$$

Zur Umrechnung auf 1 ml Serum wird mit $\frac{10}{3}$ und $\frac{25}{10}$ (bzw. $\frac{25}{5}$, je nach dem, wieviel Chloroformeluat von insgesamt 25 ml in die Verseifung eingesetzt wurde) und mit 1,25 multipliziert und zur Umrechnung auf mg% durch 10 dividiert. Diese Zahl gibt das in den Neutralfetten enthaltene Glycerin an. Zur Berechnung des Neutralfettes als Triglycerid multipliziert man mit dem Faktor 9,33. Dieser Faktor wurde aus dem mittleren Molekulargewicht der in den Neutralfetten enthaltenen Fettsäuren (SCHRADE u. Mitarb. 1961) berechnet.

Bei dieser Berechnung sind die in kleiner Menge vorkommenden Di- und Monoglyceride nicht gesondert berücksichtigt; das in ihnen enthaltene Glycerin ist zu den Triglyceriden gerechnet. Es ist gleichgültig, ob man als Glycerin-Bezugswert einen mitverseiften Tripalmitin-Standard oder den in die Perjodatspaltung eingesetzten Glycerin-Standard benutzt; in beiden Fällen werden 3 μg Glycerin erfaßt.

d) Enzymatische Bestimmung des Glycerins
nach WIELAND (1957) und WIELAND u. SUYTER (1957)

Die enzymatische Bestimmung des Glycerins ist eine Methode, die es ermöglicht, Glycerin mit hoher Empfindlichkeit und strenger Spezifität in enteiweißtem biologischen Material zu bestimmen, z. B. auch im verseiften Neutralfett. Dabei wird aus Glycerin mit Hilfe von ATP und dem Enzym Glycerokinase L-α-Glycerophosphat gebildet, dieses mit DPN und dem Enzym Glycerophosphatdehydrogenase zu Dioxyacetonphosphat umgesetzt, wobei das entstehende DPNH optisch leicht erfaßbar ist. Die Menge des gebildeten DPNH ist der eingesetzten Glycerinmenge proportional. In der Hilfsreaktion unterscheidet sich diese Arbeitsweise von der von EGGSTEIN u. KREUTZ (1964) (vgl. S. 300).

Die Verseifungsprodukte der Phosphatide unter den vorstehend angegebenen Bedingungen bestehen vorwiegend aus Glycerophosphaten, die mit saurer Phosphatase gespalten werden müssen, ehe das freie Glycerin in die Reaktion mit Glycerophosphatdehydrogenase eingesetzt werden kann.

Spaltung von Glycerophosphat mittels saurer Phosphatase
nach ZÖLLNER u. WARNOCK (1962)

Reagenzien: 1%ige Essigsäure; 0,1m Natriumacetatpuffer pH 5,0; 5%ige Natrium-β-glycerophosphatlösung.

Saure Phosphatase aus hypertrophischer menschlicher Prostata (In Anlehnung an die Methode von SCHMIDT u. Mitarb. (1951) wird die Prostata mit 5 Teilen Wasser und einigen ml Toluol homogenisiert. Die Suspension bleibt über Nacht im Kühlschrank stehen, dann wird zentrifugiert und das Überstehende im Kühlschrank aufgehoben. Dieser Ausgangsextrakt ist ohne Verlust an Aktivität 2—3 Monate haltbar. Zur Herstellung der Gebrauchslösung wird der Ausgangsextrakt im Kühlschrank 16—30 Stunden gegen Wasser dialysiert. Zum Rückstand gibt man tropfenweise 1%ige Essigsäure, bis bei einem pH von 5,7—6,0 ein flockiger Niederschlag auftritt. Der Niederschlag wird abzentrifugiert. Der Überstand enthält die volle Aktivität der Ausgangslösung, auch er ist einige Wochen im Kühlschrank haltbar. Zur Definierung der Phosphatase-Aktivität wird als 1 Einheit die Menge bezeichnet, die 0,1 mg anorganischen Phosphor unter folgenden Bedingungen freizusetzen vermag: 2 ml 0,1m Natriumacetatpuffer pH 5,0, 0,2 ml 5%ige β-Glycerophosphatlösung und 0,2 ml Enzympräparat. 15 Minuten bei 37° inkubiert. Nur bei niedrig liegenden Enzymaktivitäten muß man konzentrieren. Dies geschieht durch Fällung mit Ammoniumsulfat bei einer Sättigung von 0,8% und Wiederaufnahme des Niederschlags in einem kleinen Volumen Wasser.)

Durchführung: Im Anschluß an die unter b) beschriebene Hydrolyse wird das entstandene Glycerophosphat in 1 ml 0,1m Natriumacetatpuffer p_H 5,0 aufgenommen. Dieser Puffer wird für die Reaktion mit der sauren Phosphatase benötigt. Nach Dekantieren des Petroläthers sind letzte Spuren von Petroläther sorgfältig durch Aufblasen von Stickstoff zu entfernen, damit das Enzym nicht denaturiert wird. Man gibt zu den Proben 0,04 ml der sauren Phosphatase mit einem Gehalt von 800 Einheiten/ml und inkubiert 30 Minuten lang bei 37°. Inkubationszeit und Menge der zugesetzten sauren Phosphatase reichen aus, um eine vollkommene Spaltung des β-Glycerophosphats in Glycerin und Phosphat zu erreichen.

Bestimmung des Glycerins nach WIELAND (1957), modifiziert nach ZÖLLNER u. WARNOCK (1962)

Reagenzien: Hydrazin-Glycin-Puffer p_H 10,1 mit Mg^{++}-Zusatz (41,6 g Hydrazinhydrat Merck 24%ig, 3 g Glycin und 0,4 ml 1m Magnesiumchlorid werden mit Wasser und einigen Tropfen 10n NaOH zur Einstellung eines p_H von 10,1 auf ein Endvolumen von 100 ml gebracht. Dieser Puffer ist an Hydrazin 2m, an Glycin 0,2m, an Mg^{++} 0,004m. Im Kühlschrank aufbewahren).

Glycerin 0,1m als Eichwert (0,921 g mehrmals destilliertes Glycerin ad 100 ml in Wasser lösen. Im Kühlschrank aufbewahren).

Adenosintriphosphat (ATP) 0,075m; Diphosphopyridinnucleotid (DPN) 0,02m; Glycerokinase (GK); Glycerophosphatdehydrogenase (GDH).

Die letzten vier Reagenzien sind bei Fa. C. F. Boehringer u. Söhne GmbH, Mannheim zu erhalten und im Eisfach aufzubewahren. Alle Reagenzien werden nach der Entnahme aus dem Gefrierfach bzw. Kühlschrank im Eisbad aufgetaut und dort während der Bestimmung gelassen.

Durchführung: 1 ml Hydrazinpuffer p_H 10,1 (die Endwasserstoffionenkonzentration mit allen beteiligten Reagenzien liegt bei p_H 9,8) wird in ein 2 ml fassendes Reagenzglas pipettiert. Dann werden 0,59 ml Wasser, 0,05 ml DPN, 0,03 ml ATP, 0,02 ml GDH, 0,3 ml der Probe und zuletzt 0,01 ml Glycerokinase dazugegeben. Der Rest saurer Phosphatase, der aus dem vorausgegangenen Schritt in die Glycerokinasereaktion eingeschleppt wird, stört diese nicht. Die Gläser werden mit Plastikstopfen verschlossen. Man

mischt durch und läßt 2 Stunden lang bei Zimmertemperatur
stehen. Dann wird in einem Spektralphotometer bei Wellenlänge
366 mμ gegen Wasser abgelesen und die Werte durch Abzug des
mittleren Leerwertes korrigiert. Die Leerwerte bestehen aus 0,3 ml
0,1m Natriumacetatpuffer und werden durch die Phosphatase- und
Glycerokinase-Reaktion mitgeführt. Ihre Extinktionen liegen sehr
hoch (0,15—0,16), lassen aber dennoch befriedigende Doppelbestimmungen zu.

Berechnung: Zur Bestimmung der Glycerinkonzentration wird
der Extinktionskoeffizient für DPNH bei 366 mμ von 3,3 (cm^2/μMol)
zugrunde gelegt. Da in dem Testsystem die Phosphorylierung von
1 Mol Glycerin mit der Bildung von 1 Mol DPNH einhergeht, ergibt
sich folgender Rechengang: Glycerinkonzentration in μMol im Ansatz = Extinktion der Probe multipliziert mit dem Testvolumen
und dividiert durch 3,3. Zur Umrechnung auf 1 ml Serum wird mit
$\frac{10}{3}$ und $\frac{25}{10}$ (bzw. $\frac{25}{5}$, je nach dem, welche Menge des Methanoleluats
zur Verseifung eingesetzt wurde) und mit 1,25 multipliziert. Zur
Umrechnung von μMol auf μg wird mit 92,09 — dem Molekulargewicht des Glycerins — multipliziert und zur Umrechnung auf
mg% durch 10 dividiert. Dieses Ergebnis zeigt das in den Gly-
cerinphosphatiden enthaltene Glycerin an. Zur Berechnung der
Phosphatide multipliziert man mit dem Faktor 8,42 (errechnet
aus den Molekulargewichten von Glycerin und Phosphor und
dem Faktor 25 für die Umrechnung von Lipoidphosphor auf
Phosphatide).

Bemerkungen: Obgleich die Glycerinmenge auf Grund des
Koeffizienten für DPNH errechnet werden kann, empfiehlt es sich,
sowohl die Methode mit einem Glycerinstandard zu überprüfen, als
auch einen Standard von Glycerophosphat durch die Phosphatase-
und Glycerokinase-Reaktion mitlaufen zu lassen. Als Glycerinstandard kann man die oben angegebene 0,1m Lösung oder die bei der
Perjodat-Reaktion beschriebene Stammlösung verwenden. Stellt
man von letzterer eine Verdünnung von 1:5 mit 0,125m Natriumacetatpuffer p$_H$ 5,0 her, so enthält 1 ml der Verdünnung 100 μg
Glycerin und die Konzentration des Puffers ist 0,1m. Hiervon setzt
man 1 ml in die Phosphatase-Reaktion ein und verfährt weiter wie
bei den Lipoidproben. Benutzt man die 0,1m Lösung, so ist sie 1:20
zu verdünnen; 1 ml der Verdünnung enthält dann 138,1 μg.

Will man einen Glycerinstandard nur in die Glycerokinase-
Reaktion einsetzen, so ist die bei der Perjodat-Reaktion angegebene
Stammlösung 1:5 mit Wasser zu verdünnen. Dabei kämen mit
,03 ml Lösung 30 μg Glycerin zur Bestimmung. Benutzt man die bei

der Methode nach WIELAND angegebene 0,1m Lösung, so ist diese entsprechend zu verdünnen.

Besser als ein Glycerin-Standard ist ein solcher aus Natrium-β-glycerophosphat, weil dieser mit der sauren Phosphatase auch wirklich gespalten werden muß. Hierfür kann die unter dem Abschnitt „Spaltung von Glycerophosphat mittels saurer Phosphatase" zur Feststellung der Aktivität des Enzyms benutzte 5%ige Natrium-β-glycerophosphat-Lösung verwendet werden. Man stellt eine Verdünnung 1:200 mit 0,1m Natriumacetatpuffer pH 5,0 her. Dann enthält 1 ml der Verdünnung 250 μg Glycerophosphat und damit 106,6 μg Glycerin. Diese Menge wird in die Phosphatase-Reaktion eingesetzt. Eigene Versuche mit einem mitverseiften Phosphatid-Standard (DL-α-Lecithin) ergaben die gleichen Ergebnisse wie Natrium-β-glycerophosphat (ZÖLLNER u. WARNOCK 1962).

11. Bestimmung der Gesamtfettsäuren
nach ALBRINK (1959)*

Von den Fettsäuren des Blutserums liegen nur 0,3—1,2 mAeq/l oder 2—10% als freie Säuren an Albumin gebunden und damit direkt titrierbar vor. Der überwiegende Teil kann als Baustein der Neutralfett-, Phosphatid- und Cholesterinestermoleküle erst nach Verseifung der Serumfette nachgewiesen werden; dabei wird die titrimetrische Bestimmung bevorzugt. Weiter können die Gesamtfettsäuren oxydocolorimetrisch — darauf wird an anderer Stelle eingegangen — oder gravimetrisch bestimmt werden. Die gravimetrische Methode ist überholt und braucht nicht näher besprochen zu werden.

Die nachfolgend beschriebene Mikrotitration der Serumfettsäuren wurde von ALBRINK (1959) angegeben. Die Lipoide werden entweder in klassischer Weise mit Äthanol-Äther 3+1 nach BLOOR (1928) bzw. 2+1 nach KATSURA (1934) oder aber nach der Vorschrift von FOLCH u. Mitarb. (1957) mit Chloroform-Methanol 2+1 extrahiert und dann mit äthanolischer KOH verseift. Nach Ansäuern lassen sich die freien Fettsäuren mit Petroläther oder Hexan ausschütteln. Anschließend erfolgt ihre direkte Titration in einem von DOLE (1956) empfohlenen 2-Phasen-System.

Für die Reproduzierbarkeit der Methode wird von ALBRINK eine mittlere Differenz für Doppelwerte um 0,4 $\pm$ 0,37 mAeq/l, entsprechend einem Fehler von etwa 2% (1,98 $\pm$ 1,4%), angegeben. Die Richtigkeit wurde mit Lösungen bekannter Fettsäuren- oder

---

* Von M. EGGSTEIN

Triglycerid-Konzentrationen getestet. Im Bereich zwischen 8 bis 100 mAeq/l wurden beim Einsatz von Laurinsäure 97%, von Palmitinsäure 97,9 ± 2,6% und von Triolein 98 ± 3,7% wiedergefunden. Proben mit weniger als 8 mAeq/l Fettsäuren ergaben jedoch weniger gute Ausbeuten. Die Spezifität scheint gut zu sein. Das Ergebnis wird nach den Untersuchungen von ALBRINK (1959) durch niedermolekulare organische Salze (Pyruvat, Citrat, Acetacetat, Succinat und Lactat) nicht beeinflußt.

Die mit diesem Verfahren gewonnenen Resultate sind praktisch identisch mit den von MAN u. GILDEA (1932) bzw. von PETERS u. MAN (1943) mitgeteilten Daten.

Reagenzien: Äthanol-Äther 2+1; äthanolische KOH (6,0 ml 33%ige KOH mit absolut. Äthanol auf 100 ml auffüllen); 1%ige Phenolphthaleinlösung in 95%igem Äthanol; 1,8n Salzsäure; 0,02n Natronlauge; Hexan.

Nilblauindikatorlösung: 0,02 g Nilblau mit dest. Wasser auf 100 ml auffüllen. Diese Lösung wird 4 bis 5mal mit Hexan gewaschen. Als Gebrauchslösung dient eine Verdünnung von 10,0 ml dieser gereinigten 0,02%igen Nilblaulösung mit 90,0 ml abolut. Äthanol.

Alle verwendeten Reagenzien sollen p.a.-Qualität besitzen.

Durchführung: *a) Extraktion.* Die Lipoidextraktion von FOLCH u. Mitarb. (1957), die von ALBRINK (1959) angewendet wurde, führt zu Verlusten an Neutralfetten und Phosphatiden. Deshalb empfehlen wir folgendes Vorgehen: 0,5 ml Serum werden tropfenweise zu 6,0 ml Äthanol-Äther 2+1 in einem 15 ml-Erlenmeyerkölbchen gegeben. Der Extraktansatz wird im Wasserbad (80°, keine offene Flamme!) zum Sieden gebracht und heiß in ein 10 ml-Meßkölbchen filtriert (G4-Fritte mit 2 cm Durchmesser, Stickstoffdruck). Der Eiweißniederschlag auf der Fritte wird zweimal mit je 2,0 ml warmen Äthanol-Äther 2+1 nachextrahiert und das Meßkölbchen bis zur Marke im Wasserbad bei 20° mit Äthanol-Äther 2+1 aufgefüllt.

β) Verseifung. Jeweils 5,0 ml Äthanol-Äther-Extrakt, entsprechend 0,25 ml Serum, werden als Doppelbestimmung in Zentrifugengläser mit NS 19-Schliff (Fassungsvermögen etwa 20 ml) übertragen und im Vakuum-Trockenschrank (Sandbad, 40—50°, 4—20 Torr) zur Trockene eingedampft. Zum Rückstand gibt man 2,5 ml äthanolische KOH und inkubiert die verschlossenen Ansätze 1 Stunde lang bei 80° C im Wasserbad. Dann gibt man etwa 2,5 ml bidest. Wasser und 1 Tropfen Phenolphthalein-Lösung zu jedem Ansatz. Nach weiteren 10 Minuten werden die Röhrchen aus dem Wasserbad entfernt und gleichzeitig im Strahl 0,5 ml 1,8n wässerige

HCl zugegeben (Indikator muß entfärbt sein!). Die freigesetzten Fettsäuren werden als feine Wolke niedergeschlagen.

Die Ansätze werden auf Zimmertemperatur gekühlt, mit genau 0,5 ml Hexan versetzt, mit einem mit Wasser eben angefeuchteten Stopfen verschlossen, 1 Minute lang kräftig geschüttelt und 5 Minuten lang bei 1500 bis 2000 g zentrifugiert. Von der oberen Phase werden genau 3,0 ml abgehoben (nützlich sind hierbei mit verlängertem Ansatz versehene Ultrasept-Spritzen) und in ein Schliff-zentrifugenglas (11 cm lang, $\varnothing$ 1,5 cm, NS 14,5) übergeführt. Nach Zugabe von 3,0 ml Nilblauindikator bildet sich ein 2-Phasen-System, wobei die obere Schicht die zu titrierenden Fettsäuren, die untere den Indikator enthält.

$\gamma)$ *Titration.* 2 Minuten vor Titrationsbeginn wird mit einer feinen Glaskapillare oder einem Teflonschlauch ein N_2-Strom (über eine Waschflasche mit NaOH) eingeleitet, um beide Phasen zu vermischen. Die Titration erfolgt mit 0,02n wässeriger NaOH unter Verwendung einer Mikrobürette (Agla-Bürette oder Beckman-Mikrotitrator). Die Titerbestimmung der Natronlauge erfolgt zweckmäßigerweise wöchentlich gegen eine 0,1n HCl.

Als Leer- und Eichwerte werden 5,0 ml reines Äthanol-Äther-Gemisch bzw. in Äthanol-Äther gelöste Palmitinsäure oder Triolein eingesetzt und entsprechend aufgearbeitet.

Berechnung: Gesamtfettsäuren (mAeq/l) = [ml verbrauchte 0,02n NaOH—Leerwert] $\times$ 133.

Der Faktor 133 resultiert aus der Umrechnung ml NaOH in mAeq. (0,02), 0,25 ml Serum auf 1000 ml Serum (4000) und 3,0 ml auf 5,0 ml Hexan (1,666).

Beispiel: Einsatz: 0,25 ml Serum für Einzelansatz; Verbrauch für Serumansatz: 0,083 ml 0,02n NaOH; Verbrauch für Leerwert: 0,008 ml 0,02n NaOH; Gesamtfettsäuren = (0,083—0,008) $\times$ 133 = 0,075 $\times$ 133 = 10,0 mAeq/l.

12. Bestimmung der Acylesterverbindungen*

Nur aus analytischen Gründen möchten wir die „Esterfettsäuren" als besondere Lipoid-Gruppe bei der Blutfettanalyse herausgestellt wissen. Im Blutextrakt nachweisbare Acylester sind meist an Glycerin-, Glycerylphosphorylcholin und an Cholesterin esterförmig gebundene Fettsäuren aus 14—22 C-Atomen, 0—6fach ungesättigt. Ihr direkter colorimetrischer Nachweis als Eisenhydroxamate ge-

---

* Von M. EGGSTEIN

lingt mit großer Genauigkeit ohne besonderen methodischen Aufwand und ermöglicht die Berechnung der „Neutralfette über die Esterfettsäuren" zur Komplettierung des Blutstatus (s. S. 294ff.). Unter diesem Gesichtspunkt ergeben sich allerdings für die Acylesternachweisreaktionen folgende Forderungen:

1. Acylester mit Lipoidcharakter sind von sonstigen Acylesterverbindungen abzutrennen.

2. Die Nachweisreaktion muß von der Fettsäurenkonfiguration unabhängig sein, d. h. von mittellangen und langkettigen, gesättigten und ungesättigten Fettsäureestern werden gleiche Extinktionskoeffizienten verlangt.

3. Die Reaktion hat — unabhängig von der Alkoholkomponente — cholesterin- wie glyceringebundene Fettsäuren gleichermaßen zu erfassen.

Diese Voraussetzungen waren aber weder bei der von BAUER u. HIRSCH (1949) empfohlenen „neuen Methode zum Nachweis der gesamten veresterten Fettsäuren im menschlichen Blut" noch bei der häufig geübten, von STERN u. SHAPIRO (1953) stammenden recht einfachen Arbeitsvorschrift gewährleistet.

Das Reaktionsprinzip der erstmals von JEAURNAUD 1889 beschriebenen Eisenhydroxamat-Reaktion läßt nach FEIGL u. Mitarb. (1934) 2 Stufen unterscheiden, nämlich

1. die Hydroxylaminolyse der Fettsäureester durch Reaktion mit Hydroxylamin in alkalischer Lösung:

$$R-\underset{\underset{O}{\|}}{C}-O-R' + NH_2OH \xrightarrow{OH^{\ominus}} R-\underset{\underset{O}{\|}}{C}-NHOH + R'OH;$$

dabei entstehen die Hydroxamsäuren.

2. die Eisenhydroxamat-Komplexsalzbildung mit Eisen(III)-Salzen:

$$R-\underset{\underset{O}{\|}}{C}-NHOH + 1/n\ Fe^{3\oplus} \longrightarrow R-\underset{\underset{O}{\underset{\searrow}{\|}}}{C}-\underset{\underset{O}{\underset{\swarrow}{|}}}{N}-H + H^{\oplus};$$

$$Fe/n$$

Der dabei entstehende Eisenhydroxamatkomplex hat eine rotviolette Farbe.

Entscheidend für Geschwindigkeit und Gleichgewicht der Hydroxamatbildung (Gleichung 1) ist das Reaktionsmilieu. EGGSTEIN (1956) wählt auch für den Fettsäureesternachweis im Serum absolut wasserfreie Bedingungen. Wasserfreiem Äther werden Natriumalkoholat und Hydroxylammoniumchlorid im Verhältnis 1:25 bis

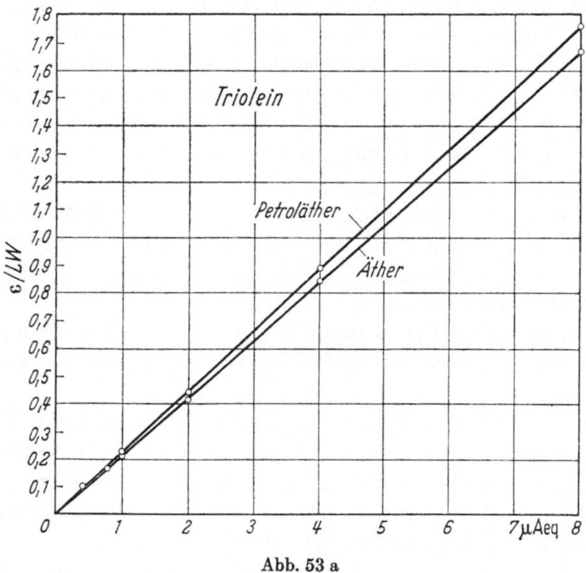

Abb. 53 a

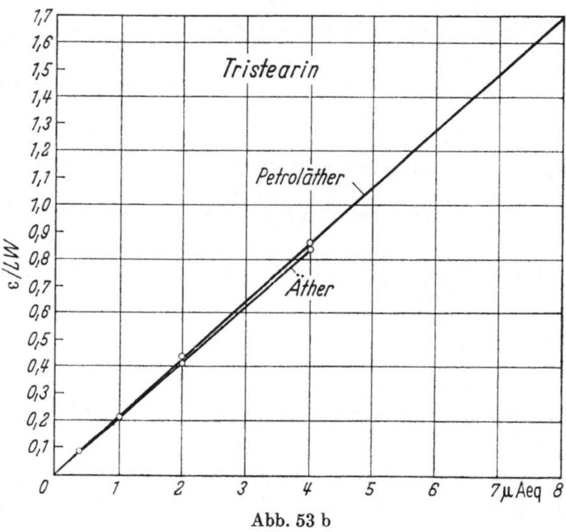

Abb. 53 b

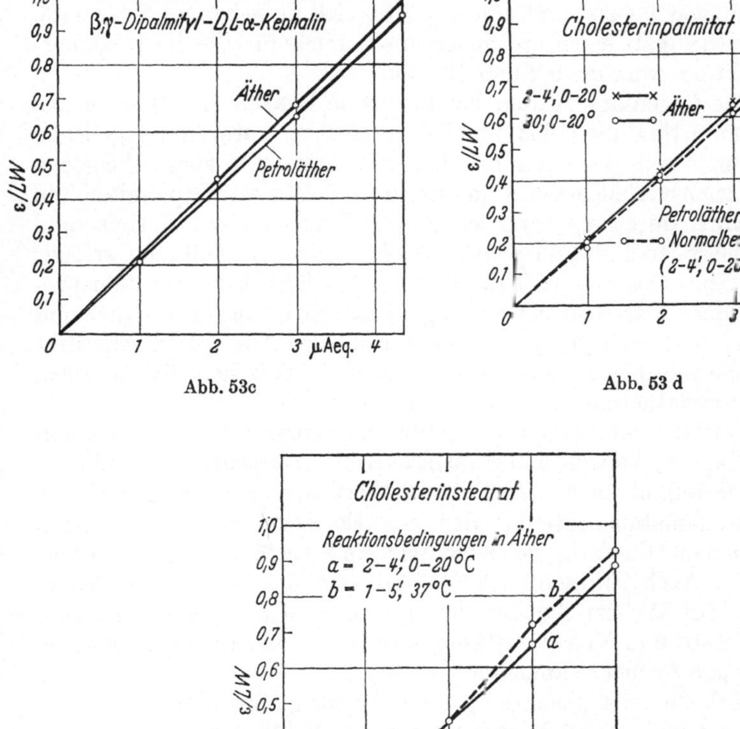

Abb. 53c   Abb. 53 d

Abb 53 e

Abb. 53. Acylesternachweis bei Einsatz von Triolein, Tristearin, Kephalin, Cholesterinpalmitat und Cholesterinstearat unter den von EGGSTEIN angegebenen Bedingungen.

1:10 zugegeben; die Reaktionszeit beträgt 5 Minuten bei Temperaturen von 0—20° und einem p_H-Bereich zwischen 11,4 bis 11,5. HESTRIN gab einen optimalen p_H-Bereich für die Hydroxamat-Reaktion zwischen 9,2 und 13,3 an.

Im Gegensatz zu den bei BAUER u. HIRSCH (1940) sowie bei STERN u. SHAPIRO (1953) und bei den übrigen Autoren angegebenen Bedingungen reagieren bei den von EGGSTEIN vorgeschlagenen Reaktionsverhältnissen Cholesterinester (Cholesterinpalmitat und -stearat) durchweg vergleichbar mit Triglyceriden, Methyl- und Äthylestern und Phosphatiden. Die Hydroxamatbildung erfolgt, wie Abb. 53a—e und Tab. 36 erkennen läßt, konzentrationsproportional. Das Reaktionsgleichgewicht scheint im Petroläther und Äther praktisch gleich zu sein. Die molare Absorption schwankt für die verschiedenen Ester im Äthermilieu zwischen 1030 bis 1099, im Petroläthermilieu zwischen 1017 und 1100.

GEY u. SCHÖN (1956) geben für analysenreine Hydroxamsäuren der Caprin-, Laurin- und Stearinsäure eine Absorption von 1200 ± 3% mAeq/ml/cm an. Auf diesen Wert bezogen bewegt sich die Hydroxamatausbeute bei den von EGGSTEIN gewählten Bedingungen in Äther zwischen 86 bis 92%, in Petroläther zwischen 89 bis 102%. Auch THOMSON (1950) fand, daß das Reaktionsgleichgewicht bei 85% zu Gunsten der Hydroxamsäuren liegen soll, während INOYE u. YUKAWA (1941) unter ähnlichen Bedingungen eine 100%ige Ausbeute annehmen.

Tab. 36 zeigt gleichzeitig, daß in wäßrig-alkoholischem Milieu, also unter den von BAUER u. HIRSCH (1949) und von STERN u. SHAPIRO (1953) angegebenen Bedingungen mit Glyceriden und Phosphatiden nur zwischen 69 bis 81% des theoretischen Wertes oder 81—90% der in absolut wasserfreiem Milieu erreichbaren Ausbeute erhalten wird. Cholesterinester höherer Fettsäuren reagieren, wie zwischenzeitlich auch von SKIDMORE u. ENTENMAN (1963) bestätigt wird, entweder nicht oder in sehr wechselndem Umfang in wäßrigem Milieu.

Die Farbentwicklung (Gleichung 2) wird von 2 voneinander unabhängigen Variablen beeinflußt, nämlich von der Ferri-Ionenkonzentration und der Wasserstoff-Ionenkonzentration. HILL (1947) setzte der Eisen(III)-Lösung Salpetersäure oder Wasserstoffsuperoxyd zu, um die Reduktion von Eisen(III)-Ionen durch überschüssiges Hydroxylamin zu verhindern. Nach BAUER u. HIRSCH (1949) stören reduzierende Substanzen die Farbentwicklung dann nicht, wenn Eisen(III)-Ionen im Überfluß vorliegen. GODDU (1955) fand bei einer Eisen(III)-Ionenkonzentration von 2 mMol maximale Farbbildung. Nach dem gleichen Autor soll die günstigste Farbentwicklung bei größter Farbstabilität in einer 0,2 bis 0,1 molaren Säure erreicht werden. Die von BAUER u. Mitarb. empfohlene, später auch von EGGSTEIN übernommene äthanolische Eisenperchloratlösung entspricht nach Neutralisation des zur Verseifung zugegebenen Natriumalkoholat etwa einer 0,21 molaren Säure.

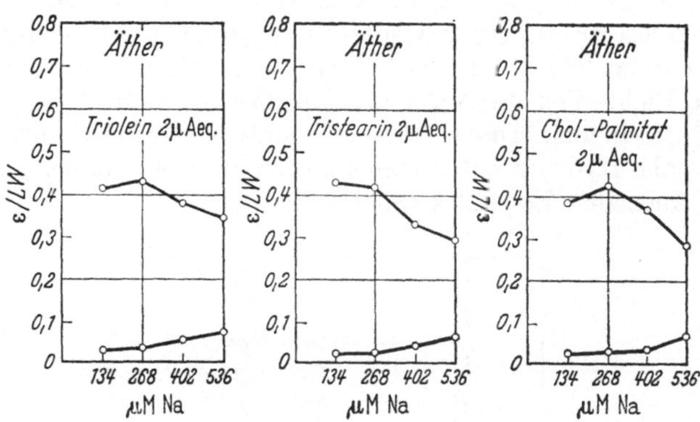

Abb. 54. Abhängigkeit der Farbintensität des Ferri-Hydroxamat-Komplexes von der Wasserstoffionenkonzentration bzw. Natrium-Ionenkonzentration.

Die Farbreaktion liefert ein relativ breites Absorptionsmaximum bei 520 bis 530 mμ (s. Abb. 55). Es ist bei den einzelnen Säuren nicht oder nur wenig verschieden. Die Farbstabilität ist über eine Stunde gewährleistet; nach 2 Stunden bestimmte EGGSTEIN eine Abnahme der Farbe um knapp 3%.

EGGSTEIN (1956, 1960) hat unter Berücksichtigung obiger Angaben die in Tab. 36 aufgeführten verschiedenen Fettsäureester überprüft und dabei für die einzelnen Ester nur wenig verschiedene Extinktionskoeffizienten gefunden. Demnach ist für die in wasserfreiem Milieu unter entsprechenden Bedingungen durchgeführte Hydroxamat-Eisenkomplexsalzreaktion nur die Zahl der Estergruppen ausschlaggebend. Mittellange und lange, gesättigte, einfach und mehrfach ungesättigte Fettsäureester reagieren gleichförmig und unabhängig von der Alkoholkomponente, ob als Äthyl-, Methyl-, Glycerin- oder Cholesterin-gebundene Fettsäuren eingesetzt.

Keine Farbreaktion ergeben Sphingomyelin (EGGSTEIN, WAGENER 1956), Dimethylpalmital und -stearal (EGGSTEIN). Bilirubin- oder Haemoglobinbeimengungen stören nicht.

EGGSTEIN gibt die Genauigkeit des nachfolgend aufgeführten Analysenverfahrens (bei Verwendung hochwertiger Photometer) wie folgt an:

1. Die Reproduzierbarkeit beträgt bei Einsatz von Reinsubstanzen zwischen 0,5—2%, für Serumlipoide (12 Ansätze incl. Extraktion) um 3,5%.

2. Für die Richtigkeit spricht ein Korrelationskoeffizient von + 0,98 beim Vergleich der über Esterfettsäuren und über Glycerin errechneten Neutralfette, und der Korrelationskoeffizient zwischen Fettsäureestern als Hydroxamate und „korrigierten oxydometrischen Gesamtfettwerten" von + 0,987 ± 0,003. Schließlich spricht für die Richtigkeit der Methode, daß über Cholesterin berechnete Fettsäuren in aus Serum isolierten Cholesterinesterfraktionen quantitativ als Hydroxamate nachgewiesen werden können (95 bis 103% Ausbeute, EGGSTEIN 1956).

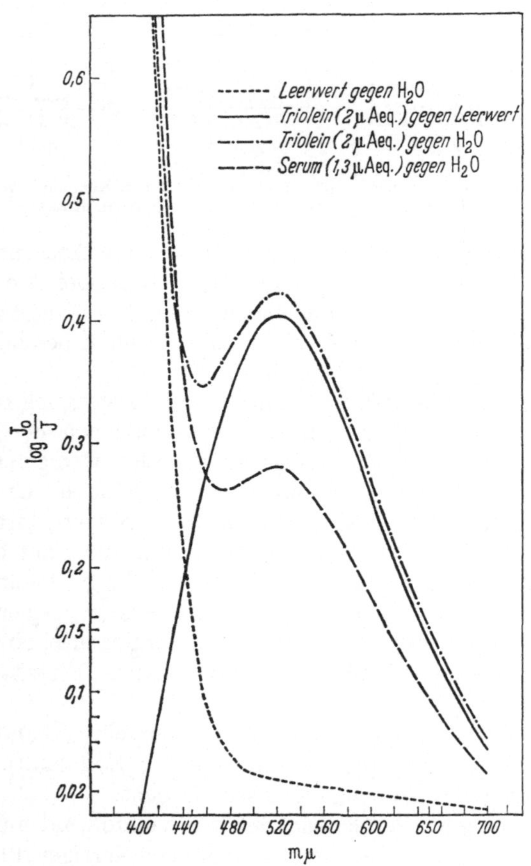

Abb. 55. Absorptionsspektrum des Ferri-Hydroxamat-Komplexes.

Tabelle 36. *Extinktionskoeffizienten (± 3 σ_M für Ferri-Hydroxamate aus verschiedenen Fettsäureestern*

ESTER	EGGSTEIN Na-Alkoholat-Meth. mAeq.cm^{-2} $\lambda 520$ Äther Petroläther		BAUER u. HIRSCH (1949) mAeq.cm^{-2} $\lambda 520$	STERN u. SHAPIRO (1953) mAeq.cm^{-2} $\lambda 520$
Palmitinsre.-M	1060	1145	—	—
Stearinsre.-M	1090	1120	—	—
Linolsäure-Ä	1058	1100	—	—
Tricapryl	1095	1125	—	—
Trilaurin	1140	1125	—	—
Tripalmitin	1130	1125	—	—
Triolein	1100 ± 22,5	1225	1029 ± 29	831 ± 30,5
Tristearin	1065 ± 15	1090	1088	977
Gemisch aus Tricapryl 52% Tricaprin 18% Trilaurin 29%	1045 ± 66	1125	—	898
Gemisch aus Monostearin 40% Distearin 51% Tristearin 9%	1265	1270	—	953
Cholesterinpalmitat	1100 ± 20,8	1090	—	keine Anfärbung
Cholesterinstearat	1030 ± 40,7	1065	—	keine Anfärbung
β, γ-Dipalmityl-DL-α-Lecithin	900	899	—	—
β, γ-Dipalmityl-DL-α-Kephalin	1099	1079	—	—

3. Die Empfindlichkeit der beschriebenen Methode gibt EGGSTEIN mit 36 mg% an.

Der Normalbereich der Gesamtfettsäuren und der Esterfettsäuren im Serum wurde von den verschiedenen Autoren — teils methodisch erklärbar — unterschiedlich angegeben. Er beträgt für Acylester mit Lipoidcharakter nach EGGSTEIN (1960) für 20—35jährige Personen 321 ± 58 mg% (als Methyloleat) oder 10,9 ± 2,0 mAeq/l und für 45—70 jährige Normalpersonen 369 ± 56 mg% oder 12,5 ± 1,9 mAeq/l (M ± 2σ) Esterfettsäuren.

Reagenzien: Diäthyläther p. a. peroxyd- und wasserfrei (über Natriumdraht aufbewahren); Äthanol p. a., absolut.

0,36n Hydroxylaminlösung: 2,5 g Hydroxylammoniumchlorid p. a. mit genau 96%igem Äthanol auf 100 ml auffüllen, zum Lösen

u. U. kurz unter Rückfluß erhitzen, bei 0° aufbewahren. Die Lösung soll nicht länger als 14 Tage verwendet werden.

1,3n Natriumalkoholat: Metallisches Natrium p. a. wird unter Petroläther zerkleinert und 1,5 g vorsichtig unter Kühlen und Feuchtigkeitsausschluß ($CaCl_2$-Röhrchen) in 50 ml absolut. Äthanol

Tabelle 37. *Fettsäurewerte im Blutserum (mAeq/l)*

Autor	Methode (Reaktionsmilieu)	Zahl	Max.	Min.	Mittel	σ
Gesamtfettsäuren im Serum						
STODDARD u. DRURY (1929)	titr.	10	12	6,9	10,6	—
BOYD (1933)	grav.	8	16,1	8,6	12,5	±1,77
BULLEN u. BLOOR (1936/37)	grav.	12	19,9	8,3	11,8	±3,44
WILSON u. HANSEN (1936)	grav.	9	18,2	7,5	13,0	±2,9
PETERS u. MAN (1943)	titr.	355	16,9	7,3	12,3	±3,37
THANNHAUSER (1947)	titr.	—	16,2	7,2	—	—
Esterfettsäuren im Serum	colorimetr.					
BAUER u. HIRSCH (1949)*	H_2O-haltig Hydroxamat	102	12,6*	7,0*	9,2*	—
NAILOR, BAUER u. HIRSCH (1955)	H_2O-arm Hydroxamat	42	20,8	8,6	12,3	—
SCHUBERT u. EGGSTEIN (STERN-SHAPIRO)	H_2O-haltig Hydroxamat	24	10,5	6,2	8,3	±1,0
EGGSTEIN	H_2O-frei	62**	15,2	7,0	10,9	±1,0
	Hydroxamat	30***	15,4	10,0	12,5	±0,95

*aus method. Gründen für Vergleichszwecke ungeeignet.
** jüngere Normalperosnen
*** ältere Normalpersonen

(evtl. durch 8stündiges Kochen unter Rückfluß über CaO oder BaO absolutieren) lösen. Die Lösung ist bei 0° aufzubewahren, nur beschränkt haltbar und bei Trübung zu verwerfen.

Eisenstammlösung: 6,0 g kristallines Eisenperchlorat [$Fe(ClO_4)_3$ · 12 H_2O; weiß, chloridfrei] wird vorsichtig unter Kühlen in 60,0 ml 70%iger Perchlorsäure p. a. (D_{20} 1,67) und 30,0 ml bidest. Wasser gelöst. Da Eisenperchlorat u. U. schwer erhältlich ist, kann die Eisenstammlösung auch auf folgende Weise angesetzt werden: 0,95 g Eisendraht p. a. (sog. Klavierdraht, Durchmesser 0,2 mm) werden im Erlenmeyerkolben mit 60,0 ml 70%iger Perchlorsäure p. a. vorsichtig bis zum Reaktionsbeginn erwärmt. Später ist u. U. Kühlen erforderlich. Nach Beendigung der Reaktion werden 30,0 ml bidest. Wasser zugegeben. Die fertige Eisenstammlösung ist kühl aufzubewahren und soll vor dem Verdünnen zur Gebrauchslösung mindestens 1 Stunde lang stehen.

Eisenreagenz-Gebrauchslösung (9,5 mM Fe^{3+}, 233 mM H^+): 5,0 ml der Eisenstammlösung werden mit 95%igem Äthanol auf 100,0 ml aufgefüllt. Sie kann bei + 4° einige Tage verwendet werden.

Triolein-Eichlösung: 0,295 g Triolein reinst wird in 25,0 ml Chloroform gelöst. 1,0 ml dieser Stammlösung (1180 mg% bzw. 40 mval/l) wird zur Herstellung der Gebrauchslösung mit Äthanol-Äther (2:1) auf 50,0 ml aufgefüllt. Die Gebrauchslösung entspricht einer 23,6 mg%igen Methyloleatlösung bzw. einer Acylesterlösung mit 0,8 mval/l.

Durchführung:

A. Makromethode

a) Extraktion. Blutserum wird mit Äthanol-Äther oder Methanol-Chloroform im Verhältnis 1:25 bzw. 1:20 extrahiert. Vom Extrakt wird eine 0,05 bis 0,1 ml Serum entsprechende Extraktmenge in einen 150 ml-Rundkolben mit NS-Schliff pipettiert. Die Lösungsmittel werden in einem Vakuum-Trockenschrank mit Sandbad (40—50°, 4 Torr) vollständig abgedampft.

β) Hydroxylaminolyse. Zum Rückstand werden 5 oder 10 ml absoluter Äther, 0,2 ml Hydroxylamin-Lösung und 0,2 ml Natriumalkoholat unter Umschwenken zugegeben. Diese Arbeit führt man vorteilhafterweise in einem Kühlraum durch. Es können in einem Arbeitsgang etwa 6—8 Ansätze aufgearbeitet werden. Nach 2 bis 4 Minuten langem Stehen wird der Äther abgedampft. Dazu werden immer 2 Kölbchen mit einem abgewinkelten Schliffansatz versehen und mit Ölpumpenvakuum abgesaugt unter Umschütteln und vorsichtigem Erwärmen im Wasserbad von 30° bis 40° C. Dieser Arbeitsgang muß sorgfältig durchgeführt werden; zu hohe Temperatur bzw. zu intensives Trocknen des Rückstandes geht mit Verlusten einher, da die Hydroxamsäuren sich bei höherer Temperatur zersetzen.

γ) Farbreaktion. Nach vollständigem Abdampfen des Äthers werden sofort 10 ml (5 ml) Eisenreagenzlösung zu jedem Ansatz pipettiert. Nach Umschwenken kann filtriert (Schleicher & Schüll 588, 7 cm ⌀) und innerhalb der folgenden 10 bis 60 Minuten photometriert werden.

δ) Photometrische Bestimmung. Bei einer Wellenlänge von 520 oder 530 mμ wird in einer 1 cm- oder 2 cm-Küvette gegen den Leerwert abgelesen. Beim Leerwert wird statt des Extraktes eine entsprechende Menge reines Extraktionsmittel eingesetzt, abgedampft und wie bei den Proben weiter verfahren.

Als Eichwerte verwendet man 1,0 ml (= 0,8 μAeq) bis 5,0 ml (= 4,0 μAeq) der Triolein-Gebrauchslösung. Sie müssen täglich mit durch die Bestimmung laufen und dürfen von Tag zu Tag nicht mehr als um 3% schwanken.

B. Mikromethode

a) Extraktion. 0,2 ml Serum werden tropfenweise zu etwa 3,0 ml Äthanol-Äther (2:1) in einem 5 ml-Erlenmeyerkölbchen gegeben. Der Extraktansatz wird im Wasserbad (80°, keine offene Flamme) zum Sieden gebracht und heiß in ein 5 ml-Meßkölbchen filtriert (G4-Fritte, ⌀ 2 cm, N_2-Druck). Der Eiweißniederschlag auf der Fritte wird zweimal mit je 1,0 ml warmem Äthanol-Äther (2:1) nachextrahiert, filtriert und das Meßkölbchen bis zur Marke im Wasserbad bei 20° mit Äthanol-Äther (2:1) aufgefüllt.

Vom Äthanol-Äther-Extrakt (auf 20° temperiert) werden 0,5 ml –also die 0,02 ml Serum äquivalente Extraktmenge –, als Leerwert 0,5 ml Äthanol-Äther und als Testwerte 0,2—1,0 ml Triolein- Gebrauchslösung (möglichst als Doppelbestimmung) jeweils in ein Schliffzentrifugenglas (11 cm lang, 1,5 cm Durchmesser, NS 14,5) eingemessen und zur Trockene (Vakuumtrockenschrank mit Ölpumpe, Alu-Block zur Aufnahme der Zentrifugengläser, 40° bis 50°, 4 Torr) eingeengt.

β) Hydroxylaminolyse. Zum Rückstand werden 1 ml absoluter Äther und 0,1 ml frisch angesetztes Gemisch aus Hydroxylamin-HCl und Natriumalkoholat unter Umschwenken zugegeben. Das Gemisch wird wie folgt angesetzt: 1,0 ml Hydroxylamin-Lösung und 0,7 ml Na-Alkoholat werden mit einer Stangenpipette in ein Mikroreagenzgefäß (Fassungsvermögen 1,8 ml) pipettiert und der Niederschlag bei geschlossenem Deckel abzentrifugiert. Das Gemisch ist innerhalb von 30 Minuten zu verwenden. Feuchtigkeitszutritt muß vermieden werden. Die Hydroxylaminolyse führt man vorteilhafterweise in einem Kühlraum durch. Es können in einem Arbeitsgang 10—15 Ansätze aufgearbeitet werden.

2—4 Minuten nach der Hydroxylamin-Alkoholat-Zugabe wird der Äther abgedampft. Hierzu werden jeweils 2 Schliffgläser mit abgewinkeltem Schliffansatz versehen und mit Ölpumpenvakuum unter Umschütteln und vorsichtigem Erwärmen im Wasserbad von 30—40° bis zur Trockene gebracht. Dieser Arbeitsgang muß sorgfältig durchgeführt werden; zu hohe Temperatur bzw. zu intensives Trocknen des Rückstandes geht mit Verlusten einher, da die Hydroxamsäuren sich bei höherer Temperatur zersetzen.

γ) Farbreaktion. Nach vollständigem Abdampfen des Äthers wird sofort 1 ml Eisenreagenz-Gebrauchslösung zu jedem Ansatz pipettiert. Nach Umschwenken wird in den folgenden 10—60 Minuten photometriert.

δ) Photometrische Bestimmung. Die Extinktion der Lösungen wird wieder bei einer Wellenlänge von 520 oder 530 mμ in 1 cm- oder 2 cm-MT4-Küvetten gegen einen Leerwert abgelesen.

Täglich werden Eichwerte mitbestimmt z. B. in einer Menge zwischen 0,2 ml, 0,5 ml und 1,0 ml der Triolein-Gebrauchslösung, d. h. 47,2 μg, 118 μg und 236 μg entsprechend 0,16 μAeq, 0,4 μAeq und 0,8 μAeq Esterfettsäuren pro Ansatz. Beim Einsatz von 0,5 ml Eichlösung (0,4 μAeq oder 118 μg Esterfettsäuren) wird eine Extinktion von 0,44 (d = 1 cm) erhalten. Die Testwerte dürfen von Tag zu Tag nicht mehr als um 3% vom theoretischen Wert (Faktor 268 bzw. 1340) abweichen. Der mAeq-Extinktionskoeffizient beträgt $1100 \cdot cm^{-2} \pm 2\%$.

Berechnung: Für die Berechnung der Fettsäureester in mg% ergibt sich nach Einsatz einer 0,02 ml Serum äquivalenten Extraktmenge ein Faktor um 1340. Zunächst errechnet sich ein „Farbfaktor" um 250—280 nach „μg im Ansatz/E". Dann erfolgt Umrechnung der Serummenge von 0,02 ml auf 100 ml Serum mit dem Faktor 5000. Da aber die Esterfettsäuren in mg statt in μg/100 ml angegeben werden, reduziert sich der Faktor auf 5,0. Endgültiger Faktor $5,0 \times 250$ bis $280 \to$ etwa 1340.

Anmerkung: Für das Arbeiten im Mikroliterbereich haben sich Mikropipetten Typ Marburg, elektr. Rührer (umgebaute elektr. Radierer) und Mikroreaktionsgefäße sowie Mikrozentrifuge der Fa. Eppendorf Gerätebau bzw. Fa. Hettich, Tuttlingen bewährt.

13. Bestimmung der freien Fettsäuren *

I. Die Existenz der freien Fettsäuren (FFS) im Blutserum ist seit langem bekannt, ihre biologische Bedeutung aber erst in den letzten Jahren näher erforscht worden. Aus zahlreichen Beobachtungen wissen wir, daß ihre Hauptmenge aus dem Fettgewebe stammt und daß sie einem umfassenden Regulationssystem unterliegen, welches ihre Abgabe aus den Depots, ihren Transport im Blut und ihren Umsatz in enger Beziehung zum Stoffwechsel der Kohlenhydrate steuert. Während zur Deckung des Energiebedarfs verhältnismäßig wenig Kohlenhydrate in Depotform vorhanden sind, verfügt der menschliche Organismus über beträchtliche Energiereserven in Gestalt der Fettdepots, die im Bedarfsfalle schnell als FFS mobilisiert und utilisiert werden können.

Die FFS sind im Blut als Anionen größtenteils an das Serumalbumin gebunden; ein kleinerer Teil wird auch an Erythrocyten (1%) und an Lipoproteide niederer Dichte (0,5%) adsorbiert (FREDRICKSON u. GORDON 1958a). Entsprechend ihrer Herkunft

---

* von E. BÖHLE

weist die Zusammensetzung eine große Ähnlichkeit mit dem Fettsäurespektrum der Depotfette auf (Tab. 38). Andererseits lassen gewisse Unterschiede daran denken, daß sie noch anderen Quellen entstammen. Eine direkte Resorption der FFS aus dem Magen-Darm-Kanal scheint ebenso möglich zu sein (FREDRICKSON u. GORDON 1958) wie eine Freisetzung aus alimentär resorbierten Triglyceriden (FREDRICKSON u. Mitarb. 1958). In welchem Ausmaß die FFS des Nüchternblutes von einer intravasalen Triglyceridspaltung abstammen, ist noch unbekannt.

In Tab. 39 sind die von verschiedenen Autoren ermittelten Nüchternwerte gesunder Probanden zusammengestellt. Es geht daraus hervor, daß die einzelnen Angaben über den Mittelwert und die Standardabweichung der FFS — vielleicht zum Teil infolge der unterschiedlichen Bestimmungsmethodik — erheblich voneinander differieren. Die Mehrzahl der Autoren gibt allerdings Durchschnittswerte von 0,5 bis 0,7 mval/1000 ml und Standardabweichungen zwischen 0,1 und 0,2 mval/1000 ml an. Man wird daher den sog. „Normalbereich" der FFS des venösen Blutes mit 0,2 bis 1,0 mval/1000 ml ansetzen können. Die arteriellen FFS-Konzentrationen liegen nach den Feststellungen verschiedener Autoren höher als die venösen.

II. Für die quantitative Bestimmung der FFS aus dem Blutplasma oder -serum gibt es mehrere Möglichkeiten. Die gravimetrischen Methoden haben lediglich historisches Interesse. Die neueren Verfahren beruhen meistens auf der Bestimmung der Acidität von Serum- oder Plasmaextrakten, die mit verschiedenen organischen Lösungsmitteln gewonnen werden, durch Titration mit Alkali. Aber auch kolorimetrisch hat man sie zu erfassen versucht.

Bei einem Vergleich der titrimetrischen Verfahren ist zunächst festzustellen, daß dabei im allgemeinen das gleiche Arbeitsprinzip angewendet wird. Grundsätzlich liefert die Extraktion von Serum oder Plasma mit organischen Lösungsmitteln einen Rohextrakt, der außer den FFS und anderen Lipoiden vielfach auch nichtlipoide Bestandteile mit titrierbarer Acidität enthält. Es hat sich daher als zweckmäßig erwiesen, den Rohextrakt einer Reinigung zu unterziehen. Die Titration der FFS erfolgt mit schwach alkalischen wässerigen oder alkoholischen Lösungen, wobei verschiedene Indikatoren Verwendung finden. Extraktion und Reinigung, weniger auch die Titration und die Wahl des Indikators variieren bei den einzelnen Bestimmungsmethoden.

Die erste brauchbare Arbeitsweise zur Bestimmung der FFS ist von DAVIS (1947) angegeben. Die mit dieser Methode ermittelten sog. Normalwerte liegen aber — wahrscheinlich wegen der Verwen-

Tabelle 38. *Die Zusammensetzung der FFS des arteriellen und venösen Blutes (Serum oder Plasma), der FFS des Depotfettes und die Fettsäurenzusammensetzung des Fettgewebes*

	Autoren		Fettsäuren in %											
			12:0	14:0	16:0	16:1	18:0	18:1	18:2	18:3 20:3	20:4	20:5 20:5	22:6	rest-liche
FFS Plasma oder Serum	DOLE (1956)	ven.			34,0		6,0	54,0						6,0
	DOLE u. Mitarb. (1959)	ven.	0,3	1,7	23,2	2,4	12,9	32,6	14,5	1,3	4,7			6,4
	BIEGLER (1960)	ven.	Sp.	2,6	27,6	7,6	14,1	26,8	12,7		2,6		2,9	3,1
	CHLOUVERAKIS u. HARRIS (1960)	art.	0,6	0,6	25,1	7,5	9,4	45,5	7,0					4,3
	SCHRADE u. Mitarb. (1960a)	ven.	0,5	3,4	27,9	6,1	14,5	27,3	12,5	1,6	3,0			3,2
	SCHRADE u. Mitarb. (1960b)	ven. ält.		2,3	27,2	8,6	12,9	25,6	12,5	0,9	2,3	1,3	1,9	4,5
		jüng.		2,0	27,9	7,2	14,9	25,5	13,1	0,9	2,4	1,2	1,8	3,1
	VISINTINE u. Mitarb. (1960)	ven.		4,0	26,0		12,0	14,0	20,0	1,0				23,0
	CARLSTEN u. Mitarb. (1961)	ven.	2,2	3,7	23,2	3,6	13,4	28,0	8,3	2,1		0,5	0,5	14,5
	CARLSTEN u. Mitarb. (1962)	art.	1,6	3,0	24,8	3,7	13,7	35,1	7,5	0,2	3,0	0,3	0,3	6,8
	HALLGREN u. SVANBORG (1962)	ven.	1,8	3,8	22,9	4,8	10,6	37,2	8,6	1,4	0,5	0,5		7,9
		art.	1,7	3,1	23,1	3,6	14,3	35,2	8,1	0,1				10,8
	BÖHLE u. HARMUTH (1963)	ven.	0,6	2,1	27,8	7,6	14,0	25,8	13,0	0,9	2,3	1,2	1,8	2,9
Depotfett	SPECTOR (1956)			2,7	24,0	5,0	8,4	46,9	10,2					2,8
			1	3	22	5	2	42	1					
	MOORE u. COOK (1959)		—	—	—	—	—	—	—					
			2	5	31	14	15	51	6					
	GELLHORN u. MARKS (1961)		0,4	3,1	24,8	5,8	5,9	40,6	10,5					8,9
	SCHRADE u. Mitarb. (1960a)		0,2	1,7	27,6	6,7	10,6	30,0	11,6	0,5	3,7			7,4
	HALLGREN u. SVANBORG (1962)		2,0	6,4	21,3	8,4	4,7	47,1	3,7					6,4
FFS Fettgewebe	SCHRADE u. Mitarb. (1960a)		0,2	1,7	26,8	4,9	15,5	27,6	11,7	0,6	3,6			7,4

Tabelle 39. *FFS- Gehalt des Blutplasma oder -Serum bei Gesunden*

Autoren	Methode	n	UFS MW $\pm$ s mval/1000 ml	
GROSSMAN u. Mitarb. (1955)	Davis-Grossman	10	0,510	0,110
DOLE (1956)	Dole	8	0,943	0,240
LAURELL (1956)	Davis-Grossman	15	0,630	0,120
BIERMAN u. Mitarb. (1957)	Dole	40	0,572	0,280
CARLSON u. WADSTRÖM (1958)	Carlson u. Wadström	10	0,670	0,100
CISWICKA u. Mitarb. (1958)	Davis-Grossman	15	0,333	0,101
MENDELSOHN (1958)	Mendelsohn	20	0,306	0,113
SVANBORG u. SVENNERHOLM (1958)	Svanborg u. Svennerholm	21	0,690	0,188
CARDON u. GORDON (1959)	Gordon	15	0,291	0,103
MUNKNER (1959a)	Dole	120	0,571	0,122
MUNKNER (1959b)	Dole	21	0,607	0,094
STORMONT. u MACKIE (1959)	Dole	22	0,768	0,197
STUHLFAUTH u. ZÖLLNER (1959)	Dole	20	0,526	0,183
BÖHLE (1960)	Dole	100	0,633	0,123
LIPSETT u. Mitarb. (1960)	Gordon	9	0,477	0,185
SCHULZE u. SALEMI (1960)	Dole	100	0,670	0,220
WAJCHENBERG u. Mitarb. (1960)	Davis	12	0,504	0,170
CORVILAIN u. Mitarb. (1961)	Dole	Kinder: 122	0,699	0,199
		Erwachsene: 30	0,448	0,140
KNORR u. Mitarb. (1961)	Dole	Kinder: 105	0,558	0,228
SCHRADE u. Mitarb. (1961)	Dole-Trout	381	0,593	0,171
SVANBORG u. SVENNERHOLM (1961)	Svanborg u. Svennerholm	47 ♂	0,750	0,233
		15 ♀	0,781	0,174
CARLSTEN u. Mitarb. (1962)	Svanborg u. Svennerholm	12	0,790	0,200
BÖHLE (1963)	Dole-Trout	430 ♂	0,599	0,134

dung von Äther als Extraktionsmittel — relativ niedrig. 1956 gab
DOLE ein einfaches und gut reproduzierbares Verfahren an. Hierbei
erfolgt die Extraktion aus dem angesäuerten Serum mit einem
Isopropanol-Heptan-Gemisch. Nach Hinzufügen von Heptan und
Wasser trennt es sich in eine untere Isopropanol-Wasser-Phase und
in eine obere Heptan-Phase. Die Heptanphase wird abpipettiert
und mit 0,018n wässeriger NaOH titriert. Während DOLE zunächst
feststellte, daß lediglich 2% der titrierbaren Acidität auf kurzkettige Mono- und Dicarbonsäuren (α-Ketoglutarsäure, β-Hydro-
xybuttersäure, Indolessigsäure, Bernsteinsäure, Citronensäure,
Äpfelsäure, Ascorbinsäure, Milch- und Brenztraubensäure) in der
Heptanphase entfallen, machten andere Autoren (GOODMAN u.

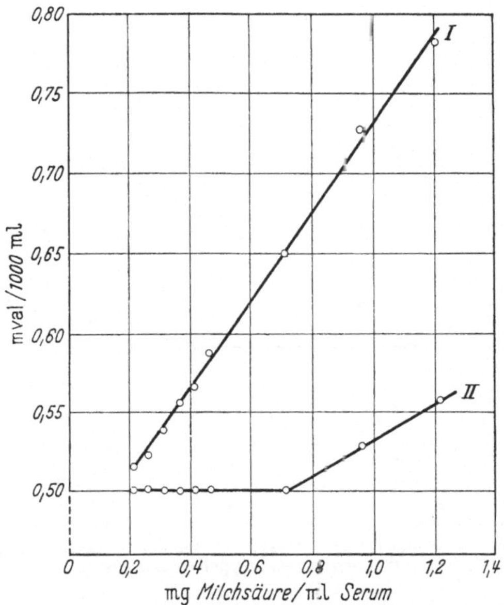

Abb. 56. Titrierbare Acidität in mval/1000 ml FFS in Abhängigkeit vom Milchsäuregehalt
eines Mischserums ohne (I) und mit (II) Waschen der Extraktionsflüssigkeit. Die Meßwerte
entsprechen Doppelbestimmungen.

GORDON 1958; GORDON u. Mitarb. 1956, 1957; TROUT u. Mitarb.
1960) darauf aufmerksam, daß auch Phosphatide in der Heptanphase das Titrationsergebnis verfälschen können. In diesem Zusammenhang unterzogen TROUT u. Mitarb. (1960) sowie DOLE u.
MEINERTZ (1960) die Methode einer kritischen Studie. In umfangreichen Untersuchungen konnte dabei festgestellt werden, daß nur
80 bis 90% der titrierbaren Acidität in der Heptanphase auf die

FFS zurückgehen. Die restlichen 10 bis 20% entfallen auf Serin-kephalin, Milchsäure, Essigsäure, Acetessigsäure und β-Hydroxy-buttersäure.

Nach unseren Untersuchungen läßt sich eine lineare Abhängigkeit zwischen dem Milchsäuregehalt der Serumprobe und der titrierbaren Acidität der Heptanphase nachweisen (Abb. 56). Der Einfluß der Brenztraubensäure fällt demgegenüber nur bei extrem hohen Pyruvatkonzentrationen ins Gewicht (Abb. 57). Durch ein- bis zweimaliges Waschen der Heptanphase wird der durch die Anwesenheit kurzkettiger organischer Säuren hervorgerufene Titrationsfehler vermieden. Die Phosphatide, die sich bei der Reinigung

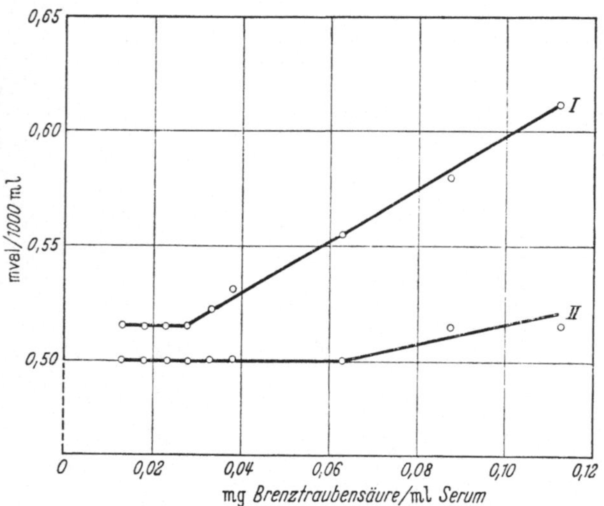

Abb. 57. Titrierbare Acidität in mval/1000 ml FFS in Abhängigkeit vom Brenztraubensäuregehalt eines Mischserums ohne (I) und mit (II) Waschen der Extraktionsflüssigkeit. Die Meßwerte entsprechen Doppelbestimmungen.

nicht vollständig entfernen lassen, verursachen nur einen geringfügigen Titrationsfehler, der in Kauf genommen werden muß (DOLE u. MEINERTZ 1960; TROUT u. Mitarb. 1960).

In dem Bestreben, die Spezifität der Doleschen Methode zu erhöhen, wurden verschiedene Modifikationen beschrieben, unter denen in erster Linie die Arbeitsweise von TROUT u. Mitarb. (TROUT u. Mitarb. 1960; FRIEDBERG u. Mitarb. 1960) zu nennen ist. Hierbei wird die Heptanphase mit 0,05%iger wässeriger H_2SO_4 gewaschen. Auf diese Weise lassen sich zwar die kurzkettigen Carbonsäuren, die Phosphatide jedoch wieder nur zum Teil entfernen.

Eine weitere Schwierigkeit bei der Benutzung der Methodik von DOLE kann sich aus dem subjektiven Fehler der Endpunkttitration mit Thymolblau ergeben, weil der Farbumschlag dieses Indikators von gelb nach gelbgrün kontinuierlich erfolgt (Umschlagspunkt zwischen p_H 8,0—9,6). Verschiedene Autoren bevorzugen daher Nilblau A in alkoholischer Lösung (Farbumschlag von blau nach rosa, Umschlagspunkt zwischen p_H 10,2 und 13,0) (RESHEF u. Mitarb. 1958, 1960; PISKORSKI u. MAN 1959; KESSLER 1962). Die Überlegenheit von Nilblau A als Indikator gegenüber Thymolblau konnte von uns bestätigt werden. So wurde bei 20 Titrationen einer Fettsäure-Standardlösung mit Nilblau A 16mal der gleiche Wert festgestellt, mit Thymolblau dagegen nur 12mal.

In unserem Labor hat sich die Methode von DOLE in der Modifikation von TROUT u. Mitarb. (1960) unter Verwendung von Nilblau A als Indikator gut bewährt. Es ergab sich bei 15 Stoffwechselgesunden im Nüchternserum ein FFS-Gehalt, der im Mittel um 0,020 mval/1000 ml niedriger lag als bei Verwendung der ursprünglichen Doleschen Methode. Noch größer waren die Differenzen bei dekompensierten Diabetikern (0,040 mval/1000 ml) oder bei der Untersuchung von Stoffwechselvorgängen, bei denen der Gehalt an Glucosemetaboliten im Blut ansteigt (0,025 bis 0,043 mval/1000 ml). Ähnliche Beobachtungen machten auch FRIEDBERG u. Mitarb. (1960). Die Reproduzierbarkeit beider Methoden wurde von uns an 100 Doppelbestimmungen geprüft. Dabei fand sich mit der Technik nach TROUT u. Mitarb. eine Fehlerbreite von durchschnittlich 0,0106 mval/1000 ml (MW 0,587 mval/1000 ml) gegenüber 0,0136 mval/1000 ml (MW 0,618 mval/1000 ml) bei der Methodik von DOLE.

Ein anderes Verfahren zur quantitativen Bestimmung der FFS stammt von GORDON u. Mitarb. (1956, 1957). Es soll den Methoden von DAVIS (1947) und DOLE (1956) an Genauigkeit und Spezifität überlegen sein. Allerdings sind die einzelnen Arbeitsgänge der Gordonschen Methodik aufwendiger und zeitraubender. Die Extraktion der FFS aus lyophilisiertem Serum oder Plasma erfolgt mit einer Mischung von gleichen Teilen Isooctan und Eisessig. Der Extraktionsflüssigkeit wird 0,05%ige H_2SO_4 zugefügt, wodurch ein Zweiphasensystem entsteht. Zweimaliges Waschen der oberen Isooctanphase mit 0,05%iger H_2SO_4 beseitigt kurzkettige Carbonsäuren mit titrierbarer Acidität. Die Titration der gewaschenen Isooctanphase erfolgt mit 0,02n NaOH und Nilblau A als Indikator. Die Fehlerbreite der Methodik liegt bei 0,020 mval/1000 ml.

Nach GORDON u. Mitarb. (1957) stören β-Hydroxybuttersäure, Bernsteinsäure, Milchsäure, Brenztraubensäure, Cholsäure, Desoxycholsäure, Oxalessigsäure und Äthylendiaminotetraacetat die Bestimmung nicht. Lediglich durch höhere Lithocholsäurekonzentrationen kann ein Titrationsfehler entstehen. Im gewaschenen Isooctanextrakt finden sich regelmäßig kleinere Phosphatidmengen (0,03 mg/ml Plasma), die — wie erwähnt — in geringem Umfange das Titrationsergebnis beeinflussen. FREDRICKSON u. GORDON (1958) verseifen die FFS des Isooctanextraktes mit 0,1n NaOH in 50%igem Äthanol und entfernen durch Ausschütteln mit Isooctan die lipoidlöslichen Verunreinigungen des Extraktes. Auf diese Weise soll eine weitgehende Isolierung der FFS möglich sein. SHAFRIR (1958, 1960) hat die Gordonsche Bestimmungsmethode vereinfacht, indem er die Extraktion der FFS aus dem Plasma oder Serum mit einem Gemisch von Isooctan, Essigsäureanhydrid, Eisessig und konz. H_2SO_4 (300:50:450:0,5) vornimmt und damit die Gefriertrocknung umgeht.

Insgesamt ergibt sich beim Vergleich der Originalmethoden von DOLE (1956) und GORDON (1956, 1957), daß die Vorzüge des Doleschen Verfahrens auf der guten Reproduzierbarkeit und technischen Einfachheit beruhen. Demgegenüber ist die Genauigkeit und Spezifität der Gordonschen Technik größer. Nach unseren Erfahrungen entsprechen sich jedoch in den Modifikationen von TROUT u. Mitarb. und von SHAFRIR beide Methoden hinsichtlich des Zeitaufwandes, der Genauigkeit und der Reproduzierbarkeit.

Der Titrationsfehler bei der Bestimmung der FFS, der durch die Anwesenheit von Phosphatiden hervorgerufen wird, läßt sich durch Abtrennung dieser Lipoidfraktion vermeiden. Hierfür sind allerdings relativ umständliche Verfahren erforderlich, die einer präparativen Isolierung der FFS nahekommen. CARLSON u. Mitarb. (1958, 1959, 1961) sowie SVANBORG u. SVENNERHOLM (1958, 1961) gewinnen die Gesamtlipoide durch Extraktion mit Chloroform-Methanol und Reinigung durch Phasenverteilung nach FOLCH u. VAN SLYKE (1939). Die Phosphatide werden säulenchromatographisch an Kieselsäure abgetrennt und die in Chloroform gelösten FFS in Gegenwart der neutralen Lipoide mit Alkali titriert. Die Anwesenheit von freiem Cholesterin, von Cholesterinestern und Glyceriden sowie von kurzkettigen organischen Säuren soll das Titrationsergebnis nicht beeinflussen. SVANBORG u. SVENNERHOLM (1958) fanden titrimetrisch im Nüchternserum von Gesunden nach Beseitigung der Phosphatide eine FFS-Konzentration von durchschnittlich 0,690 ± 0,188 mval/1000 ml. Ohne vorherige Abtrennung der Phosphatide ergaben sich bei den gleichen Probanden Titrationswerte entsprechend einem FFS-Gehalt von 0,887 ± 0,169 mval/1000 ml.

Im Gegensatz zu den titrimetrischen Verfahren haben die kolorimetrischen Bestimmungsmethoden der FFS bisher nur wenig Beachtung gefunden. 1956 konnte MUKERJEE den Nachweis erbringen, daß sich ionoide Farbstoffe zur Analyse kleinster Mengen organischer Verbindungen entgegengesetzter Ladung in einem Zweiphasensystem eignen. COLEMAN u. MIDDLEBROOK (1957) entwickelten unabhängig davon eine extrem empfindliche Bestimmungsmethode für die FFS aus 0,2—0,5 ml Plasma. Sie beruht auf einem ähnlichen Prinzip. Dabei werden die FFS zusammen mit Methylenblau in der Interphase zwischen wässerigem Alkali und einem nicht mit Wasser mischbaren organischen Lösungsmittel angereichert. Der Farbstoffverlust der Wasserphase stellt eine logarithmische Funktion der Menge langkettiger FFS im System dar.

MENDELSOHN (1958) beschreibt ein kolorimetrisches Verfahren zur Bestimmung der FFS, bei dem zunächst die Lipoide aus dem angesäuerten Plasma mit Methylal-Methanol-Petroläther nach DELSAL (1954) extrahiert werden. Die obere Petrolätherphase, die neben den FFS Sterine und Glyceride enthält, wird eingedampft, in Isopropanol aufgenommen und mit Rosanilin nach KRAINICK u. MÜLLER (1942) bei 46° eine halbe Stunde lang behandelt. Nach Entwicklung des roten Farbstoffs wird kolorimetriert. Verunreinigungen der Petrolätherphase (Cholsäure, Bernsteinsäure, Brenztraubensäure, Milchsäure, Citronensäure, Oxalsäure, Harnsäure und Ascorbinsäure) können die Meßergebnisse geringfügig beeinträchtigen (maximal 1%).

III. Der Anwendungsbereich der einzelnen Bestimmungsmethoden für die FFS erstreckt sich nicht nur auf Serum oder Plasma; auch in Inkubationsmedien oder Gewebsextrakten lassen sich in gleicher Weise die FFS quantitativ analysieren. Verschiedene Autoren ermitteln z. B. die Aufnahme oder Abgabe der FFS von Fettgewebstestansätzen oder den FFS-Gehalt des Fettgewebes nach DOLE (1956) (HOLLIFIELD u. Mitarb. 1962; RESHEF u. Mitarb. 1958, 1960; WHITE u. ENGEL 1957) oder nach GORDON (1956, 1957) (LEBOEUF u. Mitarb. 1959). Von VAN DE KAMER u. TEN BOKKEL-HUININK (1949) stammt eine Methodik, die eine getrennte Bestimmung der freien und der veresterten Fettsäuren des Stuhles in einem Arbeitsgang gestattet.

Von großer praktischer Bedeutung ist bei allen quantitativen Bestimmungsmethoden der FFS eine sorgfältige Behandlung der Blutproben, die Verwendung von p.a.-Lösungsmitteln und die Beachtung bestimmter Vorsichtsmaßnahmen. Die Blutproben sollen unmittelbar nach der Entnahme (zweckmäßigerweise in der

Kälte) zentrifugiert und das Serum oder Plasma sofort anschließend extrahiert werden. Bei längerem Stehen kommt es infolge lipolytischer Vorgänge zu einer Zunahme der FFS-Konzentration (DOLE 1956; MUNKNER 1959), nach DOLE bei 37° um stündlich 0,035 mval/1000 ml. Der Anstieg der FFS kann durch Zugabe von Äthanol oder von 0,1m Kupfersulfat verhindert werden. Auch eingefrorene Plasma- oder Serumproben lassen keine exakten Analysen zu (DAVIS 1947). Zur Titration eignen sich nur frisch angesetzte Alkalilösungen, die in einem geschlossenen System unter N_2 gehalten werden. Auch beim Titrationsvorgang ist das Durchblasen von N_2 erforderlich. Hierdurch läßt sich nicht nur eine CO_2-Aufnahme durch die Alkalilösung vermeiden, sondern auch eine gute Durchmischung der wässerigen Alkali- und der organischen Extraktionslösung erzielen. Heparinisiertes oder Oxalat- bzw. Citratplasma ergeben die gleichen FFS-Konzentrationen wie die Verwendung von Serum (TROUT u. Mitarb. 1960).

IV. Die quantitativen titrimetrischen oder kolorimetrischen Verfahren, welche die FFS in ihrer Gesamtheit erfassen, eignen sich vornehmlich für klinische Routineanalysen, nicht dagegen zur Klärung der Probleme, die sich aus dem unterschiedlichen Verhalten der einzelnen FFS im Stoffwechselgeschehen ergeben. Hierzu ist ihre präparative Darstellung erforderlich, die im Vergleich zur quantitativen Bestimmung wesentlich komplizierter und zeitraubender ist. Da bereits im präparativen Teil auf S. 153 entsprechende Angaben gemacht worden sind, soll hier der Vollständigkeit halber nur eine kurze Kritik dieser Verfahren gegeben werden.

Die Abtrennung der FFS durch Säulenchromatographie an Kieselsäure bleibt unbefriedigend, und die Angaben von FILLERUP u. MEAD (1953), wonach eine quantitative Isolierung der FFS von den übrigen Lipoiden (auch in Gegenwart von Phosphatiden) möglich sein soll, konnten wir in Übereinstimmung mit LIPSKY u. Mitarb. (1957) und BÖTTCHER u. Mitarb. (1959) nicht bestätigen. Die letztgenannten Autoren erbrachten durch Infrarotspektroskopie den Nachweis, daß die FFS bei der Säulenchromatographie an Kieselsäure über einen weiten Bereich ohne Elutionsmaximum abgetrennt werden. Eine bessere Abtrennung gelingt nach STEIN u. Mitarb. (1957) mit einer Magnesiumoxydsäule nach BORGSTRÖM (1952).

Eine andere Möglichkeit zur präparativen Darstellung der FFS ist ihre Bindung an einen basischen Ionenaustauscher. HORNSTEIN u. Mitarb. (1960) verwenden zu diesem Zweck Amberlite IRA 400; ihre Arbeitsweise ist auf S. 154 beschrieben. BIEGLER u. Mitarb.

(1960) adsorbieren die FFS an den schwächer basischen Austauscher IR 45, da nach Behandlung mit IRA 400 eine partielle Isomerisierung der hochungesättigten Fettsäuren beobachtet wurde. Demgegenüber hat IR 45 keinen erkennbaren Einfluß auf die Struktur der ungesättigten Fettsäuren. In Wiederauffindungsversuchen wurden 93—102% der verschiedenen eingesetzten Fettsäuren mit einer Kettenlänge von C_{12}—C_{22} nachgewiesen. Nach einem ähnlichen Prinzip trennen McCarthy u. Duthie (1962) die FFS mit Hilfe alkalisierter Kieselsäure ab. Nach Entfernen der neutralen Lipoide durch Elution mit Äther werden die FFS mit 2%iger Ameisensäure in Äther zurückgewonnen. Auch hierbei zeigten die FFS auf Grund gaschromatographischer und infrarotspektrometrischer Analysen nach der Säulenpassage keine strukturellen Veränderungen. Bei allen Versuchen zur Gewinnung der FFS erscheint die vorherige Abtrennung der Phosphatide zweckmäßig zu sein, da sie oft bei der Säulenchromatographie entweder nicht vollständig zurückgewonnen werden oder mit den FFS interferieren.

Weiterhin kann man durch Ausschütteln der phosphatidfreien Lipoidextrakte mit schwach basischen wässerigen Lösungen die FFS als Seifen gewinnen (Böttcher u. Mitarb. 1959; Dole u. Mitarb. 1959). Dabei ist jedoch immer an die Möglichkeit einer Hydrolyse der zusammengesetzten Lipoide zu denken. So konnte von uns nachgewiesen werden, daß bei der Alkaliextraktion der FFS aus phosphatidfreien Extrakten in geringem Umfange auch Triglyceride (1—2%) und Cholesterinester (0,2—0,8%) verseift werden und daß insgesamt bis zu 3% der als Seifen gewonnenen Fettsäuren nicht den FFS entstammen. Die Arbeitsweise eignet sich daher besonders für Gemische von freiem Cholesterin und FFS, die bei der säulenchromatographischen Trennung neutraler Lipoide anfallen.

a) Bestimmung der FFS

nach Gordon u. Mitarb. (1957) in der Modifikation von Shafrir
(1958, 1960)

Reagenzien: Extraktionslösung: 50 ml Essigsäureanhydrid p. a., 450 ml Eisessig p. a., 300 ml Isooctan (Trimethylpentan) p. a. und 0,5 ml konz. Schwefelsäure p. a. gut vermischen.

0,020n Natronlauge zur Titration: Aus gesättigter Lösung (mehrere Tage lang aufsättigen) in abgekochtem Wasser durch Verdünnen mit abgekochtem Wasser herstellen. Die Lösung muß täglich neu angesetzt werden. Die Titereinstellung erfolgt gegen 0,020n Schwefelsäure.

22*

Nilblau A-Indikatorlösung: Eine 0,02%ige Stammlösung wird durch Auflösen des Farbstoffs (als Sulfat; Fa. Fluka, Buchs/ Schweiz) in bidest. Wasser hergestellt. Sie wird dann zur Verwendung als Indikatorlösung 1:10 mit absolut. Äthanol p. a. verdünnt und soll einen Titrationswert von 0,001 ml 0,02n NaOH nicht überschreiten.

Palmitinsäure-Standardlösung: 15,4 mg Palmitinsäure puriss. in 100 ml Isooctan-Eisessig (1:1) lösen (entspr. 0,600 mval/1000 ml). Sie ist etwa 1 Woche lang haltbar.

0,05%ige Schwefelsäure zum Waschen.

Durchführung: 1 ml Plasma wird zu 30 ml Extraktionslösung zugesetzt. Die Lösung wird gut durchgemischt und nach 1—24 Stunden langem Stehen zentrifugiert. Die Isooctanphase wird vorsichtig abpipettiert und in 60 ml fassende Scheidetrichter übergeführt, welche 2,5 ml 0,05%ige H_2SO_4 enthalten. Nach sorgfältigem Durchmischen und vorsichtigem Zentrifugieren der Scheidetrichter trennen sich zwei Phasen. Untere Phase verwerfen. Die obere Phase wird mit je 25 ml 0,05%ige H_2SO_4 zweimal gewaschen, nach jedem Waschen zentrifugiert und die wässerige Phase verworfen. Bei Verwendung von 1 ml Plasma werden zur Bestimmung des Leerwertes 1 ml bidest. Wasser (gekocht) und 30 ml Extraktionslösung und zur Ermittlung des Palmitinsäurestandardwertes 1 ml der Standardlösung, 1 ml bidest. Wasser (gekocht) sowie 30 ml der Extraktionslösung vermischt. Die Gläser werden anschließend wie die Probelösung behandelt. Anstelle der Scheidetrichter eignen sich auch 60 ml-Zentrifugengläser mit Schliffstopfen. Dabei muß die obere Isooctanphase (bzw. aliquoter Teil) nach dem Zentrifugieren jeweils vorsichtig abpipettiert werden.

Zweimal 5 ml der gewaschenen Isooctanlösung einer Plasmaprobe und der Leer- bzw. Standardproben werden in Titriergläschen pipettiert und 1 ml Nilblau A-Indikatorlösung hinzugefügt. Bei der Titration mit 0,02n NaOH wird N_2 durchgeblasen. Die beiden Titrationsergebnisse einer Plasmaprobe werden gemittelt. Vom Mittelwert zieht man den Leerwert ab und berechnet die FFS-Konzentration der Plasmaprobe mit Hilfe des Titrationswertes der Standardlösung.

b) Bestimmung der FFS

nach DOLE (1956) in der Modifikation von TROUT u. Mitarb. (1960) unter Verwendung von Nilblau A als Indikator

Reagenzien: 200 ml Isopropylalkohol p. a., 50 ml n-Heptan p. a. und 5 ml n H_2SO_4 vermischen.

0,018 oder 0,020n Natronlauge und Indikatorlösung: Herstellung nach S. 339.

Palmitinsäure-Standardlösung: 15,4 mg Palmitinsäure werden in 100 ml Heptan gelöst (entspr. 0,600 mval/1000 ml). Die Lösung ist etwa 1 Woche lang haltbar.

0,05%ige H_2SO_4 zum Waschen.

Durchführung: Bei jeder Untersuchungsreihe kommen 3 Standardwerte zur Bestimmung. Die Serumanalysen werden als Doppelbestimmungen ausgeführt. Zur Leerwertbestimmung wird anstelle von Serum 1 ml bidest. Wasser (gekocht) verwendet.

Es werden 1 ml Serum oder Standardlösung und 5 ml Extraktionslösung in ein 15 ml fassendes Röhrchen mit Schliffstopfen pipettiert. Nach kräftigem Schütteln läßt man das Gemisch 10 Minuten lang stehen. Danach werden 4 ml Heptan und 2 ml gekochtes bidest. Wasser zur Serumprobe, zum Standardansatz 3 ml Heptan und 3 ml gekochtes bidest. Wasser hinzugefügt und die Röhrchen gut umgeschüttelt. Nachdem sich die beiden Phasen getrennt haben, werden von der oberen Heptanphase 4,5 ml in ein Zentrifugenglas mit Schliffstopfen pipettiert und mit 5 ml 0,5%iger H_2SO_4 geschüttelt. Nach Zentrifugieren werden von der oberen gewaschenen Heptanphase 4 ml zur Titration mit 0,02n NaOH mit Nilblau A als Indikator eingesetzt. Bei hohen Serumkonzentrationen kurzkettiger Säuren (z. B. im Coma diabeticum) empfiehlt sich zweimaliges Waschen der Heptanphase.

Berechnung: FFS mval/1000 ml =

$$\frac{\text{Titrationswert der Serumprobe—Leerwert (ml)}}{\text{Mittel der Titrationswerte der Standardlösung—Leerwert (ml)}} \times 0,6.$$

c) Kolorimetrische Bestimmung der FFS
nach COLEMAN u. MIDDLEBECOK (1957)

Reagenzien: Petroläther p. a. Kp. 40—60°.

Extraktionslösung: Äthanol p. a.-Diäthyläther (peroxydfrei) 3:1.

Farbstofflösung: 0,5 mg Methylenblauchlorid werden in 100 ml 0,6m NH_4OH gelöst. Die Lösung muß eine Stunde vor Gebrauch hergestellt werden.

Palmitinsäure-Standardlösung zur Herstellung der Eichkurve: 2,56 mg Palmitinsäure werden in 100 ml Skellysolve D (Heptangemisch Kp. 77—115°) gelöst; 1 ml Lösung enthält 100 mμval Palmitinsäure.

Durchführung: Die Eichkurve wird mit 0, 50, 100, 150 und 200 mμval Palmitinsäure bei einem Endvolumen von 2 ml Skelly-

solve D hergestellt. Sie muß bei jeder Bestimmungsserie neu festgelegt werden. Aus 0,2—0,5 ml Serum werden die Gesamtlipoide
mit 20 ml Äthanol-Äther (3:1) unter Aufkochen extrahiert. Der
Extrakt wird filtriert und eingedampft. Aus dem Rückstand löst
man die Gesamtlipoide mit 10 ml Petroläther, filtriert in eine Meßküvette von 10 ml Inhalt mit Schliffverschluß und dampft erneut
zur Trockene ein. Danach werden die Gesamtlipoide in 2 ml Skellysolve D gelöst. Zu jedem Ansatz (Serumextrakt bzw. Palmitin-
säurelösung zur Herstellung der Eichkurve) mit einem Endvolumen von 2 ml Skellysolve D fügt man 6 ml der Farbstofflösung
hinzu und schüttelt die gut verschlossenen Küvetten 100mal. Unmittelbar darauf werden die Küvetten mit 1600 U/min 1 Minute
lang zentrifugiert. Zentrifuge langsam bis zum Anhalten bremsen
und Küvetten vorsichtig herausnehmen. Die Extinktion der
Wasserphase wird sofort im Spektralphotometer bei 665 mμ gemessen. Sie ist umgekehrt proportional dem FFS-Gehalt der Probe.
Bei allen Arbeitsgängen muß Temperaturkonstanz gewährleistet
sein.

14. Spektroskopische Bestimmung der mehrfach ungesättigten Fettsäuren
nach HOLMAN u. HAYES (1958)*

Die meisten mehrfach ungesättigten Fettsäuren (Polyenfettsäuren) sind als solche oder in Form ihrer Stoffwechselvorläufer
für den Säugetierorganismus essentielle Verbindungen. Eine
relativ einfache und ziemlich spezifische Methode zu ihrer Erfassung ist der spektroskopische Nachweis im ultravioletten Wellenbereich nach vorheriger intensiver Alkalibehandlung. Die theoretischen Grundlagen des Verfahrens sind auf S. 200ff. beschrieben;
dort finden sich auch Bemerkungen über Fehlermöglichkeiten sowie
apparative Hinweise. Zur spektroskopischen Bestimmung der
Polyenfettsäuren im Blutserum wurden zahlreiche Vorschläge gemacht (SCHRADE u. Mitarb. 1956; PIKAAR u. NIJHOF 1958; HOL-
MAN u. HAYES 1958; RIEMENSCHNEIDER u. Mitarb. 1958; MORRIS
u. Mitarb. 1958; LEUPOLD u. EBERHAGEN 1958; KRICKAU u.
HAUSS 1959; HERDENSTAM 1960; JINDO 1961). Die Tab. 40 gibt
eine Zusammenstellung der auf diese Weise ermittelten Konzentrationen im Serum. Die Empfindlichkeit der Methode läßt ohne

---

* von D. EBERHAGEN

weiteres eine Bestimmung auch in kleinen Serummengen (1—10 ml) oder in den aufgetrennten Lipoidfraktionen des Serums zu (SCHRADE u. Mitarb. 1959). Andere Möglichkeiten zur quantitativen Bestimmung der Polyenfettsäuren lassen sich aus den Angaben des Abschnittes II,8 zusammenstellen; häufig wird zu diesem Zweck die Gaschromatographie herangezogen, die zwar wesentlich detailliertere Aussagen zuläßt, aber das Vorhandensein eines entsprechenden Gerätes voraussetzt.

Die Methode von HOLMAN u. HAYES (1958), die ihrer Einfachheit halber beschrieben werden soll, geht von 1—10 ml Blutserum (oder 0,5—2,0 g Frischgewebe) aus und bestimmt die Polyenfettsäurenkonzentration unmittelbar in den extrahierten Gesamtlipoiden. Zur Extraktion können an sich alle gängigen Verfahren angewendet werden, nur ist darauf zu achten, daß weder halogenierte Lösungsmittel (z. B. Chloroform) noch Aceton in dem zur Isomerisation eingesetzten Material enthalten sind. Diese Lösungsmittel verursachen nämlich in dem in Frage kommenden Wellenbereich zusätzliche Absorptionen. Weiterhin kann es unter Umständen zu einer Überlagerung des Polyensäurespektrums durch andere in diesem Bereich absorbierende Lipoide kommen. Durch Vermessung auch des Spektrums der nichtisomerisierten Substanz und durch Abzug der dabei ermittelten Extinktionen von denen der isomerisierten Probe versuchen die Autoren eine Kompensation derartiger unspezifischer Absorptionen. MICHAELS u. Mitarb. (1959) und auch JINDO (1961) haben trotzdem eine hohe Fehlerbreite der Holmanschen Methode festgestellt, die nicht zuletzt darauf zurückzuführen ist, daß diese unspezifischen Absorptionen zu einem hohen Prozentsatz erst im Verlauf des Isomerisierungsprozesses erzeugt werden.

Prinzipiell kommt man zu einer in qualitativer und quantitativer Hinsicht befriedigenderen Aussage, wenn man nach Verseifung der Lipoide nur die reinen Fettsäuren der Umlagerungsreaktion unterwirft und zudem die Polyenfettsäuren angereichert hat (LEUPOLD u. EBERHAGEN 1958; KRICKAU u. HAUSS 1959). Dadurch wird der spezifische Chromophorenanteil gegenüber dem unspezifischen derart erhöht, daß letzterer nicht mehr störend in Erscheinung tritt. Ohne Fraktionierung der Fettsäuren kommt man für die am stärksten ungesättigten Vertreter, die im Blutserum immer nur in sehr kleinen Mengen enthalten sind, zu einem Fehler von unter Umständen 100%. Auf der anderen Seite erhöht sich durch die Reinigungs- und Anreicherungsschritte der Arbeitsaufwand beträchtlich. Zum Schluß sei noch einmal auf die höhere Spezifität der spektroskopischen Verfahren gegenüber den in quan-

Tabelle 40. *Die Zusammensetzung der mehrfach ungesättigten Fettsäuren im Serum in $mg^0/_0$. A Gesunde Vergleichspersonen, B Arteriosklerotiker, C Diabetiker*

		Krickau u. Hauss (1959)	Hammond u. Lund-berg (1955)	Herdenstamm (1960)	Patil u. Magar (1960)	Schrade u. Mitarb. (1958, 1960c)	Leupold u. Eber-hagen (unveröffentlicht)
Zahl der untersuchten	A	10	8	30	7	20 (25)*	33
Personen	B	10	8	30		30 (26)+	39
	C					15 (14)+	62
Gesamtlipoide	A	797		$910 \pm 130/970 \pm 170^§$	485	728 (803)	870 ± 146
	B	1006		$1040 \pm 150/1220 \pm 230$		1119 (1211)	1149 ± 224
	C					1017 (1230)	1230 ± 450
Gesamtfettsäuren	A	351	353		343	321 (399)	438 ± 89
	B	367	492			536 (619)	557 ± 101
	C					453 (621)	579 ± 174
Mehrfach ungesättigte	A	128	111	148/161	118	100 (115)	128 ± 33
Fettsäuren (Gesamt-	B	112	123	167/192		105 (127)	159 ± 47
gehalt)	C					95 (134)	157 ± 50
Zweifach ungesättigte	A	74,8	77,0	$91 \pm 7,3/99 \pm 8,7$	75,5	64,5 (96)	$77,0 \pm 20$
Fettsäuren	B	69,2	80,0	$101 \pm 12,5/115 \pm 9,8$		75,2 (109)	$99,0 \pm 30,5$
	C					68,6 (115)	$87,0 \pm 27,5$
Dreifach ungesättigte	A	14,4	5,6	$14,6 \pm 1,8/15,5 \pm 1,9$	8,1	16,1 (3,0)	$12,5 \pm 5$
Fettsäuren	B	7,8	8,7	$16,6 \pm 2,1/19,5 \pm 2,4$		21,9 (4,2)	$14,5 \pm 6$
	C					13,8 (3,7)	$17,0 \pm 6,5$
Vierfach ungesättigte	A	18,6	21,7	$18,2 \pm 1,8/20,4 \pm 1,9$	21,9	9,3 (16,4)	$21,5 \pm 6$
Fettsäuren	B	16,4	24,7	$21,8 \pm 2,1/26,8 \pm 2,4$		8,1 (13,5)	$25,0 \pm 8,5$
	C					12,2 (15,2)	$28,0 \pm 9,5$
Fünffach ungesättigte	A	6,0	2,8	$8,2 \pm 0,9/8,7 \pm 1,0$	4,1		$5,0 \pm 2$
Fettsäuren	B	6,4	3,7	$9,4 \pm 1,0/11,0 \pm 1,2$			$5,5 \pm 3$
	C						$6,5 \pm 2,5$
Sechsfach ungesättigte	A	13,7	4,1	$16,4 \pm 3,6/17,5 \pm 2,9$	8,4		$12,0 \pm 6$
Fettsäuren	B	12,3	6,2	$17,7 \pm 4,2/19,5 \pm 3,7$			$15,0 \pm 8$
	C						$18,5 \pm 8,5$

* In Klammern gesetzte Werte gaschromatographisch bestimmt — + Hyperlipämische Seren — $^§ ♂/♀$.

titativer Hinsicht genaueren chromatographischen Methoden (Gaschromatographie) hingewiesen.

Reagenzien: Äthylenglykol puriss.; Diäthyläther puriss., peroxydfrei; Äthanol p. a., 95%ig; Methanol p. a. zur UV-Spektroskopie; Petroläther Kp. 40—60° puriss., redest.; KOH p.a., 85%ig; HCl p. a.; Natriumsulfat wasserfrei, gepulvert.

Herstellung des Isomerisierungsreagenzes: Äthylenglykol wird zum Austreiben des Wassers 10 Minuten lang auf 190° erhitzt und dann auf 150° abgekühlt. Nun gibt man auf 100 g Glykol 28 g KOH hinzu, erhitzt weitere 10 Minuten lang auf 190° und bringt die Lösung langsam auf Zimmertemperatur. Alle Arbeitsgänge sind unter Stickstoffschutz durchzuführen. Der KOH-Gehalt der Lösung wird durch Titration ermittelt und evtl. durch Verdünnen mit wasserfreiem Glykol auf 21,0 $\pm$ 0,1% eingestellt. Das fertige Reagenz ist im Kühlschrank unter Stickstoff aufzubewahren und in der Regel längere Zeit haltbar.

Durchführung: *a) Extraktion der Lipoide.* Ein Teil Blutserum (1—10 ml) (oder sonstige Flüssigkeit) läßt man unter schnellem Rühren in 20 Teile einer frisch hergestellten Alkohol-Äther-Mischung (3:1) einfließen. [Zur Extraktion von Gewebe wird 1 Teil (0,5—2,0 g Frischgewicht) mit 30 Teilen salzsauren Alkohol-Äther (5 Teile konz. HCl p. a. mit 95 Teilen eines frisch bereiteten Alkohol-Äther-Gemisches 3:1 versetzen) mazeriert.] Nach Stehen über Nacht in einem verschlossenen Erlenmeyerkolben wird filtriert und der Rückstand jeweils einmal mit 5 ml Äther und Petroläther ausgewaschen. Die vereinigten Extrakte engt man auf $\frac{1}{4}$ des ursprünglichen Volumens ein und überführt sie mit 75 ml Petroläther in einen Scheidetrichter. Hier schüttelt man sie mit 50 ml Wasser durch, extrahiert die wässerige Phase zweimal mit je 75 ml Petroläther und wäscht die vereinigten petrolätherischen Phasen zweimal mit je 75 ml dest. Wasser aus. Anstelle des Wassers empfiehlt sich beim Auftreten von Emulsionen eine 0,5%ige wässerige NaCl-Lösung (HOLMAN 1957). Die petrolätherische Lösung wird dann nach Trocknen über Natriumsulfat unter Stickstoff auf 2—3 ml eingeengt und das Konzentrat mit Petroläther in einen Meßkolben übergeführt. Dabei sollen die Lipoide aus 1 ml Serum (oder 1 g Gewebe) in etwa 1 ml Petroläther gelöst sein.

β) Isomerisierung. 1 ml der petrolätherischen Extraktlösung wird in das in Abb. 58 wiedergegebene Isomerisierungsgefäß gebracht, der Petroläther unter Stickstoff abgedampft und mit Hilfe einer genauen Ganzglasspritze (z. B. Fortuna-Pipette) 0,85 ml (1,1 g) KOH-Glykollösung sowie 1 ml 95%iges Äthanol zugegeben. Der Äthanolzusatz soll beim späteren Erhitzen den im Gefäß enthaltenen Sauerstoff austreiben, die Lösung gleichmäßig durchmischen und die Verseifung der Substanz erleichtern. Den Kolbeninhalt schüttelt man durch, setzt das Stickstoffeinleitungsteil C entsprechend der Abb. 58 auf und erhitzt dann die Lösung unter Stickstoff genau 20 Minuten lang auf 180 $\pm$ 0,5°. Der Stickstoffstrom durch das Einleitungsteil C soll auf eine Strömungsgeschwindigkeit von etwa 2 ml pro Sekunde eingestellt werden; er verhindert den Eintritt von Sauerstoff in das Reaktionsgefäß. Sofort anschließend kühlt man den Kolbeninhalt schnell in Eiswasser ab und füllt ihn nach Wiedererwärmen auf Zimmertemperatur bis zur 50 ml-Marke mit aldehydfreiem Methanol auf. Die Absorption dieser Lösung wird bei 375, 346 und 315 mμ gegen eine in gleicher Weise behandelte Leerprobe mit einem Spektralphotometer bestimmt. Zur Messung bei 268 und 233 mμ werden beide Lösungen zehnfach verdünnt. Die dabei einzuhaltenden Spaltbreiten des Monochromators sind aus der Tab. 41 zu ersehen.

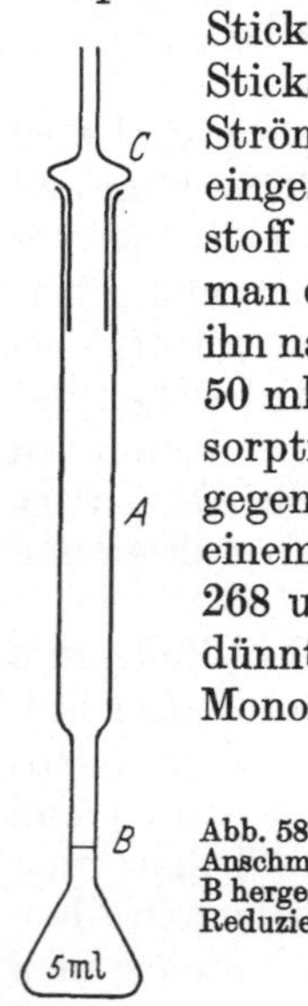

Abb. 58. Reaktionsgefäß zur Isomerisierung der Polyenfettsäuren. Es ist durch Anschmelzen eines Reagenzglases A (16 × 150 mm) an einen 5 ml-Meßkolben B hergestellt. Das Stickstoffeinleitungsteil C wird mit einer N$_2$-Bombe über ein Reduzierventil verbunden. Dabei empfiehlt sich die Zwischenschaltung eines Blasenzählers zur Kontrolle der Strömungsgeschwindigkeit.

Die unspezifische Hintergrundsabsorption ermittelt man dadurch, daß der nach Abdampfen des Lösungsmittels verbleibende Rückstand von 1 ml petrolätherischer Extraktlösung zur Messung bei 375, 346 und 315 mμ in 5,0 ml Methanol gelöst und zur Messung bei 268 und 233 mμ wie die isomerisierte Probe noch einmal zehnfach verdünnt wird. In der Vergleichszelle befindet sich reines Methanol.

Berechnung: Standardwerte zur Errechnung der quantitativen Verhältnisse finden sich in der Tab. 41. Daraus sind die Beziehungen

% C$_{22}$-Hexaensäure $= 4{,}186\ k_{375} - 0{,}1778\ k_{346}$

% C$_{20}$-Pentaensäure $= 1{,}559\ k_{346} - 1{,}628\ k_{375}$

% C$_{20}$-Tetraensäure $= 1{,}456\ k_{315} - 1{,}344\ k_{346} - 0{,}4128\ k_{375}$
  (Arachidonsäure)

% C$_{18}$-Triensäure $\quad = 1{,}266\ k_{268} - 0{,}8028\ k_{315} + 0{,}3172\ k_{346} -$
  (Linolensäure) $\qquad 1{,}778\ k_{375}$

% C$_{18}$-Diensäure $\quad = 1{,}087\ k_{233} - 0{,}615\ k_{268} - 0{,}1354\ k_{315} -$
  (Linolsäure) $\qquad 0{,}1072\ k_{346} - 0{,}412\ k_{375}$

abgeleitet. Die Extinktionskoeffizienten k$_{375}$ bis k$_{233}$ gewinnt man bei bekanntem Lipoidgehalt der zur Messung eingesetzten Lösung dadurch, daß die ermittelten Extinktionen sowohl der isomerisierten wie der nichtisomerisierten Probe bei den als Index angegebenen Wellenlängen auf solche einer 0,1%igen Lösung umgerechnet und voneinander abgezogen werden:

$$k_\lambda^i = k - \frac{E_\lambda}{g/L} \; ; k_\lambda^{ni} = \frac{E_\lambda}{g/L} \tag{1}$$

$$k_\lambda = k_\lambda^i - k_\lambda^{ni} \tag{2}$$

k_λ^i Extinktion einer 0,1%igen Lösung *nach* der Isomerisierung bei der Wellenlänge λ, k_λ^{ni} Extinktion einer 0,1%igen Lösung *vor* der Isomerisierung bei der Wellenlänge λ, k_λ korrigierter Extinktionskoeffizient bei der Wellenlänge λ, E_λ tatsächlich gemessene Extinktion bei der Wellenlänge λ, g/L = Gramm pro 1000 ml. k_λ wird dann in die obigen Gleichungen eingesetzt. Die Angaben errechnen sich in Prozenten der Gesamtlipoide.

Tabelle 41. *Die von* HOLMAN *u.* HAYES *(1958) ermittelten Extinktionen reiner, alkaliisomerisierter Polyenfettsäuren in 0,1%iger methanolischer Lösung*

	Extinktionen einer 0,1%igen Lösung bei den Wellenlängen (mμ)				
	233	268	315	346	375
Linolsäure	92,0	—	—	—	—
Linolensäure	44,7	79,0	—	—	—
C_{20}-Triensäure	56,7	87,0	—	—	—
Arachidonsäure	33,2	44,1	58,7	—	—
C_{20}-Pentaensäure	30,8	27,5	62,8	67,1	2,85
C_{22}-Hexaensäure	43,3	48,6	31,2	26,1	25,0
Spaltbreite in mm	1,0	0,5	0,3	0,2	0,2

Ist hingegen der Lipoidgehalt nicht bekannt, dann drückt man den Polyensäurengehalt in mg/100 ml Serum (oder mg/100 g Gewebe) aus. Man berechnet dazu die Menge Serum, die der zur Isomerisierung verwendeten petrolätherischen Extraktmenge entsprechen und berücksichtigt zur Gewinnung des Verdünnungsfaktors das zur Messung eingesetzte Endvolumen. Die tatsächlich gemessenen Extinktionen werden mit diesem Faktor multipliziert, nachdem man nach Gl. (2) die Werte auf ihre Hintergrundsabsorption hin korrigiert hat. Entspricht beispielsweise die zur Isomerisierung verwendete Extraktmenge genau 1 ml Serum, so sind die bei den Wellenlängen 375, 346 und 315 mμ ermittelten E-Werte der auf 5 ml aufgefüllten Lösung mit dem Verdünnungsfaktor 5, die bei 268 und 233 mμ bestimmten E-Werte der noch einmal zehnfach verdünnten Lösung mit dem Verdünnungsfaktor 50 zu multiplizieren. Nach Eliminierung der Hintergrundsabsorption setzt man die Werte dann in die Beziehungen ein und bekommt als Ergebnis Angaben in mg/100 ml. Hat man zur Umlagerungsreaktion nicht eine genau 1 ml Serum entsprechende Extraktmenge eingesetzt, so muß das entsprechend berücksichtigt werden.

15. Bestimmung der Carotinoide*

Der Carotinoidspiegel im Blut gibt eine Möglichkeit zur Beurteilung des Ernährungszustandes von Einzelpersonen und Personengruppen. Er kann weiterhin zur Untersuchung der enteralen Fettresorption, der Schilddrüsenfunktion und einer Vitamin A-Intoxikation herangezogen werden und ermöglicht die Abgrenzung einer Carotinämie von einer Hyperbilirubinämie. Bei schlechter Ernährung, bei mangelhafter Fettresorption durch den Darm und beim Vorliegen einer Thyreotoxikose sind die Carotinoidkonzentrationen im Blut erniedrigt; bei einer Vitamin A-Intoxikation, beim Myxödem und bei einer Carotinämie findet man erhöhte Blutwerte. In allen diesen Fällen ändert sich jedoch im allgemeinen die Zusammensetzung der Farbstoffe nicht wesentlich, es sei denn, eine Carotinämie ist infolge einer ungewöhnlichen Diät alimentär bedingt. Deshalb genügt für die meisten klinischen Fragestellungen die Bestimmung des Gesamtcarotinoidspiegels im Blut, und eine Auftrennung des Carotinoidgemisches ist nicht erforderlich.

Der normale Gesamtcarotinoidspiegel liegt zwischen 100 und 200 μg/100 ml Blutserum. Die Farbstoffe werden ohne Bevorzugung einzelner Verbindungen vom Darm resorbiert, so daß die im Blut gefundene Zusammensetzung nahezu mit der in der Nahrung identisch ist. In Nordeuropa und Nordamerika sind β-Carotin, Lycopin und Xanthophyll die Hauptvertreter der Carotinoide im Blut; α-Carotin, Prolycopin, Kryptoxanthin und Zeaxanthin finden sich nur in geringen Mengen. Bei gewissen Völkern und Volksgruppen können ungewöhnliche Carotinoide im Blut vorhanden sein, wenn eine Nahrung bevorzugt wird, die große Mengen dieser Verbindungen enthält. So lassen sich bei regelmäßigem starken Paprikagenuß Capsanthin und Capsorubin im Blut nachweisen, die normalerweise nicht darin gefunden werden. Die Erythrocyten enthalten keine erkennbaren Carotinoidmengen und

---

* Von D. H. Blankenhorn, übersetzt von D. Eberhagen

deshalb sollte die Bestimmung am Blutplasma oder -serum durchgeführt werden.

Es gibt eine Anzahl von Methoden zur Bestimmung der Gesamtcarotinoide im Blut; sie arbeiten alle nach dem gleichen
Prinzip. Die Carotinoide werden aus dem Serum in ein definiertes
Volumen eines unpolaren Lösungsmittels übergeführt und dann
photometrisch bestimmt. Zur Extraktion müssen die Serumproteinkomplexe, in denen die Carotinoide enthalten sind, durch Behandlung mit Äthanol oder durch Verseifung aufgespalten werden.
Die Farbstoffe werden durch Oxydation an der Luft — vor allem
wenn man sie erhitzt oder dem Licht aussetzt — vollständig zerstört. Sie müssen deshalb während der Extraktion und bei allen
nachfolgenden Arbeitsgängen ständig vor dem Zutritt von Sauerstoff geschützt werden; das ist eines der Hauptprobleme bei ihrer
Routinebestimmung. Das Extinktionsmaximum und die molaren
Extinktionskoeffizienten der verschiedenen Blutcarotinoide hängen von dem Lösungsmittel ab, in dem sie gemessen werden. Am
häufigsten verwendet man Hexan, da dann die molaren Extinktionskoeffizienten bei 450 mμ bei den meisten im Blutserum vorkommenden Carotinoiden fast gleich groß sind und man mit einer
einzigen Bestimmung den Gesamtcarotinoidgehalt ermitteln kann.
Nachteilig ist das schlechte Lösungsvermögen des Hexans für gewisse Extraktstoffe aus manchen Seren. Es bilden sich dann
Trübungen, die bei der photometrischen Messung stören.

Eine im Laboratorium des Autors bewährte Routinemethode
zur Gesamtcarotinoidbestimmung und zur Teilfraktionierung verläuft folgendermaßen: Man verwendet entweder Serum oder
Plasma. Das Plasma soll zur Gerinnungsverhütung mit Äthylendiaminotetraessigsäure oder Heparin versetzt worden sein, nicht
dagegen mit Natriumfluorid. Man kann hämolytische, ikterische
und auch lipämische Seren verwenden. Das Serum muß sofort
nach der Entnahme abzentrifugiert und vom Blutkuchen befreit
werden; es ist dann kühl aufzubewahren und hält sich 3 Tage bei
4° oder bis zu 3 Monaten bei —10°. Bei sechsmonatiger Aufbewahrung bei —10° ist die Carotinoidkonzentration schon meßbar abgefallen. Eine Unterkühlung auf tiefere Temperaturen wurde in
diesem Zusammenhang noch nicht untersucht.

Reagenzien: Aluminiumoxyd (Merck Reagent Chromatographic, Merck Nr. 71707: Fa. Merck Chemical Co., Rahway, New
Jersey, USA); n KOH p. a. in 90%igem Äthanol (jeweils frisch herstellen); 10n KOH p. a.; Hexan p. a.; Petroläther p. a., Kp. 30 —
60°; Äthanol p. a. absolut.; Aceton p. a.; Diäthyläther p. a., per

oxydfrei; 0,02%ige Kaliumdichromatlösung; Natriumsulfat p. a. trocken, gepulvert.

Durchführung: *a) Allgemeine Vorbemerkungen.* Alle Lösungsmittel sollen vor der Verwendung in Glasapparaturen destilliert und über Natriumsulfat getrocknet worden sein. Die Carotinoidlösungen werden bei 25—30° mit einem Rotationsverdampfer im Wasserstrahlpumpenvakuum eingedampft. Dabei verwendet man Rundkolben oder Reagenzgläser (16 $\times$ 100 mm), die durch einen dickwandigen Gummischlauch mit dem Rotationsverdampfer verbunden werden. Zur Handhabung und Übertragung der Lösungen benutzt man Pasteur-Pipetten. Die Carotinoidlösungen werden nach der Extraktion sofort aufgearbeitet und — falls es sich nicht umgehen läßt — nur kurze Zeit unter Stickstoff und im Dunkeln bei 4° aufbewahrt. Während der Aufarbeitung selbst sollen sie nur möglichst wenig dem Licht ausgesetzt und auch zwischen den einzelnen Arbeitsgängen in einem lichtdichten Behälter aufbewahrt werden. Da die molare Extinktion zur Berechnung der Carotinoidkonzentration herangezogen wird, muß man sich von Tag zu Tag von der gleichbleibenden Anzeigeempfindlichkeit des Photometers überzeugen. Als Testlösung verwendet man zu diesem Zweck eine 0,02%ige Kaliumdichromatlösung.

β) Extraktion. 3,0 ml Serum werden zusammen mit 3,0 ml frisch bereiteter KOH-Lösung in 90%igem Äthanol in ein Röhrchen aus rotem Glas mit 25 ml Inhalt und Schliffstopfen (Low Actinic Cylinder, Corning Glas Nr. 52982: Fa. Corning, New York, USA) gegeben, dieses Glas lose verschlossen, bis zum Hals in ein Wasserbad von 55° gestellt und alle 10 Minuten kräftig durchgeschüttelt. Nach 30 Minuten bringt man es auf Zimmertemperatur, gibt 6,0 ml Hexan hinzu und setzt den Glasstopfen lösungsmitteldicht auf durch Bestreichen der oberen zwei Drittel der Schliffläche mit einem kleinen Tropfen Mineralöl. Das Röhrchen läßt man dann 10 Minuten lang mechanisch um die Längsachse rotieren. Nach Trennen der Phasen wird die untere Schicht mit Hilfe einer Pasteur-Pipette entfernt und das Dichtungsöl aus dem Schliff gewischt. Die obere Phase wird in ein Reagenzglas gegossen, das man fest verschlossen 10 Minuten lang im Dunkeln stehen läßt, ehe eine Probe zur Bestimmung der Absorption (gegen eine leere obere Phase) entnommen wird. 5 ml der Hexanphase wird in ein zweites Röhrchen übergeführt, dort zweimal mit je 1 ml Wasser gewaschen, über Natriumsulfat getrocknet, eingedampft und nach Aufnehmen in 1 ml Petroläther erneut getrocknet. Die Lösung wird wieder eingedampft, in Hexan aufgenommen und kann nun zur Chromatographie verwendet werden. Wird die Extraktion nicht in dieser

Weise durchgeführt, so können Trübungen in der Lösung auftreten, die die Bestimmung der Gesamtcarotinoide stören.

Ein einfacheres Verfahren, das die Verseifung umgeht und bei der Aufarbeitung großer Serummengen von Nutzen sein kann, hat KIMBLE (1938—1939) angegeben. Hier wird das Serum tropfenweise unter Schütteln zum gleichen Volumen absoluten Äthanol gegeben. Nach Zufügen von 2 Volumina Petroläther schüttelt man das Ganze 10 Minuten lang. Der getrocknete petrolätherische Extrakt kann sofort chromatographiert werden, wenn man sicher ist, daß der Alkohol zuvor vollständig entfernt wurde. Der ermittelte Gesamtcarotinoidgehalt liegt im gleichen Bereich wie bei dem obigen Verfahren; allerdings ist die Reproduzierbarkeit nicht so gut.

γ) *Chromatographische Auftrennung.* Das Aluminiumoxyd Merck Reagent Chromatographic wird ohne Vorbehandlung verwendet. Es ist keine Beeinträchtigung der Trennleistung durch unterschiedliche Chargen und bis zu drei Monate langer Aufbewahrung beobachtet worden. Die Mikrochromatographiesäulen (4 × 30 mm) werden aus normalen Trichtern mit 300 mm langem Stiel hergestellt. In den Trichterstiel wird unten ein Stopfen aus Zellwatte (dreimal mit Chloroform extrahiert und getrocknet) eingebracht, etwa 400 mg Aluminiumoxyd aus einem kleinen Becherglas in einem Guß in den Trichter geschüttet und durch seitliches Klopfen gegen den Trichterstiel ein gleichmäßiges Füllen desselben erreicht. Nach Anfeuchten mit Hexan ist die Säule zur Chromatographie fertig. Diese Mikrosäulen trennen maximal 5 μg Carotinoide, die in 4 ml Hexan gelöst aufgegeben werden. Durch Elution mit jeweils 3 ml Aceton-Hexan 2:100, Aceton-Hexan 20:100 und Äthanol-Hexan 8:100 erhält man drei Fraktionen. Extrakte mit einem Gesamtcarotinoidgehalt von 5—50 μg werden auf 10 × 30 mm-Säulen getrennt, die ca. 3 g Aluminiumoxyd enthalten. Die Elutionsmittelmenge beträgt dabei jeweils 30 ml. Die Trennleistung ist auf beiden Säulentypen etwa gleich. Eine Trennung dauert zwischen 15 und 60 Minuten; sechs Mikrosäulen können gleichzeitig laufen.

δ) *Bestimmung des Carotinoidgehaltes.* Die Ermittlung der Extinktionen erfolgt bei 450 mμ und einer Spaltbreite von 0,05 mm in 50 × 4,30 × 10 mm-Quarzküvetten (Fa. Pyrocell Manufacturing Co., 91 Carver Ave., Westwood, New Jersey, USA); als Spektralphotometer wird das Modell DU der Fa. Beckman Instruments, München empfohlen. Die Fraktionen der Mikrosäulen werden in 1 ml Äthanol-Hexan 2:100 gelöst gemessen; das Lösungsmittelgemisch wird sofort nach dem Eindampfen der Fraktionen hinzugegeben. Die Fraktionen der 10 $\times$ 30 mm-Säulen liest man in einem größeren Volumen des gleichen Lösungsmittelgemisches ab. Dabei ist immer auf das Vorhandensein einer Trübung zu achten. Die Berechnung des Gesamtcarotinoidgehaltes erfolgt an Hand des Extinktionskoeffizienten bei 450 mμ von $[E]_{1\,cm}^{1\%} = 2500$. Die Extinktionen aller drei Fraktionen werden addiert und die jeder Einzelfraktion in % der Gesamtextinktion angegeben. Die Standardabweichung einer Einzelbestimmung liegt für die Gesamtcarotinoide bei 1,8% des Durchschnittswertes, die Standardabweichung einer Einzelbestimmung für die Fraktionen 1—3 bei 3,3—3,7% des Durchschnittswertes (KON u. MAWSON 1950).

ε) *Verseifung und Rechromatographie.* Wenn alle im menschlichen Serum oder Gewebe vorkommenden Carotinoide im Extrakt enthalten waren, so bestehen die Fraktionen aus folgenden Bestandteilen: Fraktion 1: Zeta-Carotin, α- und β-Carotin; Fraktion 2: Prolycopin, Lycopin, das Carotinoid von KON u. MAWSON (1950) und die Diester des Luteins, Zeaxanthins, Capsanthins und Capsorubins; Fraktion 3: Kryptoxanthin, Lutein, Zeaxanthin, Capsanthin und Capsorubin. Das freie Vitamin A wandert gemeinsam mit Fraktion 3, das veresterte mit Fraktion 1.

Die Zusammensetzung der Farbstoffe in den drei Fraktionen kann durch Verseifung und erneuter Chromatographie weiter untersucht werden. Diese zusätzlichen Bestimmungen werden allerdings nicht routinemäßig durchgeführt. Zur Verseifung werden die Fraktionen 2 und 3 in 1,25 ml absoluten Äthanol aufgenommen und 0,3 ml 10n KOH zugegeben. Fraktion 1, die die Triglyceride enthält, wird auf ein möglichst kleines Volumen gebracht, und für jeden ml werden 12,5 ml absoluten Äthanol und 3,0 ml 10n KOH zugesetzt. Die Fraktionen werden unter Stickstoff eingeschmolzen und unter Lichtausschluß 6 Minuten lang im kochenden Wasserbad erhitzt. Nach dem Abkühlen gibt man die doppelte Menge Diäthyläther — bezogen auf das Äthanol — hinzu und unterschichtet vorsichtig mit dem gleichen Volumen Wasser. Die beiden Phasen werden, ohne zu emulgieren, durchgemischt. Die untere Schicht wird entfernt, ein Volumen Hexan — bezogen auf den Äther — einpipettiert und die Lösung wiederholt mit Wasser gewaschen, über Natriumsulfat getrocknet und eingedampft.

Zur Rechromatographie ist kein festes Elutionsschema entwickelt worden. Fraktion 1 wird nach der Verseifung zur Entfernung der Triglyceridspaltprodukte rechromatographiert; eluiert wird mit Äther-Hexan 10:100, 20:100 und 30:100. Fraktion 2 enthält die veresterten Carotinoide. Hier werden Aceton-Hexan 20:100 und Äthanol-Hexan 8:100 als Eluentien verwendet. Die

Fraktionen 2 und 3 können auch ohne vorherige Verseifung auf desaktiviertem Aluminiumoxyd chromatographiert werden. Zur Desaktivierung versetzt man 40 g Aluminiumoxyd mit 50 ml absoluten Methanol und läßt 1 Stunde lang stehen, Das Methanol wird abgegossen und das Aluminiumoxyd 16 Stunden lang bei Zimmertemperatur auf einem Uhrglas getrocknet und in einer dicht schließenden Glasflasche aufbewahrt. Die Aktivität des Aluminiumoxyds muß jeweils bestimmt werden; sie ändert sich etwas im Laufe der Zeit. Äther-Hexan-, Aceton-Hexan- und Äthanol-Hexan-Gemische werden zur Entwicklung der Chromatogramme und zur Elution eingesetzt. Zur Untersuchung unbekannter Gemische wird eine 4 × 120 mm-Mikrosäule entwickelt und dann zerschnitten. Jede Bande eluiert man und bestimmt die Absorptionsmaxima in Äthanol-Hexan. Üblicherweise verwendet man zur Vortrennung 10 × 30 mm-Säulen, wenn auf langen oder kurzen Mikrosäulen rechromatographiert werden soll.

16. Bestimmung von Vitamin A *

Vitamin A kommt als freier Alkohol[1], als Ester und als Provitamin (Carotin) im Blutplasma gelöst vor. Die Alkoholform des Vitamin A überwiegt bei weitem. Nur etwa 10—15% des Gesamtvitamins werden im Normalfall als Vitamin A-Ester angetroffen (TAKAI u. Mitarb. 1957). Nach oraler Belastung mit Vitamin A-Präparaten oder Provitamin A steigt die Vitamin A-Ester-Fraktion in Abhängigkeit von der verabfolgten Dosis im Blut stark an. Sie kann dann ein Mehrfaches der Vitamin A-Alkoholfraktion betragen. Infolge des Weitertransportes in die Leber fällt der Vitamin A-Ester-Spiegel im Plasma jedoch innerhalb weniger Tage wieder auf die ursprüngliche, sehr niedrige Norm zurück (KÜBLER u. LORENZ 1963).

Die Vitamin A-Alkoholfraktion reagiert wenig oder gar nicht auf die perorale Zufuhr von Vitamin A. Sie ist weitgehend konstant und wird mehr von den Vitamin A-Vorräten in der Leber gesteuert, als daß sie von der momentanen Vitamin A-Zufuhr mit der Nahrung abhängig ist. Als Normwerte für den erwachsenen Menschen gelten 150—200 I. E. Vitamin A/100 ml Blutplasma. LINDQUIST (1952) bezeichnet Vitamin A-Konzentrationen < 70 I. E./100 ml Plasma als sichere „Mangelwerte". Gehaltszahlen

---

* Von J. TIEWS
[1] 1I.E. Vitamin A = 0,3 μg Vitamin A-Alkohol (= Retinol, Axerophthol)

über 400 I. E./100 ml Plasma werden bei normaler Ernährung nicht beobachtet. Bei ausgeglichener Ernährungslage sind jahreszeitliche Unterschiede im Vitamin A-Plasmagehalt nach KÜBLER u. LORENZ (1963) wenig ausgeprägt. Auffälliger reagiert der Carotinspiegel im Blut; er sinkt in den Wintermonaten ab. Geschlechtsspezifische Unterschiede im Vitamin A-Plasmagehalt bestehen zumindest beim Menschen. Die Plasmawerte beim Mann liegen um etwa 15% höher als weibliche Vergleichswerte.

Im allgemeinen — und ausschließlich bei den Mikroverfahren — geht man zur Vitamin A-Bestimmung vom Blutplasma bzw. -serum aus. Selbst eine geringfügige Hämolyse kann dabei den Nachweis (vor allem bei der UV-Absorptionsmessung des Vitamin A nach der Bessey-Methode) nachhaltig stören. Aus hämolytischem Plasma werden leicht nicht näher identifizierte Hämolyseprodukte extrahiert, die bei der nachfolgenden UV-Bestrahlung im Bessey-Verfahren ebenfalls zerstört werden und bei der Differenzmessung der Extinktionen dann als Vitamin A in Erscheinung treten (SOBEL u. SNOW 1947; UTLEY u. Mitarb. 1958). Hämolytische Seren werden deshalb bei allen Mikromethoden prinzipiell verworfen. Nur gelegentlich ist die Vitamin A-Bestimmung im Vollblut beschrieben worden (KARPAČEVA 1963).

Zur quantitativen Erfassung müssen Vitamin A und die Carotinoide mit einem Fettlösungsmittel aus dem Serum bzw. Plasma extrahiert werden. Dieses kann durch Ausfällen der Plasmaproteine mit Äthylalkohol und Extraktion des Vitamin A und der Carotinoide mit Petroläther geschehen (YUDKIN 1941; BISAZ 1952). WITH (1941) und später FELDHEIM (1955) fanden höhere Werte, wenn sie das Serum alkalisch verseiften. Sie fürchten, daß bei der Proteinfällung mit Alkohol Teile von Vitamin A und Carotinoiden mitgerissen werden können, die sich dann der quantitativen Extraktion entziehen. FELDHEIM fand nach Verseifung durchschnittlich um 14% höhere Vitamin A-Werte im Plasma. NEELD u. PEARSON (1963) fanden ebenfalls nach alkalischer Hydrolyse etwas höhere Vitamin A-, aber deutlich erniedrigte Carotinwerte im Blut. BESSEY u. Mitarb. (1946) bevorzugen ebenfalls die milde Verseifung der Blutprobe. Dabei wird 15—20 Minuten langes Erhitzen auf 60° mit äthanolischer KOH empfohlen. Nach dieser Zeit läßt sich das Vitamin A quantitativ aus dem Serum oder Plasma extrahieren, obgleich die vollständige Hydrolyse der Glyceride und Vitamin A-Ester keinesfalls abgeschlossen ist. BISAZ (1952) hält bereits eine Verseifungszeit von 10 Minuten bei Zimmertemperatur unter gleichzeitiger Extraktion der Plasmalipoide mit Petroläther für ausreichend. Neben Petroläther wird ein Gemisch

aus Kerosin und Xylol (BESSEY u. Mitarb. 1946) sowie Leuchtpetroleum-Xylol (KÜBLER u. LORENZ 1963) als Extraktionsmittel
vorgeschlagen. Die Lösungsmittel dürfen keine Eigenabsorption
bei 328 mμ besitzen; sie müssen vor Licht geschützt aufbewahrt
werden, weil es sonst leicht zu einem Anstieg der Absorption bei
dieser Wellenlänge kommt (BIERI u. SCHULTZE 1951).

Vitamin A läßt sich kolorimetrisch mit verschiedenen Reagenzien nachweisen. Das älteste und empfindlichste Verfahren ist die
blaue Farbreaktion mit einer gesättigten Antimontrichloridlösung
in Chloroform (Carr-Price-Reaktion[1]: CARR u. PRICE 1926). Sie
birgt indessen einige Nachteile: Der einmal gebildete Farbkomplex
verblaßt verhältnismäßig schnell, das Reagenz ist stark feuchtig-
keitsempfindlich und es kommt infolge von SbOCl-Niederschlägen
leicht zu störenden Trübungen in der Meßlösung und zur Filmbildung an der Küvettenwand. Daneben tritt die Farbreaktion des
Vitamin A mit aktiviertem Glycerin-Dichlorhydrin[2] nach
SOBEL u. WERBIN (1946; SOBEL u. SNOW 1947), die nach anfäng-
licher Blaufärbung in einen violetten Farbkomplex umschlägt.
Die spezifische Absorption ist hier schwächer; sie beträgt nur etwa
$\frac{1}{4}$ der C. P.-Reaktion, was bei nur kleinen Vitamin A-Mengen im
Serum, insbesondere in der Mikroanalytik, von Nachteil ist. Umgekehrt aber bleibt der erzielte Farbkomplex über einige Minuten
in der Extinktion stabil. Außerdem ist die Reaktion weniger feuch-
tigkeitsempfindlich. Als drittes Reagenz ist von NEELD u. PEAR-
SON (1963) eine Mischung von Trifluoressigsäure mit Chloroform
vorgeschlagen worden. Die typisch blaue „Carr-Price"-Farbe wird
in voller Höhe erzielt. Der Farbkomplex ist nur wenig stabil, aber
Trübungen und die gefürchtete Filmbildung an der Küvettenwand
durch Feuchtigkeitsspuren werden nicht beobachtet. Die Reaktion
besitzt ihre Vorteile im Bereich der Mikroanalyse. BRÜGGEMANN u.
TREWS (unveröffentlicht) empfehlen eine Lösung von 0,125% FeCl$_3$
in Acetylchlorid, die ähnliche Vorteile bietet wie das Trifluoressig-
säurereagenz, aber weniger toxisch und gefahrloser zu handhaben
ist.

Weiterhin wurde die Eigenabsorption des Vitamin A von
BESSEY u. Mitarb. (1946) zu seiner Bestimmung im Blutplasma
herangezogen. Das Verfahren wurde zur Mikromethode weiterent-
wickelt und beruht auf einer Differenzmessung der Extinktion des
Plasmaextraktes bei 328 mμ vor und nach selektiver Zerstörung
des Vitamin A durch Bestrahlung mit ultraviolettem Licht. Die

---

[1] Als C. P.-Reaktion abgekürzt.
[2] Als GDH-Reaktion abgekürzt.

selektive Vitamin A-Zerstörung gelingt unter geeigneten Versuchsbedingungen. Voraussetzung für verläßliche Ergebnisse ist, daß die durch mitextrahierte Störstoffe bedingte Irrelevant-Absorption nach der UV-Bestrahlung unverändert erhalten bleibt. Ein Spektralphotometer mit Mikroküvetteneinsatz, der die Vermessung sehr kleiner Volumina (0,08—0,1 ml) im UV-Bereich zuläßt, muß vorhanden sein. Obgleich apparativ anspruchsvoll, erfreut sich das Verfahren bei Reihenuntersuchungen zunehmender Beliebtheit. Ob es sich auch künftig gegen die Farbreaktion mit Trifluoressigsäure oder $FeCl_3$ durchzusetzen vermag, bleibt abzuwarten.

In stark gelben Plasmaproben stört der Carotinoidgehalt die Vitamin A-Bestimmung. Zumindest β-Carotin geht mit den oben aufgeführten Reagenzien eine ähnliche Farbreaktion ein, deren Intensität jedoch nur 10—20% der einer gewichtsgleichen Vitamin A-Menge beträgt. Kleinere Plasmawerte an Carotin (< 30 μg/ 100 ml) beeinträchtigen deshalb die Vitamin A-Bestimmung innerhalb der Fehlergrenzen kaum. Trotzdem empfiehlt es sich, den Gehalt an Carotin im Plasma über seine Eigenabsorption bei 470 mμ zu bestimmen und bei höheren Carotinwerten die später mit dem Farbreagenz ermittelte Vitamin A- + Carotin-Extinktion über eine gesonderte Eichkurve um den Extinktionsbetrag des Carotins zu korrigieren. Der Wert einer solchen Korrektur bleibt indessen fragwürdig, weil der bei 470 mμ ermittelte „Gelbwert" des Plasmaextraktes häufig auch durch Xanthophylle, Lycopin und andere nicht näher bezeichnete Carotinoide bedingt ist, die mit den Farbreagenzien nicht oder mit anderer molarer Extinktion reagieren. Die „Carotinkorrektur" der Vitamin A-Extinktion schafft deshalb nur Annäherungswerte. Hierin liegt ein Nachteil der kolorimetrischen Vitamin A-Bestimmungsverfahren, der sich auch auf chromatographischem Wege kaum beheben läßt. Xanthophylle und Vitamin A-Alkohol sind nämlich chromatographisch nur schwer voneinander zu trennen. Bei der UV-Bestimmung des Vitamin A nach dem Bessey-Verfahren wird ebenfalls die Carotinextinktion bei 460 oder 470 mμ bestimmt. Die geringfügige Eigenabsorption des Carotins bei 328 mμ jedoch stört das Ergebnis der Vitamin A-Bestimmung nicht wesentlich und kann deshalb vernachlässigt werden.

a) Makromethoden

Für eine Doppelbestimmung werden 6 ml Blutplasma benötigt, die aus ca. 15 ml Citratblut durch Zentrifugation gewonnen wer den. Serum aus frisch geronnenen Blutproben ist ebenfalls für die Bestimmung geeignet. Plasma- bzw. Serumproben können ohne Vitamin A-Verluste über mehrere Tage bei +2° im Eisschrank aufbewahrt werden. Die Vitamin A-Stabilität ist jedoch wesentlich vermindert, wenn das Blut hämolysiert war.

Reagenzien: Äthylalkohol, 96%ig; 3n äthanolische KOH (1 Vol.-Teil einer 9n KOH p. a. in dest. Wasser mit 2 Vol.-Teilen 96%igem Äthanol versetzen; täglich frisch bereiten); Petroläther Kp. 40—60° (Reinigung nach S. 395); Chloroform p. a., alkohol- und phosgenfrei (Reinigung nach S. 396); Essigsäureanhydrid p. a.

Carr-Price-Reagenz (C. P.-Reagenz): Ca. 25 g Antimontrichlorid p. a. werden dem Exsikkator entnommen und in 100 ml gereinigtem Chloroform bis zur Sättigung der Lösung geschüttelt. Ein kleiner Bodensatz von $SbCl_3$-Kristallen stört nicht. 2 ml Essigsäureanhydrid p. a. werden hinzugegeben und das Reagenz in brauner Schliffstopfenflasche im Eisschrank aufbewahrt. Es ist mehrere Wochen haltbar. Es empfiehlt sich jedoch, wöchentlich den Verlauf der Vitamin A-Eichkurve mit dem Reagenz zu kontrollieren.

Aktiviertes Glycerin-Dichlorhydrin (GDH): Das im Handel erhältliche Glycerin-Dichlorhydrin ist eine Mischung aus 1,3- und 2,3-Glycerin-Dichlorhydrin mit einem Siedepunkt von 84°. Das wasserklare Reagenz wird destilliert, um ein farbloses, konstant siedendes Produkt zu erhalten. Hierauf gibt man 4 Gewichtsprozente Antimontrichlorid hinzu und destilliert erneut im Vakuum von 10—40 mm Hg. Vor- und Nachlauf werden verworfen und das Reagenz in brauner Flasche im Kühlschrank aufbewahrt.

Trifluoressigsäure-Reagenz (TFE): 1 Vol.-Teil Trifluoressigsäure p. a. wird unmittelbar vor Gebrauch mit 2 Vol.-Teilen gereinigtem Chloroform gemischt. Das Reagenz ist in brauner Flasche nur etwa 1—4 Stunden stabil. Vorsicht, Trifluoressigsäure ist giftig: Nicht inhalieren, nur automatisch pipettieren!

$FeCl_3$-Acetylchlorid-Reagenz (FeAc): 1,25 g $FeCl_3 \cdot 6\ H_2O$ (MERCK) p. a. zur Herstellung der Stammlösung mit Acetylchlorid ad 10 ml auffüllen. Lösung ist ca. 4 Wochen haltbar. 3 Std. vor Gebrauch werden 0,1 ml Stammlösung mit Acetylchlorid ad 10 ml verdünnt. Das Reagenz ist mindestens 24 Std. lang haltbar.

Durchführung: *a) Extraktion* [in Anlehnung an BISAZ (1952) und FELDHEIM (1955)]. In zwei Zentrifugengläser mit Schliffstopfen gibt man je 3 ml Blutplasma (oder -serum). Unter kräftigem Schütteln fügt man tropfenweise 2 ml Äthanol und 1 ml 3n äthanolische KOH hinzu. Darauf gibt man rasch 6 ml Petroläther zur Extraktion in beide Gläser, verschließt sie und schüttelt 10 Minuten lang kräftig

durch. Nach kurzem Abzentrifugieren pipettiert man die Petrol-
ätherphasen in zwei neue Zentrifugengläser, verschließt sie und zentrifugiert nochmals 3 Minuten lang bei 3000 Umdrehungen. Exakt
5 ml Petrolätherphase werden in Birnenkölbchen pipettiert, wobei
man Sorge trägt, daß der kleine Tropfen der wässerigen Phase am
Grund des Zentrifugenglases zurückbleibt. Die beiden Petroläther-
lösungen müssen sofort zur kolorimetrischen Messung verwendet
und sollen vor Licht geschützt werden.

Der „Gelbwert“ des Petrolätherextraktes wird bei 470 mμ in
einem Spektralphotometer oder bei Filter S 47 im Pulfrich-Photometer, bzw. im Zeiss-Elektrophotometer (ELKO III) ggf. unter
Verwendung von Küvetten mit größerer Schichtdicke (d = 2 cm)
gemessen. Der „Gelbwert“ der Petrolätherphase wird in der
Routineanalytik ohne weitere Differenzierung der Carotinoide als
μg β-Carotin in 5 ml Petroläther unter Benutzung des $[E]_{1\,cm}^{1\,\%}$ bei
470 mμ von 2200 für kristallines β-Carotin berechnet. Die Auswertung der Extinktion kann auch über eine Eichkurve mit steigenden
β-Carotinkonzentrationen (0—12 μg β-Carotin/5 ml Petroläther)
vorgenommen werden (vgl. Abb. 59). Der Inhalt der Küvetten
wird nach der Messung unter Nachspülen mit kleinen Petroläthermengen wieder quantitativ in die Birnenkölbchen übergeführt.

β) Farbreaktion mit aktiviertem Glycerin-Dichlorhydrin nach So-
BEL u. SNOW (1947). Der Petrolätherextrakt wird im Wasserbad
(40—50°) bei schwachem Vakuum bis zur Trockene eingedampft,
das Birnenkölbchen unter der Wasserleitung gekühlt und der Rückstand in 0,5 ml Chloroform aufgenommen. Unter Umschütteln
gibt man 2,0 ml aktiviertes GDH hinzu, bringt die Lösung auf 25°
und bestimmt die Extinktion bei S 55 im Pulfrich-Photometer
genau 3 Minuten nach Zugabe des Reagenz. Die Messung erfolgt in
Klein- oder Mikroküvetten (d = 50 mm). Als Kompensationslösung
verwendet man eine Mischung von 0,5 ml Chloroform + 2 ml aktiviertem GDH.

Die Ermittlung des Vitamingehaltes erfolgt über eine Eichkurve, die mit kristallinem Vitamin A-Acetat (1 μg Vitamin A-
Acetat = 2,906 I. E. Vitamin A) in steigenden Konzentrationen
(0—12 I. E. Vitamin A/0,5 ml Chloroform) jeweils unter Zugabe
von 2,0 ml aktiviertem GDH aufgestellt wird (Abb. 59). Hier wird
die Extinktion genau 3 Minuten nach Reaktionsbeginn gemessen.
Da auch die Plasmacarotinoide mit GDH reagieren, muß der
eigentliche Vitamin A-Wert korrigiert werden. Dies geschieht über
eine Carotin-GDH-Farbkurve, die mit reinem β-Carotin (0—12
μg/0,5 ml Chloroform) unter Zugabe von jeweils 2 ml GDH aufge-

stellt wird (Abb. 59). Der auf den Carotingehalt entfallende Anteil der GDH-Reaktion wird von der Extinktion des Plasmaextraktes mit GDH in Abzug gebracht. Mit dem so korrigierten Wert rechnet man an Hand der Vitamin A-GDH-Eichkurve auf den Vitamin

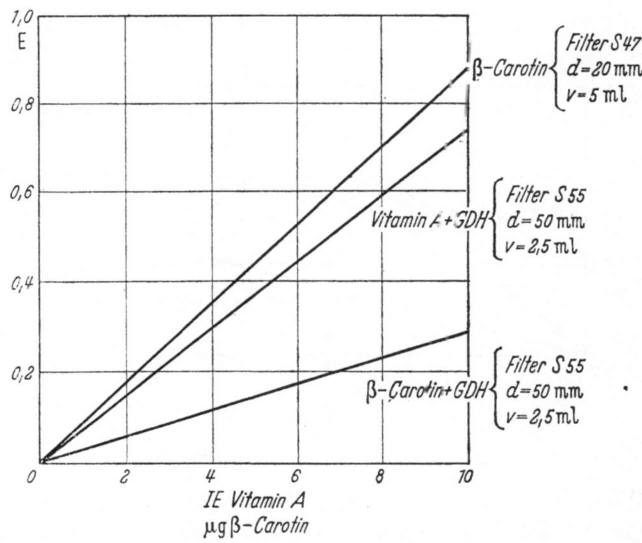

Abb. 59. Eichkurve zur Glycerin-Dichlorhydrin-Reaktion.

A-Gehalt der Plasmaprobe um. Bei der Errechnung des Carotin- bzw. Vitamin A-Gehaltes im Plasma muß berücksichtigt werden, daß 6 ml Petroläther zur Extraktion verwendet, aber nur 5 ml zur Farbmessung gebracht wurden.

γ) *Farbreaktion* nach CARR u. PRICE (1926). Nach Entfernung des Petroläthers und raschem Abkühlen des Birnenkölbchens wird der Rückstand in 0,2 ml Chloroform aufgenommen und darauf mit 1,0 ml C. P.-Reagenz versetzt. Die Lösung wird schnell in die Meß- küvette (d = 1 cm) verbracht und die Extinktion bei 610 mμ im Spektralphotometer oder bei Filter S 61 in einem Photometer genau 30 Sekunden nach Reaktionsbeginn gemessen.

Die Auswertung erfolgt wiederum über eine vorher unter ver- gleichbaren Umständen aufgestellte Eichkurve, ebenso die Kor- rektur des eigentlichen Vitamin A-Wertes um jenen Extinktions- betrag, der sich aus der Reaktion ggf. vorhandener Plasmacaro- tinoide in der C. P.-Reaktion ergibt (Abb. 60).

Anmerkung: Der Vorteil der C. P.-Reaktion beruht in der größeren Farbtiefe, die jedoch wegen des schnell einsetzenden

Farbabfalles ein lichtelektrisch anzeigendes Meßinstrument (z. B. Zeiss Spektralphotometer PMQ II, Filterphotometer ELKO III) verlangt. Küvetten mit größerer Schichtdicke sind nicht notwen-

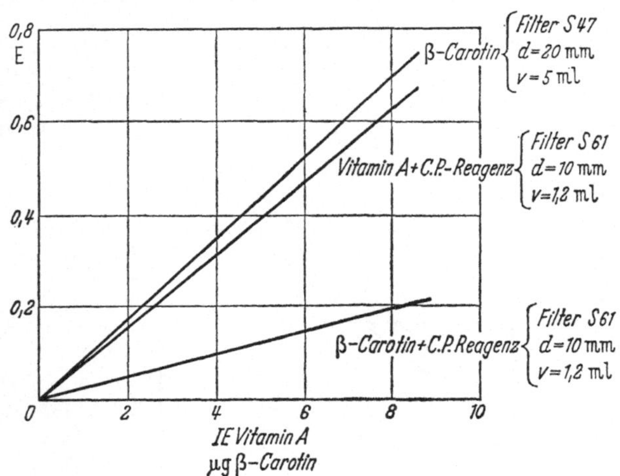

Abb. 60. Eichkurve zur Carr-Price-Reaktion.

dig. Wo sie jedoch vorhanden sind und andererseits lichtelektrisch anzeigende Meßinstrumente fehlen, wäre der GDH-Reaktion der Vorzug zu geben.

δ) Farbreaktion mit Trifluoressigsäure nach NEELD u. PEARSON (1963). Nach Entfernung des Petroläthers und schnellem Abkühlen des Birnenkölbchens wird der Rückstand sofort in 0,1 ml Chloroform aufgenommen. 0,1 ml Essigsäureanhydrid + 1,0 ml TFE werden unter Umschütteln hinzupipettiert. Die Lösung wird schnell in die Meßküvette gebracht; die Extinktionsermittlung bei 610 mμ bzw. Filter S 61 erfolgt genau 30 Sekunden nach Reaktionsbeginn. Zur Kompensation dient eine Lösung von 0,1 ml Chloroform + 0,1 ml Essigsäureanhydrid + 1,0 ml TFE. Die Auswertung erfolgt über eine entsprechende Eichkurve wie unter β) und γ) beschrieben

Anmerkung: Die bei der C. P.-Reaktion häufige Bildung von SbOCl-Filmen an der Küvettenwand tritt bei dieser Reaktion nicht auf. Die Übereinstimmung mit der C. P.-Reaktion ist gut. Bei höherem Plasmacarotinoid-Gehalt weichen die Ergebnisse indessen voneinander ab. Mit dem TFE-Verfahren werden dann signifikant höhere Vitamin A-Werte erzielt (NEELD u. PEARSON 1963). Ähnlich wie bei der C. P.-Reaktion bleicht auch hier der gebildete Farbkomplex schnell aus, weshalb in der Originalliteratur die Durchführung der Farbreaktion direkt in der Meßküvette vorgenommen wird. Die Vorteile des TFE-Verfahrens liegen im Mikroanalysenbereich.

ε) Farbreaktion mit FeCl₃-Acetylchlorid nach BRÜGGEMANN u. TIEWS (unveröffentlicht). Der unverseifbare Rückstand wird in 0,2 ml Chloroform aufgenommen und mit 1,0 ml FeAc unter kräftigem Umschütteln versetzt. Extinktionsermittlung und Auswertung über eine Eichkurve (Abb. 61) erfolgen sinngemäß wie unter *δ)* beschrieben. Wegen der hohen Toxizität der Trifluoressigsäure ist diesem Verfahren in der Serienanalytik der Vorzug zu geben.

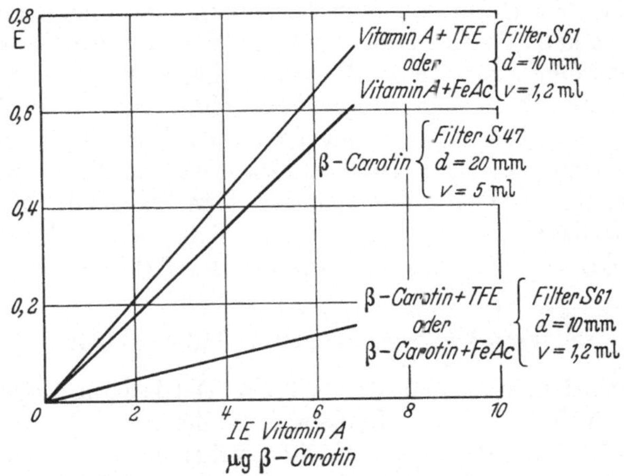

Abb. 61. Eichkurve zur FeCl₃-Acetylchlorid-Reaktion.

b) Mikromethoden

Sie besitzen den Vorteil, daß 0,05—0,2 ml Plasma zur Vitamin A-Bestimmung ausreichen, wie sie z. B. durch Punktion der Fingerbeere erhalten werden können. Das Arbeiten im Mikrobereich erfordert indessen äußerste Sorgfalt und — wie im Fall des Bessey-Verfahrens — auch einen größeren apparativen Aufwand. Um so stärkeres Interesse kommt deshalb jenen Methoden zu, die solchen Aufwand vermeiden (vgl. unter B. und C.).

Zur Gewinnung kleiner Plasmamengen (ZENTZ u. TIEWS, unveröffentlicht): Aus der punktierten Fingerbeere werden 0,2 (besser 0,3!) ml Blut mit einer geeichten Pipette entnommen, die vorher mit 3,8%iger Natriumcitratlösung durchgespült war. Das bekannte Blutvolumen wird in ein Mikroröhrchen mit rundem Boden (60 ×

6 mm) ausgeblasen, das seinerseits 0,2 ml einer 3,8%igen Natriumcitratlösung enthält. Die Blut-Citratlösung wird quantitativ in ein am Ende pipettenähnlich ausgezogenes Glasröhrchen so weit aufgesogen, daß der untere Meniskus ca. 3 cm über der Röhrchenspitze steht. Das obere Ende des Röhrchens wird mit der Fingerbeere verschlossen und die Spitze vorsichtig über der Flamme zugeschmolzen. Man läßt abkühlen und zentrifugiert das Röhrchen in einem gepolsterten Zentrifugenglas für 10 Minuten bei 3000 Umdrehungen. Dann verschließt man das Röhrchen am oberen Ende mit flüssigem Paraffin und schneidet an der Trennungslinie zwischen Erythrocyten- und Plasmaphase mit dem Glasschneider ab. Steht eine Einrichtung zur Mikrohämatokritbestimmung zur Verfügung, so kann die Gewinnung derart kleiner Plasmamengen entsprechend dem geschilderten Vorgehen einfacher mit dieser erfolgen. Die mit Citrat verdünnte Plasmaphase wird in ein Mikroreagenzglas ausgeblasen, nachdem man den Paraffinpfropfen am Röhrchenende mit einer Nadel durchstochen hat. Hierin wird die Vitamin A-Bestimmung durchgeführt. Man bezieht das Ergebnis direkt auf das entnommene Blutvolumen, kann aber auch, wenn der Hämatokritwert der Blutprobe bekannt ist, auf Plasma umrechnen.

A. *Verfahren* nach BESSEY u. Mitarb. (1946)

Reagenzien: n äthanol. KOH [1 Vol.-Teil 11n wässerige KOH p. a. + 10 Vol.-Teile absol. Alkohol. Täglich frisch bereiten. Bei Braunverfärbung der KOH Alkohol vorher mit KOH am Rückfluß kochen und redestillieren]; Kerosin-Xylol 1:1 [Wasserhelles und geruchloses Kerosin wird mit Xylol im Verhältnis 1:1 gemischt. Täglich frisch bereiten und vor Lichteinfall schützen] oder Leuchtpetroleum-Xylol 1:1 (KÜBLER u. LORENZ 1963) [Das Leuchtpetroleum wird dreimal im Vakuum unter Verwerfen des Vorlaufes und des Kolbenrestes destilliert. 100 ml Destillat werden mit 7 ml rauchender Schwefelsäure 18 Stunden lang in dunkler Flasche geschüttelt. Die Schwefelsäure wird nach 5 Stunden erneuert. Nach Abtrennen der Schwefelsäure wird je dreimal mit Wasser, 10%iger Natronlauge und dann erneut mit Wasser gewaschen, über Natriumsulfat getrocknet und durch Natriumsulfat und Aktivkohle filtriert. Das Produkt wird zweimal über Natrium im Vakuum destilliert. Es ist in dunkler Flasche über Natriumdraht unbegrenzt haltbar. Xylol (Erg. B. 6) 2—3 Stunden lang mit $^1/_5$ Vol. Schwefelsäuremonohydrat schütteln, dreimal mit Wasser waschen, über Natriumsulfat trocknen und über metallischem Natrium destillieren. Es ist unbegrenzt haltbar.]

Alle Reagenzien müssen sorgfältig gereinigt sein, dürfen bei 328 mμ keine Eigenabsorption zeigen und sind vor Licht zu schützen.

Durchführung: 0,06 ml Serum und 0,06 ml äthanolische KOH werden in ein Mikroreagenzglas (60 × 6 mm) pipettiert und mit Hilfe eines feinen Bohrers, wie er in der zahnärztlichen Praxis gebräuchlich ist, intensiv durchgemischt. Die Verseifungszeit beträgt 20 Minuten bei 60° im Wasserbad. Das Röhrchen wird gekühlt und mit 0,06 ml Kerosin-Xylol 1:1 bzw. Leuchtpetroleum-Xylol 1:1 extrahiert. Mit Hilfe des erwähnten Bohrers werden die Flüssigkeitsphasen 15 Sekunden lang gründlich durchgemischt. Das Röhrchen wird 10 Minuten lang bei 3000 Umdrehungen zentrifugiert. Danach schneidet man in Schrägstellung des Röhrchens unmittelbar über dem Kerosin-Xylol-Meniskus mit einem Glasschneider ab und pipettiert so viel als möglich von der überstehenden Kerosin-Xylol-Phase in eine Beckman-Mikroküvette von 10 mm Lichtweg (SUZUKI u. SAHASHI 1957). Das Kerosin-Xylol-Gemisch ist im Hinblick auf seinen hohen Siedepunkt als Extraktionsmittel gewählt worden. Konzentrationsverschiebungen infolge Verdampfung sind während des Arbeitsganges nicht zu befürchten. Die Lösung kann deshalb mit einer nichtgeeichten Pipette in die Meßküvette eingebracht werden. Zu beachten ist, daß nicht Teile der wässerigen Phase mitgerissen werden, die eine Trübung der Meßlösung verursachen würden.

Die Extinktionsermittlung erfolgt im Beckman-Spektralphotometer DU mit Photomultiplikator und UV-Zusatz nacheinander bei 460 mμ und 328 mμ. Danach werden die Proben zur selektiven Zerstörung des Vitamin A in Mikroglasröhrchen mit ultraviolettem Licht bestrahlt. KÜBLER u. LORENZ (1963) benutzen einen Quarzbrenner „Hanau-Q-400“, umgeben von einem 25—30 mm weiten Rohr aus ca. 1,5 mm dickem Blauglas „Schott-UG 2“. Die Proben sind 6 cm vom Brenner entfernt in Höhe des Brennpunktes kreisförmig angeordnet. Je nach Alter des Quecksilberbrenners muß 20—30 Minuten lang bestrahlt werden. Der genaue Zeitraum wird in regelmäßigen Abständen an einem Vitamin A-Palmitat-Standard getestet. Während der Bestrahlung werden Proben und Quecksilberlampe durch einen Luftstrom gekühlt.

Die Lichtschwächung der bestrahlten Proben wird wiederum bei 328 mμ bestimmt; die Extinktionsverminderung durch die Bestrahlung wird zur Berechnung der Vitamin A-Konzentration benutzt: (E_{328} vor — E_{328} nach Bestrahlung) × 2100 = I. E. Vitamin A in 100 ml Plasma. Diesem Wert liegt ein $[E]_{1\,cm}^{1\%}$ von

1650 für Vitamin A-Palmitat (berechnet als freier Alkohol) im Kerosin-Xylol-Gemisch bei 328 mμ und die Erfahrungstatsache zugrunde, daß ca. 3% des ursprünglich vorhandenen Vitamin A die selektive Zerstörung im UV-Licht überstehen. Unter Berücksichtigung eines $[E]_1^1 \frac{\%}{cm} = 2080$ für β-Carotin im Kerosin-Xylol-Gemisch bei 460 mμ errechnet sich der β-Carotin-Gehalt: $E_{460} \times 480 = \mu$g β-Carotin in 100 ml Plasma.

Anmerkung: Die spektralphotometrische Vermessung so kleiner Lösungsmittelmengen ist zur Zeit nur im Beckman-Spektralphotometer DU mit Zusatzeinrichtung möglich. Die ausschließlich selektive Zerstörung des Vitamin A ist diffizil. Die Reinigung der Reagenzien erfordert größte Sorgfalt.

B. Neeld-Pearson-Verfahren (1963)

Reagenzien: n äthanolische KOH [5,6 g KOH p. a. werden in 96%igem Äthanol gelöst; täglich frisch bereiten]; Petroläther, Kp. 40 bis 60° (Reinigung nach S. 395); Chloroform p. a., alkohol- und phosgenfrei (Reinigung nach S. 396); Essigsäureanhydrid p. a.; Trifluoressigsäure-Reagenz (TFE) nach S. 357.

Durchführung: 0,1 bzw. 0,2 ml Plasma oder eine entsprechende Menge Plasma-Citrat-Gemisch (vgl. oben) werden mit 0,2 ml n äthanolischer KOH im Mikroreagenzglas 20 Minuten lang bei 60° unter Stickstoff im Wasserbad verseift. Zur gründlichen Durchmischung der Probe und später zur Extraktion bedient man sich wiederum eines zahnärztlichen Bohrers, wie beim Bessey-Verfahren unter A. beschrieben. Die Extraktion selbst erfolgt zweimal mit je 0,5 ml Petroläther; anschließend wird jeweils ca. 3 Minuten bei 3000 Umdrehungen zentrifugiert. Die Petrolätherextrakte werden abpipettiert und vereinigt. Man dampft im Mikroreagenzglas bei Zimmertemperatur zur Trockene ein, indem man aus einer feinen Kanüle einen Stickstoffstrom auf die Flüssigkeitsoberfläche leitet. Der Rückstand wird schnell in 0,25 ml Petroläther gelöst und die Extinktion der Lösung in einer Mikroküvette mit 1,0 cm-Schichtdicke bei 470 mμ im Zeiss Spektralphotometer, bzw. Filter S 47 in einem Photometer bestimmt. Der Küvetteninhalt wird unter Nachspülen mit kleinen Petroläthermengen wieder quantitativ in das Mikroreagenzglas zurückgegeben und erneut zur Trockene eingedampft.

Der Rückstand wird sofort in 0,02 ml Chloroform aufgenommen. Man gibt 0,02 ml Essigsäureanhydrid und dann 0,12 ml TFE — zur besseren Farbentwicklung unter heftigem Umschütteln (!) — hinzu. Die Extinktionsermittlung erfolgt genau 30 Sekunden nach Reaktionsbeginn bei 610 mμ bzw. bei Filter S 61 in einer Mikroküvette mit 1,0 cm Schichtdicke.

Zur Berechnung des Carotin- und Vitamin A-Gehaltes dienen entsprechend aufgestellte Eichkurven.

Anmerkung: Die von der Carr-Price-Reaktion her gewohnte hohe molare Extinktion des Vitamin A-Farbkomplexes bleibt auch bei der Trifluoressigäurereaktion fast voll erhalten, was im Mikroanalysenbereich von großem Vorteil ist. Das Vorhandensein eines Spektralphotometers ist nicht erforderlich. Die Messungen können in einem Filterinstrument mit automatischer Ablesung (z. B. Zeiss, ELKO III) durchgeführt werden, wenn entsprechende Mikroküvetten (Zeiss, Glasküvette MT 4, d = 1 cm) vorhanden sind.

C. Farbreaktion mit FeCl₃-Acetylchlorid
nach BRÜGGEMANN u. TIEWS (unveröffentlicht).

Der wie unter B. gewonnene unverseifbare Rückstand wird in 0,05 ml Chloroform aufgenommen und mit 0,11 ml FeAc unter kräftigem Umschütteln versetzt. Extinktionsermittlung und Auswertung über eine Eichkurve (Abb. 62) erfolgen sinngemäß wie unter B. beschrieben. Wegen der hohen Toxizität der Trifluoressigsäure ist diesem Verfahren in der Serienanalytik der Vorzug zu geben.

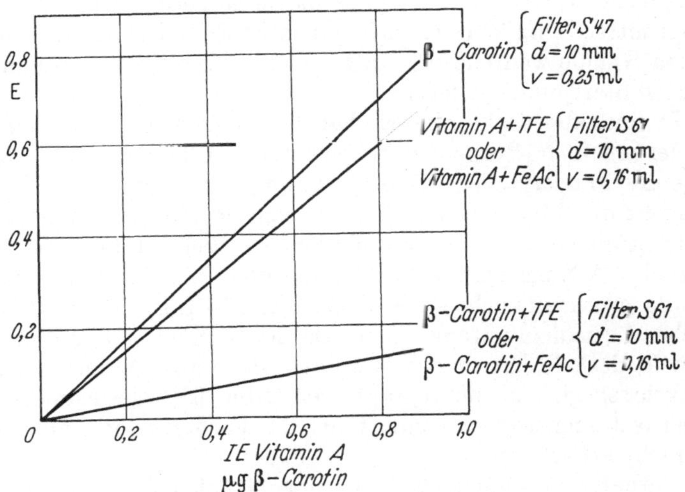

Abb. 62. Eichkurve zur FeCl₃-Acetylchlorid-Reaktion (Mikroverfahren).

D. Mikroverfahren nach der Carr-Price-Tüpfelmethode nach
SUZUKI u. SAHASHI (1957) und ZENTZ u. TIEWS (unveröffentlicht)

Reagenzien: n äthanolische KOH (vgl. Mikromethoden B);
Petroläther Kp. 40—60° (Reinigung nach S. 395); Carr-Price-
Reagenz nach S. 357.

$Ca(H_2PO_4)_2$-NH_4OH-Papier: Schleicher-Schüll-Papier Nr. 2040
wird für 3 Stunden in eine 10%ige wässerige Lösung von $Ca(H_2PO_4)_2$
gelegt. Man dekantiert die Salzlösung ab und ersetzt sie für 30
Minuten durch eine wässerige 2n NH_4OH-Lösung. Anschließend
wird das Papier bis zur Geruchsfreiheit (Ammoniak!) mit dest.
Wasser gewaschen. Man trocknet bei 130° im Umlauftrockner und
schneidet das Papier in 10 × 3 cm große Streifen, die im Exsikkator über $CaCl_2$ aufbewahrt werden.

Durchführung: 0,1 ml Plasma oder eine aus 0,1 ml Citratblut
gewonnene Plasmamenge (vgl. oben) wird mit 0,1 ml KOH im
Wasserbad verseift und zweimal mit je 0,5 ml Petroläther extrahiert (vgl. Mikromethoden B). Nach dem Zentrifugieren werden
die Petrolätherextrakte in einem Mikroreagenzglas vereinigt und
unter Stickstoffstrom eingedampft. Der Rückstand wird in 0,03 ml
Petroläther aufgenommen. Hiervon werden 0,02 ml mit Hilfe einer
Mikropipette auf $Ca(H_2PO_4)_2$-NH_4OH-Papier pipettiert. Man markiert den Auftragepunkt mit einer Stecknadel und trägt kreisförmig dazu abgemessene Vitamin A-Konzentrationen (0,02—0,1
I. E. Vitamin A), ebenfalls jeweils in 0,02 ml Petroläther gelöst, in
entsprechender Weise auf. Zur schnelleren Verdunstung des Lösungsmittels empfiehlt es sich, einen Stickstoffstrom aus einer
feinen Kanüle während des Auftragens der Lösung auf den markierten Startpunkt zu leiten.

In einer abgedeckten Petrischale hat man einen Zellstofftupfer
vorher mit C. P.-Reagenz durchfeuchtet, auf den jetzt die Rück-
seite des Filtrierpapierstreifens kurz aufgepreßt wird. Das C. P.-
Reagenz durchfeuchtet den Streifen von der Unterseite her und
verfärbt die einzelnen Auftragsflecke entsprechend der jeweiligen
Vitamin A-Konzentration unterschiedlich stark. Bei einiger
Übung lernt man noch zwischen 0,02 und 0,04 I. E. Vitamin A hinreichend genau zu unterscheiden. Der Farbton verblaßt allerdings
schnell; deshalb hat es sich bewährt, ihn wenige Sekunden nach
Reaktionsbeginn zu photographieren (Abb. 63). Die Kamera ist
dabei fest montiert und man führt die Farbreaktion direkt auf
dem Objekttisch durch.

Enthält der aufgetragene Plasmaextrakt neben Vitamin A
auch Carotinoide, die unter etwas anderer Farbtönung mit C. P.-

Reagenz reagieren, wird der Farbvergleich mit den Vitamin A-Standardkonzentrationen unsicher. Man stellt dann den Filtrierpapierstreifen in Petroläther und chromatographiert aufsteigend.

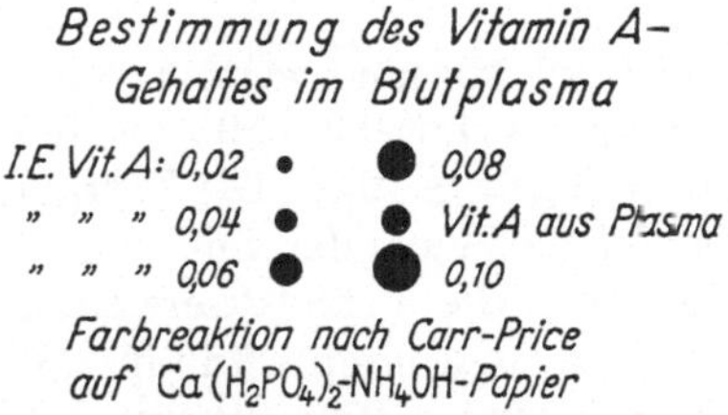

Bestimmung des Vitamin A-
Gehaltes im Blutplasma

I.E. Vit.A: 0,02 ●   ● 0,08

" " " 0,04 ●   ● Vit.A aus Plasma

" " " 0,06 ●   ● 0,10

Farbreaktion nach Carr-Price
auf $Ca(H_2PO_4)_2$-NH_4OH-*Papier*

Abb. 63. Bestimmung des Vitamin A-Gehaltes durch Tüpfelung. Farbreaktion nach CARR u. PRICE auf $Ca(H_2PO_4)_2$-NH_4OH-Papier.

β-Carotin läuft mit der Lösungsmittelfront, während der Vitamin A-Alkohol einen wesentlich kleineren R_F-Wert besitzt. Der Filtrierpapierstreifen wird vorsichtig getrocknet und die Farbreaktion wie oben durchgeführt. Auf diesem Umweg lassen sich noch vergleichbare Werte erhalten; die Abtrennung von sauerstoffhaltigen Carotinoiden (Xanthophylle) jedoch bleibt unsicher.

Anmerkung: Die Sichtbarmachung sehr kleiner Vitamin A-Mengen im Blut gelingt mit dieser Methode. Noch 0,02 I. E. Vitamin A können mit der Tüpfeltechnik erfaßt werden. In der Auflösung so kleiner Vitamin A-Konzentrationen ist diese Methode den unter A bis C aufgeführten Mikroverfahren ebenbürtig, wenngleich die analytische Fehlerbreite der TFE- und FeAc Reaktionen kleiner zu veranschlagen sein wird. Die Tüpfeltechnik bewährt sich besonders bei carotinoidarmen Plasmaarten.

c) Chromatographische Auftrennung von Vitamin A-Carotinoiden im Blutplasma

Vitamin A-Ester und Vitamin A-Alkohol lassen sich an partiell aktiviertem Aluminiumoxyd in der Mikrosäule auftrennen (KÜBLER u. LORENZ 1963), dagegen nicht Vitamin A-Ester und β-Carotin, die gleich stark adsorbiert werden. Ähnliches gilt für Xanthophylle und Vitamin A-Alkohol, die ebenfalls ein gleiches Adsorptionsvermögen an Al_2O_3 besitzen. Zur qualitativen Differenzierung von Vitamin A-Alkohol, Vitamin A-Ester, β-Carotin und sauerstoffhaltigen Carotinoiden im Blutplasmaextrakt (ZENTZ u. TIEWS, unveröffentlicht) eignet sich jedoch das Verfahren der Dünnschichtchromatographie nach STAHL (1962).

Reagenzien: Kieselgel G_{F254} mit Fluoreszenz-Indikator (E. Merck, Darmstadt); Äthanol, 96%ig; Petroläther Kp. 40—60° (Reinigung nach S. 395); Cyclohexan für die Chromatographie (E. Merck, Darmstadt); Diäthyläther, puriss., peroxydfrei (Reinigung nach S. 397).

Durchführung: 0,3 ml Plasma werden zur Ausfällung der Plasmaproteine tropfenweise mit 0,3 ml 96%igem Äthanol versetzt und kräftig geschüttelt (YUDKIN 1941). Die Extraktion der Plasmalipoide erfolgt zweimal nacheinander mit je 0,5 ml Petroläther (vgl. Mikromethoden B.). Die Petrolätherextrakte werden vereinigt, im Stickstoffstrom eingedampft und in 0,03 ml Petroläther aufgenommen. Hiervon werden 0,02 ml mit Hilfe einer Mikropipette auf eine 20 × 20 cm-Kieselgel-Platte aufgetragen. Das Beschichten der Platten mit Kieselgel erfolgt in üblicher Weise mit einem Brei aus 30 g Kieselgel und 60 g Wasser; die Platten werden durch 30 Minuten langes Erhitzen auf 120° aktiviert und dann im Exsikkator über $CaCl_2$ aufbewahrt. Außerdem trägt man reine Standardlösungen von β-Carotin, Vitamin A-Alkohol, Vitamin A-Acetat und Vitamin A-Palmitat als Vergleichssubstanzen auf. Das Chromatogramm wird mit Cyclohexan-Diäthyläther 80:20

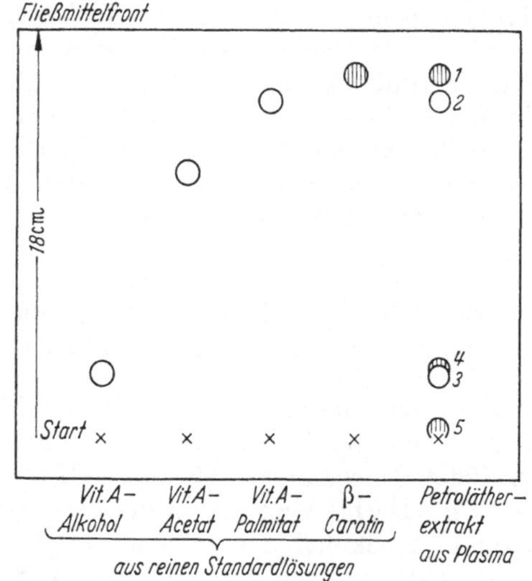

Abb. 64. Dünnschichtchromatographische Auftrennung von Vitamin A-Alkohol, Vitamin A-Ester, β-Carotin und sauerstoffhaltigen Carotinoiden aus dem Blutplasma. Sorptionsschicht: Kieselgel G_{F254} Merck, aktiviert bei 120°; Fließmittel: Cyclohexan-Diäthyläther 80:20, normale Kammersättigung; Laufzeit: ca. 70 Minuten; Höhe der Fließmittelfront: 18 cm. Es bedeuten: 1 Carotin, 2 Vitamin A-Ester, 3 Vitamin A-Alkohol, 4 und 5 nicht näher identifizierte sauerstoffhaltige Carotinoide. 1—3 fluoreszieren im UV-Licht.

(Gemisch vor jeder Trennung neu zubereiten!) bei normaler Kammersättigung aufsteigend entwickelt. Die Trennstrecke soll 18 cm betragen. Es kommt zu einer Auftrennung in Vitamin A-Alkohol, Vitamin A-Ester, β-Carotin und verschiedene sauerstoffhaltige Carotinoide (vgl. Abb. 64). Vitamin A-Alkohol und Vitamin A-Ester erscheinen als fluoreszierende Flecken bei Betrachten im UV-Licht (Analysen-Stablampe PL 335: Hanauer Quarzlampengesellschaft) und lassen sich auch mit C. P.-Reagenz anfärben. β-Carotin und die verschiedenen sauerstoffhaltigen Carotinoide können durch ihre gelbe Eigenfärbung identifiziert werden. Aus der Größe der Flecke läßt sich die jeweilige Substanzkonzentration abschätzen.

17. Bestimmung der Gallensäuren*

Die bis jetzt durchgeführten Untersuchungen zur Bestimmung der Gallensäuren aus Vollblut oder Serum beruhen auf dem Prinzip, die nach Eiweißfällung isolierten Gallensäuren kolorimetrisch, fluorimetrisch bzw. uv-photometrisch zu erfassen. Da diese Nachweisreaktionen unsicher bleiben, solange noch störende Begleitsubstanzen vorhanden sind, ist die Arbeitsweise bei der Extraktion und Reinigung der Gallensäuren von ganz wesentlicher Bedeutung.

Das am meisten benutzte Verfahren stammt von JOSEPHSON (1935). Die Eiweißbestandteile des Blutes werden dabei durch eine heiße Lösung von Äthanol, Bariumhydroxyd und Bariumacetat ausgefällt. Nach Abscheiden des überschüssigen Bariums als Sulfat und erneuter Alkalisierung werden die übrigen Lipoide mit Äthylacetat ausgezogen und aus dem Rückstand die Cholsäure mit Furfurol-Schwefelsäure photometrisch bestimmt.

Das Josephsonsche Verfahren der Eiweißfällung liegt auch den Arbeiten von MINIBECK (1938) und von IRVIN u. Mitarb. (1944) zugrunde. MINIBECK versetzt nach der Eiweißfällung das eingedampfte Filtrat mit Calciumoxyd und Essigester. Die Lipoide gehen dann nach Erhitzen in Lösung. Die im Barium-Calcium-Hydroxyd-Niederschlag verbleibenden Gallensäuren werden in Eisessig-Schwefelsäure aufgenommen und ihre UV-Absorption spektrophotometrisch gemessen. IRVIN u. Mitarb. fällen das Eiweiß in analoger Weise und extrahieren die Neutralfette und das Cholesterin aus dem alkalischen Filtrat mit Äther. Das Neue an der von ihnen ausgearbeiteten Modifikation ist die nun folgende Äther-

---

* Von B. FROSCH und H. WAGENER

extraktion der angesäuerten Gallensäurelösung. Eine Kombination der Verfahren von MINIBECK und IRVIN u. Mitarb. wird von KORANSKY u. THIELE (1955) angegeben, deren Methode von JOPPICH (1956) angewendet und von STIERNSPETZ (1958) modifiziert ist. Allen Verfahren haften jedoch die Nachteile an, daß beträchtliche Verluste während des Analysenganges auftreten — wie es sich bei Wiederauffindungsversuchen mit zugesetzten Gallensäuren ergab (KORANSKY u. THIELE 14%, JOPPICH 30%, STIERNSPETZ 20% Verlust) — und daß lediglich die Cholsäure bestimmt wird.

Das von KIER (1952) entwickelte Verfahren, Cholsäure und Desoxycholsäure gleichzeitig im Blut zu bestimmen, stellt deshalb einen Fortschritt dar, wenn auch wiederum zugesetzte Mengen dieser beiden Gallensäuren nur zu 85% (C) bzw. 77% (DC) wiedergefunden wurden. Zur Eiweißfällung und Extraktion benutzt KIER ein Gemisch von Äthanol-Aceton-Diäthyläther 1:1:1. Eine weitere Verbesserung bringt CAREY (1958), der die Verfahren von JOSEPHSON und von MINIBECK modifiziert, indem die Gallensäuren alkalisch hydrolysiert und nach vorheriger Abtrennung der Lipoide (durch Verteilung zwischen Petroläther, Äther, Äthanol und Wasser) die Tri- und Dihydroxycholansäuren uv-photometrisch bestimmt werden. Sein Verfahren hat jedoch den Nachteil, daß nur freie Gallensäuren erfaßt werden und daß bei der Bestimmung der Dihydroxycholansäuren die Desoxycholsäure vernachlässigt wird, so daß man lediglich den Cholsäure- und den Chenodesoxycholsäuregehalt feststellt.

Das Vorgehen von RUDMAN u. KENDALL (1957) stellt den ersten Versuch dar, die Gesamtzahl der konjugierten und freien Gallensäuren im Serum quantitativ zu bestimmen; allerdings wird der Analysengang dadurch wesentlich komplizierter und zeitraubender. Dazu wird ein alkoholischer Serumextrakt nach JOSEPHSON hergestellt, von dem die Triglyceride und das Cholesterin mit Petroläther abgetrennt werden. Nach alkalischer Hydrolyse können die Gesamtgallensäuren als Summe der nach Verteilungschromatographie (MOSBACH u. Mitarb. 1954) bestimmten freien Gallensäuren ermittelt werden. Zur quantitativen Erfassung der konjugierten und freien Gallensäuren wird von den Untersuchern eine Umkehrphasenchromatographie nach NORMAN (1953) durchgeführt; anschließend werden die Gallensäuren nach alkalischer Hydrolyse und Ätherextraktion der angesäuerten Lösung spektrophotometrisch bestimmt. OSBORN u. Mitarb. (1959) ermitteln den Gesamtgallensäuregehalt und das Verhältnis Trihydroxy-Dihydroxycholansäuren durch folgende Arbeitsgänge: 1. Extrak-

Tabelle 42. *Der Gallensäurengehalt im Blutserum bei Gesunden*

Autoren	Bestimmungsmethode	erfaßte Gallensäure(n)*	Normalwerte in mg/100 ml
Aldrich u. Bledsoe (1928)	Pettenkofer	GC	3—6
Reinhold u. Wilson (1932)	Pettenkofer	C	1
Josephson (1935)	Pettenkofer	C	0,6—2,2
Jenke u. Bandow (1937)	UV-Absorption	TC, GC, C	
Minibeck (1938)	Fluoreszenz	C	Spuren
Irvin u. Mitarb. (1944)	Pettenkofer	C	$0,4 \pm 0,2$
Sherlock u. Walsh (1948)	Pettenkofer	C	0,2—3
Kier (1952)	UV-Absorption	C, DC	C O DC 35
Sobel u. Mitarb. (1953)	Fluoreszenz	C	1,9—3,5
Wysocki u. Mitarb. (1955)	UV-Absorption	C, DC, CDC	C $0,86 \pm 0,06$ DC $0,28 \pm 0,03$ CDC $6,5 \pm 0,9$
Koransky u. Thiele (1955)	UV-Absorption	C	$3,0 \pm 0,2$
Joppich (1956)	UV-Absorption	C	2,7 — 3,5
Rudman u. Kendall (1957)	UV-Absorption	konj. u. freie THC u. DHC	0
Carey (1958)	UV-Absorption	freie THC u. DHC	THC 0—0,31 DHC 0—0,19
Stiernspetz (1958)	UV-Absorption	C	$3,3 \pm 0,3$
Osborn u. Mitarb. (1959)	Fluoreszenz	freie THC u. DHC	Ges. Galls. 1—2 THC:DHC = 0,8
Levin u. Johnston (1962)	Fluoreszenz	Gesamtgallensäuren	$1,2 \pm 0,6$

* C Cholsäure, GC Glycincholat, TC Taurincholat, DC Desoxycholsäure, CDC Chenodesoxycholsäure, THC Trihydroxy-cholansäuren, DHC Dihydroxycholansäuren.

tion nach JOSEPHSON, 2. Gegenstromverteilung, 3. alkalische
Hydrolyse der Konjugate, 4. Herstellung der Methylester, 5.
papierchromatographische Trennung der veresterten freien Gallensäuren und 6. Fluoreszenzmessung der eluierten Flecke. Schließlich
ist noch ein von LEVIN u. JOHNSTON (1962) angegebenes Verfahren
zur Gesamtgallensäurebestimmung zu erwähnen: Aus dem äthanolischen Serumextrakt werden die veresterten Lipoide mit Hexan
abgetrennt. Nach alkalischer Hydrolyse werden die Gallensäuren
aus der angesäuerten Lösung in Äther aufgenommen und nach
nochmaliger Hexanextraktion in konzentrierter Schwefelsäure
fluorimetrisch bestimmt.

Befriedigende papier- oder dünnschichtchromatographische
Methoden sind bis jetzt nicht ausgearbeitet. Dies ist deshalb bedauerlich, weil die vorliegenden Verfahren zur Gewinnung der
Gallensäuren aus dem Blut — wie aus dem Vorstehenden ersichtlich — umständlich und verlustreich sind. Die dünnschicht- oder
papierchromatographische Technik könnte jedoch die Reinigung
wesentlich vereinfachen und sowohl in quantitativer als auch in
qualitativer Hinsicht Vorteile bringen. Zusammenfassend muß
also festgestellt werden, daß bis jetzt nur Ansätze zufriedenstellender Methoden zur Bestimmung der Gallensäuren im Blut vorhanden sind.

a) Methode zur Bestimmung der Serumgallensäuren
nach STIERNSPETZ (1958)

Reagenzien: Äthanol 96%ig; gesättigte wässerige Bariumhydroxydlösung mit 0,4%igem Bariumacetatzusatz; Aufschwemmung
von 3 g Calciumoxyd feinst gepulvert in 90 ml Essigester p. a.;
Essigester p. a.; 10%iger Eisessig in konz. Schwefelsäure.

Durchführung: 0,5 ml Bariumhydroxyd-Lösung wird mit 7 ml
Äthanol versetzt und 1 ml Serum tropfenweise hinzugegeben. Nach
kurzem Aufkochen wird mit Äthanol auf 10 ml aufgefüllt. Nach
14 Stunden langem Stehen wird abfiltriert. 3 ml des Filtrats bringt
man zur Trockene, versetzt den Rückstand mit 4,5 ml Essigester
und gibt 0,1 ml der gut aufgeschüttelten Calciumoxydaufschwemmung hinzu. Nach intensivem Schütteln wird 2 Minuten auf 90°
erwärmt. Der sich bildende Niederschlag wird abzentrifugiert und
nach Abgießen des Überstandes mit 4,5 ml Eisessig-Schwefelsäure
1:10 versetzt. Wenn die Gasentwicklung aufgehört hat, wird die
Extinktion in 1 cm-Küvetten bei 385 mμ gegen Eisessig-Schwefelsäure bestimmt. Die Extinktionswerte werden in einer mit Hilfe

von Cholsäure-Standardlösungen aufgestellten Eichkurve direkt als „Cholatgehalt" abgelesen.

b) Methode zur Bestimmung der Serumgallensäuren
nach Carey (1958)

Reagenzien: 25 g Bariumhydroxyd p. a., wasserfrei, werden in 400 ml dest. Wasser gelöst und zur filtrierten Lösung 4 g Bariumacetat zugesetzt; Natronlauge p. a., 8%ig; Schwefelsäure p. a., 65%ig; Salzsäure p. a., konz.; Äthanol, 50%ig; Diäthyläther p. a., peroxydfrei.

Durchführung: 3 ml Serum werden tropfenweise zu 26 ml Äthanol zugegeben, das vorher mit 1 ml der Bariumlösung versetzt wurde. Nach kurzem Aufkochen wird das Volumen durch Zufügen von Äthanol auf 30 ml eingestellt und zentrifugiert. 25 ml des klaren Überstandes werden zur Trockene gebracht und in 10 ml 50%igem Äthanol aufgenommen, das zuvor mit gleichen Volumina Petroläther und Äther äquilibriert wurde. Durch Zugabe von HCl wird das p_H auf < 3,5 eingestellt. Diese angesäuerte äthanolische Lösung wird mit der äquilibrierten Petroläther-Äther-Phase extrahiert. Die vereinigten äthanolischen Phasen werden nach Neutralisierung mit Natronlauge versetzt und 3 Stunden unter 1 atü Druck gekocht. Das Hydrolysat wird mit 5 ml dest. Wasser verdünnt, mit HCl angesäuert und viermal mit je 20 ml Äther extrahiert. Die vereinigten und mit dest. Wasser säurefrei gewaschenen Ätherextrakte werden eingedampft. Zu dem trockenen Rückstand werden 5 ml 65%ige Schwefelsäure gegeben. Nach 15 Minuten langem Erwärmen auf 60° wird 10 Minuten lang in Eiswasser gekühlt und abfiltriert. Die photometrische Bestimmung erfolgt in Quarzküvetten bei 320 und 380 mu gegen 65%ige Schwefelsäure.

Berechnung: Der Gehalt an Tri- bzw. Dihydroxycholansäuren in μg/ml Serum ergibt sich nach folgenden Gleichungen:

Trihydroxycholansäuregehalt: $1{,}06\ (51{,}3 \cdot E_{320} - 8{,}06 \cdot E_{380})$
Dihydroxycholansäuregehalt: $1{,}06\ (37{,}4 \cdot E_{380} - 4{,}54 \cdot E_{320})$.

Für die Ermittlung der Konstanten muß auf die Originalarbeit verwiesen werden. DC und CDC haben nahezu dasselbe Absorptionsmaximum. Die DC und ihr Einfluß auf die CDC-Bestimmung werden vernachlässigt.

18. Bestimmung des Klärfaktors und der Lipoproteidlipase*

1943 konnte HAHN durch Zufall beobachten, daß die lipämische Trübung des Plasmas nach i. v. Injektion von Heparin innerhalb weniger Minuten verschwindet. Heparin selbst führt diese Klärung jedoch nicht unmittelbar herbei; nach in vitro-Zusatz von Heparin zu lipämischem Plasma kommt es zu keiner Klärung. Plasma, das wenige Minuten nach i. v. Injektion von Heparin gewonnen wird, kann auch in vitro lipämisches Plasma klären (ANDERSON u. FAWCETT 1950). Nach der Injektion von Heparin tritt demnach im Blut ein Faktor auf, der in vivo und in vitro die Lipämie beseitigt. Dieser Faktor wurde Clearing-Factor oder Klärfaktor genannt (ANFINSEN u. Mitarb. 1952).

Eine Analyse der Klärwirkung zeigte, daß die Chylomikronen, welche die postalimentäre Trübung des Plasmas bedingen, während dieser Reaktion verschwinden (SWANK u. WILMOT 1951). Durch eine Reihe von Untersuchungen konnte nachgewiesen werden, daß ein Ferment den teilweisen Abbau dieser Chylomikronen bewirkt, wodurch deren physikalisch-chemischer Zustand verändert und somit die Trübung beeinflußt wird. Dieser Vorgang beruht auf einer hydrolytischen Aufspaltung des Triglyceridanteiles, weshalb das Ferment zu den Lipasen zu rechnen ist; Phosphatide und Cholesterin bleiben unverändert (ANFINSEN u. Mitarb. 1952; NICHOLS u. Mitarb. 1952; SHORE u. Mitarb. 1953; GROSSMAN u. Mitarb. 1954; ZÖLLNER u. FRINGS 1956). Das spezifische Substrat dieses Fermentes sind an Eiweiß „gebundene" Triglyceride (Lipoproteide). Aus diesem Grunde erhielt das Ferment die Bezeichnung „Lipoproteidlipase" (KORN 1955a).

Zwischen den Begriffen „Klärung" und „Lipolyse" bzw. „Klärfaktor" und „Lipoproteidlipase" muß streng unterschieden werden. Von einem „Klärfaktor" kann man nur sprechen, wenn eine Klärung, d. h. eine Trübungsabnahme, gemessen wird. Die Bezeichnung „Lipoproteidlipase" ist nur zu verwenden, wenn die hydrolytische Spaltung von Triglyceriden bestimmt wird.

a) Bestimmung des Klärfaktors

Eine standardisierte Methode gibt es nicht. Im folgenden werden deshalb Angaben gemacht, die es erlauben, mit den zur Verfügung stehenden Mitteln selbst eine Methode einzurichten. Ver-

---

* Von S. SAILER, F. SANDHOFER und H. BRAUNSTEINER.

gleiche der Ergebnisse verschiedener Untersucher sind nur bei
genau gleicher Technik möglich.

Prinzip: Setzt man Post-Heparin-Plasma einer Fettemulsion
zu, dann nehmen die Fetteilchen an Durchmesser und Zahl ab.
Dies hat eine Änderung der Streuung von durchfallendem Licht
zur Folge. Diese Änderung wird optisch registriert und gilt als Maß
für die Aktivität des Klärfaktors.

Methodik: *a) Substrat.* Als Substrat zur Messung der Klärreaktion kommen lipämisches Plasma, Chylomikronen oder künstliche
Fettemulsionen mit entsprechenden Stabilisatoren in Frage. Lipämisches Plasma, Chylomikronen, die aus Plasma durch Zentrifugieren gewonnen werden, oder Chylomikronen aus Chylus sind
von heterogener Zusammensetzung. Sie bestehen zum Teil aus
Lipoproteiden niedriger Dichte, die zwar Triglyceride enthalten,
aber keine Trübung verursachen (PAGE u. Mitarb. 1953; COURTICE
u. MORRIS 1955; LINDGREN u. Mitarb. 1955, 1956). Aus diesen Gründen ist zur Messung des Klärfaktors künstlichen Fettemulsionen
von konstanter Zusammensetzung der Vorzug zu geben. Von den
meisten Untersuchern wurde Ediol (Fa. Schenlabs Pharmaceuti-
cals), eine kommerzielle Emulsion von Kokosöl mit Stabilisatoren,
verwendet.

Die Substratkonzentration muß derart gewählt werden, daß
einerseits die Reaktion linear abläuft, andererseits genügend Licht
durch die zu messende Probe durchtritt. Meist wird eine Substratkonzentration von 0,1 g% verwendet.

β) Durchführung. Im allgemeinen wird eine Wellenlänge von
650 mμ oder einem naheliegenden Bereich verwendet. Wie BORG-
STRÖM (1956) zeigen konnte, wird bei dieser Wellenlänge im
wesentlichen die Abspaltung der ersten Fettsäurekette erfaßt. Die
bei diesem Vorgang entstehenden Diglyceride, Monoglyceride und
freien Fettsäuren sollen bei einem p$_\mathrm{H}$ von 8—9 Micellen bilden,
deren Größe kleiner als die genannte Wellenlänge ist und die aus
diesem Grunde die Trübung nicht beeinflussen.

Das p$_\mathrm{H}$-Optimum liegt nach verschiedenen Untersuchern zwischen 8—9. Im allgemeinen wird bei einem p$_\mathrm{H}$ von 8,5 gemessen.

Die Aktivitätsbestimmung soll bei 25° erfolgen (GROSSMAN
1954).

Die Reaktion nimmt in 0,9%iger NaCl-Lösung während einer
Zeitdauer von 30— 60 Minuten unter den gegebenen Bedingungen
einen linearen Verlauf.

γ) Diskussion. Gegen die Verwendung der Trübungsmessung
zur Beurteilung der Aktivität des „Klärfaktors" in vitro wurde
eine Reihe von Einwänden vorgebracht:

1. Die Trübung hängt nicht nur vom Triglyceridgehalt ab, sondern auch von der Natur der Emulgatoren und besonders von der Größe der einzelnen Fetteilchen. Wie aus der Raleighschen Formel hervorgeht, nimmt das gestreute Licht proportional der Teilchenzahl und dem Quadrat ihres Volumens zu. Der Teilchendurchmesser hat demnach einen viel größeren Einfluß als die Teilchenzahl. Hierzu muß bemerkt werden, daß diese einfache Beziehung nur bis zu einem Teilchendurchmesser von etwa 1/15 der verwendeten Lichtwellenlänge gilt. Bei größeren Teilchen wird die mathematische Beschreibung durch Reflexionen, Brechungsphänomene, Lichtabsorption und andere Effekte erschwert. Bei Teilchengrößen über der verwendeten Wellenlänge ist es erlaubt, Eichkurven für den gewünschten Bereich der Substratkonzentration aufzustellen und damit zu arbeiten.

2. Im Verlaufe der Reaktion treten bei in vitro-Systemen sekundäre Veränderungen der physikalisch-chemischen Eigenschaften der Substrate (Bildung von Di- und Monoglyceriden) oder der Reaktionsprodukte (Trübung durch Ausfallen von Ca-Seifen) auf, die zu Veränderungen der Strahlendurchlässigkeit des Systems führen können (BROWN u. Mitarb. 1953; KRAUPP 1963).

3. Exogene Einflüsse auf die Oberflächenstruktur der Chylomikronen bzw. Lipoproteide können den Verlauf der Klärreaktion beeinflussen. Solche Eigenschaften wurden z. B. dem Protaminsulfat zugeschrieben, das den Löslichkeitszustand von Chylomikronen verändern (ROBINSON u. FRENCH 1960) und dadurch eine Zunahme der Trübung hervorrufen kann.

Trotz dieser Bedenken muß festgehalten werden, daß sowohl die Entdeckung des Post-Heparin-Klärfaktors als auch die ersten grundlegenden Untersuchungen über dieses Phänomen mit dieser Methode durchgeführt wurden. Unter Berücksichtigung der oben angeführten Voraussetzungen konnten die Mehrzahl der Untersucher, die einen Vergleich zwischen Trübungsmessung und Bestimmung der Lipase durch Messung der Freisetzung von freien Fettsäuren durchgeführt haben, eine recht gute Übereinstimmung finden (KORN 1958), selbst wenn manche Lipoproteide, die als Substrate der Lipoproteidlipase fungieren, teilweise wasserlöslich sind und ihr fermentativer Abbau durch die Verfolgung der Klärung nicht erfaßt wird (BROWN u. Mitarb. 1953; KORN 1955a).

Ein wesentlicher Vorteil der Bestimmung des Klärfaktors liegt darin, daß die Methode technisch sehr einfach und bei Verwendung zweckmäßiger Emulsionen auch recht empfindlich ist. Entsprechende Vergleichsansätze sind aber unbedingt notwendig, damit nicht-klärfaktor-bedingte Trübungsänderungen erkannt werden. Der besondere Wert der Methode bei künftigen Untersuchungen liegt darin, daß bei gleichzeitiger Verwendung exakter chemischer Methoden (Fettsäuretitration) Aussagen über physikochemische Vorgänge während der Klärreaktion möglich werden (ZÖLLNER 1963).

b) Bestimmung der Lipoproteidlipase

Prinzip: An Eiweiß gebundene Triglyceride werden unter Einwirkung der Lipoproteidlipase hydrolytisch gespalten. Als Reaktionsprodukte entstehen freie Fettsäuren, Glycerin, Mono- und Diglyceride. Der Reaktionsablauf kann verfolgt werden durch Bestimmung des freiwerdenden Glycerins (vgl. S. 308ff) oder durch Bestimmung der freiwerdenden freien Fettsäuren (titrimetrisch oder manometrisch).

Methodik: *a) Substrat.* Die Lipoproteidlipase hat die charakteristische Eigenschaft, Chylomikronen, Low-density-Lipoproteide oder mit Serum bzw. Plasma vorinkubierte Fettemulsionen wesentlich schneller zu spalten als reine Fettemulsionen (KORN 1955b). Letztere sollen deshalb zur Messung der Lipoproteidlipase nicht verwendet werden.

Die Gewinnung von Chylomikronen in genügender Menge erfordert großen technischen Aufwand (sehr große Plasmamengen, bei Tieren evtl. Kanülierung des Ductus thoracicus und dgl.); auch für die Präparation von Low-density-Lipoproteiden bestehen ähnliche Schwierigkeiten (große Plasmamengen, Ultrazentrifuge). Sie können deshalb zur routinemäßigen Bestimmung nicht verwendet werden.

Die Reaktionsgeschwindigkeit ist bei Verwendung von mit Plasma oder Serum präinkubierten Fettemulsionen praktisch dieselbe wie bei Verwendung der endogenen Substrate. Derartige künstliche Lipoproteide bieten den Vorteil, daß sie — in konstanter Zusammensetzung — einfach herzustellen sind. Die größte Reaktionsgeschwindigkeit fanden wir in Übereinstimmung mit anderen Untersuchern bei Verwendung von Kokosfett (SAILER u. Mitarb. 1961).

Aus der pS-Kurve (Abb. 65) geht die Abhängigkeit der Reaktionsgeschwindigkeit von der gewählten Substratkonzentration hervor. Es besteht eine Hemmung durch Substratüberschuß; das Substratoptimum liegt bei den gewählten Bedingungen bei 4% (SAILER u. Mitarb. 1961; EGGSTEIN 1963). Dies ist wichtig, weil viele Untersuchungen mit wesentlich niedrigeren Substratkonzentrationen durchgeführt wurden und bei Verwendung von Trübungsmessungen derart hohe Konzentrationen methodisch nicht möglich sind. Wie die Untersuchungen von SARDA u. DESNUELLE (1958) ergeben haben, ist die entscheidende Größe jedoch nicht die absolute Triglyceridkonzentration, sondern die gesamte Fett-Wasser-Grenzfläche der Emulsion. Eine Änderung der Emulgatoren oder Emulgierung kann auf Grund dieser Überlegung ein anderes Substratoptimum zur Folge haben.

β) Durchführung. Das p_H-Optimum liegt wie bei anderen Lipasen im alkalischen Bereich. Eine exakte Festlegung des p_H-Optimums ist bis jetzt nicht möglich, da die betreffenden Untersuchungen bisher noch nicht am gereinigten Ferment durchgeführt wurden. Nach den bisherigen Untersuchungen liegt das p_H-

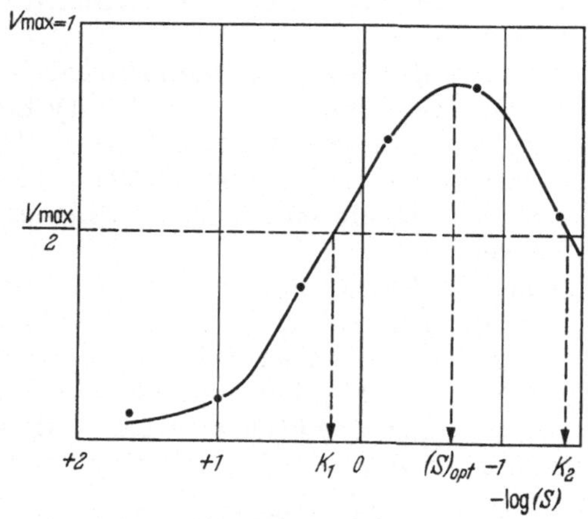

Abb. 65. pS-Kurve. Abhängigkeit der Reaktionsgeschwindigkeit von der gewählten Substratkonzentration. Die einzelnen Punkte sind Mittelwerte aus je drei Messungen. Ordinate: Reaktionsgeschwindigkeit, $V_{max} = 1$. Abszisse: Negativer Logarithmus der Substratkonzentration (g%). Ansatz siehe Text (nach SAILER u. Mitarb. 1961).

Optimum der Lipoproteidlipase bei 8,5 (KORN u. QUIGLEY 1957; KERN u. Mitarb. 1961).

Die Lipoproteidlipase wird bei einer Ionenstärke von über 0,5m gehemmt (KORN 1955). Bei Bestimmung der Fermentaktivität ist diesem Umstand Rechnung zu tragen.

Die während der Reaktion freiwerdenden Reaktionsprodukte, besonders die freien Fettsäuren, bewirken eine Verminderung der Reaktionsgeschwindigkeit (GORDON u. Mitarb. 1953). Um eine Linearität des Reaktionsablaufes während der Messung zu gewährleisten, ist deshalb die Anwesenheit eines Fettsäureakzeptors im Reaktionsgemisch notwendig (vgl. Abb. 66). Als derartiger Akzeptor wird am besten von Fettsäuren gereinigtes (HOLLENBERG 1959) Albumin verwendet.

Die Reaktionsgeschwindigkeit ist niedrig; als Temperatur wird deshalb 37° verwendet.

Da die Leukozyten eine Lipaseaktivität besitzen (BRAUN-STEINER u. Mitarb. 1964), Thrombocyten hingegen die Lipaseaktivität hemmen (FEKETE u. Mitarb. 1958; MITCHEL 1959), ist eine sorgfältige und rasche Abtrennung der zellulären Elemente des Blutes unbedingt notwendig.

In vitro zugesetztes Heparin hemmt in einer Konzentration von über 100 μg/ml, während kleinere Konzentrationen aktivieren sollen (BROWN u. Mitarb. 1953; KORN 1955a).

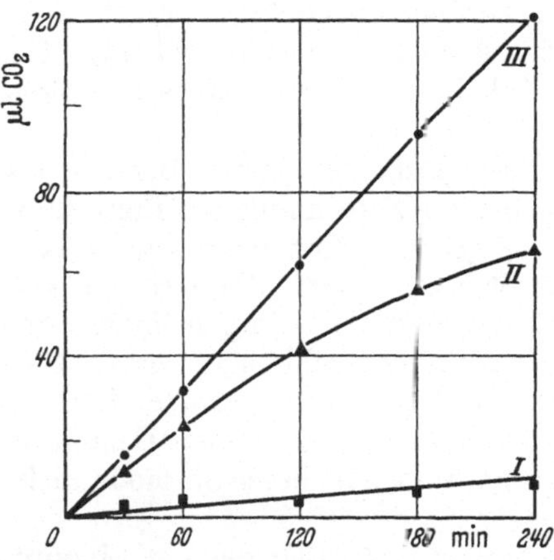

Abb. 66. Abhängigkeit der Reaktionsgeschwindigkeit bzw. des Reaktionsverlaufes von der Konzentration des Albumins im Reaktionsgemisch. Ordinate: Gemessene Menge Kohlendioxyd (Warburg-Apparatur), Abszisse: Zeit in Minuten. Ansatz siehe Text. I = Plasma ohne vorhergehende Heparininjektion, Albuminkonzentration 4 g%. II = Plasma 5 min nach 100 E/kg Heparin i. V. Albuminkonzentration 0,8 g%. III = Plasma wie in II, Albuminkonzentration 4 g%.

Weitere Eigenschaften des Fermentes, besonders sein Verhalten gegenüber Hemmstoffen (einwertige Ionen, Protaminsulfat, Alkylphosphate usw.), wurden von KORN 1958 zusammengestellt. Diese werden heute allgemein als Kriterien zur Charakterisierung der Lipoproteidlipase verwendet und sollen bei Bestimmungen dieses Fermentes berücksichtigt werden.

Bestimmung der freigesetzten Fettsäuren

Bei der *manometrischen Methode* setzen die während der Triglyceridspaltung entstehenden Fettsäuren aus einem Bicarbonatpuffer Kohlendioxyd frei, das manometrisch gemessen werden kann. Dieses Prinzip wurde schon seit langem zur Messung der Lipaseaktivität herangezogen (RONA u. LASNITZKI 1924; SINGER u. HOFSTEE 1948; WILLS 1954; KRAUPP u. Mitarb. 1956; SAILER u. Mitarb. 1961; SHORE u. SHORE 1961). Nach unseren Erfahrungen lassen sich mit dieser Methode noch verhältnismäßig geringe Enzymaktivitäten nachweisen, wie sie z. B. nach i. v. Injektion von 30 μg Heparin/kg Körpergewicht im Plasma des Menschen auftreten.

Versuchsansatz (bei den angegebenen Zahlen handelt es sich um Endkonzentrationen): Post-Heparin-Plasma 20%, Kokosfett 4% (als 30%ige Emulsion in menschlichem Plasma, das von nüchternen Personen abgenommen wurde; durch Homogenisation mit dem Ultra-Turrax-Mischer hergestellt), 0,24m Natriumbicarbonat als Puffer- und Verdünnungsmittel; Endvolumen 2 ml; pH 8,2; Gasphase Stickstoff 95%, Kohlendioxyd 5%; Thermobarometer mit demselben Inhalt ohne Fermentzusatz; Ablesung alle 20 Minuten.

Auf diese Weise kann der lineare Bereich des Reaktionsablaufes ermittelt und zur Berechnung der Enzymaktivität herangezogen werden. Bei geringen Enzymaktivitäten läuft die Reaktion durch mehrere Stunden linear. Da sich im Reaktionsgemisch Eiweiß und alkalische Pufferlösung befinden, darf die Kohlendioxyd-Retention nicht vernachlässigt werden. Nach der üblichen Methode bestimmt (WARBURG u. Mitarb. 1931), beträgt sie bei obigem Ansatz etwa 14 μl. Aus diesem Grunde lassen sich sehr kleine Enzymaktivitäten mit dieser Methode nicht mehr quantitativ bestimmen.

Bei der *titrimetrischen Bestimmung* der Lipoproteidlipase werden die während der Triglyceridspaltung freiwerdenden Fettsäuren extrahiert und titrimetrisch bestimmt. Die Differenz der freien Fettsäuren vor und nach der Inkubation wird als Maß der lipolytischen Aktivität verwendet.

Diese Methode stellt derzeit die genaueste und auch empfindlichste Methode dar. Mit ihr gelingt der Nachweis sehr kleiner Enzymaktivitäten, wie sie im Plasma auch ohne vorhergehender Heparininjektion vorhanden sind (SANDHOFER u. Mitarb. 1962).

Versuchsansatz: 0,1 bis 1,5 ml des zu untersuchenden Plasmas; 0,1 ml 0,4m TRIS-Puffer pH 8,2; 0,4 ml einer 30%igen Emulsion von Kokosfett (mit dem Ultra-Turrax-Homogenisator hergestellt) mit dem Plasma von einer nüchternen Person. Als Fettsäureakzeptor dient Albumin (durch Zusatz von Bovine Serum Albumin, Fraction V, Fa. Armour Pharmaceutical Co. Ltd. USA auf eine Endkonzentration von 4 g% gebracht). Als Verdünnungsmittel wird 0,9%ige NaCl-Lösung verwendet. Leerwert: Anstelle des zu untersuchenden Plasmas wird 0,9%ige NaCl eingesetzt. Endvolumen 2 ml. Die Proben werden in mehrfacher Menge angesetzt, je nach Zahl der geplanten Bestimmungen. Zum Zeitpunkt 0 sowie nach entsprechenden Intervallen (10—120 min bei 37°) werden die freien Fettsäuren bestimmt (S. 339ff.).

γ) Wahl der Fermenteinheit. Die Enzyme Commission der International Union of Biochemistry (IUB) und die Clinical Chemistry Commission der International Union of Pure and Applied Chemistry (IUPAC) hat einen Vorschlag von RACKER (COOPER u. Mitarb. 1958) übernommen und Empfehlungen zur Vereinheitlichung der Nomenklatur der Enzymeinheiten angegeben. Demnach soll eine Internationale Einheit (I. U.) definiert werden als die Enzymmenge, die 1 μMol Substrat, bzw. bei Estern mehrwertiger Alkohole 1 μMol freie Säure, pro Minute umsetzt. Die übrigen Bedingungen sind optimale Substratkonzentration, optimale Ionenstärke des Puffers und optimaler p_H-Wert. Die

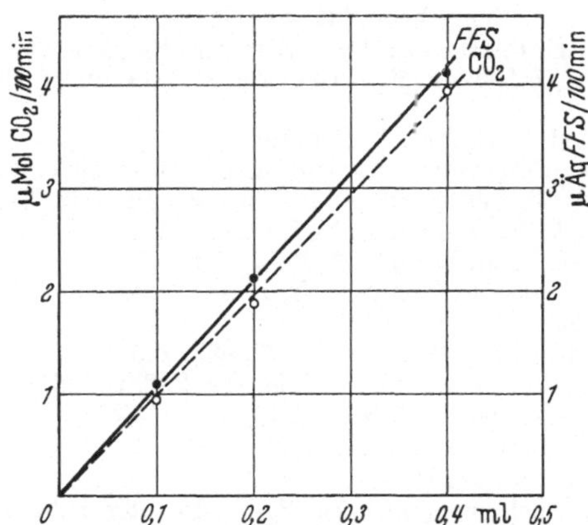

Abb. 67. Vergleich der manometrischen und titrimetrischen Methode. Ansatz s. Text. o = manometrisch gemessene Werte (μMol CO_2/100 min). ● = titrimetrisch gemessene Werte (μval freie Fettsäuren, die in 100 min gebildet werden). Auf der Abszisse ist die eingesetzte Menge Post-Heparin-Plasma aufgetragen (nach SAILER u. SANDHOFER 1962).

Bezugsmenge bei Plasma oder Serum sollen 1000 ml sein. Da bei Verwendung der manometrischen und der titrimetrischen Methode zur Bestimmung der Lipoproteidlipase die Ergebnisse sehr gut in diesen Einheiten angegeben werden können, sollten in Zukunft als Maß der lipolytischen Aktivität Internationale Einheiten (I. U. = μMol freigesetzte freie Fettsäuren/min/1000 ml Plasma bei 37°) gewählt werden.

δ) Vergleich der manometrischen und titrimetrischen Methode.
In Abb. 67 ist ein Versuch wiedergegeben, aus dem hervorgeht,
daß die freigesetzten Fettsäuren auch manometrisch fast quantitativ erfaßt werden. Beide Methoden können auch zur quantitativen Lipoproteidlipase-Bestimmung im Gewebe verwendet werden (SAILER u. SANDHOFER 1962).

19. Literaturverzeichnis

ABELL, L. L., B. B. LEVY, B. B. BRODIE u. F. E. KENDALL: J. Biol. Chem.
195, 357 (1952).
ALBRINK, M. J.: J. Lipid Res. 1, 53 (1959).
ALDRICH, M. u. M. BLEDSOE: J. Biol. Chem. 77, 519 (1928).
AMINOFF, D.: Virology 7, 355 (1959).
— Biochem. J. 81, 384 (1961).
ANDERSON, N. G. u. B. FAWCETT: Proc. Soc. exp. Biol. Med. 74, 768 (1950).
ANFINSEN, C. B., E. BOYLE u. R. K. BROWN: Science 115, 583 (1952).
AXELROD, J., J. REICHENTHAL u. B. B. BRODIE: J. Biol. Chem. 204, 903
(1953).

BARTLETT, G. R.: J. Biol. Chem. 234, 466 (1959).
BAUER, F. G. u. E. F. HIRSCH: Arch. Biochem. Biophys. 20, 242 (1949).
BESSEY, O. A., O. H. LOWRY, M. J. BROCK u. J. A. LOPEZ: J. Biol. Chem. 166,
177 (1946).
BIEGLER, R.: Med. u. Ernähr. 1, 27 (1960).
—, E. BÖHLE, W. SCHRADE u. W. ABT: Klin. Wschr. 38, 532 (1960).
BIERI, J. G. u. M. O. SCHULTZE: Arch. Biochem. Biophys. 34, 273 (1951).
BIERMAN, E. L., V. P. DOLE u. T. N. ROBERTS: Diabetes 6, 475 (1957).
BISAZ, S.: Schweiz. med. Wschr. 82, 692 (1952).
BLADON, P.: Cholesterol Chemistry. In R. P. COOK: Cholesterol. Academic
Press Inc. Publ., New York 1958.
BLANKENHORN, D. H.: J. Biol. Chem. 227, 963 (1957).
—, G. ROUSER u. T. I. WEIMER: J. Lipid Res. 2, 281 (1961).
BLIX, G.: Acta chem. Scand. 2, 467 (1948).
BLOOR, W. R.: J. Biol. Chem. 77, 53 (1928).
— J. Biol. Chem. 170, 671 (1947).
BÖHLE, E.: Untersuchungen über den Fett- und Intermediärstoffwechsel bei
der Arteriosklerose. In: R. EMMRICH u. E. PERLICK: Gefäßwand und Blut-
plasma. VEB Fischer, Jena 1960.
— Habil.-Schrift, Frankfurt/M. 1963.
—, u. E. Harmuth: Z. Klin. Chem. 1, 83 (1963).
—, R. BIEGLER u. H. HOHNBAUM: Die Medizinische 1958, 664.
BÖHM, P.: Dtsch. Z. Verdau. Stoffw. 19, 65 (1959).
—, St. DAUBER u. L. BAUMEISTER: Klin. Wschr. 32, 289 (1954).
BÖTTCHER, C. J. F., F. P. WOODFORD, E. BOELSMA-VAN HOUTE u. C. M. VAN
GHENT: Reç. trav. chim. Pays-Bas 78, 794 (1959).
—, C. PRIES u. C. M. VAN GHENT: Reç. trav. chim. Pays-Bas 80, 1169 (1961).
BORGSTRÖM, B.: Acta physiol. Scand. 25, 111 (1952).
— Intern. Conf. Biochem. Problems Lipids, 2nd Conf., 179 (1956). Zit. nach
M. KATES: Lipolytic Enzymes. In K. BLOCH: Lipide Metabolism. John
Wiley & Sons, Inc., New York-London, 1960, S. 165—237.

BOYD, E. M.: J. Biol. Chem. 114, 223 (1936).
BRAGDON, I. H.: J. Biol. Chem. 190, 513 (1951).
BRANTE, G.: Acta Physiol. Scand. 18, Suppl. 63 (1949).
BRAUNSTEINER, H., F. DIENSTL, S. SAILER u. F. SANDHOFER: Wien. Zschr. inn. Med. 45, 253 (1964).
BROWN, R. K., E. BOYLE u. C. B. ANFINSEN: J. Biol. Chem. 204, 423 (1953).
BUTLER jr., W. M., H. M. MALING, M. G. HORNING u. B. B. BRODIE: J. Lipid Res. 2, 95 (1961).

CARDON, P. V. u. R. S. GORDON: J. psychosomatic Res. 4, 5 (1959).
CAREY jr., J. B.: J. Clin. Invest. 37, 1494 (1958).
CARLSON, L. A.: J. Atheroscler. Res. 3, 334 (1963).
—, u. J. ÖSTMAN: Metabolism. 10, 781 (1961).
—, u. B. PERNOW: J. Lab. Clin. Med. 53, 833 (1959).
— — J. Lab. Clin. Med. 58, 673 (1961).
—, u. L. B. WADSTRÖM: In: The Blood Lipids and the Clearing-Factor. Herausgegeben von der Königlich-Flämischen Akademie Brüssel, III. Int. Conf. Biochem. Probl. Lipids 1956, S. 123.
— — Scand. J. Clin. Lab. Invest. 10, 407 (1958).
— — Clin. Chim. Acta 4, 197 (1959).
CARLSTEN, A., B. HALLGREN, R. JAGENBURG, A. SVANBORG u. L. WERKÖ: Scand. J. Clin. Lab. Invest. 13, 418 (1961).
— — — — — Scand. J. Clin. Lab. Invest. 14, 185 (1962).
CARR, T. H. u. E. A. PRICE: Biochem. J. 20, 497 (1926).
CHABROL, E., M. BÖSZORMÉNYI u. P. FALLOT: Sem. Hôp. Paris 25, 3446 (1949).
—, u. R. CHARONNAT: Presse méd. 45, 1713 (1937).
CHENG, A. L. S. u. D. B. ZILVERSENIT: J. Lipid Res. 1, 190 (1960).
CHLOUVERAKIS, G. u. P. HARRIS: Nature 188, 1111 (1960).
CISWICKA, M., A. MICHAJLIK u. M. SZNAJDERMAN: Acta med. Scand. 161, 391 (1958).
COLEMAN, C. M. u. G. MIDDLEBROOK: Science 126, 163 (1957).
COLLINS, F. D. u. L. W. WHEELDON: Biochem. J. 70, 46 (1958).
COOK, R. P. u. J. B. M. RATTRAY: Methods of Isolation and Estimation of Sterols. In: R. P. COOK: Cholesterol. Academic Press Inc. Publ. New York 1958.
COOPER, J., P. A. SRERE, M. TABACHNICK u. E. RACKER: Arch. Biochem. Biophys. 74, 306 (1958).
COURTICE, F. C. u. B. MORRIS: Quart. J. exp. Physiol. 40, 138 (1955).
CORVILAIN, J., B. LOEB, A. CHAMPENOIS u. M. ABRAMOV: Lancet 7176, 534 (1961).

DAVIS, B. D.: Arch. Biochem. 15, 351 (1947).
DELSAL, J. L.: Bull. soc. chim. biol. 36, 1329 (1954).
DISCHE, Z.: Mikrochem. 8, 4 (1930).
DITTMER, J. C., J. L. FEMINELLA u. D. J. HANAHAN: J. Biol. Chem. 233, 862 (1958).
DOLE, V. P.: J. Clin. Invest. 35, 150 (1956).
—, u. H. MEINERTZ: J. Biol. Chem. 235, 2595 (1960).
—, A. T. JAMES, J. P. W. WEBB, M. A. RIZACK u. M. F. STARMAN: J. Clin. Invest. 38, 1544 (1959).

EGGSTEIN, M.: Die Bestimmung der veresterten Fettsäuren und der Nachweis von Sphingomyelin im Blut. In: The Blood Lipids and the Clearing-

Factor. Herausgegeben von der Königl.-Flämischen Akademie Brüssel, III. Int. Conf. Biochem. Probl. Lipids. 1956, S. 150.
— Habilitationsschrift Marburg 1960a.
— in „Klinik der Gegenwart" Bd. 9, S. 593. Urban & Schwarzenberg, München-Berlin 1960b.
— Medizin und Ernährung 2, 1 (1961a).
— Determination of Neutral Fats in Serum. Vortrag Rockefeller Institute, New York 1961b.
— Über Wechselbeziehungen zwischen Lipolyse und Antithrombinaktivität im Plasma nach Heparin(oiden). In: H. BRAUNSTEINER, S. SAILER u. F. SANDHOFER: Lipoproteidlipase. Symposion Wien 1962. S. Karger, Basel-New York 1963, S. 84—99.
—, u. F. H. KREUTZ: Die enzymatische Bestimmung der Neutralfette im Blutserum. Laboratoriumsärzte-Tagung, Bad Kissingen 1964a.
— — Klin. Wschr. in Vorbereitung (1964b).
ELSON, L. A. u. W. T. J. MORGAN: Biochem. J. 27, 1824 (1933).
EXLEY, D.: Biochem. J. 67, 52 (1957).

FEIGL, F., V. ANGER u. O. FREHDEN: Mikrochem. 15, 9 (1934).
FEKETE, L. L., W. F. LEVER u. E. KLEIN: J. Lab. Clin. Med. 52, 680 (1958).
FELDHEIM, W.: Schweiz. med. Wschr. 85, 1242 (1955).
FEULGEN, R., W. BOGUTH u. G. ANDRESEN: Z. physiol. Chem. 287, 90 (1951).
FILLERUP, D. L. u. J. F. MEAD: Proc. Soc. exp. Biol. Med. 83, 574 (1953).
FOLCH, J., J. ASCOLI, M. LEES, J. A. MEATH u. E. N. LE BARON: J. Biol. Chem. 191, 833 (1951).
—, M. LEES u. G. H. S. STANLEY: J. Biol. Chem. 226, 497 (1957).
—, u. D. D. VAN SLYKE: J. Biol. Chem. 129, 539 (1939).
FREDRICKSON, D. S., D. L. McCOLLESTER u. K. ONO: J. Clin. Invest. 37, 1333 (1958).
—, u. R. S. GORDON: Physiol. Rev. 38, 585 (1958a).
— — J. Clin. Invest. 37, 1504 (1958b).
FRIEDBERG, S. J., W. R. HARLAN, D. L. TROUT u. E. H. ESTES: J. Clin. Invest. 39, 215 (1960).

GELLHORN, A. u. P. A. MARKS: The Metabolism of Human Adipose Tissue in Vitro. In: S. GARALTINI u. R. PAOLETTI: Drugs Affecting Lipid Metabolism. Elsevier, Amsterdam 1961.
GEY, K. u. H. SCHÖN: Z. physiol. Chem. 305, 151 (1956).
GLICK, D.: J. Biol. Chem. 156, 643 (1944).
GODDU, R. F., N. F. LeBLANC u. C. M. WRIGHT: Anal. Chem 1955, 1251
GOODMAN, W. S. u. R. S. GORDON: Am. J. Clin. Nutr. 6, 669 (1958).
GORDON, R. S. u. A. CHERKES: J. Clin. Invest. 35, 206 (1956).
— —, u. H. GATES: J. Clin. Invest. 36, 810 (1957).
—, E. BOYLE, R. K. BROWN, A. CHERKES u. C. B. ANFINSEN: Proc. Soc. Exp. Biol. Med. 84, 168 (1953).
GROSSMAN, M. I.: J. Lab. Clin. Med. 43, 445 (1954).
—, H. C. MOELLER u. L. PALM: Proc. Soc. exp. Biol. Med. 90, 106 (1955).
—, L. PALM, G. H. BECKER u. H. C. MOELLER: Proc. Soc. exp. Biol. Med. 87, 312 (1954).

HACK, M. H.: Arch. Biochem. Biophys. 58, 19 (1955).
HAHN, P. F.: Science 98, 19 (1943).
HALLGREN, B. u. A. SVANBORG: Scand. J. Clin. Lab. Invest. 14, 179 (1962).

HAMMOND, EARL G. u. W. O. LUNDBERG: Arch. Biochem Biophys. 57, 517 (1955).
HANAHAN, D. J. u. J. N. OLLEY: J. Biol. Chem. 231, 813 (1958).
HAVEL, R. J.: J. Clin. Invest. 36, 848 (1957).
HERDENSTAM, G. G.: Acta med. Scand. 166, 475 (1960).
HESTRIN, S.: J. Biol. Chem. 180, 249 (1949).
HILL, N. T.: Ind. Eng. Chem. Anal. E. D. 18, 317 (1946).
— Anal. Chem. 19, 932 (1947).
HOLLENBERG, C. H.: Amer. J. Physiol. 197, 667 (1959).
HOLLIFIELD, G., M. PERLMAN u. W. PARSON: Metabolism 11, 117 (1962).
HOLMAN, R. T.: Measurement of Polyunsaturated Fatty Acids. In: D. GLICK: Methods of Biochemical Analysis. Bd. S. 99. Interscience Publ., New York-London 1957.
—, u. H. HAYES: Anal. Chem. 30, 1422 (1958).
HORNSTEIN, J., J. A. ALFORD, L. E. ELLIOTT u. P. R. CROWE: Anal. Chem. 32, 540 (1960).

INOYE, Y. u. H. YUKAWA: J. Agric. Chem. Soc. Japan. Bull. 17, 411 — ref. Ber. Physiol. 122, 546 u. 129, 579 (1941).
IRVIN, J., C. G. JOHNSTON u. J. KOPOLA: J. Biol. Chem. 153, 439 (1944).

JENKE, M. u. F. BANDOW: Z. physiol. Chem. 249, 16 (1937).
JINDO, A.: Arch. Japan. Chir. 30, 1 (1961).
JOPPICH, G.: Mschr. Kinderheilk. 104, 439 (1956).
JOSEPHSON, B.: Biochem. J. 29, 1519 (1935).
JOVER, A.: J. Lipid Res. 4, 228 (1963).

KARPAČEVA, V. A.: Biochimija 28, 204 — zit. nach Nutr. Abstr. and Rev. 33, 5913 (1963).
KATSURA, S., T. HATAKEYAMA u. K. TAJIMA: Biochem. Z. 269, 231 (1934).
KERN JR., F., L. STEINMANN u. B. B. SANDERS: J. Lipid Res. 2, 51 (1961).
KESSLER, J. I.: J. Lab. Clin. Med. 59, 558 (1962).
KIER, L. D.: J. Lab. Clin. Med. 40, 755 (1952).
KIMBLE, M. S.: J. Lab. Clin. Med. 24, 1055 (1938—39).
KLENK, E. u. H. LANGERBEINS: Z. physiol. Chem. 270, 185 (1941).
—, u. G. UHLENBRUCK: Z. physiol. Chem. 307, 266 (1957).
KNORR, D., K. G. LIEBREICH u. H. BAITSCH: Klin. Wschr. 39, 1143 (1961).
KON, S. K. u. E. H. MAWSON: Human Milk. Wartime Studies of Certain Vitamins and Other Constituents. Medical Res. Council, Special Report Series, S. 269. London 1950.
KORANSKY, W. u. U. THIELE: Klin. Wschr. 33, 666 (1955).
KORN, E. D.: J. Biol. Chem. 215, 1 (1955a).
— J. Biol. Chem. 215, 15 (1955b).
— Lipoprotein Lipase. In: I. H. PAGE: Chemistry of Lipids as Related to Atherosclerosis. Ch. C. Thomas, Springfield Ill. 1958, S. 169—188.
—, u. T. W. QUIGLEY jr.: J. Biol. Chem. 226, 833 (1957).
KRAINICK, H. G. u. F. MÜLLER: Mikrochem. 30, 7 (1942).
KRAUPP, O.: Die Lipoproteidlipase und ihre Bestimmungsmethoden. In: H. BRAUNSTEINER, S. SAILER u. F. SANDHOFER: Lipoproteidlipase. Symposium Wien 1962. S. Karger, Basel-New York 1963, S. 1—8.
—, S. SAILER u. CH. STUMPF: Biochem. Z. 328, 301 (1956).
KREUTZ, F. H.: Klin. Wschr. 40, 362 (1962).
— Vortrag Int. Congr. Clin. Chemistry, Detroit 1963.

KRICKAU, G. u. W. H. HAUSS: Ärztl. Forsch. 8, 187 (1959).
KÜBLER, W. u. H. LORENZ: Zschr. Vitaminforschg. 33, 411 (1963).

LAURELL, S.: Scand. J. Clin. Lab. Invest. 8, 81 (1956).
— Acta physiol. Scand. 41, 158 (1957).
LAUTER, G. J. u. E. G. TRAMS: J. Lipid Res. 3, 136 (1962).
LEBOEUF, B., R. B. FLINN u. G. F. CAHILL: Proc. Soc. exp. Biol. Med. 102, 527 (1959).
LEUPOLD, F. u. H. BÜTTNER: Z. physiol. Chem. 292, 13 (1953).
— — Klin. Wschr. 32, 119 (1954).
— —, u. K. RANNINGER: Z. physiol. Chem. 294, 107 (1954).
—, u. D. EBERHAGEN: Klin. Wschr. 36, 484 (1958).
—, u. H. WIELAND: Intern. J. prophyl. Med. Soz. Hyg. 2, 1 (1958).
LEVINE, G. u. E. CHARGAFF: J. Biol. Chem. 192, 465 (1951).
LEVIN, S. J. u. C. G. JOHNSTON: J. Lab. Clin. Med. 4, 681 (1962).
LINDER, A.: Statistische Methoden. Birkhäuser Verlag, Basel-Stuttgart 1960, S. 147.
LINDGREN, F. T., A. V. NICHOLS u. N. K. FREEMAN: J. Physic. Chem. 59, 930 (1955).
—, N. K. FREEMAN, A. V. NICHOLS u. J. W. GOFMAN: The Physical Chemistry of Lipoprotein Transformation. III. Int. Conf. Biochem. Probl. Lipids Brüssel 1956, S. 224 — Zit. nach ROBINSON, D. S. u. J. E. FRENCH: Pharmacol. Rev. 12, 241 (1960).
LINDQUIST zit. n. STEPP, KÜHNAU u. SCHROEDER: Die Vitamine und ihre klinische Anwendung. Encke-Verlag, Stuttgart 1952, S. 60.
LIPSETT, M. B., H. R. ENGEL u. D. M. BERGENSTAL: J. Lab. Clin. Med. 3, 342 (1960).
LIPSKY, S. R., A. HAAVIK, C. L. HOPPER u. R. W. McDIVITT: J. Clin. Invest. 36, 233 (1957).
LONG, C. u. D. A. STAPLES: Biochem. J. 80, 557 (1961).

MAGEE, W. L., R. W. R. BAKER u. R. H. S. THOMPSON: Biochim. Biophys. Acta 40, 118 (1960).
MAN, E. B. u. M. J. ALBRINK: III. Int. Conf. Biochem. Probl. Lipids, Brüssel 1956, S. 200.
—, u. E. F. GILDEA: J. Biol. Chem. 99, 43 (1932/33).
McCARTHY, R. D. u. A. H. DUTHIE: J. Lipid Res. 3, 117 (1962).
McINTYRE, J. u. M. RALSTON: Biochem. J. 56, xliii (1954).
McKIBBIN, J. M. u. W. E. TAYLOR: J. Biol. Chem. 178, 17, 29 (1949).
MENDELSOHN, D.: S. Afr. J. med. Sci. 23, 75 (1958).
—, u. A. ANTONIS: J. Lipid Res. 2, 45 (1961).
MICHAELS, G. D., P. WHEELER, G. FUKAYAMA u. L. W. KINSELL: Ann. N. Y. Acad. Sci. 72, 633 (1959).
MINIBECK, H.: Biochem. Z. 297, 29 (1938).
MITCHEL, J. R. A.: Lancet 1, 169 (1959).
MOORE, C. H. u. R. P. COOK: Biochem. J. 73, 43P (1959).
MORRIS, S. G., R. W. RIEMENSCHNEIDER u. J. D. EVANS: Arch. Biochem. Biophys. 78, 138 (1958).
MOSBACH, E. H., C. ZOMZELY u. F. E. KENDALL: Arch. Biochem. 48, 95 (1954).
MUKERJEE, P. P.: Anal. Chem. 28, 870 (1956).
MUNKNER, C.: Scand. J. Clin. Lab. Invest. 11, 388 (1959a).
— Scand. J. Clin. Lab. Invest. 11, 394 (1959b).

NAILOR, R., F. C. BAUER jr. u. E. F. HIRSCH: Arch. Biochem. Biophys. 54, 201 (1955).

NEELD, J. B. u. W. N. PEARSON: J. Nutr. 79, 454 (1963).

NICHOLS, A. V., N. K. FREEMAN, B. SHORE u. L. RUBIN: Circulation 6, 457 (1952).

NORMAN, A.: Acta Chem. Scand. 7, 1413 (1953).

OSBORN, E. C., I. D. P. WOOTTON, L. C. DA SILVA u. S. SHERLOCK: Lancet 2, 1049 (1959).

PAGE, I. H., E. KIRK, W. H. LEWIS jr., W. R. THOMPSON u. D. D. VAN SLYKE: J. Biol. Chem. 111, 613 (1935).

—, L. A. LEWIS u. G. PLAHL: Circulation Res. 1, 87 (1953).

PATIL, V. S. u. N. G. MAGAR: Biol. Chem. J. 74, 427 (1960).

PEARSON, S., S. STERN u. T. H. McGAVACK: Anal. Chem. 25, 813 (1953).

PETERS, J. P. u. E. B. MAN: J. Clin. Invest. 22, 707 (1943).

PEZOLD, F. A.: Dtsch. Arch. Klin. Med. 205, 640 (1959a).

— Klin. Wschr. 37, 132 (1959b).

PIKAR, N. A. u. J. NIJHOF: Biochem. J. 70, 52 (1958).

PISKORSKI, J. M. u. E. B. MAN: Proc. Soc. exp. Biol. Med. 100, 473 (1959).

REINHOLD, J. G. u. D. W. WILSON: J. Biol. Chem. 96, 637 (1932).

—, V. L. YONAN u. E. R. GERSHMAN: Measurement of Total Esterified Fatty Acid and Triglyceride Concentration in Serum. In: Standard Methods of Clinical Chemistry. Vol. 4, S. 85—99. Academic Press, New York-London 1963.

RESHEF, L. u. B. SHAPIRO: Metabolism 9, 551 (1960).

—, E. SHAFRIR u. B. SHAPIRO: Metabolism 7, 723 (1958).

RIEMENSCHNEIDER, R. W., F. E. LUDDY u. S. G. MORRIS: Am. J. Clin. Nutr. 6, 587 (1958).

ROBINSON, D. S. u. J. E. FRENCH: Pharmacol. Rev. 12, 241 (1960).

RONA, P. u. A. LASNIZTKI: Biochem. Z. 152, 504 (1924).

RUDMAN, D. u. F. E. KENDALL: J. Clin. Invest. 36, 530 (1957).

SAIFER, A. u. S. GERSTENFELD: J. Lab. Clin. Med. 50, 17 (1957).

SAILER, S. u. F. SANDHOFER: Manometrische Messung der Lipoproteid-lipase-Aktivität. In: H. BRAUNSTEINER, S. SAILER u. F. SANDHOFER: Lipoproteidlipase. Symposium Wien 1962. Karger, Basel-New York 1963, S. 31—33.

— —, u. H. BRAUNSTEINER: Klin. Wschr. 39, 585 (1961).

SAKAGAMI, T.: J. Biochem. (Tokyo) 45, 313 (1958).

SAMBASIVARAO, K. u. R. H. McCLUER: J. Lipid Res. 4, 106 (1963).

SANDHOFER, F., S. SAILER u. H. BRAUNSTEINER: Klin. Wschr. 40, 855 (1962).

SARDA, L. u. P. DESNUELLE: Biochim. Biophys. Acta 30, 513 (1958).

SCHMIDT, G.: A. M. A. J. Diseases Children 97, 691 (1959).

—, J. BENOTTI, B. HERSHMAN u. S. J. THANNHAUSER: J. Biol. Chem. 166, 503 (1946).

—, R. CUBILES, N. ZÖLLNER, L. HECHT, N. STRICKLER, K. SERAIDARIAN, M. SERAIDARIAN u. S. J. THANNHAUSER: J. Biol. Chem. 192, 715 (1951).

SCHÖN, H. u. F. GEY: Z. physiol. Chem. 303, 81 (1956).

SCHOENEMEYER, E.: Inaugural-Diss. Marburg 1958.

SCHRADE, W., R. BIEGLER u. E. BÖHLE: Klin. Wschr. 36, 314 (1958).
— — — J. Atheroscler. Res. 1, 47 (1961).
— —, u. C. OTT: Klin. Wschr. 34, 1242 (1956).
— — — Klin. Wschr. 37, 1101 (1959).
— — — Dtsch. med. Wschr. 86, 781 (1961).
— — —, V. MEDER u. R. TEICKE: Klin. Wschr. 38, 126 (1960c).
— — —, u. C. SABEL: Klin. Wschr. 38, 707 (1960a).
— — —, R. TEICKE u. B. ULLRICH: Klin. Wschr. 38, 739 (1960b).
SCHUBERT, W.: Diss. Marburg 1956.
SCHULZE, G. u. H. SALEMI: Verh. dtsch. Ges. inn. Med. 66, 679 (1960).
SEIBERT, F. B., M. L. PFAFF u. M. V. SEIBERT: Arch. Biochem. 18, 279 (1948).
SHAFRIR, E.: J. Clin. Invest. 37, 1775 (1958).
—, u. D. STEINBERG: J. Clin. Invest. 39, 310 (1960).
SHERLOCK, S. u. V. WALSH: Clin. Science 6, 223 (1948).
SHORE, B., A. V. NICHOLS u. N. K. FREEMAN: Proc. Soc. exp. Biol. Med. 83 216 (1953).
—, u. V. SHORE: Amer. J. Physiol. 201, 915 (1961).
SINGER, T. P. u. B. H. J. HOFSTEE: Arch. Biochem. 18, 229 (1948).
SKIDMORE, W. D. u. C. ENTENMAN: J. Lipid Res. 3, 356 (1963).
SOBEL, A. E. u. M. GOLDBERG: Anal. Chem. 25, 629 (1953).
—, u. S. D. SNOW: J. Biol. Chem. 171, 617 (1947).
—, u. H. WERBIN: Ind. and Eng. Chem. Anal. Ed. 18, 570 (1946).
SPECTOR, W. S.: Handbook of Biological Data. W. B. SAUNDERS, Philadelphia-London 1956, S. 20.
SPERRY, W. M.: Lipide Analyses. In: D. GLICK: Methods of Biochemical Analysis. Vol. 2, S. 83, Interscience Publishers, New York-London 1955.
—, u. F. C. BRAND: J. Biol. Chem. 215, 69 (1955).
—, u. M. WEBB: J. Biol. Chem. 187, 97 (1950).
STAHL, E.: Dünnschichtchromatographie. Springer-Verlag, Berlin-Göttingen-Heidelberg 1962.
STEIN, Y., A. TIETZ u. B. SHAPIRO: Biochem. Biophys. Acta 26, 286 (1957).
STEINBERG, D., J. AVIGAN u. E. B. FEIGELSON: J. Clin. Invest. 40, 884 (1961).
STERN, J. u. B. SHAPIRO: J. Clin. Path. 6, 158 (1953).
STIERNSPETZ, J.: Inaugural-Diss. Göttingen 1958.
STODDARD, J. L. u. P. E. DRURY: J. Biol. Chem. 84, 741 (1929).
STORMONT, J. M. u. J. E. MACKIE: J. Clin. Invest. 38, 1047 (1959).
STUHLFAUTH, K. u. N. ZÖLLNER: Klin. Wschr. 37, 1162 (1959).
SUZUKI, T. u. J. SAHASHI: J. Vitaminol. (Tokyo) 3, 288 (1957).
SVANBORG, A. u. L. SVENNERHOLM: Clin. Chim. Acta 3, 443 (1958).
— — Acta med. Scand. 169, 43 (1961).
SVENNERHOLM, L.: Biochem. J. 64, 11 (1956).
— Biochim. Biophys. Acta 24, 604 (1957a).
— Arkiv f. Kemi 10, 577 (1957b).
— Acta chem. Scand. 12, 547 (1958).
SWANK, R. L. u. V. WILMOT: Am. J. Physiol. 167, 403 (1951).
SWEELEY, C. C. u. E. A. MOSCATELLI: J. Lipid Res. 1, 40 (1959).

TAKAI, T., M. MINO u. S. KISHI: J. Vitaminol. (Kyoto) 3, 13 (1957).
THANNHAUSER, S. J.: Lipoidosis. Oxford Univ. Press, Oxford 1950. 2. Aufl.
— Lipoidoses, Diseases of the Intracellular Lipid Metabolism. 3. Aufl. Grune & Stratton, New York-London 1958.
—, u. H. Reinstein: Arch. Path. 32, 646 (1942).

THOMSON, A. R.: Austr. J. Sci. Res. Ser. A **3**, 128 (1950) — zit. nach GEY u.
SCHÖN (1956).
TROUT, D. L., E. H. ESTES u. S. J. FRIEDBERG: J. Lipid Res. **1**, 199 (1960).

UTLEY, M. H., E. R. BRODOVSKY u. W. N. PEARSON: J. Nutr. **66**, 205 (1958).

VAN DE KAMER, J. H. u. H. TEN BOKKEL-HUININK: J. Biol. Chem. **177**, 347
(1949).
VAN HANDEL, E. u. D. B. ZILVERSMIT: J. Clin. Med. **50**, 152 (1957).
VISINTINE, R. E., G. D. MICHAELS, G. FUKAYAMA, J. CONKLIN u. L. W.
KINSELL: Lancet **7198**, 341 (1961).

WAGENER, H.: Diss. Marburg 1956.
WAJCHENBERG, B. L., G. HOXTER, E. H. L. MELLO u. A. B. ULHOA CINTRA:
Lancet **7136**, 1218 (1960).
WARBURG, O., F. KUBOWITZ u. W. CHRISTIAN: Biochem. Z. **242**, 170 (1931).
WARREN, L.: J. Biol. Chem. **234**, 1971 (1959).
WELLER, H.: Klin. Wschr. **37**, 951 (1959).
WERNER, J. u. L. ODIN: Acta Soc. Med. Upsal. **57**, 230 (1952).
WHEELDON, L. W. u. F. D. COLLINS: Biochem. J. **66**, 435 (1957).
WHITE, J. E. u. F. L. ENGEL: J. Clin. Invest. **37**, 942 (1957).
WIELAND, O.: Biochem. Z. **329**, 313 (1957).
—, u. M. SUYTER: Biochem. Z. **329**, 320 (1957).
WILLS, E. D.: Biochem. J. **57**, 109 (1954).
WILSON, W. u. E. HANSEN: J. Biol. Chem. **112**, 457 (1935/36).
WITH, T. K.: Vitamine u. Hormone 1, 354 (1941) — zit. n. F. GSTIRNER:
Vitaminbestimmungsmethoden. Enke-Verlag, Stuttgart 1951, S. 61.
WITTENBERG, J. B.: J. Biol. Chem. **216**, 379 (1955).
WYSOCKI, A. P., O. W. PORTMAN u. G. V. MANN: Arch. Biochem. Biophys.
59, 213 (1955).

YUDKIN, S.: Biochem. J. **35**, 551 (1941).

ZAK, B., R. C. DICKENMAN, E. G. WHITE, H. BURNETT u. P. J. CHEENEY:
Am. J. Clin. Path. **24**, 1307 (1954).
ZLATKIS, A., B. ZAK u. A. J. BOYLE: J. Lab. Clin. Med. **41**, 486 (1953).
ZÖLLNER, N.: Über den Wirkungsmechanismus von Heparin bzw. Heparin-
Klärfaktor in der Fettverwertung. In: H. BRAUNSTEINER, S. SAILER u.
F. SANDHOFER: Lipoproteidlipase. Symposium Wien 1962. S. Karger,
Basel-New York 1963, S. 45—58.
—, u. H. D. FRINGS: Z. ges. exp. Med. **127**, 578 (1956).
—, u. K. KIRSCH: Z. ges. exp. Med. **134**, 10 (1960).
— — Z. ges. exp. Med. **135**, 545 (1962).
—, u. S. A. WARNOCK: Clin. Chim. Acta **7**, 607 (1962).

IV. Anhang

1. Normalwerte der Plasmalipoide*

Als normal bezeichnet man Werte, die bei gesunden Personen
gefunden werden. Sie liegen in einem Bereich, der meistens mit
Hilfe einer statistischen Normalverteilung, sei es der Werte selbst,
sei es des Logarithmus dieser Werte, beschrieben werden kann
(vgl. Abb. 68).

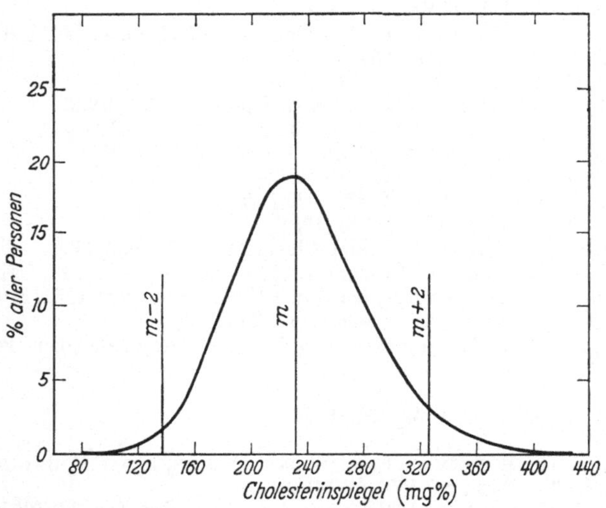

Abb. 68. Häufigkeitsverteilung der Gesamtcholesterinspiegel gesunder Männer im Alter von
40 bis 59 Jahren (schematisch, nach LEWIS u. Mitarb. 1957).

Eine Normalverteilung ist charakterisiert durch den Mittelwert und die sogenannte Standardabweichung oder mittlere quadratische Abweichung. Der am häufigsten verwendete Mittelwert
ist das arithmetische Mittel, der Durchschnitt. Vorausgesetzt, daß
der Durchschnitt richtig ist, das heißt an einer genügend großen
Zahl von Fällen bestimmt wurde, gilt, daß ca. 68% aller Normalwerte innerhalb eines Bereiches liegen, der sich vom Durchschnitt

---

* Von N. ZÖLLNER.

ausgehend durch Addition bzw. Subtraktion der Standardabweichung umgrenzen läßt. 95% liegen zwischen dem Wert für [Durchschnitt minus zweimal der Standardabweichung] und dem Wert für [Durchschnitt plus zweimal der Standardabweichung]; wird die Standardabweichung dem Durchschnitt dreimal abgezogen bzw. zugezählt, so umfassen die damit beschriebenen Grenzen 99,7% aller Fälle.

Voraussetzung für die Anwendung dieser einfachen Zahlenregel ist die Genauigkeit des Durchschnittswertes. Sie wird beschrieben durch die Standardabweichung der Mittelwerte, die berechnen läßt, mit welcher Wahrscheinlichkeit ein gefundener Durchschnitt mit seinem theoretischen Wert, das heißt dem Wert, der bei sehr vielen Werten gefunden worden wäre, übereinstimmt. In Publikationen wird oft zu einem Durchschnitt unter Voraussetzung des Zeichens ± eine zweite Zahl angegeben; in der Regel ist damit die Standardabweichung gemeint, manche Autoren meinen aber auch die Standardabweichung des Mittelwertes.

In der klinischen Chemie ist es üblich geworden, [Durchschnitt ± zweimal Standardabweichung] als Normalbereich anzugeben. Diese Angabe bedeutet, daß 5% aller Gesunden mit ihren entsprechenden Werten außerhalb des Normalbereichs liegen und gegebenenfalls als anomal angesehen werden. Der Ausweg, den Normalbereich auf [Durchschnitt ± dreimal Standardabweichung] auszudehnen (nur 3% aller Gesunden lägen dann außerhalb), verbietet sich meist, weil bei dieser Behandlung die Grenzen des Normalbereichs zu weit gesteckt würden. Grundsätzlich muß bei der meist vorliegenden Überlappung zwischen den Befunden bei Gesunden und Kranken klar verstanden werden, daß ein unlösbares Dilemma besteht, indem zu weite Normalbereiche geringe pathologische Veränderungen zu oft übersehen lassen, während bei zu knappen Normalbereichen Befunde bei Gesunden zu häufig als pathologisch ausgewiesen werden. Es ist deshalb auch nicht erstaunlich, daß die Einigkeit über die Definition des Normalbereichs nicht allgemein ist; manche erfahrene klinische Chemiker begrenzen den Normalbereich durch einen Bezirk, der nur 90% aller Befunde bei Gesunden umschreibt.

In einigen wenigen Fällen können bei Gesunden erhobene Befunde nicht als Normalverteilung geordnet werden. In diesen Fällen empfiehlt es sich, sie als Summenhäufigkeit (vgl. Abb. 69) darzustellen und aus den gewonnenen Werten ebenfalls die 95 bzw. 90%-Grenze zu bestimmen.

Aus dem Gesagten folgt zwingend, daß brauchbare Normalwerte nur an klinisch gut durchuntersuchten, großen Kollektiven ge-

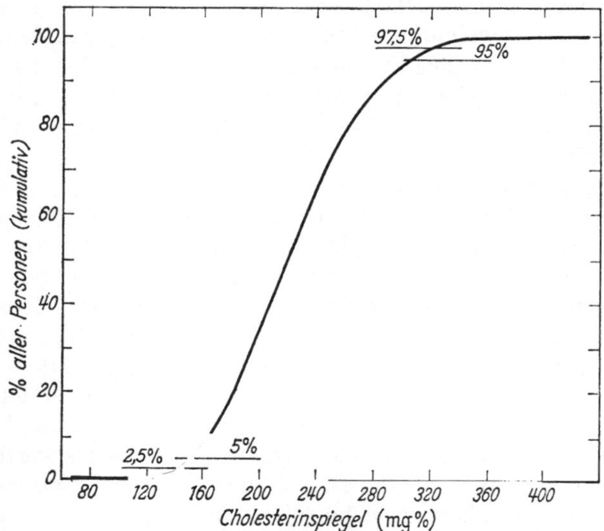

Abb. 69. Der Gesamtcholesterinspiegel gesunder Männer im Alter von 40 bis 59 Jahren Prozentsätze kumulativ aufgetragen (schematisch, nach Lewis u. Mitarb. 1957).

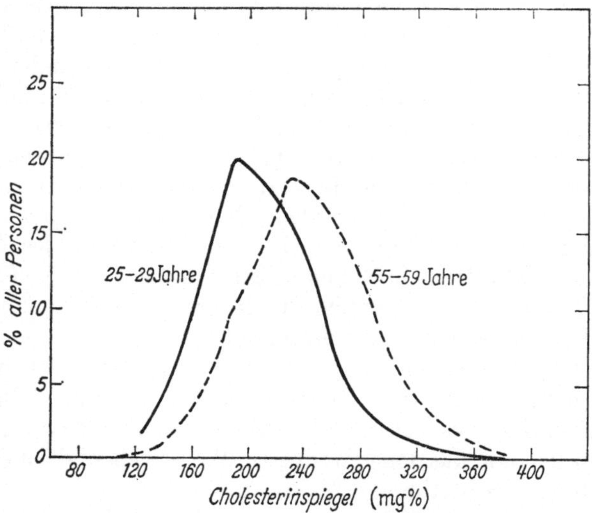

Abb. 70. Der Gesamtcholesterinspiegel gesunder Männer zweier verschiedener Altersgruppen (schematisch, nach Lewis u. Mitarb. 1957).

wonnen werden können, es sei denn, daß die Wahrscheinlichkeit einschlägiger Krankheiten, die die untersuchten Werte beeinflussen, gering ist. Auch in der folgenden Tabelle kann nur bei wenigen Werten angegeben werden, daß sie den Normalbereich zuverlässig beschreiben: Die Angaben der meisten Autoren beruhen leider immer noch auf „Erfahrung".

Tabelle **43**. *Die Normalwerte der Plasmalipoide*

Wenn zwei Werte angegeben sind, ist die Methode, mit der der Bereich bestimmt wurde, nicht angegeben oder es liegen nur wenige Analysen vor. Wenn drei Werte angegeben sind, bezeichnet die mittlere Zahl den Mittelwert des Normalbereiches, die beiden anderen den Bereich, der durch m $\pm$ 2mal Standardabweichung oder durch die 2,5 und 97,5 Perzentile bestimmt ist.

	mg%	mval/l	Literatur	Erläuterung
Gesamtfettsäuren	190—600	6,86—21,63	1	
Neutralfett				Mitteleuroäpische Kost:
	34—*86*—138		2	< 30 Jahre
	68—*174*—280			51—60 Jahre
				Fettarme Diät:
	44—*68*—92		2	51—60 Jahre
Freie Fettsäuren		0,180—*0,560* —1,060	3	
Gesamtcholesterin				Mitteleuropäische Kost:
	125—*213*—305		4	Männer, 25—29 Jahre
	148—*242*—336		4	Männer, 40—59 Jahre
				Fettarme Diät:
	125—*209*—293		5	Männer, 40—59 Jahre
Freies Cholesterin			6	25—30—37% des Gesamtcholesterins
Gesamtphosphatide	150—250		6	Läuft dem Gesamtcholesterinwert parallel (9)
Plasmalogene	2,2—3,0		6	
Cerebroside	3,5—5,7		7	
Carotinoide	0,025—0,250		8	
Gesamtlipoide	400—700		8	

Literatur zur Tabelle 43 Normalwerte:

1 THANNHAUSER, S. J.: Lipidoses. 3rd Ed. Grune u. Stratton, New York u. London 1958.

2 ANTONIS, A. u. I. BERSOHN: Lancet 1960, 998.

3 STUHLFAUTH, K. u. N. ZÖLLNER: Klin. Wschr., *37*, 1162, 1959.

4 LEWIS, L. A., F. OLMSTED, I. H. PAGE, E. Y. LAWRY, G. V. MANN, F. J. STARE, M. HANIG, M. A. LAUFFER, T. GORDON u. F. E. MOORE: Circulation, *16*, 227, 1957.

5 KEYS, A., F. VIVANCO, J. L. R. MINON, M. H. KEYS u. H. C. MENDOZA: Metabolism, *3*, 195, 1954.

6 ZÖLLNER, N. in: Thannhauser's Lehrbuch des Stoffwechsels und der Stoffwechselkrankheiten. Stuttgart: Georg Thieme Verlag 1957.

7 SVENNERHOLM, E. u. L. SVENNERHOLM: Acta chim. scand., *10*, 1048, 1956.

8 ZÖLLNER, N.: Dtsch. med. Wschr., *84*, 386, 1959.

9 JACKSON, R. S. u. C. F. WILKINSON: Ann. intern. Med., *37*, 1162, 1952.

Während man bei jungen Menschen meist annehmen darf, daß ein unausgesuchtes Kollektiv vorwiegend aus Normalen besteht, wird die Wahrscheinlichkeit, daß diese Annahme zutrifft, mit zunehmendem Alter immer geringer. Dementsprechend wird es immer schwieriger, zwischen den Einflüssen des „physiologischen" Alterns und degenerativer bzw. Alterskrankheiten zu unterscheiden. Hier sind Korrekturen notwendig, die in vielen Fällen erst möglich werden, wenn durch den weiteren Verlauf eines Lebens das Vorliegen einer Alterskrankheit zum Zeitpunkt der Untersuchung wahrscheinlich oder unwahrscheinlich gemacht wurde. Die umseitig angegebenen Werte für Cholesterin werden in diesem Sinne einer gewissen Revision bedürfen, doch dürfte diese Revision, soweit heute vorliegende Katamnesen eine Aussage darüber zulassen, nur geringe Änderungen bringen.

Ein Problem, das die klinische Chemie der Lipoide von der der wasserlöslichen Verbindungen (z. B. Glucose, Harnstoff, Rest-N, Proteine) unterscheidet, ist die starke Beeinflussung durch die Ernährung. Zwar wird auch die Konzentration der wasserlöslichen Verbindungen im Plasma von der Ernährung beeinflußt, doch ist diese Beeinflussung – sieht man von den Wirkungen längerer Unterernährung ab — meist geringer als die Effekte von Krankheiten. Wird, bei gleichbleibenden äußeren Bedingungen, der Fettgehalt der Nahrung geändert, so nehmen mit steigendem Fettgehalt und mit Abnahme des relativen Anteils der Polyenfettsäuren die Spiegel von Cholesterin, Phosphatiden und Neutralfett zu; umgekehrte Änderungen der Nahrungsfette führen zu den umgekehrten Veränderungen der genannten Plasmalipoide. Die angegebenen Normalwerte für Plasmalipoide gelten dementsprechend nur für die derzeitige mitteleuropäische und US-amerikanische Bevölkerung.

Die Abhängigkeit der Lipoidspiegel von Alter und Ernährung macht die Deutung jedes Einzelwertes, der in der Nähe der Grenzen des „Normalbereiches" liegt, sehr schwierig; die kurze Rekapitulierung der Statistik sollte vor der allzu raschen Diagnose z. B. einer Hypercholesterinämie schützen, einer Diagnose, die sich in der Literatur unvertretbarerweise nur allzu oft findet.

2. Trocknen und Reinigen der Lösungsmittel*

Zur eingehenden Information siehe W. BUNGE: Eigenschaften
und Reinigung der wichtigsten organischer Lösungsmittel. In
HOUBEN-WEYL, Methoden der organischen Chemie, Band I/2,
Seite 765 ff. Thieme Verlag, Stuttgart 1959.

Gebräuchliche Trockenmittel

Gebräuchliche Trockenmittel sind: Natriumsulfat, wasserfrei,
gepulvert (z. B. geglüht oder bei 300—600° C getrocknet); Calciumchlorid, gekörnt; Phosphorpentoxyd; Filtration durch hoch-
aktives Aluminiumoxyd oder Kieselsäuregel; 2,2-Dimethoxy-
propan (Fa. Calbiochem, Zürich; reagiert mit Wasser zu Aceton
und Methanol).

Reinigungsverfahren

Die meisten Lösungsmittel lassen sich durch fraktionierte
Destillation über eine kurze Füllkörperkolonne (Länge etwa 20 cm)
befriedigend reinigen. Als Reinheitskriterien können die Siede-
punkte herangezogen werden. Es sei darauf hingewiesen, daß selbst
p. a.-Qualitäten von Lösungsmitteln noch derartige Mengen von
Verunreinigungen enthalten können, daß sie vor allem bei Mikromethoden störend in Erscheinung treten. Im einzelnen haben sich
die folgenden Reinigungsverfahren bewährt:

Aliphatische Kohlenwasserstoffe: Von den Benzinfraktionen
werden im Laboratorium verwendet: Petroläther (Kp. 30—50°),
Leichtbenzin (Kp. 60—95°), Ligroin (Kp. 80—110°), Waschbenzin
(Kp. 100—140°) und Testbenzin (Kp. 160—196°), außerdem noch
n-Hexan (Kp. 68,7°) und n-Heptan (Kp. 98,4°). Die angeführten
Lösungsmittel können durch Einpressen von Natriumdraht von
geringen Wassermengen befreit werden. Zur Reinigung mit
Schwefelsäure werden 1000 ml Petroläther oder einer der anderen
Kohlenwasserstoffe so oft mit 20 ml-Portionen konzentrierter
Schwefelsäure geschüttelt, bis letztere farblos bleibt. Dann wird
einmal mit 500 ml Wasser, zweimal mit 250 ml 10%iger Sodalösung und dreimal mit je 500 ml Wasser gewaschen. Man trennt
von der wässerigen Schicht ab, trocknet eine Stunde lang über
Aktivkohle und wasserfreiem Natriumsulfat, filtriert und destilliert über eine kurze Füllkörperkolonne.

---

* Von G. WOLFRAM und J. TIEWS.

Benzol (Kp. 80°) und *Toluol* (Kp 110°): Zur Entfernung von
Thiophen mit konzentrierter Schwefelsäure schütteln, bis die
Säure keine Farbe mehr aufnimmt, dann neutral waschen, über
Calciumchlorid trocknen, filtrieren und destillieren oder besser mit
Natriumsulfat vortrocknen und über Natriumdraht destillieren.

Chloroform (Kp. 61°) und *Methylenchlorid* (Kp. 39,9°): Chloroform p. a. wird zur Entfernung des als Stabilisator zugesetzten
Äthanols dreimal mit einem größeren Volumen dest. Wasser ausgeschüttelt, über geglühtem Natriumsulfat getrocknet und destilliert. Je 5% Vor- und Nachlauf werden verworfen und die Haupt-
fraktion in einer braunen Glasflasche im Dunkeln aufbewahrt. Die
Lösungsmittel können auch mit konzentrierter Schwefelsäure und
wässeriger Natronlauge behandelt werden. Chloroform ohne
Äthanolzusatz zersetzt sich leicht. Wegen der Explosionsgefahr
dürfen chlorierte Kohlenwasserstoffe nicht mit Natrium getrocknet werden.

Tetrachlorkohlenstoff (Kp. 76,7°): Soweit für präparative Arbeiten eine Reinigung überhaupt notwendig ist, genügt meist eine
Destillation über Calciumchlorid oder Fraktionierung über eine
gut wirksame Kolonne (Reinigungseffekte bis zu 99,98% möglich).
Weiterhin kann man eine eventuelle Verunreinigung mit Schwefelkohlenstoff oder Dischwefeldichlorid durch intensives Schütteln
oder Kochen unter Rückfluß mit wässeriger, wässerig-alkoholi-
scher oder rein alkoholischer Natronlauge, mehrmaliges Waschen
mit Wasser, Trocknen mit Kaliumcarbonat und Destillation entfernen. Tetrachlorkohlenstoff darf nicht mit Natriumdraht getrocknet werden (Explosionsgefahr!).

Methanol (Kp. 64,5°): Da Methylalkohol mit Wasser kein
Azeotrop bildet, kann Wasser durch fraktionierte Destillation bis
auf einen Gehalt von weniger als 0,01% entfernt werden. Wird der
Alkohol dabei direkt in eine Vorlage destilliert, die mit dem Semi-
hydrat des Calciumsulfat („Drierite", das man aus Gips durch
Erhitzen auf 230—250° erhält) beschickt ist und wird es mit diesem 24 Stunden lang geschüttelt, so kann man den Wassergehalt
auf etwa 0,001% vermindern. Die Destillation von Methylalkohol
über gebranntem Kalk oder Bariumhydroxyd ist verlustreich und
mühsam. Auch das häufig benutzte metallische Natrium, bei dem
es zu einer Gleichgewichtseinstellung zwischen Alkoholat und
Wasser einerseits und Alkohol und Ätznatron andererseits kommt,
ist nicht sehr gut geeignet. Zur Verwendung als Lösungsmittel für
spektroskopische Zwecke ist eine Spezialeinrichtung erforderlich.—
Prüfung auf Reinheit: Aceton und Aldehyde als Verunreinigungen bewirken eine Trübung, wenn man 1,9 ml der Probe mit

4 ml Wasser verdünnt und 5 ml Neßler's Reagenz zufügt. Aldehyde lassen sich auch in dem Gemisch: 2 ml der Probe, 2 ml Wasser und 2 ml Schiff'sches Reagenz durch eine rote Färbung nachweisen. Empfindlichkeit etwa 0,001%. Aceton bewirkt in 5 ml der Probe, die mit 5 ml Wasser verdünnt, mit 5 mg Vanillin und einem Stück Ätzkali versetzt und auf 60° erwärmt wurde, eine Gelbfärbung. Empfindlichkeit etwa 0,001%. Auf Permanganat reduzierende Substanzen prüft man durch Abkühlen einer Probe von 20 ml auf 15° und Zugabe von 0,1 ml 0,1n Kaliumpermanganatlösung. Die Färbung darf innerhalb von 5 min nicht verschwinden.

Äthanol (Kp. 78,3°): Der synthetische Äthylalkohol kann als wesentliche Verunreinigungen Wasser und geringe Mengen Aldehyd und Aceton, durch Gärung gewonnener Äthylalkohol zusätzlich noch höhere Alkohole (Fuselöle) enthalten. Im Laboratorium verwendet man meistens 96%igen und absoluten Alkohol. Zum Trocknen des Äthylalkohols werden 10 Liter Alkohol (etwa 92%ig) mit 2 kg gebranntem Kalk 24 Stunden unter Rückfluß gekocht und abdestilliert. Dieses Verfahren wiederholt man an dem jetzt etwa 99%igen Alkohol und erhält nach Kochen über 350 g gebranntem Kalk einen mehr als 99,7%igen Alkohol. Bei einer Trübung des Endprodukts, die durch Hydrolyse von mitgerissenem Calciumäthylat auftreten kann, muß nochmals sorgfältig destilliert werden.

n-Propylalkohol (Kp. 97,1°), *Isopropylalkohol* (Kp. 82,4°), *n-Butylalkohol* (Kp. 117,7°), *Isobutylalkohol* (Kp. 107,9°), *opt. akt. Amylalkohol* (Kp. 128,0°), *Isoamylalkohol* (Kp. 132,0°): Reinigung durch sorgfältige Fraktionierung oder azeotrope Destillation. (Zur fraktionierten Destillation des Amylalkohols siehe S. 69).

Äthylenglykol (Kp. 197,8°): Entfernung des Wassers siehe S. 202.

Diäthyläther (Kp. 34,5°): Zur Entfernung von Peroxyden wird Diäthyläther DAB 6 8 Tage lang über einem Gemisch aus gleichen Teilen 5%iger wässeriger Kalilauge und 10%iger wässeriger Eisen (II)-sulfat-Lösung im Verhältnis 10:1 aufbewahrt. Der Äther wird unmittelbar vor Gebrauch dreimal mit dem gleichen Volumen Wasser ausgeschüttelt und anschließend über KOH-Plätzchen destilliert. Jeweils 5% Vor- und Nachlauf werden verworfen. Die Peroxyde können auch durch Aufbewahren des Äthers über Natriumdraht entfernt werden. Der Äther wird anschließend destilliert. Weiterhin kann peroxydhaltiger Äther durch Filtration durch aktiviertes Aluminiumoxyd enthaltende Säulen gereinigt werden.

Dioxan (Kp. 101,3°): Filtration durch aktiviertes Aluminiumoxyd zur Entfernung der Peroxyde.

Aceton (Kp. 56,2°): Zur Reinigung wird Aceton zunächst mit Calciumchlorid behandelt, destilliert und nach Zugabe von Phosphorpentoxyd fraktioniert destilliert (Wassergehalt 0,01—0,02%). Durch eine zweite Destillation über Phosphorpentoxyd erzielt man einen Endwassergehalt von 0,001%. Mit „Drierite" (siehe Methanol) kann ohne Destillation ein für die meisten präparativen Zwecke ausreichend trockenes Aceton mit einem Reinheitsgrad um 99,95% gewonnen werden. Eine anschließende Destillation über „Drierite" vermindert den Wassergehalt auf weniger als 0,001%. — Prüfung auf Reinheit: Aldehyde und Wasser siehe Methanol. Zum Nachweis einer Verunreinigung durch Methanol mischt man 1 ml Aceton mit 5 ml Wasser, 2,5 ml 2%ige Kaliumpermanganatlösung und 0,2 ml Schwefelsäure. Nach 3 min wird der Permanganatüberschuß durch Zufügen von 1 ml 10%iger Oxalsäurelösung zerstört. Anschließend gibt man 1 ml konz. Schwefelsäure und 5 ml Schiff'sches Reagenz zu. Aus Methanol entstandener Formaldehyd zeigt sich durch eine rotviolette Färbung.

Essigsäure (Kp. 117,7°): Als Trockenmittel sind Phosphorpentoxyd, Magnesiumperchlorat, entwässertes Kupfersulfat und Essigsäureanhydrid geeignet. Die letztgenannte Substanz ist vorzuziehen, wenn eine geringe Verunreinigung der Essigsäure mit Essigsäureanhydrid nicht stört.

Schwefelkohlenstoff (Kp. 46,3°): Fremde Sulfide werden durch mehrfache fraktionierte Destillation oder durch Destillation über Quecksilber bzw. Quecksilber(II)-chlorid und Quecksilber entfernt. Als Trockenmittel haben sich Calciumchlorid und Phosphorpentoxyd bewährt; Alkalimetalle dürfen nicht zugesetzt werden, da explosionsartiger Zerfall eintreten kann. Schwefelkohlenstoff hat einen niedrigen Flammpunkt.

3. Feuersicherheitliche und gewerbeaufsichtliche Mindesterfordernisse für Laboratorien und Lösungsmittel-Lagerräume*

1. Laborräume müssen durchweg massive Umfassungen und Zwischenwände und wenigstens feuerhemmende Decken haben.

---

* Zusammengestellt aus den allgemeinen Bauvorschriften, Brandschutzbestimmungen, Arbeitsschutzvorschriften, der Verordnung über den Verkehr mit brennbaren Flüssigkeiten vom 6. 12. 1930 und den Richtlinien für chemische Laboratorien der Berufsgenossenschaft der chemischen Industrie. Bearbeitet von G. WOLFRAM.

2. Laborräume müssen mindestens ein unmittelbar ins Freie gehendes Fenster haben.

3. Die Türöffnungen zu den Laborräumen müssen nach außen aufschlagen. Benachbarte Räume sind durch feuerhemmende, selbstschließende Türen gegen die Laborräume abzuschließen.

4. Für die im Labor Beschäftigten müssen Fluchtwege in ausreichendem Umfang vorhanden sein, die ständig freizuhalten sind. Ausgänge, Notausstiege usw. sollen möglichst entgegengesetzt liegen und auffällig gekennzeichnet sein.

5. Die Fußböden der Laborräume sollen flüssigkeitsundurchlässig sein und möglichst ein leichtes Gefälle zu den in dem Boden eingelassenen Abwasserabführungsstellen haben. Die Fußbodenfläche soll keine Unebenheiten besitzen, leicht zu reinigen und gleitsicher sein.

6. Innerhalb der Laborräume dürfen keine Feuerstätten aufgestellt und betrieben werden.

7. Die elektrische Einrichtung der Labors muß den VDE-Vorschriften 0100 § 3,3 7 entsprechen.

8. Für jedes Labor sind Handfeuerlöscher bereitzuhalten, die der Art und dem Umfang der Gefahren entsprechen. Die Löschmittel sind der Eigenart der brennbaren Stoffe anzupassen; Löschgeräte mit Wasserfüllung müssen als unzweckmäßig angesehen werden. Am besten eignen sich Kohlensäurefüllungen. In Laboratorien mit vorzugsweiser Verwendung von brennbaren Flüssigkeiten ist darauf zu achten, daß eine genügende Anzahl derartiger Löschgeräte bereit steht, da es sich in der Praxis erwiesen hat, daß der Inhalt *eines* Gerätes meist nicht zur erfolgreichen Bekämpfung eines Brandes ausreicht.

9. Wenn in Laboratorien mit brennbaren Flüssigkeiten oder mit brennbarem Staub in größeren Mengen gearbeitet wird, so müssen an geeigneten Stellen Feuerlöschdecken griffbereit sein (z. B. Asbestdecken oder mit Feuerschutzmitteln getränkte Baumwolldecken).

10. Über den Fluchttüren sind einfach zu bedienende Wasserbrausen zu installieren.

11. Der Standort von Feuerlöschgeräten ist durch auffallenden Farbanstrich zu kennzeichnen.

12. Das gesamte Laborpersonal ist im Gebrauch der Handfeuerlöscher und der sonstigen Löscheinrichtungen in Abständen von höchstens 6 Monaten eingehend zu unterweisen.

13. Laboratorien, in denen regelmäßig mit brennbaren Gasen oder gefährlichen, brennbaren Flüssigkeiten (Ätherdestillation) in Mengen und unter Bedingungen gearbeitet wird, die zu Raum-

explosionen führen können, sind explosionsgefährdete Räume. Für sie gilt VDE 0100 § 35 und VDE 0165/0171. Diese explosionsgefährdeten Räume sind durch Anschlag als solche zu kennzeichnen. Auf das Rauchverbot und den Gebrauch von Feuer und offenem Licht ist deutlich hinzuweisen. Das Schild ist an der Türe sowohl außen als auch innen anzubringen.

14. Ausnahmen vom Rauchverbot können vom Leiter des Labors unter besonderen Bedingungen zugelassen werden, wenn keine Feuergefahr besteht. Die Verantwortung obliegt dem Leiter des Labors.

15. Brennbare Flüssigkeiten der Gefahrenklassen A I und B sollen an den Arbeitsplätzen im Laboratorium nur in Standgefäßen von höchstens ½ l Fassungsvermögen im einzelnen aufbewahrt werden. [Gefahrenklasse A I enthält brennbare, nicht mit Wasser mischbare Flüssigkeiten mit niederem Flammpunkt (im wesentlichen Äther, Petroläther und Benzin), zur Gefahrenklasse B gehören Äthylalkohol, Methylalkohol, Aceton, Acetaldehyd, Dioxan, Pyridin.]

16. An jedem Arbeitsplatz soll dabei die Gesamtmenge der für den Handgebrauch benötigten brennbaren Flüssigkeiten der Gefahrenklassen A I und B insgesamt 5 Liter nicht übersteigen. Die Vorräte sind möglichst weitgehend zu beschränken.

17. Für Laboratorien, die laufend größere Mengen brennbarer Flüssigkeiten benötigen, können die Handgefäßmengen auf 5 bzw. 10 Liter je Gefäß erhöht werden und der gesamte Vorrat auf höchstens 30 Liter gebracht werden, wenn durch besondere Maßnahmen die Entzündungsgefahr während der Arbeit vermieden wird und die Flüssigkeiten bruchsicher aufbewahrt werden (Stahlschrank und bruchsichere Gefäße).

18. Alle die vorgenannten Mengen oder den Tagesbedarf übersteigenden Mengen an brennbaren Flüssigkeiten der Gefahrenklassen A I oder B sind in besonderen Lagerräumen aufzubewahren, die den Forderungen der Verordnung über den Verkehr mit brennbaren Flüssigkeiten vom 6. 12. 1930 (GVBl. S. 371) entsprechen. Solche Lagerräume müssen allseits feuerbeständige Wände, einen nichtbrennbaren, flüssigkeitsdichten Fußboden und eine öffnungslose, feuerbeständige Decke besitzen. Türöffnungen zu Lagerräumen müssen mit geprüften und zugelassenen oder nach DIN 18081 zulässigen, feuerbeständigen, selbstschließenden Türen verschlossen und mit einer Betonschwelle gesichert werden, die so hoch zu bemessen ist, daß beim Auslaufen der sämtlichen Lagerbehälter brennbare Flüssigkeiten aus dem Lagerraum nicht ausfließen können.

19. Lagerräume für brennbare Flüssigkeiten sind explosionsgefährdet. Für sie gilt deshalb VDE 0100 § 35 und 0165/0171.

20. Kanalanschlüsse, Gasleitungen, Kaminanschlüsse oder Kaminputztüren sind in Lagerräumen für brennbare Flüssigkeiten unzulässig.

21. Jeder Lagerraum für brennbare Flüssigkeiten der Gefahrenklassen A I und B muß, notfalls auf mechanischem Wege, ausreichend unmittelbar ins Freie entlüftet werden können (Boden- und Deckenentlüftung).

22. Lagerräume für brennbare Flüssigkeiten der Gefahrenklassen A I, A II und B, die unter Räumen liegen, die zum dauernden Aufenthalt oder zum regelmäßigen Verkehr von Menschen dienen, dürfen nicht mehr als 200 Liter brennbare Flüssigkeiten der Gefahrenklasse A I oder entsprechende Mengen der übrigen Gefahrenklassen enthalten. Größere Lagermengen sind daher entsprechend aufzuteilen. [Zur Gefahrenklasse A II gehören Chlorbenzol, Fuselöle, Petroleum, Terpentinöl, Testbenzin, Butylacetat.]

23. Bei Lagerräumen für brennbare Flüssigkeiten der Gefahrenklassen A I, A II und B, die nicht unter Räumen liegen, welche zum dauernden Aufenthalt oder zum regelmäßigen Verkehr von Menschen dienen, kann die Lagermenge bis auf 1000 Liter brennbare Flüssigkeiten der Gefahrenklasse A I oder entsprechende Mengen der übrigen Gefahrenklassen erhöht werden.

24. Zum Abfüllen ätzender, giftiger und brennbarer Flüssigkeiten aus Ballons, Fässern und ähnlichen Behältern sind Vorrichtungen zu benutzen, die das Verspritzen und Verschütten verhindern (z. B. Ballonkipper, Sicherheitsheber, Pumpen).

25. Das Mitlagern anderer Stoffe in den Lagerräumen für brennbare Flüssigkeiten ist unzulässig.

26. In den Labors dürfen nur Labor-Autoklaven oder andere Druckbehälter verwendet werden, die von einem anerkannten Sachverständigen einer erstmaligen Prüfung (Bau- und Druckprüfung) unterzogen worden sind. Mindestens alle 2 Jahre ist eine Nachprüfung (innere Untersuchung und Druckprüfung) durch einen Sachverständigen (Technischer Überwachungsverein) notwendig.

27. Die Abzüge müssen an vorschriftsmäßig hergestellte Abzugsschächte angeschlossen sein, die aus feuerbeständigen Bauteilen, mindestens aber aus nichtbrennbaren, ausreichend wärmefesten Baustoffen herzustellen und bis über das Dach zu führen sind. Der lichte Querschnitt der Abzugsschächte muß so groß bemessen sein, daß alle in den Abzügen (Digestorien) anfallenden Dämpfe auch ohne Lockflamme gefördert werden können. Abzüge

mit Lockflammen dürfen nicht in Laboratorien eingebaut werden, in denen mit brennbaren Lösungsmitteln gearbeitet wird.

28. Werden mehrere Abzüge in einem Abzugsschacht zusammengeführt, so muß der Sammelquerschnitt mindestens der Summe der sämtlichen Einzelquerschnitte entsprechen. Die Abzugsschächte müssen mit gleichbleibenden Querschnitten bis über das Dach geführt werden. Querschnittsverengungen sind wegen der damit verbundenen Rückstaumöglichkeit in andere Laborräume unzulässig.

29. Räume, in denen mit Äther gearbeitet wird, müssen eigene Abzüge erhalten, die unmittelbar über das Dach zu führen sind. In die Ätherabzüge dürfen andere Abzüge nicht eingeführt werden.

30. Überall da, wo brennbare Flüssigkeiten hergestellt, aufbewahrt, gelagert, gemischt, abgefüllt oder verwendet werden, sind Vorkehrungen zu treffen, die eine sichere Gewähr dafür bieten, daß die entstehenden elektrostatischen Aufladungen gefahrlos abgeleitet werden.

4. Zur Einrichtung eines Lipoidlaboratoriums*

Durch Anwendung einer begrenzten Zahl zuverlässiger Methoden kann man ohne übermäßigen Zeit- und Arbeitsaufwand einen einfachen Lipoidstatus bestimmen, dessen Aussagekraft den Erfordernissen der klinischen Routine gerecht wird. Der Aufwand zur Einrichtung eines „kleinen“ Lipoidlaboratoriums bleibt sowohl bei der Angliederung an ein bereits bestehendes Routinelaboratorium als auch bei einer Neueinrichtung in tragbaren Grenzen. Räume und Einrichtungen müssen jedenfalls den feuerpolizeilichen Vorschriften entsprechen (s. vorstehend). Die Beheizung der Wasserbäder usw. soll ausschließlich auf elektrischem Wege (Tauchsieder, geschlossene Kochplatten) erfolgen. Gasflammen und offene Heizspiralen gehören nicht in ein Laboratorium, in dem mit brennbaren Flüssigkeiten gearbeitet wird. Die VDE-Vorschriften für elektrische Geräte sind zu beachten. Zur Entlüftung der Räume, insbesondere zur Entfernung der entstehenden Dämpfe, muß ein ausreichend großer und wirksamer Abzug vorhanden sein, in dem auch das Ansprühen der Chromatogramme erfolgt.

Selbstverständlich kann man die Grundausrüstung, wie sie unter a (kleines Lipoidlaboratorium) angegeben ist (s. u.), der Problemstellung und dem Leistungsstandard der jeweiligen Arbeits-

---

* Von N. Zöllner, D. Eberhagen und G. Wolfram.

gruppe entsprechend nach und nach erweitern. So wird man sich wohl anfangs eine Ausrüstung für die Papier- und Dünnschichtchromatographie anschaffen und erst später diffizilere Methoden (Säulenchromatographie, Gaschromatographie) einbeziehen. Im Zuge dieser Erweiterung sind ein Rotationsverdampfer und ein Spektralphotometer empfehlenswert. Die großzügige Unterteilung des Gesamtlaboratoriums in Räume für präparative und für analytische Arbeiten sowie separate Meß-, Wäge- und Chromatographieräume ist anzustreben.

Die folgenden Zusammenstellungen geben beim „kleinen" Lipoidlaboratorium die Grundausrüstung und beim „großen" Lipoidlaboratorium nur allgemeine Vorschläge an. Spezielle Glaswaren und Geräte ergeben sich aus der jeweiligen Methodik.

a) Kleines Laboratorium für einen einfachen Lipoidstatus

α) Geräte: Photometer (Bereich von ca. 300 bis ca. 750 mμ); Zentrifuge (bis 3000 U/min); kleiner Trockenschrank (bis 200°); Kühlschrank; Abzug mit Ventilator; Analysenwaage (Wägebereich ca. 100 g, Empfindlichkeit 0,1 mg); elektrisch heizbares Wasserbad mit Thermometer und Einsatz für Reagenzgläser; Stickstoffbombe mit Reduzierventil; Wasserstrahlpumpe; Laborwecker; Reagenzglasständer; Pipettierballon.

β) Glaswaren: Reagenzgläser; Zentrifugengläser; Meßzylinder (50, 100, 250, 500 ml); Schüttelzylinder (25, 50 ml); Meßkolben mit NS-Schliff (25, 50 ml); Glastrichter (oberer Durchmesser 45 bzw. 100 mm); Bechergläser (50, 100 ml); Erlenmeyerkolben (50, 100, 250 ml); Vollpipetten (1, 2, 3, 5, 10 ml); Meßpipetten (0,1, 0,2, 0,5, 1,0, 5,0, 10,0 ml); Exsikkator.

b) Großes Lipoidlaboratorium

α) Geräte: Übersichtliche Labortische mit säure- und lösungsmittelbeständigen Tischflächen und einem fest installierten Gestänge zum Aufbau der Versuchsapparaturen; großer Trockenschrank; Spektralphotometer (Spektralbereich von 200—1500 mμ); registrierendes Spektralphotometer (Spektralbereich 200—800 mμ oder 180—2000 mμ); Präzisionswaage mit direkter Gewichtsanzeige (Wägebereich bis ca. 1000 g, Empfindlichkeit bis 0,05 g); Ölvakuumpumpe (Endvakuum wenigstens 0,1 Torr); Rotationsverdampfer; Magnetrührwerk; thermostatisiertes Wasserbad; Einrichtung für Dünnschichtchromatographie (s. S. 52ff), Papierchromatographie, Säulenchromatographie (s. S. 44ff), Gaschromatographie (s. S. 183ff).

β) *Glaswaren:* Scheidetrichter (150, 500, 1000 ml); Rückflußkühler mit NS-Schliff; Rundkolben mit NS 29-Schliff (50, 100, 250 ml); Spitzkolben mit NS 14,5-Schliff (10, 20, 50, 100 ml); Apparatur zur Destillation von Lösungsmitteln bestehend aus: Heizvorrichtung, 5 l-Kolben mit seitlichem Schliffansatz, kurzer Widmer- oder Füllkörperkolonne und Destillationsbrücke mit Claisenaufsatz und Schliffthermometer.

Sachverzeichnis